R. Kettl

Repetitorium Facharztprüfung Viszeralchirurgie

Ramona Kettl

Repetitorium Facharztprüfung Viszeralchirurgie

ELSEVIER

Elsevier GmbH, Bernhard-Wicki-Str. 5, 80636 München, Deutschland
Wir freuen uns über Ihr Feedback und Ihre Anregungen an kundendienst@elsevier.com

ISBN 978-3-437-21153-9
eISBN 978-3-437-05672-7

1. Auflage 2025

Wichtiger Hinweis
Die medizinischen Wissenschaften unterliegen einem sehr schnellen Wissenszuwachs. Der stetige Wandel von Methoden, Wirkstoffen und Erkenntnissen ist allen an diesem Werk Beteiligten bewusst. Sowohl der Verlag als auch die Autorinnen und Autoren und alle, die an der Entstehung dieses Werkes beteiligt waren, haben große Sorgfalt darauf verwandt, dass die Angaben zu Methoden, Anweisungen, Produkten, Anwendungen oder Konzepten dem aktuellen Wissensstand zum Zeitpunkt der Fertigstellung des Werkes entsprechen.
Der Verlag kann jedoch keine Gewähr für Angaben zu Dosierung und Applikationsformen übernehmen. Es sollte stets eine unabhängige und sorgfältige Überprüfung von Diagnosen und Arzneimitteldosierungen sowie möglicher Kontraindikationen erfolgen. Jede Dosierung oder Applikation liegt in der Verantwortung der Anwenderin oder des Anwenders. Die Elsevier GmbH, die Autorinnen und Autoren und alle, die an der Entstehung des Werkes mitgewirkt haben, können keinerlei Haftung in Bezug auf jegliche Verletzung und/oder Schäden an Personen oder Eigentum, im Rahmen von Produkthaftung, Fahrlässigkeit oder anderweitig übernehmen.

Für die Vollständigkeit und Auswahl der aufgeführten Medikamente übernimmt der Verlag keine Gewähr.
Geschützte Warennamen (Warenzeichen) werden in der Regel besonders kenntlich gemacht (®). Aus dem Fehlen eines solchen Hinweises kann jedoch nicht automatisch geschlossen werden, dass es sich um einen freien Warennamen handelt.

Bibliografische Information der Deutschen Nationalbibliothek
Die Deutsche Nationalbibliothek verzeichnet diese Publikation in der Deutschen Nationalbibliografie; detaillierte bibliografische Daten sind im Internet über https://www.dnb.de abrufbar.

25 26 27 28 29 5 4 3 2 1

In ihren Veröffentlichungen verfolgt die Elsevier GmbH das Ziel, genderneutrale Formulierungen für Personengruppen zu verwenden. Um jedoch den Textfluss nicht zu stören sowie die gestalterische Freiheit nicht einzuschränken, wurden bisweilen Kompromisse eingegangen. Selbstverständlich sind **immer alle Geschlechter** gemeint.

Planung: Dr. Barbara Schweighofer, München
Projektmanagement: Martina Gärtner, München
Redaktion: Doris Tiu, Bonn
Bildrechteklärung: Andrea Ispan, Lisa Neulinger
Herstellung: Dietmar Radünz, Leipzig
Satz: Thomson Digital, Noida/Indien;
Druck und Bindung: Drukarnia Dimograf Sp. z o. o., Bielsko-Biała/Polen;
Umschlaggestaltung: SpieszDesign, Neu-Ulm
Titelfotografie: stock.adobe.com

Aktuelle Informationen finden Sie im Internet unter **www.elsevier.de**

Meinem lieben Vater gewidmet

Vorwort

Mit dem vorliegenden Werk soll den angehenden Fachärzten und Fachärztinnen für Viszeralchirurgie ein kompaktes Repetitorium zur Vorbereitung auf die Weiterbildungsprüfung angeboten werden.

Ziel dieses Buches ist es, den Leser*innen leitliniengerecht, aber dennoch prägnant das notwendige Basiswissen zur Weiterbildungsprüfung zu vermitteln und ein Lernen neben dem ohnehin zeitaufwänden Arbeitsalltag zu ermöglichen.

Das Buch umfasst die wichtigsten Themengebiete der Viszeralchirurgie basierend auf den aktuell gültigen Leitlinien, welche jedoch – dem medizinischen Fortschritt entsprechend – stetig erweitert oder verändert werden. Eine Überprüfung der jeweiligen Leitlinien auf Aktualität und Gültigkeit ist daher weiterhin unumgänglich.

Ein positives Patienten-Outcome ist in vielen Fällen davon abhängig, zum richtigen Zeitpunkt die richtige Entscheidung zu treffen. Hierzu kann ein umfassender Überblick über Symptome, Diagnostik und Therapie sowie auch Therapiealternativen im klinischen Alltag hilfreich sein, was durch dieses Werk vermittelt werden soll.

Die Chirurgie ist eine Disziplin, die sowohl theoretisches Wissen als auch praktische Fähigkeiten erfordert. Während Bücher und Studienmaterialien eine solide Grundlage bieten können, ist es unerlässlich, diese Kenntnisse durch praktische Erfahrungen im Operationssaal zu vertiefen und zu festigen. Die Kombination aus theoretischem Verständnis und praktischer Anwendung ist entscheidend für den Erfolg in der Chirurgie.

Regensburg, im Mai 2024
Dr. Ramona Kettl

Die Autorin

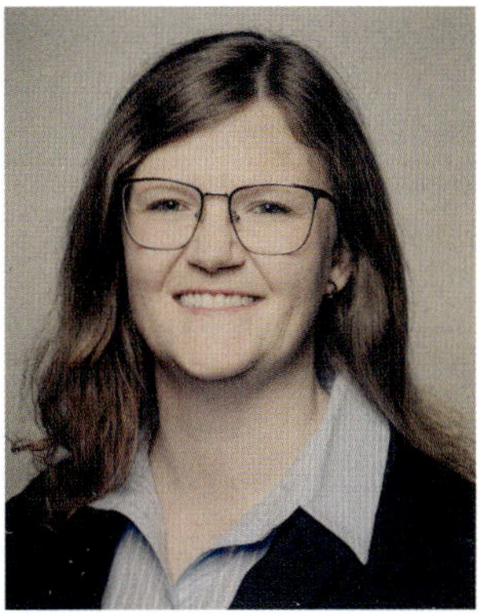

Dr. med. Ramona Kettl hat in Regensburg Medizin studiert und war anschließend fünf Jahre als Assistenzärztin am Caritas Krankenhaus St. Josef in Regensburg tätig. Ab 2018 arbeitete sie am Universitätsklinikum Regensburg, wo sie die Weiterbildung zur Fachärztin für Viszeralchirurgie abgeschlossen und die Zusatzweiterbildung spezielle Viszeralchirurgie erworben hat. Seit 2022 ist sie als Oberärztin im Caritas Krankenhaus St. Josef tätig.

Dr. med. Ramona Kettl
Caritas Krankenhaus St. Josef
Klinik für Allgemeinchirurgie
Landshuter Str. 65
93053 Regensburg

Abkürzungen

5-ASA	5-Aminosalicylsäure
5-FU	5-Fluorouracil
A., Aa.	Arteria(e)
AAST	American Association for the Surgery of Trauma
ACC	adrenokortikales Karzinom
ACPO	akute Kolon-Pseudoobstruktion
ACS	abdominales Kompartmentsyndrom
ACTH	adrenocorticotropes Hormon
AEG	Adenokarzinom des ösophagogastralen Übergangs
AFAP	attenuierte familiäre adenomatöse Polyposis
AFP	Alpha-Fetoprotein
AIN	anale intraepitheliale Neoplasie
ALG	Antilymphozytenglobulin
AMI	akute Mesenterialischämie
ANCA	antineutrophiler cytoplastischer Antikörper
ARQ	Aldosteron-Renin-Quotient
ASCA	Anti-Saccharomyces-cerevisiae-Antikörper
ASH	alkoholische Steatohepatitis
ATA	American Thyroid Association
ATG	Antithymozytenglobulin
ATLS	Advanced Trauma Life Support
AVS	adrenales Venensampling
AZ	Allgemeinzustand
BGA	Blutgasanalyse
BSG	Blutkörperchensenkungsgeschwindigkeit
BMI	Body-Mass-Index
BSC	Best Supportive Care
BZ	Blutzucker
CA	Carbohydrat-Antigen
CAPOX	Capecitabin/Oxaliplatin
CCC	cholangiozelluläres Karzinom
CDAI	Crohn's Disease Activitiy Index
CDC	Complement-dependent Cytotoxicity
CDT	Carbohydrat-defizientes Transferrin
CEA	carcinoembryonales Antigen
CEUS	kontrastmittelverstärkter Ultraschall
CHE	Cholinesterase
CHRPE	kongenitale Hypertrophie des retinalen Pigmentepithel
CME	komplette mesokolische Exzision
CMV	Cytomegalievierus
COPD	chronisch obstruktive Lungenerkrankung
CRH	Corticotropin-Releasing-Hormon
CRP	C-reaktives Protein
CRS	zytoreduktive Chirurgie
CT	(1) Computertomografie, (2) Calcitonin
CTx	Chemotherapie
CUP	Carcinoma of unknown primary (unbekannter Primärtumor)
DCS	Damage Control Surgery
DD	Differenzialdiagnose
DHC	Ductus hepaticus communis
DHEA	Dehydroepiandrosteron
DOPA	Dopamin
DOTATOC	Edotreotid
DRU	digitale rektale Untersuchung
DSA	digitale Subtraktionsangiografie
EBV	Epstein-Barr-Virus
EcN	Escherichia coli Nissle
ECOG	Eastern Co-operative Oncology Group (-Status)
EDP	Etoposid, Doxorubicin, Cisplatin
EK	Erythrozytenkonzentrat
EMR	endoskopische Mukosaresektion
ENSAT	European Network for the Study of Adrenal Tumors
EPO	Erythropoetin
ERAS	Enhanced Recovery after Surgery
ERCP	endoskopische retrograde Cholangiopankreatikografie
ESD	endoskopische Submukosadissektion
EUS	endoskopischer Ultraschall
EWL	Excess Weight Loss
FAP	familiäre adenomatöse Polyposis
FAST	Focused Assessment with Sonography for Trauma
FDG	18-Fluordesoxyglukose
FGFR	Fibroblasten-Wachstumsfaktor-Rezeptor
FIGC	familiäres intestinales Magenkarzinom
FLOT	5-Fluorouracil, Folinsäure, Oxaliplatin, Taxan
FNAC	Feinnadelaspirationszytologie
FNH	fokal noduläre Hyperplasie
FNP	Feinnadelpunktion
FOLFIRI	Folinsäure/5-Fluorouracil/Irinotecan
FOLFIRINOX	Folinsäure, 5-Fluorouracil, Irinotecan, Oxaliplatin
FOLFOX	Folinsäure/5-Fluorouracil/Oxaliplatin
fT3	freies Trijodthyronin
fT4	freies Thyroxin
FTC	follikuläres Schilddrüsenkarzinom

GALT	gastrointestinal-assoziiertes lymphatisches Gewebe
GCS	Glasgow Coma Scale
GERD	gastroösophageale Refluxkrankheit
GIST	gastrointestinaler Stromatumor
h	Stunde
HAMN	High-Grade-muzinöse Appendix-Neoplasie
HCC	hepatozelluläres Karzinom
HDGC	hereditäres diffuses Magenkarzinom
HDL	High-Density-Lipoprotein
HER	Human Epidermal Growth Factor Receptor
HGIEN	hochgradige intraepitheliale Neoplasie
HIES	Hydroxyindolessigsäure
HIPEC	hypertherme intraperitoneale Chemoperfusion
HIV	humanes Immundefizienzvirus
HLA	humanes Leukozyten-Antigen
HNPCC	hereditäres nichtpolypöses Kolonkarzinom
Hp	Helicobacter pylori
HPF	High Power Field (Hauptgesichtsfeld bei 400-facher Vergrößerung)
HSV	Herpes-simplex-Virus
IAP	intraabdominaler Druck
IFOBT	immunologischer fäkaler Okkultbluttest
i. m.	intramuskulär
INR	International Normalized Ratio
IPMN	intraduktale papilläre muzinöse Neoplasie
IPOM	intraperitoneales Onlay-Mesh
i. v.	intravenös
JAK	Januskinase
KHK	koronare Herzkrankheit
KRK	kolorektales Karzinom
KM	Kontrastmittel
LAMN	Low-Grade-muzinöse Appendix-Neoplasie
LIFT	Ligation of the Intersphincteric Fistula Tract
Lig.	Ligamentum
LIMAX	Liver Maximum Capacity Test
LITT	Laser-induzierte Tumortherapie
LK	Lymphknoten
LWK	Lendenwirbelkörper
M., Mm.	Musculus, Musculi
MALT	Mukosa-assoziiertes lymphatisches Gewebe
MAP	MUTYH-assoziierte Polyposis
MCH	mittleres corpuskuläres Hämoglobin
MCV	mittleres Zellvolumen
MDCT	Mehrzeilendetektor-Computertomografie
MEN	multiple endokrine Neoplasie
mg	Milligramm
MIBG	Metajodbenzylguanidin
MIFTC	minimalinvasives follikuläres Schilddrüsenkarzinom
MILOS	Mini or Less Open Sublay Operation
MMF	Mycophenolat-Mofetil
MRCP	Magnetresonanz-Cholangiopankreatikografie
MRT	Magnetresonanztomografie
MSI(-H)	(hohe) Mikrosatelliteninstabilität
MTC	medulläres Schilddrüsenkarzinom
MWA	Mikrowellenablation
MZN	muzinös zystische Neoplasie
N., Nn.	Nervus, Nervi
NaCl	Natriumchlorid
NASH	nichtalkoholische Steatohepatitis
NEC	neuroendokrines Karzinom
NEN	neuroendokrine Neoplasie
NET	neuroendokriner Tumor
NOMI	nichtokklusive Mesenterialischämie
NSAR	nichtsteroidale Antirheumatika
ÖGD	Ösophagogastroduodenoskopie
OP	Operation
OTSC	Over-the-Scope-Clip
OV	Organversagen
PAC	Low-Phospholipid-associated Cholelithiasis
pANCA	perinukleärer antineutrophiler cytoplastischer Antikörper
PBC	primär biliäre Zirrhose
PBM	Patient Blood Management
PCA	portokavale Anastomose
PCI	Peritonealkarzinose-Index
PCR	Polymerase-Kettenreaktion
PD-L1-CPS	Combined Positive Score des Programmed-Cell-Death-Liganden 1
PEG	perkutane endoskopische Gastrostomie
PET	Positronenemmissionstomografie
pg	Pikogramm
PHA	primärer Hyperaldosteronismus
pHPT	primärer Hyperparathyreoidismus
PJS	Peutz-Jeghers-Syndrom
PME	partielle Mesorektumexzision
p. o.	per os/peroral
POEM	perorale endoskopische Myotomie
PONV	Postoperative Nausea and Vomiting
PPI	Protonenpumpeninhibitor
PRA	Panel reactive Antibodies
PRRT	Peptidrezeptor-Radionuklid-Therapie
PSC	primär sklerosierende Cholangitis
PTC	papilläres Schilddrüsenkarzinom
PTCD	perkutane transhepatische Cholangiodrainage
PTH	Parathormon
R.	Ramus
RCT	Radiochemotherapie
RFA	Radiofrequenzablation
rhPTH	rekombinantes Parathormon
RJT	Radiojodtherapie
RTx	Radiotherapie

SD	Schilddrüse
SEMS	selbstexpandierender Metallgitterstent
sHPT	sekundärer Hyperparathyreoidismus
SSA	Somatostatinanaloga
SSL	Steinschnittlage
SPB	spontan bakterielle Peritonitis
STK	Serin-Threonin-Kinase
STZ	Streptozotocin
TACE	transarterielle Chemoembolisation
TAMIS	transanale minimalinvasive Chirurgie
TAPP	transabdominale präperitoneale Hernioplastik
TaTME	transanale totale mesorektale Exzision
Tc	Technetium
TEMCAP	Telozolomid/Capecitabin
TEP	total extraperitoneale Hernioplastik
TG	Thyreoglobulin
TIPS	transjugulärer intrahepatischer portosystemischer Shunt
TIRADS	Thyroid Imaging Reporting and Data System
TKI	Tyrosinkinaseinhibitor
TME	totale mesorektale Exzision
TNFα	Tumornekrosefaktor alpha
TNT	total neoadjuvante Therapie
TPO-AK	Thyrosinperoxidase-Antikörper
Tr.	Tropfen
TRAK	TSH-Rezeptor-Autoantikörper
TRH	Thyrotropin-Releasing-Hormon
TSH	Thyreoidea-stimulierendes Hormon
US	Ultraschall
UTC	undifferenziertes Schilddrüsenkarzinom
V., Vv.	Vena(e)
V. a.	Verdacht auf
VAC	Vacuum-assisted Closure
VIP	vasoaktives intestinales Peptid
VZV	Varizella-zoster-Virus
WHO	Weltgesundheitsorganisation
WIFTC	breit-invasives follikuläres Schilddrüsenkarzinom

Abbildungsnachweis

Der Verweis auf die jeweilige Abbildungsquelle befindet sich bei allen Abbildungen im Werk am Ende des Legendentextes in eckigen Klammern. Alle nicht besonders gekennzeichneten Grafiken und Abbildungen © Elsevier GmbH, München.

A300-157	S. Adler, Lübeck in Verbindung mit der Reihe Klinik- und Praxisleitfaden, Elsevier GmbH, Urban & Fischer Verlag, München
E179-168	Classen M, Diehl V, Kochsiek K. Innere Medizin. 4. A. München: Urban & Schwarzenberg, 1998
E273	Mir MA. Atlas of Clinical Diagnosis. 2. A. Philadelphia: Elsevier Saunders, 2003
E366	Sanders M J. Mosby's Paramedic Textbook. 3. A. St. Louis: Mosby Elsevier, 2006
E393	Adam, A., Dixon A. K., Allinson, D.J.: Grainger & Allison's Diagnostic Radiology. 5. A. Philadelphia: Elsevier Churchill Livingstone, 2007
E397	From Swartz MH: Textbook of Physical Diagnosis, ed 6, Philadelphia, WB Saunders, 2010.
E402-005	Richard L. Drake, Adam Mitchell, A. Wayne Vogl, Gray's Anatomy for Students, Fifth Edition. 2024 Elsevier Inc.
E439-021	Kenneth L. Mattox, R. Daniel Beauchamp, B. Mark Evers, Courtney M. Townsend, Sabiston Textbook of Surgery: The Biological Basis of Modern Surgical Practice, Twenty First Edition. 2022 Elsevier Inc.
E499	Colledge, N. R./Walker, B. R./Ralston, S. H.: Davidson's Principles and Practice of Medicine, 21st ed., 2010, Churchill Livingstone
E557	Heggenhougen: International Encyclopedia of Public Health, 1st edition, Elsevier, 2008, ISBN: 978-0123739605, section "Parasitic Diseases", article "Helminthic Diseases: Echinococcosis"

E572	Haaga et al; CT and MR Imaging of the Whole Body, 5th ed. 2009 Elsevier Inc.
E580	Drake, R. L./Vogl, A. W./Mitchell, A. W. M.: Gray's Anatomy for Students. Elsevier/Churchill Livingstone, 2. Aufl. 2010. Elsevier Inc.
E723	Pickhardt, P.J. et al.: Atlas of Gastrointestinal Imaging. 1st Ed. Elsevier Saunders 2007.
E858-002	Mit freundlicher Genehmigung von Brian J. Kimbrell, MD. In Vincent JL et al: Textbook of critical care, ed 7, Philadelphia, 2017, Elsevier.
E914	(Modified from Ginsburg GG, Kochman ML, Norton ID, Gostout CJ. Clinical gastrointestinal endoscopy. 2nd ed. Philadelphia: Elsevier, 2011.)
E1082	Melissa L. Rosado-de-Christenson, Santiago Martínez-Jiménez, Brett W. Carter, John P. Lichtenberger, ExpertDDX: Chest, SECOND EDITION. 2020 Elsevier Inc.
E1205-003	Garden, O. J., Parks, R. W. (2018). Principles and practice of surgery (7th ed.). Philadelphia: Churchill Livingstone.
E1267	Lewis, S. L. et al.: Medical-Surgical Nursing in Canada: Assessment and Management of Clinical Problems, Elsevier Mosby, 2006
E1361	M.Loukas/ B. Benninger/R. Shane Tubb: Gray's Clinical Photographic Dissector of the Human Body. 2.Ed. Elsevier
E1362	Feldman M et al: Sleisenger and Fordtran's gastrointestinal and liver disease, 10.Ed, Elsevier, 2016
E1363	Townsend CM, Evers BM: Atlas of general surgical techniques. 1.Ed, Elsevier, 2010
E1364	Pedro Antonio Cascales Campos, Medicina y cirugía del aparato digestivo. 2020 Elsevier España, S.L.U. Courtesy of Dr. Cascales.
E1365	Solomon J A, Pretorius E S: Radiology Secrets Plus, Third Edition. 2011 Elsevier Inc.
E1366	Liberge R et al. Imagerie des hernies pariétales abdominales. EMCRD. 2021 Elsevier Masson SAS.
F123-003	Bakhos CT, Abbas AE, Petrov RV. Tailoring endoscopic and surgical treatments for gastroesophageal reflux disease. Gastroenterol Clin North Am. 2020;49(3):467–480.
F210-007	Forrest JA, Finlayson ND, Shearman DJ. Endoscopy in gastrointestinal bleeding. Lancet. 1974;2(7877):394-397. doi:10.1016/s0140-6736(74)91770-x
F228-007	Romana S et al. Acute colonic disease: How to image in emergency. Eur J Radiol. 2007; 61(3): 424-432
F248	Ash-Miles/Roach/Virjee/Callaway, More Than Just Stones: A Pictorial Review of Common and Less Common Gallbladder Pathologies. In: Current Problems in Diagnostic Radiology; Elsevier 2008
F394-003	Vermeulen BD, Sieresma PD. Diagnosis and endoscopic treatment of esophageal leakage: a systematic review. In: Techniques in Gastrointestinal Endoscopy, 2019; 21(2): 58-64
F421-002	Vakil N, van Zanten SV, Kahrilas P, Dent J, Jones R; Global Consensus Group. The Montreal definition and classification of gastroesophageal reflux disease: a global evidence-based consensus. Am J Gastroenterol. 2006;101(8):1900–43.
F894-001	Llovet JM, Brú C, Bruix J. Prognosis of hepatocellular carcinoma: the BCLC staging classification. Semin Liver Dis. 1999;19(3):329-338. doi:10.1055/s-2007-1007122
F1188-001	Allart K. et al. Liver scalloping: Pseudomyxoma peritonei liver compression. J Visc Surg. 2019;156(1):75-76
F1189-001	Babel J et al. Zystische Leberläsionen – Diagnostik und Therapieoptionen. Allgemein- und Viszeralchirurgie up2date 2021; 15(05): 407-424

F1192-001	Yayik AM, Ahiskalioglu A, Celik EC, Celik S, Inaloz A. Excisão de lipoma axilar gigante em paciente acordado sob bloqueio do plano serrátil [Awake axillary giant lipoma excision under serratus plane block]. Braz J Anesthesiol. 2018 Sep-Oct;68(5):540–541
G054-004	CameronJ, Cameron A. Current Surgical Therapy, Fourteenth Edition 2023
G296	Becker, J./Stucchi, A.: Essentials of Surgery. Elsevier Saunders, 1. Auflage 2006
G350	C. G. Child, J. G. Turcotte: Surgery and portal hypertension. In: C. G. Child (Hrsg.): The liver and portal hypertension. Saunders, Philadelphia 1964, S. 50–64.
G752-002	Deborah Levine, Carol M. Rumack, Diagnostic Ultrasound, Sixth Edition. 2024 Elsevier Inc.
G768	Greenspan, A. et al.: Orthopedic Imaging - A Practical Approach, 6th Ed., Wolters Kluwer, 2015
G879	Schmittenbecher, P. P.: Pädiatrische Chirurgie. Elsevier/Urban & Fischer, 1. Aufl. 2010
G924	Wittekind C, Brierley J, Gospodarowicz M. TNM classification of malignant tumours, 8th ed., published by UICC. John Wiley & Sons, 2017.
G1041	Shaaban, A.: Diagnostic Imaging: Oncology, 2nd. ed. Elsevier 2019
G1060-002	Schünke, M. et al.: Prometheus – LernAtlas der Anatomie, Band 2: Innere Organe, 4. Aufl., Thieme 2016.
G1069	Loeweneck, H./ Feifel, G.: Bauch. In: Praktische Anatomie (begründet von T. von Lanz, W. Wachsmuth), Springer 2004.
G1093	Tessler FN./et al.: ACR Thyroid Imaging, Reporting and Data System (TI-RADS): White Paper of the ACR TI-RADS Committee. In: Journal of the American College of Radiologyl. Volume 14, Issue 5, Pages 587–595. Elsevier, 2017
G1318	Atif Zaheer et al.: ExpertDDx: Abdomen and Pelvis. 3rd Edition, Elsevier 2022
G1319	Hricak, H. et al.: Oncologic Imaging - Essentials of Reporting Common Cancers. 1st Ed Elsevier 2006.
G1320	Amarnath, C. et al.: Comprehensive Textbook of Clinical Radiology Volume IV: Abdomen. 1st Ed. 2023 Elsevier Inc.
G1332	Robin Graham-Brown, Johnny Bourke, Dermatologia: Podręcznik i atlas. 2010 Elsevier Urban & Partner Sp. z o.o.
H179–001	Schenker, P./et al: Pankreastransplantation – aktueller Stand und Probleme. In: Allgemein- und Viszeralchirurgie up2date, 11 (04)/2017, Seiten 337-356, Thieme.
H462-001	Lopes MBS. The 2017 World Health Organization classification of tumors of the pituitary gland: a summary. Acta Neuropathol. 2017;134(4):521-535. doi:10.1007/s00401-017-1769-8
K115	Andreas Walle, Hamburg
L106	Henriette Rintelen, Velbert
L107	Michael Budowick, Atlanta, USA
L126	Dr. med. Katja Dalkowski, Buckenhof
L127	Jörg Mair, Illustration, München
L138	Martha Kosthorst, Borken
L141	Stefan Elsberger, Planegg
L143	Heike Hübner, Berlin
L157	Susanne Adler, Lübeck
L190	Gerda Raichle
L231	Stefan Dangl, München
L234	Helmut Holtermann, Dannenberg
L239	Otto Nehren, Achern
M187	Prof. Dr. Klaus J. Klose, Marburg
M274	Gernot Rassner, Tübingen
M386	Dr. med. Andreas Schuler, Geislingen
M389	Prof. Dr. med. Holger Strunk, Bonn
M512	Dr. Peter Banholzer, München
M529	Prof. Dr. P. E. Goretzki, Chirurgische Klinik I, Städtische Kliniken Neuss, Lukaskrankenhaus GmbH
M537	Prof. Dr. Gunter Gruber, Augsburg
M734	Prof. Dr. med. Claus Langer, Göttingen, Chefarzt der Klinik

	für Allgemein-, Viszeral-, Thorax- und Minimalinvasive Chirurgie, Akademisches Lehrkrankenhaus der Georg-August-Universität Göttingen
M847	Dr. med. Johannes W. Rey, Mainz
M857	PD Dr. med. K. Holzapfel, München
M893	Prof. Dr. med. Otto Kollmar, Basel
M905	Prof. Dr.med. Wolf O. Bechstein, Chefarzt der Klinik für Allgemein- und Viszeralchirurgie, Universitätsklinikum Frankfurt am Main
M908	Prof. Dr. Thomas Lauenstein, Abtlg. Radiologie, Universitätsklinikum Essen
M1396	Dr. med. Ramona Kettl, Regensburg
M1416	Prof. Gerhardt, Radiologisches Institut, Klinikum rechts der Isar, Technische Universität München
M1417	B. Marincek, Institut für Diagnostische Radiologie, Universitätsspital Zürich
O550	Prof. Dr. Stephan Rolf Benz, Kreisklinikum Calw-Nagold, Nagold
O680	Dr. med. Tobias Schiergens, München
P187	PD Dr. med. Markus Burkhardt, Universitätskliniken des Saarlandes, Klinik für Unfall-, Hand- und Wiederherstellungschirurgie, Homburg/Saar
P286	Prof. Dr. med. Konrad K. Richter
P409	Prof. Dr. med. H. Feussner, München
P462	Dr. Arnulf G. Willms
P774	Prof. Dr. med. Herbert Tilg, Innsbruck
P930	Priv.-Doz. Dr. med. Birgit Terjung, Bonn
P943	Dr. med. Bernhard J. Lammers, Neuss
P972	Dr. med. Michael Roblick, Hannover
P1067	Prof. Jörg Bojugna
P1161	Dr. med. Christian Beltzer, Ulm
P1174	PD Dr. med. Chopra, Berlin
P1221	Prof. Dr. Benzing, Köln
P1222	Prof. Dr. Brinkkötter, Köln
P1228	Univ.-Prof. Dr. L.C. Rump, Düsseldorf
R104-03	H. Renz-Polster; S. Krautzig; J. Braun: Basislehrbuch Innere Medizin, 3.Aufl., Elsevier GmbH, Urban & Fischer Verlag 2004
R144	Souza-Offtermatt, G.: Intensivkurs Chirurgie. Urban & Fischer, 1. Auflage 2004
R211	Kahl/Kähler/Dormann: Interventionelle Endoskopie - Lehrbuch und Atlas, Elsevier GmbH, Urban & Fischer 2007
R217	R. Berchtold, H.-P. Bruch, O.Trentz: Chirurgie, 5.Aufl., Elsevier GmbH, Urban & Fischer Verlag, München 2005
R229	Forbes: Farbatlas Innere Medizin, Elsevier GmbH, Urban & Fischer Verlag, München 2008
R232	Ertan Mayatepek: Pädiatrie, 1 Auflage, Elsevier Verlag München, 2007
R234	H.-P. Bruch, O. Trentz: Berchtold Chirurgie, 6.Aufl., Elsevier GmbH, Urban & Fischer Verlag, München 2008
R236	Classen M, Diehl V, Kochsiek K. Innere Medizin, 6. Aufl., Elsevier GmbH, Urban & Fischer Verlag, München 2009.
R461	M. A. Reymond, H. Lippert, N. P. Haas (Hrsg.): Facharztprüfung Chirurgie, 2. Auflage, Elsevier, 2007
R501	Schiergens, T.: BASICS Chirurgie. 1. Aufl. Elsevier, 2009
[S700]	Sobotta-Archiv aus Paulsen/Waschke. Sobotta Atlas der Anatomie. 25. A. 2022 © Elsevier GmbH
[S700-L126] /[B500~M282 /L132]	K. Dalkowski aus Paulsen/Waschke. Sobotta Atlas der Anatomie. 25. A. 2022 mod. von D. Drenckhahn/M. Christof aus Benninghoff/ Drenckhahn. Anatomie. 16. A. 2004 © Elsevier GmbH
[S700-L238]	S. Klebe aus Paulsen/Waschke. Sobotta Atlas der Anatomie. 25. A. 2022 © Elsevier GmbH
[S700-L240]	H. Ruß aus Paulsen/Waschke. Sobotta Atlas der Anatomie. 25. A. 2022 © Elsevier GmbH
[S700-L266]	S. Winkler aus Paulsen/Waschke. Sobotta Atlas der Anatomie. 25. A. 2022 © Elsevier GmbH
[S700-L275]	M. Hoffmann aus Paulsen/Waschke. Sobotta Atlas der Anatomie. 25. A. 2022 © Elsevier GmbH

T127 Prof. Dr. med. Dr. h.c. Peter C. Scriba, München

T383-005 Studienzentrale Freiburg, Abteilung Infektiologie, Klinik für Innere Medizin II, Universitätsklinikum Freiburg

T407 Institut für medizinische und pharmazeutische Prüfunsfragen (IMPP)

T562 Prof. Dr. med. Thomas Zöpf, Karlsruhe

T571 Dr. Martin Maurer, Klinik für Radiologie, Charité Berlin

T581 Dr. med. P. Harrer, Klinikum Starnberg GmbH

T824 Klinikum Dritter Orden, München

T1187 Cleveland Clinic Center for Medical Art & Photography

T1219 Medizinische Universität Wien

T1222 Prof. Dr. Anz, Medizinische Klinik II, LMU-Klinikum München

T1419 Dr. Daniel Wöhl, InnKlinikum Altötting, Abt. Viszeralchirurgie

T1427 Caritas Krankenhaus St. Josef in Regensburg, Abt. Innere Medizin, Prof. Büttner // details to come

T1428 Caritas Krankenhaus St. Josef in Regensburg, Abt. Radiologie, Prof. Seitz// details to come

T1429 (freundl. Überlassung durch Dr. Sebastian Mehl, CVK, Charité, Zentrum für diagnostische und interventionelle Radiologie und Nuklearmedizin)

T1430 Dr. Ira Hanan, Chicago

W318-003 Hofheinz R, Arnold D et al.: DGHO-Leitlinie Kolonkarzinom, 2017

W881-009 “Leitlinienprogramm Onkologie (Deutsche Krebsgesellschaft, Deutsche Krebshilfe, AWMF): Diagnostik und Therapie des Hepatozellulären Karzinoms und biliärer Karzinome, Version 3.0, 2022, AWMF-Registernummer: 032/053OL https://www.leitlinienprogramm-onkologie.de/leitlinien/hcc-und-biliaere-karzinome

W924 Deutscher Berufsverband Rettungsdienst e.V. (DBRD),Lübeck

W1276 Deutsche Gesellschaft für Kinder- und Jugenspsychiatrie, Psychosomatik und Psychotherapie e.V. (dgkjp)

W1309 Bilaterales PBM Team, Würzburg/Frankfurt

W1315 Leitlinienprogramm Onkologie (Deutsche Krebsgesellschaft, Deutsche Krebshilfe, AWMF): Diagnostik und Therapie der Plattenepithelkarzinome und Adenokarzinome des Ösophagus, Langversion 4.0, 2023, AWMF-Registernummer: 021-023OL https://www.leitlinienprogramm-onkologie.de/leitlinien/oesophaguskarzinom/; Zugriff am 23.07.2024

Q300 Pernkopf-Archiv: Atlas der topgraphischen und angewandten Anatomie des Menschen, div. Bd. und Aufl., Elsevier Urban & Fischer

Fehler gefunden?

An unsere Inhalte haben wir sehr hohe Ansprüche. Trotz aller Sorgfalt kann es jedoch passieren, dass sich ein Fehler einschleicht oder fachlich-inhaltliche Aktualisierungen notwendig geworden sind.

Sobald ein relevanter Fehler entdeckt wird, stellen wir eine Korrektur zur Verfügung. Mit diesem QR-Code gelingt der schnelle Zugriff.

https://else4.de/978-3-437-21153-9

Wir sind dankbar für jeden Hinweis, der uns hilft, dieses Werk zu verbessern. Bitte richten Sie Ihre Anregungen, Lob und Kritik an folgende E-Mail-Adresse: kundendienst@elsevier.com

Inhaltsverzeichnis

KAPITEL

1 Schilddrüse

1.1 Anatomie und Physiologie

Anatomie

- Bestehend aus rechtem und linkem Schilddrüsenlappen und in der Mitte liegendem Isthmus
- In ca. 30 % der Fälle zudem kranial aufsitzender Lobus pyramidalis als Relikt des Ductus thyreoglossus
- Histologie:
  - Unterteilung der Schilddrüse in mehrere Läppchen, welche aus Follikelzellen bestehen.
  - Follikelzellen bilden Vorstufe der Schilddrüsenhormone = Thyreoglobulin, welches durch Jodierung zu Trijodthyronin (fT3) und Thyroxin (fT4) umgewandelt wird.
  - Zwischen den Epithelzellen der Follikelzellen und ihrer Basalmembran liegen die parafollikulären C-Zellen, welche Calcitonin produzieren.
- Arterielle Blutversorgung (➤ Abb. 1.1a):
  - Aa. thyreoideae superiores aus der A. carotis externa
  - Aa. thyreoideae inferiores aus dem Truncus thyrocervicalis
  - A. thyreoidea ima (in ca. 10 % vorhanden) aus dem Truncus brachiocephalicus oder direkt aus dem Aortenbogen
- Venöser Abstrom (➤ Abb. 1.1b):
  - Plexus thyreoideus impar drainiert über die V. thyreoidea inferior in die V. brachiocephalica
  - Vv. thyreoideae superiores und mediae drainieren in die V. jugularis interna
- Nerven (➤ Abb. 1.1a):
  - N. laryngeus superior
    - R. externus innerviert M. cricothyreoideus, bei Ligatur der oberen Polgefäße gefährdet
    - R. internus enthält sensible Fasern, versorgt u. a. Schleimhaut der Epiglottis und des Kehlkopfs
  - N. laryngeus recurrens
    - Motorische Äste innervieren die Kehlkopfmuskulatur mit Ausnahme des M. cricothyreoideus
    - Kreuzt A. thyreoidea inferior in variabler Weise
    - Bei Ligatur der unteren Polgefäße gefährdet

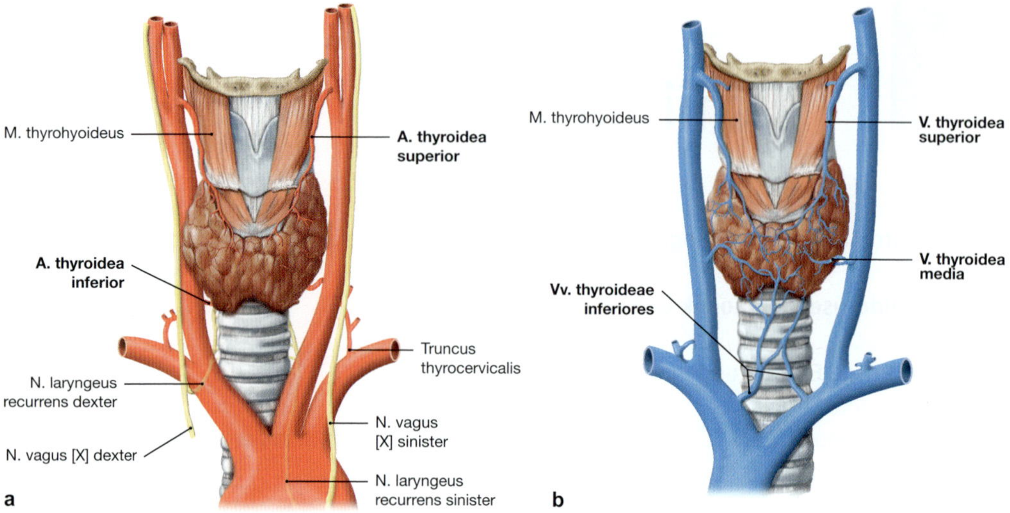

Abb. 1.1 Anatomie Schilddrüse [S700-L266]

MERKE

Aufgrund der Nähe zur Schilddrüse und des variablen Verlaufs des N. recurrens ist dieser bei jeder OP am Hals und insbesondere an der Schilddrüse gefährdet. Durch ein kontinuierliches oder nicht-kontinuierliches Neuromonitoring kann das Risiko einer Nervenverletzung deutlich gemindert werden. Dennoch müssen Patient*innen über dieses spezielle Risiko und damit einhergehende Konsequenzen (ggf. Verzicht auf Resektion der Gegenseite) aufgeklärt werden.

- Lymphknoten (➤ Abb. 1.2):
  - Unterscheidung von vier Lymphknotenkompartimenten:
    - 1. Zervikozentrales Kompartiment rechts (1a) und links (1b)
    - 2. Zervikolaterales Kompartiment rechts (2)
    - 3. Zervikolaterales Kompartiment links (3)
    - 4. mediastinal-infrabrachiocephales Kompartiment rechts (4a) und links (4b)

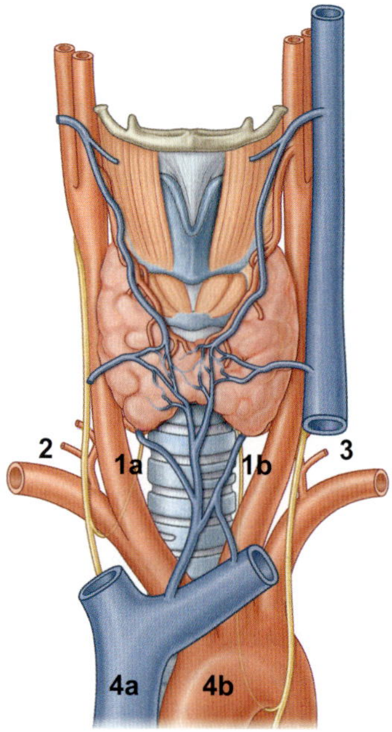

Abb. 1.2 Lymphknotenkompartimente der Schilddrüse [E580]

Physiologie (➤ Abb. 1.3)

- Bildung von Thyreoglobulin in den Follikelzellen, welches durch Jodierung in die aktiven Schilddrüsenhormone Trijodthyronin (fT3) und Thyroxin (fT4) umgewandelt wird
- Schilddrüsenhormone wirken auf nahezu sämtliche Körperzellen, Anregung des Energiestoffwechsels
- Regulierung und Freisetzung erfolgt über einen negativen Feedback-Mechanismus: Thyrotropin-Releasing-Hormon (TRH) im Hypothalamus → Thyreoidea-stimulierendes Hormon (TSH) in der Hypophyse → fT3/fT4-Freisetzung → Hemmung der Ausschüttung von TRH und TSH
- Calcitoninproduktion in den parafollikulären C-Zellen als Gegenspieler des Parathormons zur Regulation des Kalziumhaushalts

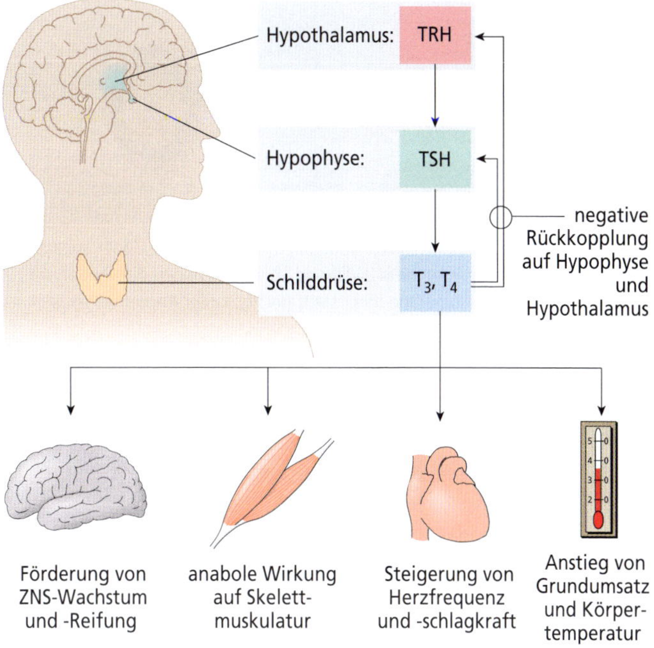

Abb. 1.3 Thyreotroper Regelkreis mit negativem Feedbackmechanismus [L190]

1.2 Schilddrüsendiagnostik und -klassifikation

Diagnostik

- Anamnese
- Klinische Untersuchung: Beurteilung von Größe, Konsistenz, Schluckverschieblichkeit der Schilddrüse
- Labordiagnostik:
  - TSH basal (Norm: 0,27–4,2 µlU/ml)
  - fT3, fT4 bei pathologischen TSH-Werten
  - Antikörperdiagnostik: TRAK (TSH-Rezeptor-Autoantikörper), TG-Antikörper (Thyreoglobulinantikörper), Anti-TPO (Thyrosinperoxidase-Antikörper)
  - Tumormarker: Thyreoglobulin (differenzierte Karzinome), Calcitonin (C-Zellkarzinome)
- Molekulargenetische Untersuchungen, z. B. RET-Protoonkogen-Mutationsdiagnostik bei medullären Schilddrüsenkarzinomen
- Bildgebung:
  - Sonografie mit Volumetrie als Goldstandard → TIRADS-Klassifikation (Thyroid Imaging Reporting and Data System) der Schilddrüsenknoten (siehe Klassifikation), Beurteilung zervikaler Lymphknoten
  - Szintigrafie mit Tc-99 m-Pertechnetat zur Differenzierung in „kalte" und „heiße" Knoten (➤ Abb. 1.4)
  - CT/MRT speziellen Fragestellungen vorbehalten, z. B. V. a. oder gesichertes Malignom, große bis nach retrosternal reichende Struma
- HNO-ärztliche Diagnostik

CAVE

Vor und nach jeder operativen Therapie der Schilddrüse ist eine HNO-ärztliche Diagnostik mittels Laryngoskopie zur Beurteilung der Stimmlippenbeweglichkeit erforderlich.

MERKE

Hinter einem kalten Knoten verbirgt sich in ca. 2–5 % der Fälle ein Schilddrüsenmalignom.

- Invasive Diagnostik: Feinnadelpunktion (FNP) zur histologischen Klärung der Dignität. Indikationen:
  - Klinisch und/oder sonografisch malignomverdächtige Knoten > 1 cm

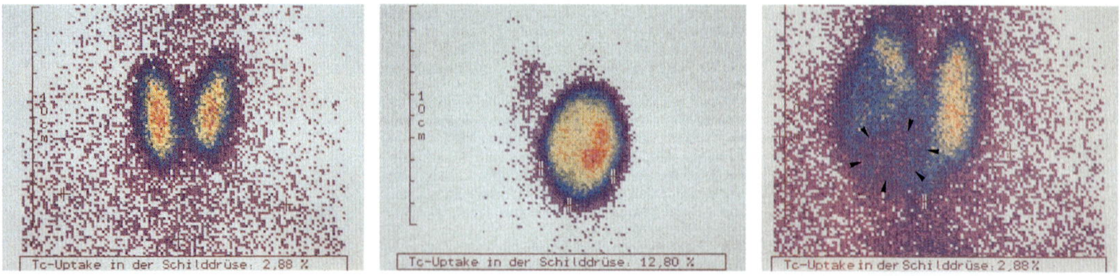

Abb. 1.4 Schilddrüsenszintigrafie. Links: Normalbefund mit gleichmäßiger, seitengleicher Aufnahme des Radionuklids. Mitte: heißer Knoten bei unifokaler Autonomie: Während im linken Lappen das Radionuklid viel zu stark aufgenommen wird, findet rechts gar keine Radionuklidaufnahme mehr statt. Rechts: kalter Knoten im rechts kaudalen Schilddrüsenlappen mit fehlendem Radionukliduptake. [E179-168]

- Schnell wachsende umschriebene Veränderungen
- Verdacht auf Rezidiv eines Schilddrüsenkarzinoms nach initial erfolgreicher Therapie
- Verdacht auf intrathyreoidale Metastasen
- Herdbefunde und/oder Metastasen bei unbekanntem Primärtumor
- Therapeutische Punktion bei mechanisch wirksamen Zysten
- Diagnostisch unklare Fälle zur Sicherung der Diagnose einer subakuten Thyreoiditis
- Diagnostisch unklare Fälle bei chronisch lymphozytärer Thyreoiditis

Klassifikation ➤ Tab. 1.1, ➤ Abb. 1.5

Tab. 1.1 Sonografische TIRADS-Klassifikation zur Einschätzung der Dignität von Schilddrüsenknoten (Kwak et al. 2011)

TIRADS	Beschreibung	Malignitätsrisiko
TR1	Negativ	0 %
TR2	Benigne	0 %
TR3	Vermutlich benigne	1,7 %
TR4a	Geringer Malignitätsverdacht mit einem suspekten Faktor	3,3 %
TR4b	Intermediärer Malignitätsverdacht mit zwei suspekten Faktoren	9,2 %
TR4c	Suspekte Läsion mit drei bis vier suspekten Faktoren	44–72 %
TR5	Hochsuspekte Läsion mit mindestens 5 suspekten Faktoren	> 87 %

1.3 Gutartige Erkrankungen der Schilddrüse

1.3.1 Euthyreote Struma

Definition

- Vergrößerung des Schilddrüsenvolumens bei Frauen > 18 ml, bei Männern > 25 ml (WHO-Klassifikation, ➤ Tab. 1.2)
- Hauptursache: mangelnde Jodzufuhr (tägl. Jodbedarf ca. 150–200 µg)

Epidemiologie

- Umfasst ca. 90 % aller Schilddrüsenerkrankungen
- Regional unterschiedliche Häufigkeiten
- In Deutschland Häufigkeit der Struma nodosa bei ca. 23 %, wobei Strumaprävalenz mit steigendem Lebensalter deutlich ansteigt (> 80 % der 75- bis 88-Jährigen in Süddeutschland)

Klassifikation ➤ Tab. 1.2

Tab. 1.2 WHO-Klassifikation der Struma

Grad	Befund
0	Schilddrüse weder tast- noch sichtbar. Grad 0 wird sonografisch festgestellt.
1	Vergrößerung tast-, aber nicht sichtbar
2	Vergrößerung tast- und sichtbar
3	Struma auch von hinten sichtbar (➤ Abb. 1.6)

Symptomatik

- Meist asymptomatisch
- Abhängig von Ausmaß der Struma und Lage der Knoten

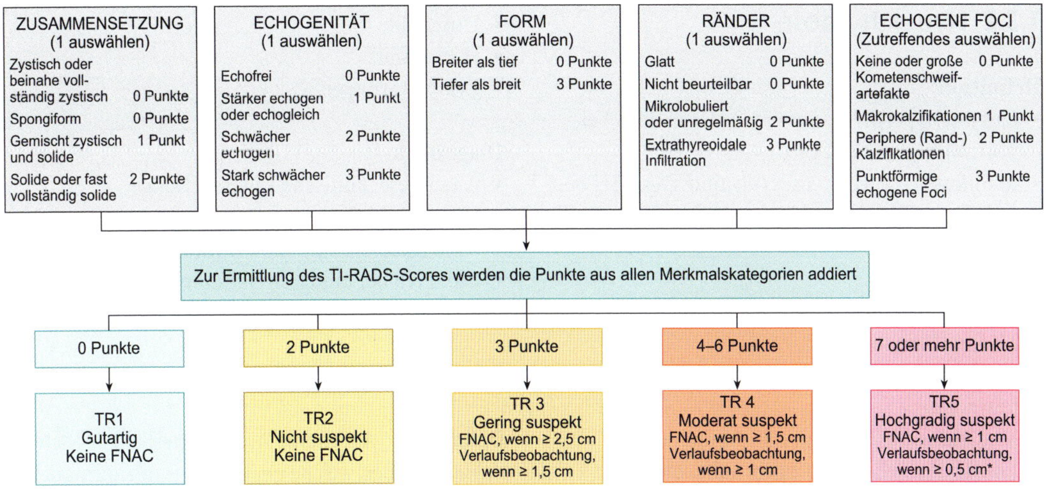

ZUSAMMENSETZUNG	ECHOGENITÄT	FORM	RÄNDER	ECHOGENE FOCI
Spongiform: Überwiegend (> 50 %) aus kleinen Zysten zusammengesetzt. Es werden keine weiteren Punkte für andere Merkmalskategorien hinzuaddiert. Gemischt, mit zystischen und soliden Anteilen: Falls überwiegend solide, Punkte entsprechend hinzuaddieren. 2 Punkte hinzuaddieren, falls die Zusammensetzung aufgrund von Kalzifikationen nicht bestimmt werden kann.	Echofrei: Bei zystischen oder beinahe komplett zystischen Knoten. Stärker echogen/echogleich/schwächer echogen: Im Vergleich zum umliegenden Parenchym Stark schwächer echogen: Schwächer echogen als die Mm. infrahyoidei. 1 Punkt hinzuaddieren, falls die Echogenität nicht bestimmt werden kann.	Tiefer als breit: Aufnahmen sollten in der Transversalebene gewonnen werden; Messwerte für die Tiefe parallel zum Schallstrahl, für die Breite in rechtem Winkel dazu. Dies kann in der Regel durch eine Sichtprüfung festgestellt werden.	Lobuliert: Protrusion oder auch Vorstehen in benachbartes Gewebe. Irregulär: Gezackt, spikuliert oder spitzwinklig. Extrathyreoidale Ausdehnung: Offensichtliche Invasion = Malignität. 0 Punkte, wenn Ränder nicht beurteilt werden können.	Große Kometenschweifartefakte: V-förmig, > 1 mm, in den zystischen Anteilen von Knoten. Makrokalzifikationen: Verursachen einen Schallschatten. Peripher: Vollständig oder unvollständig entlang der Ränder. Punktförmige echogene Foci: Es können sich kleine Kometenschweifartefakte finden.

* 5–9 mm große Knoten der Kategorie T5 siehe Papilläre Mikrokarzinome

Abb. 1.5 Beurteilung von Schilddrüsenknoten in der Sonografie gemäß TIRADS-Klassifikation. FNAC: Feinnadelaspirationszytologie [G1093/L141]

- Tastbare und ggf. sichtbare Umfangsvermehrung des Halses
- Kompressionsbeschwerden mit Engegefühl und Schluckstörungen
- Belastungsdyspnoe, Stridor

Diagnostik

- Anamnese, klinische Untersuchung
- Labordiagnostik, Ausschluss Hyper-/Hypothyreose
- Sonografie mit Volumetrie
- Ggf. Szintigrafie bei Knotenstruma

Therapie

- Konservative Therapie:
  - Hormonsubstitution, z. B. L-Thyroxin
  - Jodgabe
- Operative Therapie:
  - Indiziert bei mechanischen Komplikationen, Malignomverdacht (z. B. kalte Knoten in der Szintigrafie)
  - Ausmaß der Resektion in Abhängigkeit vom klinischen Befund (Knotenenukleation, Hemithyreoidektomie, subtotale/totale Thyreoidektomie)

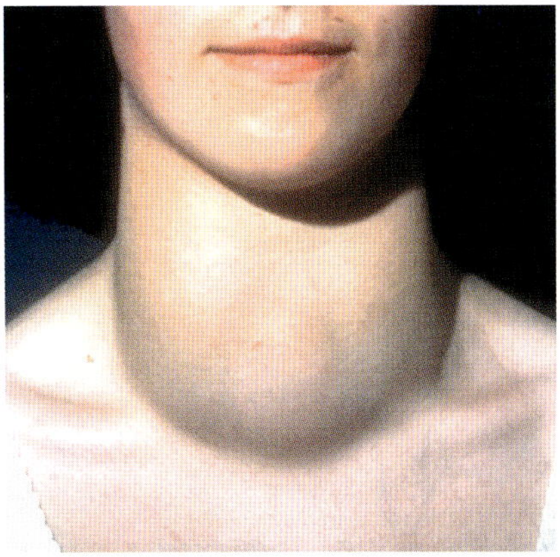

Abb. 1.6 Patientin mit Struma nodosa WHO-Grad 3 [T127]

1

1.3.2 Hyperthyreose

Definition
- Latente Hyperthyreose: vermindertes TSH bei normwertigem fT3/fT4
- Manifeste Hyperthyreose: vermindertes TSH bei erhöhtem fT3/fT4

Ätiologie
- Schilddrüsenautonomie
- Morbus Basedow
- Iatrogen, z. B. Überdosierung der Schilddrüsenhormone
- Medikamentös bedingt, z. B. Amiodaron
- Entzündliche Erkrankungen: subakute Thyreoiditis de Quervain
- Hypophysentumoren
- Schilddrüsenkarzinome

Symptomatik (➤ Abb. 1.7)
- Agitiertheit, Nervosität
- Schlafstörungen
- Gewichtsverlust trotz vermehrtem Appetit
- Tremor, Muskelkrämpfe
- Starkes Schwitzen
- Durchfälle
- Haarausfall
- Zyklusstörungen

Diagnostik
- Anamnese, klinische Untersuchung
- Labordiagnostik
- Sonografie/Szintigrafie bei Knoten
- Ggf. FNP bei unklaren Befunden

Schilddrüsenautonomie

Definition Autonome Areale innerhalb des Schilddrüsengewebes, welche unabhängig vom hormonellen Regelkreis Hormone produzieren
- Unifokale Autonomie: solitärer autonomer Knoten
- Multifokale Autonomie: mehrere autonome Knoten
- Disseminierte Autonomie: diffuse Verteilung autonomer Areale

Epidemiologie
- Prävalenz in Deutschland ca. 10 %
- Häufigste Ursache einer Hyperthyreose

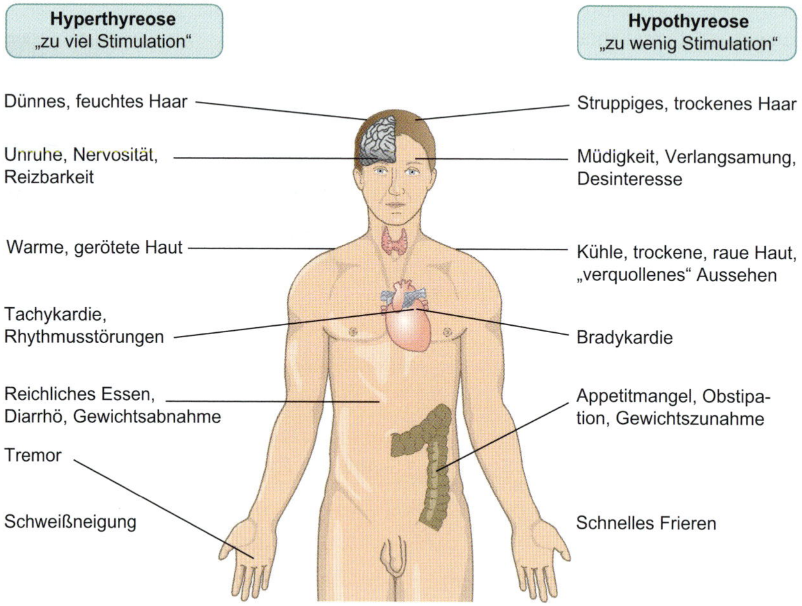

Abb. 1.7 Symptome der Hyper- und Hypothyreose [L138]

Symptomatik Symptome der Hyperthyreose

Diagnostik

- Anamnese, klinische Untersuchung
- Labordiagnostik, Laborkonstellation der manifesten Hyperthyreose
- Sonografie: singulärer oder multifokale, hyperperfundierte Knoten
- Szintigrafie: heiße Knoten

Therapie

- Medikamentöse Therapie:
  - Thyreostatische Therapie: Thiamazol, Carbimazol
  - Symptomatische Therapie, z. B. Betablocker bei Tachykardie, Benzodiazepine bei Agitiertheit/Unruhe

MERKE

Jeder Patient/jede Patientin mit Hyperthyreose bei Schilddrüsenautonomie muss in eine euthyreote Stoffwechsellage gebracht werden. Da eine alleinige thyreostatische Therapie die Ursache der Hyperthyreose nicht beseitigt, dient diese in der Regel als Vorbereitung für eine definitive Therapie in Form einer Radiojodbehandlung oder operativen Resektion.

- Radiojodtherapie:
  - Systemische Applikation des Beta- und Gammastrahlers I-131 als Natriumiodid
  - Indiziert bei Versagen der medikamentösen Therapie als Alternative zur operativen Resektion (➤ Abb. 1.8)
  - Bei hohem OP-Risiko, Patientenwunsch, Rezidivstruma nach OP
  - Risikoarme Alternative zur Resektion
- Operative Therapie:
  - Indiziert bei mechanischen Komplikationen durch Struma, Malignomverdacht, schnell wachsenden Knoten, Rezidiv nach Radiojodtherapie
  - OP-Ausmaß abhängig vom klinischen Befund

Morbus Basedow

Definition

- Autoimmunvermittelte Hyperthyreose durch TSH-Rezeptor-Autoantikörper (TRAK)
- TRAK stimulieren die Freisetzung von Schilddrüsenhormonen mit Hypertrophie und Überfunktion der Schilddrüse

Epidemiologie

- Inzidenz ca. 40–60/100.000 Einwohner pro Jahr
- Prävalenz von 0,5–2 %
- Frauen 5- bis 6-mal häufiger betroffen als Männer
- Zweithäufigste Ursache einer Hyperthyreose

Ätiologie

- Genetische Prädisposition
- Virale/bakterielle Infektionen als mögliche Auslöser, z. B. Yersinien
- Stress
- Immunmodulierende Medikamente
- Schwangerschaft

Indikationen für eine Radioiodtherapie

- Hyperthyreoserezidiv nach Thyreostatikatherapie
- Unverträglichkeit von Thyreostatika
- Hyperthyreoserezidiv nach Strumaresektion
- Vorliegen von Kontraindikationen für eine Operation oder Ablehnung der OP durch den Patienten

Nachteile und UW einer Radioiodtherapie

- Irreversible Schädigung der SD
- Hypothyreose (50–80% der Fälle)
- Wirkungslatenz von 2–3 Monaten, so dass mit Thyreostatika weiter behandelt werden muss

Abb. 1.8 Indikationen und Kontraindikationen/Nachteile der Radiojodtherapie. SD: Schilddrüse

Symptomatik

- Symptome der Hyperthyreose
- Merseburg-Trias:
  - Struma
  - Tachykardie
  - Exophthalmus
- Gelenk-, Muskelschmerzen
- Haarausfall
- Prätibiales Ödem
- Grippale Symptomatik
- Symptome der endokrinen Orbitopathie:
  - Dalrymple-Zeichen: Retraktion des Oberlids (Skleren auch oberhalb der Pupille zu sehen)
  - Graefe-Zeichen: Zurückbleiben des Oberlids bei Blicksenkung
  - Stellwag-Zeichen: Trockenheit und seltener Lidschlag
  - Exophthalmus (➤ Abb. 1.9)
  - Sehstörungen

Diagnostik

- Anamnese, klinische Untersuchung
- Labordiagnostik, Nachweis von TRAK in ca. 90 % der Fälle, Anti-TPO in ca. 70 %
- Sonografie: hypervaskularisiertes Gewebe mit verminderter Echogenität (➤ Abb. 1.10)
- Szintigrafie: homogene Nuklidanreicherung

Therapie (➤ Abb. 1.11)

- Medikamentöse Therapie:
  - Thyreostatische Behandlung
  - Indiziert bei Patient*innen mit manifester Hyperthyreose ohne Kompressionsbeschwerden, ohne Orbitopathie
  - Als Vorbereitung für Radiojodtherapie (RJT) oder OP

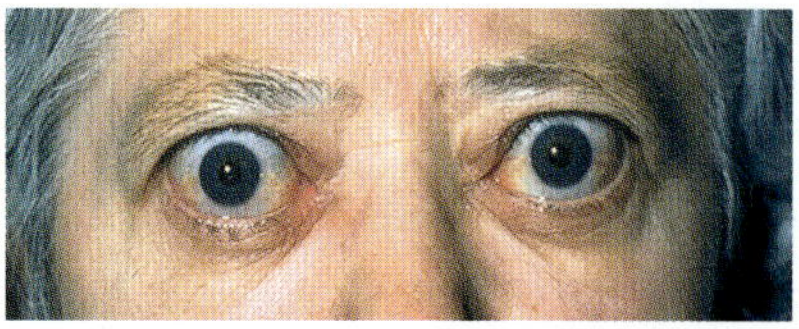

Abb. 1.9 Exophthalmus bei endokriner Orbitopathie im Rahmen eines Morbus Basedow [T127]

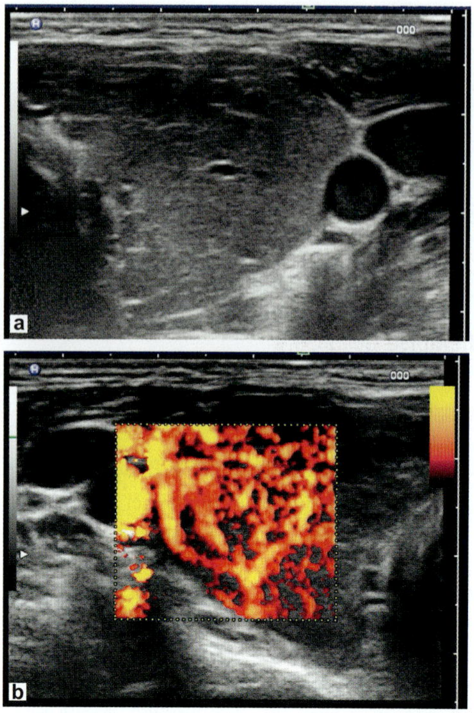

Abb. 1.10 Ultraschalldiagnostik bei einem Patienten mit M. Basedow: schwächer echogenes Parenchym, starke Hypervaskularisation der Schilddrüse [P1067]

MERKE

Eine thyreostatische Therapie sollte für mindestens 1 Jahr durchgeführt werden. Nach dieser Zeit besteht eine ca. 50%-ige Chance, dass die Erkrankung auch ohne Fortsetzung der medikamentösen Therapie ausgeheilt ist. Kommt es innerhalb eines Jahres nicht zur Euthyreose oder tritt nach Beendigung der Therapie ein Rezidiv auf, so sollte eine definitive Therapie in Form einer RJT oder OP erfolgen.

- Radiojodtherapie: Therapie der Wahl bei Versagen der medikamentösen Therapie, Rezidiv oder Unverträglichkeit
- Operative Therapie:
  - Therapiealternative zur RJT
  - Therapie bei Wahl bei gleichzeitig vorhanden mechanischen Komplikationen, Malignomverdacht, endokriner Orbitopathie
- Therapie der endokrinen Orbitopathie:
  - Schaffung einer Euthyreose
  - Steroidstoßtherapie
  - Dekompressionseingriffe
  - Orbitaspitzenbestrahlung bei Optikuskompression

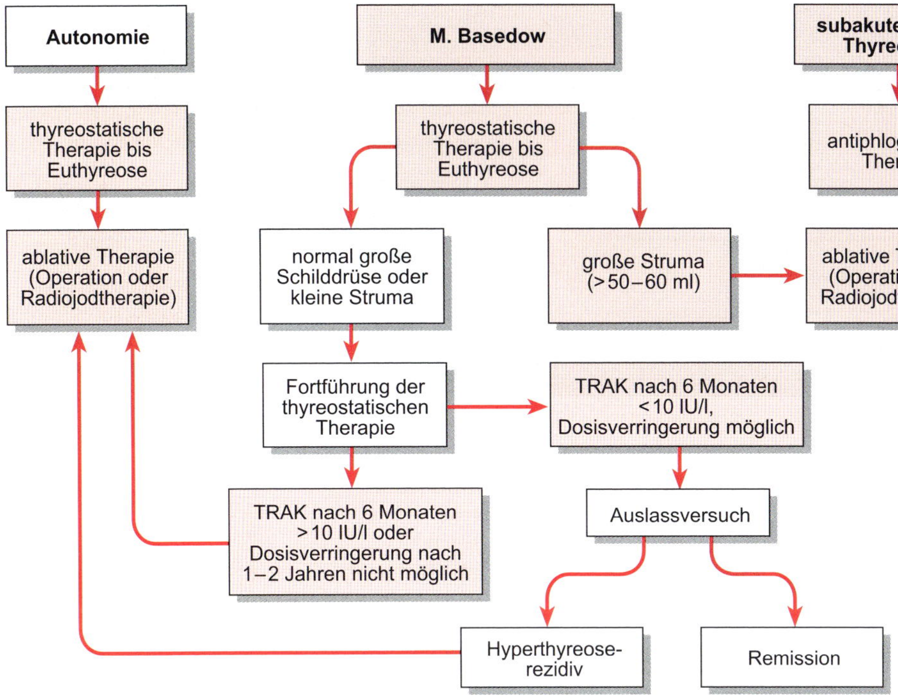

Abb. 1.11 Therapiealgorithmus bei manifester Hyperthyreose. TRAK: TSH-Rezeptor-Autoantikörper [P1067]

Thyreoiditis der Quervain

Definition

- (Sub)akute Entzündung der Schilddrüse, meist in Folge einer Viruserkrankung (z. B. Influenza, Mumps)
- Meist plötzlicher Beginn mit übermäßiger Freisetzung von Schilddrüsenhormonen

Epidemiologie

- Inzidenz ca. 5/100.000 Einwohner pro Jahr
- Frauen häufiger betroffen als Männer (5 : 1)
- Altersgipfel 3.–5. Lebensdekade

Symptomatik

- Allgemeines Krankheitsgefühl
- Grippale Symptome
- Hals-, Schluckbeschwerden
- Passagere Hyperthyreose mit Tachykardie, Schwitzen, Tremor

Diagnostik

- Anamnese, klinische Untersuchung
- Labor incl. Schilddrüsenwerte, Infektwerte, bei ca. 10 % finden sich Anti-Tg- oder Anti-TPO-Antikörper
- Initiale Hyperthyreose, welche im Verlauf in eine Hypothyreose übergehen kann
- Sonografie: inhomogenes, fokal echoarmes Muster (➤ Abb. 1.12)
- Ggf. Szintigrafie (➤ Abb. 1.13): stark verminderter Technetium-Uptake
- Ggf. FNP bei unklaren Befunden: Nachweis einer granulomatösen Entzündung mit Langhans-Riesenzellen und Epitheloidzellen

Therapie

- Kausale Therapie je nach Ursache
- NSAR, Kortisonstoßtherapie
- Schilddrüsenhormone bzw. Thyreostatika bei begleitender Hypo- oder Hyperthyreose

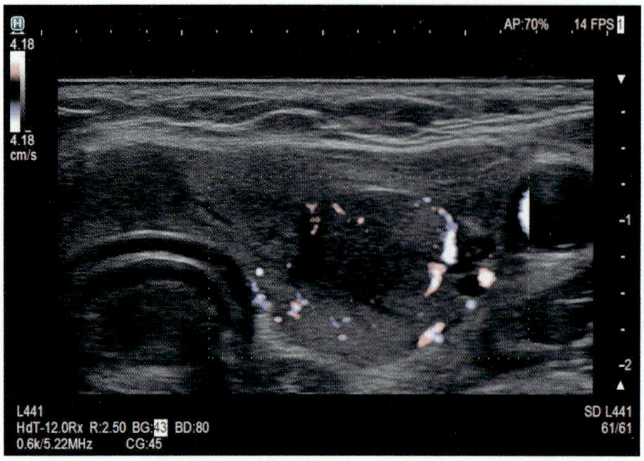

Abb. 1.12 Sonografie einer Patientin mit Thyreoiditis der Quervain: schwächer echogenes, unscharf begrenztes Areal mit verminderter Vaskularisation [P1067]

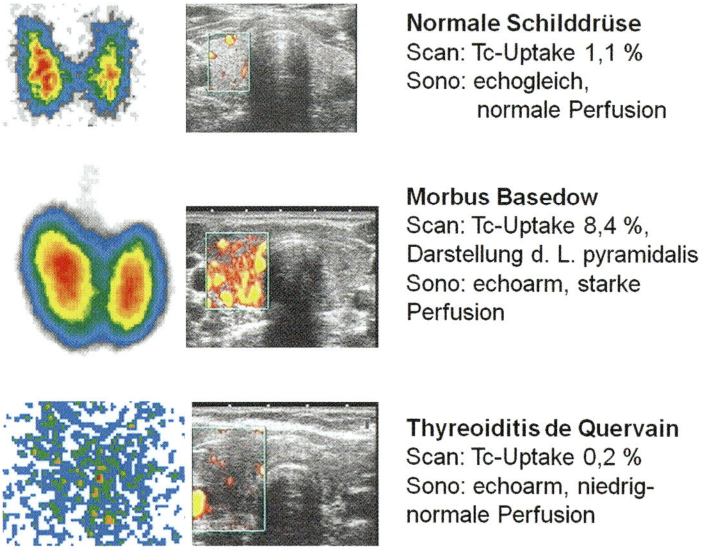

Abb. 1.13 Vergleich normales Schilddrüsengewebe, Hyperthyreose bei Morbus Basedow und Thyreoiditis der Quervain in der Szintigrafie. Tc: Technetium [L231]

Thyreotoxische Krise

Definition Seltene akut lebensbedrohliche Exazerbation einer vorbestehenden Hyperthyreose

Epidemiologie Ca. 800 Fälle/Jahr im Deutschland

Ätiologie
- Stoffwechselentgleisung bei vorbestehender, meist bis dato unbekannter Hyperthyreose
- Auslösefaktoren:
  - Infektionen
  - Stress
  - Jodexposition (z. B. jodhaltiges Kontrastmittel)
  - Akutes Trauma
  - Radiojodtherapie
  - Schwangerschaft

Klassifikation/Symptomatik ➤ Tab. 1.3

Diagnostik
- Anamnese, klinische Untersuchung
- Labordiagnostik

Tab. 1.3 Klassifikation der thyreotoxischen Krise nach Herrmann

Stadium	Symptome	Letalität
I	Starke Tachykardie/Arrhythmie (> 150/min), Hyperthermie (> 38°), Flush-Symptomatik, Erbrechen, Durchfall, Tremor, Unruhe, Dehydratation	< 10 %
II	Zusätzlich ZNS-Symptomatik: Delir, Stupor, Sopor, Desorientiertheit, psychotische Symptome	10–30 %
III	Zusätzlich Bewusstlosigkeit, Koma	> 30 %
IIIa	III + Alter < 50 Jahre	
IIIb	III + Alter > 50 Jahre	

MERKE

Die Diagnose der thyreotoxischen Krise ergibt sich aus der Zusammenschau klinischer und laborchemischer Befunde. Die Kardinalsymptome Fieber, unklare Tachykardie, Bewusstseinsstörung in Verbindung mit einer manifesten Hyperthyreose sollten an die Möglichkeit einer thyreotoxischen Krise denken lassen.

Therapie

- Intensivtherapie mit Kreislaufstabilisierung, ggf. Sicherung der Atemwege
- Flüssigkeits-, Elektrolytmanagement, Thrombembolieprophylaxe
- Medikamentöse Therapie der Tachykardie: Propranolol (oral 100 mg alle 6 h, i. v. 1–5 mg), ggf. Digitalisierung bei Herzinsuffizienz
- Thyreostatische Therapie: Thiamazol hochdosiert 40–80 mg i. v. alle 8 h, zusätzlich Natriumperchlorat (Irenat) 3 x 15 Tr.
- Ggf. Plasmapherese zur Elimination der zirkulierenden freien Schilddrüsenhormone (Wirksamkeit umstritten)
- Notfallthyreoidektomie als Ultima Ratio

MERKE

Tritt bei Vorhandensein einer thyreotoxischen Krise innerhalb von 24 h keine Besserung der Symptomatik ein, so sollte die Option einer Notfall-Thyreoidektomie in Betracht gezogen werden.

1.3.3 Hypothyreose

Definition

- Latente Hypothyreose: TSH erhöht, fT3, fT4 normwertig
- Manifeste Hypothyreose: TSH erhöht, fT3, fT4 vermindert

Ätiologie

- Autoimmune Genese, z. B. Hashimoto-Thyreoiditis
- Iatrogen, z. B. nach RJT, nach Thyreoidektomie, Hormonunterdosierung
- Medikamentös bedingt, z. B. Amiodaron
- Hypophyseninsuffizienz
- Extremer Jodmangel

Symptomatik (➤ Abb. 1.7)

- Erschöpfung, Verlangsamung
- Gewichtszunahme trotz vermindertem Appetit
- Obstipation
- Haarausfall
- Depressive Verstimmtheit
- Kälteintoleranz
- Zyklusstörungen
- Generalisiertes Myxödem (teigig geschwollene Haut, v. a. Augenlider, Hände, Füße, Zunge)
- Hertoghe-Zeichen: Ausdünnung der lateralen Augenbrauen

Diagnostik (➤ Abb. 1.14)

- Anamnese, klinische Untersuchung
- Labordiagnostik inkl. Autoantikörper
- Sonografie, Szintigrafie

Hashimoto-Thyreoiditis

Definition

- Autoimmunthyreoiditis
- Autoantikörper bewirken entzündliche Reaktion der Schilddrüse mit Störung der Hormonproduktion

Epidemiologie

- Prävalenz in der Bevölkerung 5–10 %
- Frauen häufiger betroffen als Männer (9 : 1)
- Häufigste Ursache einer Hypothyreose
- Altersgipfel 3.–5. Lebensdekade

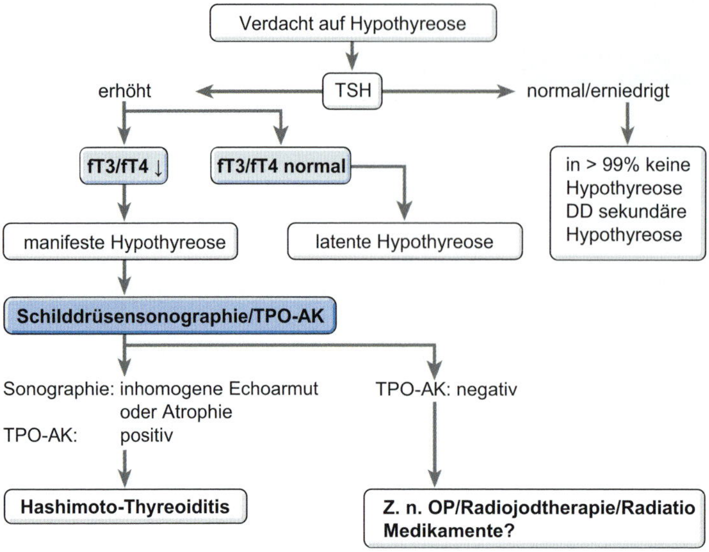

Abb. 1.14 Diagnosealgorithmus bei Verdacht auf Hypothyreose. TSH: Thyroidea-stimulierendes Hormon; fT3: freies Trijodthyronin, fT4: freies Thyroxin; TPO-AK: Thyroxinperoxidase-Antikörper [L138]

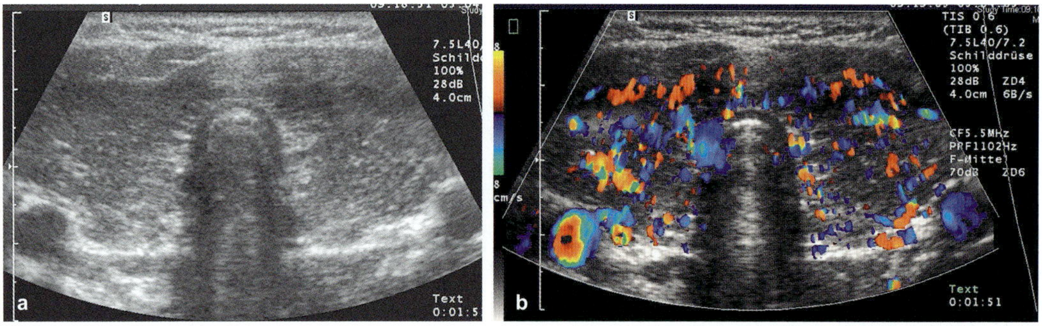

Abb. 1.15 Sonografie eines Patienten mit Hashimoto-Thyreoiditis: hypoechogene, leicht inhomogene Struktur der Schilddrüse (a) mit deutlich angehobener Perfusion (b) [R232]

Symptomatik

- Zu Beginn der Erkrankung häufig Hyperthyreose, die langfristig in eine Hypothyreose mündet
- Symptome der Hypothyreose
- Oft psychische Begleitsymptome

Diagnostik

- Anamnese, klinische Untersuchung
- Labordiagnostik: initiale Hyper-, danach Hypothyreose, Anti-TPO-Antikörpernachweis bei ca. 90 %, Anti-Tg bei ca. 50 %
- Sonografie: echoarmes, inhomogenes Schilddrüsengewebe (➤ Abb. 1.15)
- Szintigrafie: verminderte Radionuklidaufnahme

Therapie Medikamentöse Therapie: Hormonsubstitution, z. B. L-Thyroxin

CAVE

Patient*innen mit einer Hashimoto-Thyreoiditis weisen ein gehäuftes Auftreten von papillären Schilddrüsenkarzinomen sowie von Schilddrüsenlymphomen auf, sodass regelmäßige klinische und sonografische Kontrollen erfolgen sollten.

1.4 Bösartige Erkrankungen der Schilddrüse

Definition Heterogene Gruppe verschiedener maligner Schilddrüsenerkrankungen mit unterschiedlicher Ätiologie und Prognose

Epidemiologie

- Schilddrüsenkarzinome in Deutschland ca. 1,9 % aller Malignome bei Frauen, 0,7 % aller Malignome bei Männern
- Häufigstes endokrines Malignom
- Inzidenz ca. 5/100.000 Einwohner pro Jahr; vor allem bei jungen Frauen < 40 Jahren deutlich steigende Inzidenz innerhalb der letzten Jahre
- Ca. 5.000 Neuerkrankungen pro Jahr

Ätiologie

- Genetische Prädisposition
- MEN-Syndrom (multiple endokrine Neoplasie) für medulläres Schilddrüsenkarzinom
- Bestrahlung der Kopf-/Halsregion
- Ionisierende Strahlung
- Jodmangel, Struma
- Hashimoto-Thyreoiditis

Klassifikation

- Einteilung nach Histologie und Ursprungsgewebe:
  - Papilläres Schilddrüsenkarzinom: ca. 60–70 %
  - Follikuläres Schilddrüsenkarzinom: ca. 25 %
  - Gering differenziertes Schilddrüsenkarzinom: ca. 5 %
  - Anaplastisches/undifferenziertes Schilddrüsenkarzinom: < 5 %
  - Medulläres Schilddrüsenkarzinom: ca. 5–10 %
  - Lymphome der Schilddrüse: ca. 5 %
- TNM-Klassifikation: ➤ Tab. 1.4, ➤ Tab. 1.5

MERKE
Anaplastische Schilddrüsenkarzinome sind per definitionem unabhängig von ihrer Größe immer als T4-Tumoren einzustufen.

Tab. 1.4 TNM-Klassifikation (Wittekind 2017) für differenzierte (papilläre + follikuläre) und medulläre Schilddrüsenkarzinome [G924]

Primärtumor	
T1a	< 1 cm, auf Schilddrüse begrenzt
T1b	1–2 cm, auf Schilddrüse begrenzt
T2	2–4 cm, auf Schilddrüse begrenzt
T3a	> 4 cm, auf Schilddrüse begrenzt
T3b	Tumor jeglicher Größe mit extrathyreoidaler Ausbreitung
T4a	Tumor mit Ausbreitung jenseits der Schilddrüsenkapsel und Invasion einer oder mehrerer der folgenden Strukturen: subkutanes Weichgewebe, Larynx, Trachea, Ösophagus, N. recurrens
T4b	Tumor infiltriert prävertebrale Faszie, mediastinale Gefäße, oder umschließt A. carotis
Lymphknoten	
N0	Keine regionalen LK-Metastasen
N1a	Metastasen in Lymphknoten des Levels VI (inkl. Delphi-Lymphknoten und obere mediastinale Lymphknoten)
N1b	Metastasen in anderen unilateralen, bilateralen oder kontralateralen zervikalen oder retropharyngealen Lymphknoten (Level I, II, III, IV, V)
Fernmetastasen	
M0	Keine Fernmetastasen
M1	Fernmetastasen

Tab. 1.5 TNM-Klassifikation (Wittekind 2017) undifferenzierter/anaplastischer Schilddrüsenkarzinome [G924]

Primärtumor	
T4a	Begrenzt auf die Schilddrüse
T4b	Ausbreitung jenseits der Schilddrüse

Symptomatik

- Meist asymptomatisch
- Abhängig von Größe und Lage des Malignoms
- Verdrängung/Kompression von Trachea, Ösophagus mit Dyspnoe/Stridor, Dysphagie
- Heiserkeit bei Affektion des N. recurrens oder N. vagus
- Obere Einflussstauung bei Gefäßinfiltration
- Allgemeinsymptome: Abgeschlagenheit, Appetitlosigkeit, Schwäche, B-Symptomatik

Diagnostik

- Anamnese, incl. Familienanamnese
- Klinische Untersuchung
- Labordiagnostik incl. Tumormarker: Thyreoglobulin, Calcitonin

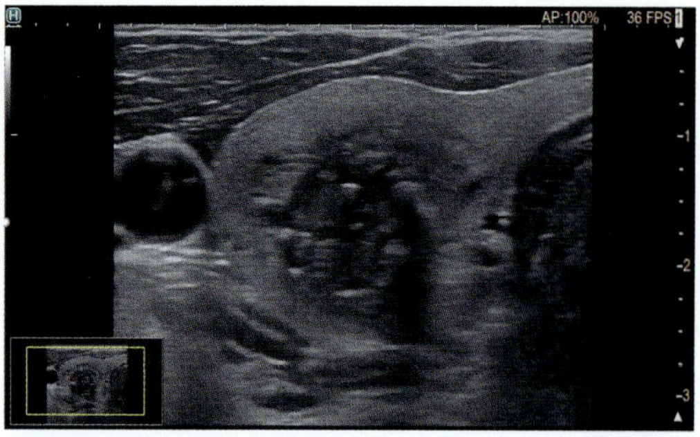

Abb. 1.16 Sonografisches Bild eines papillären Schilddrüsenkarzinoms: schwächer echogener, unscharf begrenzter Knoten rechts mit Mikrokalzifizierung [P1067]

- Sonografie (➤ Abb. 1.16) inkl. Elastografie + Sonografie der Halslymphknoten, Einteilung der Befunde gemäß TIRADS
- Szintigrafie
- FNP
- Ggf. weiterführende Stagingdiagnostik in Abhängigkeit der Entität mittels CT/MRT, PET-CT
- HNO-ärztliche Untersuchung incl. Laryngoskopie

Therapie Abhängig von der Entität

MERKE

Bei klinisch oder bildgebend malignitätsverdächtigen Knoten sollte eine FNP durchgeführt werden. Die Indikation zur Operation wird bei zytologisch benignen Befunden von den klinischen und bildgebenden Ergebnissen bestimmt. Bei zytologisch follikulärer Neoplasie, malignitätsverdächtigen, BRAF-positiven und eindeutig malignen Befunden sollte eine histologische Klärung erfolgen.

Papilläres Schilddrüsenkarzinom (PTC)

Therapie

- Operative Therapie:
  - pT1a (< 1 cm), cN0, cM0: Hemithyreoidektomie bei Fehlen von Risikofaktoren ausreichend (unter Schnellschnittbedingungen)
  - Ab pT1b (> 1 cm) oder Vorliegen von Risikofaktoren: Komplette Thyreoidektomie
  - Bei klinisch und/oder sonografisch suspekten Lymphknoten sowie bei allen pT3/pT4-Tumoren besteht die Empfehlung zur zervikozentralen Lymphknotendissektion (Kompartiment I)
  - bei Karzinomen > 1 cm, welche erst in der endgültigen Histologie entdeckt und mittels Hemithyreoidektomie therapiert wurden, sollte innerhalb von 3 Tagen oder erst nach 3 Monaten eine operative Komplettierung i. S. einer totalen Thyreoidektomie erfolgen
- Adjuvante Therapie: adjuvante Radiojodtherapie (RJT) für alle papillären Schilddrüsenkarzinome > 1 cm

MERKE

Bei papillären Schilddrüsenkarzinom < 1 cm wird die Hemithyreoidektomie in der aktuell geltenden Leitlinie als ausreichend postuliert, sofern keine Risikofaktoren vorhanden sind. Risikofaktoren lauten:
- Alter > 55 Jahre
- Männliches Geschlecht
- Multiple papilläre Mikrokarzinome
- Verwandte ersten Grades von Patient*innen mit PTC/FTC
- R1-Situation
- Infiltration der Schilddrüsenkapsel
- BRAF-positive Malignome

Bezüglich einer prophylaktischen Lymphadenektomie in frühen Stadien besteht keine einheitliche Empfehlung, sodass diese in Abhängigkeit von chir. Expertise und Komplikationsrate individuell abgewogen werden soll.

Sonderform: onkozytäres Schilddrüsenkarzinom (Hürthle-Zell-Karzinom)

Definition

- Seltene zytologische Variante papillärer oder follikulärer Schilddrüsenkarzinome
- Aggressivere Tumorbiologie mit frühzeitiger lymphogener und hämatogener Metastasierung

Therapie

- Indikation zur kompletten Thyreoidektomie und adjuvanter RJT unabhängig von der Primärtumorgröße gegeben
- Bei prä- oder intraoperativ gestellter Diagnose zudem Empfehlung zur zentralen Kompartmentdissektion
- Bei erst postoperativ gestellter Diagnose Indikation zur sekundären Kompartmentdissektion nur bei erhöhtem Thyreoglobulin oder Nachweis von Lymphknotenmetastasen in der Bildgebung

Follikuläres Schilddrüsenkarzinom (FTC)

Therapie

- Operative Therapie:
  - Minimalinvasives follikuläres Schilddrüsenkarzinom (MIFTC, fehlende Gefäßinvasion, Tumorgröße < 4 cm): Hemithyreoidektomie ausreichend
  - Breit-invasives follikuläres Schilddrüsenkarzinom (WIFTC, unscharfe Begrenzung, ausgeprägte Invasion in das umgebende Gewebe): komplette Thyreoidektomie
  - Keine Indikation zur prophylaktischen Lymphadenektomie (LK-Metastasen bei FTC sehr selten), LK-Dissektion nur bei hochgradigem Verdacht oder gesicherten Metastasen kompartimentabhängig
- Adjuvante Therapie: Adjuvante RJT für alle FTCs größenunabhängig indiziert

MERKE

Die Dignität follikulärer Neoplasien kann in der Schnellschnittdiagnostik häufig nicht eindeutig geklärt werden, sodass die Diagnose eines FTC nicht selten erst postoperativ gestellt wird, was ein zweizeitiges operatives Vorgehen notwendig machen kann.

Gering differenziertes Schilddrüsenkarzinom

Definition

- Prognostisch zwischen differenzierten und nichtdifferenzierten Karzinomen stehende eigene Entität
- Typisches trabekuläres Wachstum mit Nekrosen und erhöhter Mitoserate
- Bei Erstdiagnose meist > 3 cm mit invasivem Wachstum sowie LK-Metastasen (ca. 60 %) und/oder Fernmetastasen (ca. 50 %) in Lunge, Leber, Knochen

Therapie

- Operative Therapie:
  - Lokal resektable Befunde sollten auch bei gegebener M1-Situation mittels kompletter Thyreoidektomie behandelt werden.
  - Unter lokal kurativer Intention wird zudem die Durchführung einer befallsorientierten Kompartmentresektion empfohlen.
- Adjuvante Therapie: Adjuvante RJT für alle lokal resektablen Tumoren
- Palliative Therapie: bei Irresektabilität palliative Bestrahlung und/oder Chemotherapie

Undifferenziertes/anaplastisches Schilddrüsenkarzinom (UTC)

Definition

- Sehr seltene, jedoch sehr aggressive Tumorentität
- Anteil an Gesamtmortalität der Schilddrüsenkarzinome > 90 %
- Frühzeitiges lokal invasives Wachstum mit lymphogener und hämatogener Metastasierung
- Meist Inoperabilität zum Zeitpunkt der Diagnosestellung

Diagnostik

- Bei klinischem Verdacht zunächst histologische Sicherung anstreben
- Staging-Diagnostik:
  - CT/MRT Hals, Thorax, Abdomen, Becken
  - Laryngoskopie, Bronchoskopie
  - Ggf. PET-CT

Therapie

- Stadienabhängige Therapie, radikale Resektion nur unter lokal kurativer Intention, Vermeidung palliativer Debulking-Operationen. Stadienabhängiges multimodales Therapiekonzept:
- Intrathyreoidales UTC, pT4a, N0/N1, M0/M1:
  - Komplette Tumorresektion unter lokal kurativer Intention (Hemithyreoidektomie bei einseitigem Befall, Thyreoidektomie bei beidseitigem Befall)
  - Entfernung der betroffenen Lymphknotenkompartimente
  - Postoperative Radiatio
- Extrathyreoidales UTC ohne Zervikoviszeralinfiltration, pT4b, N0/N1, M0/M1:
  - Lokal radikale Tumorresektion als günstige Voraussetzung für die anschließende Radiochemotherapie (nur wenn lokal in sano resektabel)
  - Bei lokaler Irresektabilität ggf. neoadjuvante RCT
- Extrathyreoidales UTC mit Zervikoviszeralinfiltration, pT4b, N0/N1, M0/M1: palliative radioonkologische Behandlung

MERKE

Die Prognose des undifferenzierten Schilddrüsenkarzinoms ist mit einem durchschnittlichen Überleben von 6–12 Monaten nach Diagnosestellung unverändert schlecht. Durch die Bestimmung molekularer Marker und Vorstellung in einem molekularen Tumorboard kann in Abhängigkeit von der Tumorbiologie eine spezifische Immuntherapie mittels Lenvatinib und Pembrolizumab eine Therapieoption mit signifikanter Lebenszeitverlängerung darstellen.

Tab. 1.6 Indikationen zur Lymphknotendissektion beim MTC

Calcitonin (pg/ml)	Empfehlung
< 20	Keine LK-Dissektion
20–200	Zentrale + ipsilaterale laterale Kompartmentresektion
> 200	Zusätzlich kontralaterale laterale Kompartmentresektion

Medulläres Schilddrüsenkarzinom (MTC, C-Zell-Karzinom)

Definition

- Entstehung aus Calcitonin-bildenden parafollikulären C-Zellen
- Meist sporadisch auftretend
- Ca. 25–30 % familiär vererbte Keimbahnmutation des RET-Protoonkogens

Diagnostik

- Calcitonin-Bestimmung.
- Pentagastrin-Stimulationstest: Nach Applikation von Pentagastrin zeigen Patient*innen mit einem MTC einen deutlich stärkeren Anstieg der Calcitoninkonzentration als Normalpersonen (dient präoperativ der Differenzierung zwischen MTC und C-Zell-Hyperplasie).

MERKE

Stimulierte Calcitoninwerte > 100 pg/ml gelten bei Erwachsenen als suspekt, Empfehlung zur Thyreoidektomie.

Therapie

- Sporadisches medulläres Schilddrüsenkarzinom:
  - Indikation zur kompletten Thyreoidektomie (➤ Abb. 1.17) stets gegeben
  - Lymphknotendissektion in Abhängigkeit von der Höhe des Calcitoninwerts (➤ Tab. 1.6)
- Familiäres medulläres Schilddrüsenkarzinom:
  - Bei bekanntem Mutationstyp besteht Möglichkeit zur Risikostratifizierung hinsichtlich des Erkrankungsalters
  - Zeitpunkt der Operation bei asymptomatischen Genträgern in Abhängigkeit vom Mutationstyp und der Höhe des Calcitonins/Pentagastrin-stimulierten Calcitonins
  - Stets Ausschluss eines Phäochromozytoms präoperativ

MERKE

Familiären medullären Schilddrüsenkarzinomen liegt eine Keimbahnmutation des RET-Protoonkogens mit autosomal-dominantem Erbgang zugrunde, was im Rahmen eines MEN-2a- und MEN-2b-Syndroms mit weiteren Neoplasien assoziiert sein kann. Der Zeitpunkt der MTC-Entstehung wird ebenso wie die Assoziation mit anderen Endokrinopathien von der Art der Mutation bestimmt. Aufgrund dieser Genotyp-Phänotyp-Korrelation wurde das Erkrankungsrisiko gemäß der American Thyroid Association (ATA) in vier Risikogruppen A–D eingeteilt (➤ Tab. 1.7). Bei asymptomatischen Genträgern der Gruppen A–C sollte die Thyreoidektomie so spät wie möglich erfolgen, jedoch spätestens bei Anstieg des Pentagastrin-stimulierten Calcitoninwertes in den pathologischen Bereich. Bei MEN-2b-

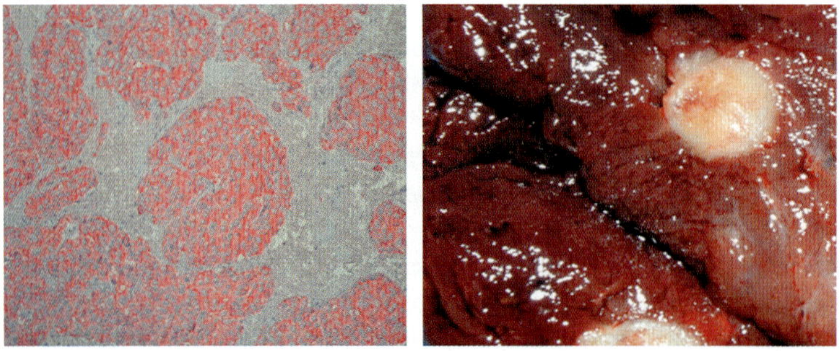

Abb. 1.17 Medulläres Schilddrüsenkarzinom. Links: immunhistochemische Darstellung des Calcitonins im MTC. Rechts: operatives Bild eines 1,3 cm großen MTC. [M529]

Tab. 1.7 Hereditäres MTC, ATA-Risikostratifizierung und Behandlungsvorschlag

ATA Gruppe	Calcitoninverlauf (CT), Alter	Therapie
ATA A–C	• Stabiles CT • Alter < 5 Jahre	Observation, CT-Kontrollen
	• Anstieg CT • Alter > 5 Jahre	Totale Thyreoidektomie, in Abhängigkeit von CT und klinischer Einschätzung: zentrales zervikales Lymphknotenkompartment (rechtslaterales und linkslaterales zervikales Kompartment)
ATA D (MEN 2b)		Frühestmögliche totale Thyreoidektomie, LK-Dissektion in Abhängigkeit vom CT-Wert

Syndrom (= Risikogruppe D) sollte die Thyreoidektomie so früh wie möglich erfolgen, da Karzinome bereits im Säuglingsalter entstehen. Bezüglich der LK-Dissektion gelten die gleichen Empfehlungen wie für sporadische MTC (Calcitonin-abhängig).

EXKURS

Multiple endokrine Neoplasie (MEN-Syndrom)

Gruppe genetisch bedingter Syndrome, die mit einem erhöhten Karzinomrisiko einhergehen.

MEN 1/Wermer-Syndrom: Funktionsverlust des MEN1-Gens (Menin-Gen):

- Primärer Hyperparathyreoidismus
- Leittumor: Pankreastumor – Insulinom, Gastrinom
- Hypophysentumoren, z. B. Prolaktinom

MEN 2a/Sipple-Syndrom: Mutation des RET-Protoonkogens:

- Medulläres Schilddrüsenkarzinom
- Bilaterales Phäochromozytom
- Primärer Hyperparathyreoidismus

MEN 2b/William-Syndrom/Gorlin-Syndrom: Mutation des RET-Protoonkogens:

- Medulläres Schilddrüsenkarzinom
- Bilaterales Phäochromozytom
- Intestinale Ganglioneuromatose
- Marfanoider Habitus

Schilddrüsenlymphom

Definition Auftreten fast ausschließlich auf dem Boden einer chronisch-lymphozytären Thyreoiditis/Hashimoto-Thyreoiditis.

Diagnostik Bei Lymphomnachweis Notwendigkeit der Stagingdiagnostik:

- Sonografie Hals, Abdomen, Lymphknotenstationen
- CT Hals, Thorax, Abdomen

Therapie

- Auf Schilddrüse begrenze MALT-Lymphome können mittels Thyreoidektomie oder Radiatio behandelt werden.
- Bei allen anderen Lymphomen i. d. R. Radiochemotherapie.

LITERATUR

Deutsche Gesellschaft für Allgemein- und Viszeralchirurgie (DGAV). S2k-Leitlinie: Operative Therapie benigner Schilddrüsenerkrankungen. Version 5.0 vom 05.12.2021. AWMF-Registernummer 088-007.

Deutsche Gesellschaft für Allgemein- und Viszeralchirurgie (DGAV). S2k-Leitlinie: Operative Therapie maligner Schilddrüsenerkrankungen. Version 9.0 vom 09.11.2012. AWMF-Registernummer: 088-002.

Deutsche Gesellschaft für Nuklearmedizin e.V. S1-Leitlinie: Radioiodtherapie bei benignen Schilddrüsenerkrankungen. Version 5. Vom 30.06.2022. AWMF-Registernummer: 031-003.

Kwak JY, Han KH, Yoon JH, et al. Thyroid imaging reporting and data system for US features of nodules: a step in establishing better stratification of cancer risk. Radiology. 2011;260(3):892-899. doi:10.1148/radiol.11110206

Wittekind C. TNM-Klassifikation maligner Tumoren. 8. Aufl. Weinheim: Wiley VCH, 2017

Zieren HU. Aktuelle Konzepte zur Therapie des Schilddrüsenkarzinoms. TumorDiagnostik & Therapie. 2019; 40(08): 509–512.

Zieren HU. Hashimoto-Thyreoiditis: Diagnostik und Therapie (online, 03.08.2021). www.deutsches-schilddruesenzentrum.de/hashimoto-thyreoiditis-diagnostik-und-therapie/ (letzter Zugriff: 07.02.2024).

KAPITEL

2 Nebenschilddrüse

2.1 Anatomie und Physiologie

Anatomie

- Im Regelfall vier Nebenschilddrüsen welche jeweils am oberen und unteren Pol der Schilddrüse gelegen sind (➤ Abb. 2.1):
  - Glandulae parathyreoideae superiores
  - Glandulae parathyreoideae inferiores
- Form, Größe und Lage der Nebenschilddrüsen sehr variabel, zu 80 % dorsal der Schilddrüse anliegend
- Bei ca. 10 % der Bevölkerung mehr als vier Nebenschilddrüsen, sehr selten nur drei
- Können an atypischen Stellen, z. B. retrosternal, lokalisiert sein

Physiologie

- Produktion von Parathormon als Gegenspieler des Calcitonins
- Regulation des Kalziumstoffwechsels (➤ Abb. 2.2), Erhöhung der Kalziumkonzentration durch:
  - Steigerung des Knochenabbaus mit Freisetzung von Kalziumphosphat
  - Erhöhung der Kalziumresorption aus dem Dünndarm
  - Erhöhung der Kalziumrückresorption in den Nieren mit vermehrter Phosphatausscheidung
- Ist Kalziumspiegel oder Vitamin D zu hoch, wird PTH-Ausschüttung in den Nebenschilddrüsen gehemmt (negativer Feedback-Mechanismus).
- Calcitonin senkt den Kalziumspiegel im Blut durch Hemmung der Kalziumfreisetzung aus dem Knochen und erhöhte Ausscheidung über die Nieren.

2.2 Primärer Hyperparathyreoidismus (pHPT)

Definition

- Übermäßige PTH-Produktion durch Funktionsstörung einer oder mehrerer Nebenschilddrüsen
- Solitäres Adenom: 85–90 %
- Mehrdrüsenhyperplasie: 10–15 %
- Doppeladenom: < 5 %
- Karzinom: < 1 %

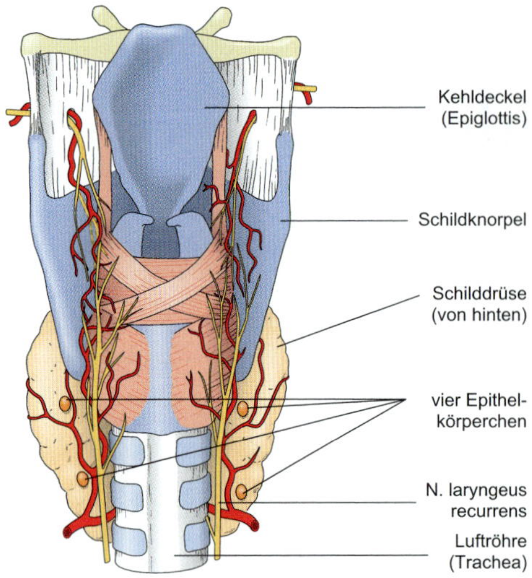

Abb. 2.1 Lage der Nebenschilddrüsen [L190]

MERKE

Bei Mehrdüsenhyperplasie oder Doppeladenomen liegt in bis zu 25 % der Fälle ein MEN 1 oder MEN 2a zugrunde, was einer weiterführenden endokrinologischen Diagnostik und ggf. einer Mutationsanalyse bedarf.

Epidemiologie

- Inzidenz in Deutschland ca. 20–30/100.000 Einwohner pro Jahr, zuletzt steigend
- Prävalenz bei ca. 0,5–3,6 %
- Frauen 3- bis 5-mal häufiger betroffen als Männer

Symptomatik

- „Stein, Bein, Magenpein"
- Renale Manifestation:
  - Nephrolithiasis
  - Nephrokalzinose
  - Niereninsuffizienz
- Ossäre Manifestation:
  - Diffuse Entkalkungen, Osteopenie
  - Schmerzen des Bewegungsapparats, v. a. an den Mittelphalangen der Finger
  - Osteoporose mit Frakturneigung
  - Osteolysen (➤ Abb. 2.3)
- Gastrointestinale Manifestation:
  - Appetitlosigkeit, Gewichtsverlust
  - Obstipation, Meteorismus
  - Vermehrtes Auftreten gastroduodenaler Ulzera
  - Pankreatitis

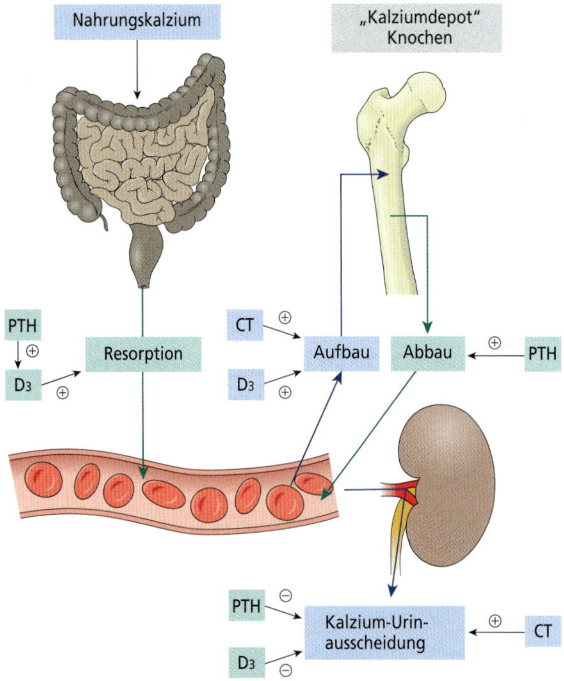

Abb. 2.2 Hormoneller Regelkreis des Kalziumstoffwechsels. Grün die Vorgänge, die den Blutkalziumspiegel erhöhen; blau diejenigen, die ihn absenken. PTH = Parathormon, D_3 = Vitamin-D-Hormon, CT = Calcitonin [L190]

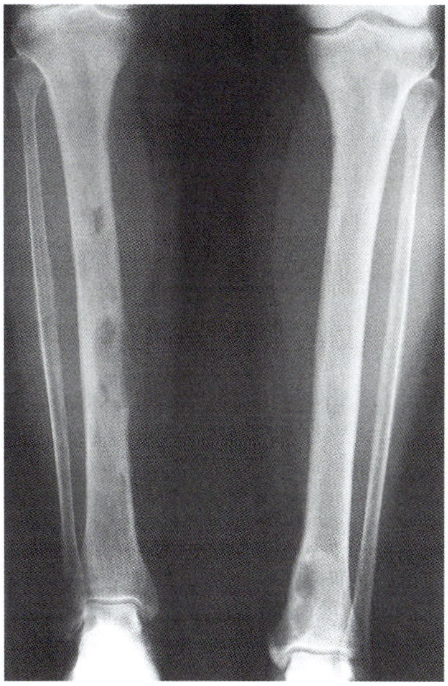

Abb. 2.3 Röntgenaufnahme beider Unterschenkel eines Patienten mit primärem Hyperparathyreoidismus: Deutliche Osteolysen in den Schienbeinen, sog. „braune Tumoren" [G768]

- Kardiovaskuläre Manifestation:
  - Rhythmusstörungen
  - Koronare Herzkrankheit (KHK)
- ZNS-Manifestation:
  - Lethargie, Müdigkeit
  - Antriebsminderung, Depression
  - Verminderte kognitive Leistungsfähigkeit

EXKURS

Hyperkalzämische Krise

Im Rahmen eines pHPT kann es unabhängig von der Ursache zu einer hyperkalzämischen Krise kommen, welche sich über Serumkalziumwerte > 3,5 mmol/l und/oder akute Organfunktionsstörungen definiert. Klinisch imponiert dies in Form von Polyurie, Polydipsie, Übelkeit, Erbrechen, Bauchschmerzen sowie Rhythmusstörungen, Vigilanzstörungen bis hin zum Koma. Die Therapie besteht in einer stationären Monitorüberwachung sowie forcierter Diurese, ggf. Hämodialyse bei inadäquatem Abfall des Serumkalziums oder fehlender klinischer Besserung. Eine frühzeitige Operation sollte angestrebt werden.

Diagnostik

- Anamnese, klinische Untersuchung
- Labordiagnostik: Kalzium im Serum erhöht, Phosphat im Serum vermindert, PTH im Serum erhöht
- Urindiagnostik: Kalzium im Urin erhöht, Phosphat im Urin erhöht
- Lokalisationsdiagnostik:
  - Sonografie Hals (➤ Abb. 2.4)
  - Tc-Sestamibi-Szintigrafie (➤ Abb. 2.5)
  - CT/MRT speziellen Fragestellungen vorbehalten (z. B. Karzinomverdacht)

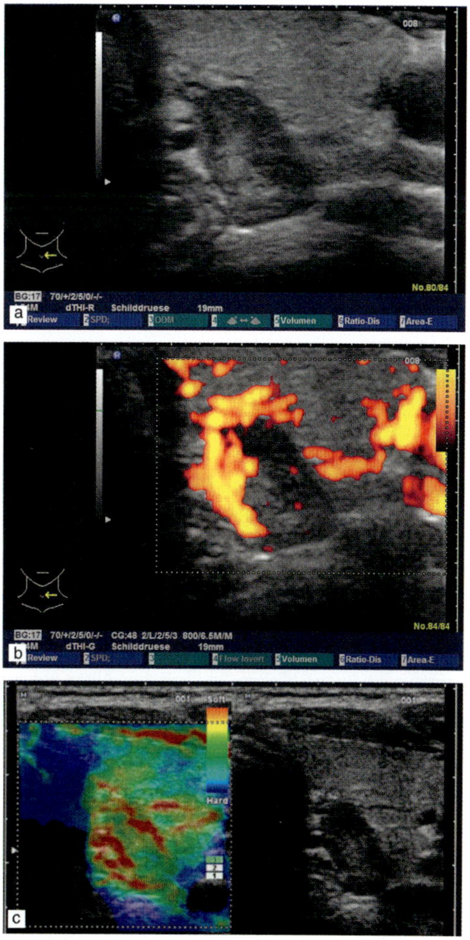

Abb. 2.4 Sonografie und Elastografie eines Nebenschilddrüsenadenoms [P1067]
a) Schwächer echogene, ovaläre, scharf begrenzte Läsion dorsal des mittleren Schilddrüsendrittels im Querschnitt
b) Darstellung der charakteristischen Hypervaskularisation
c) Elastografisch weiches Nebenschilddrüsenadenom

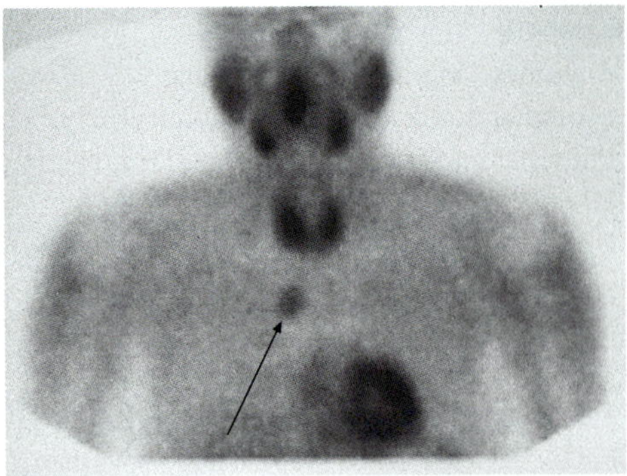

Abb. 2.5 Sestamibi-Szinigrafie mit Darstellung eines Nebenschilddrüsenadenoms in ektoper Lage (Pfeil) im oberen Mediastinum [M529]

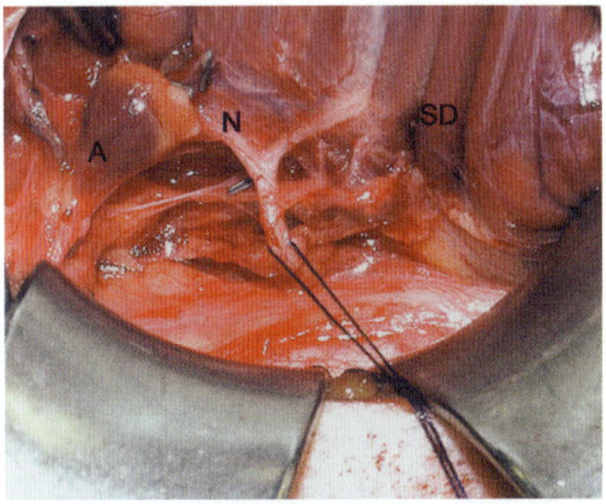

Abb. 2.6 Intraoperativer Situs bei Nebenschilddrüsenadenom. A: Adenom; SD: Schilddrüse; N: N. laryngeus recurrens [R501]

- Röntgendiagnostik des Skelettapparates bei ossärer Manifestation

CAVE

Eine negative präoperative Lokalisationsdiagnostik korreliert mit geringerem Operationserfolg, sodass weitere Lokalisationsmethoden oder eine primäre bilaterale zervikale Exploration mit den Patient*innen besprochen werden müssen.

MERKE

Die Diagnose des pHPT wird laborchemisch gestellt und sollte eine wiederholte Bestimmung des Serumkalziums, des intakten Parathormons, des Kreatinins und des 25(OH)-Vitamin D beinhalten. Zudem sollte die Kalziumausscheidung im 24-h-Urin zum Ausschluss einer familiären hypokalziurischen Hyperkalzämie (FHH) bestimmt werden. Bei gesicherter Diagnose erfolgt eine Bildgebung zur Darstellung des ursächlichen Epithelkörperchens. Es gibt jedoch kein bildgebendes Verfahren, welche in der Lage ist, eine Mehrdrüsenerkrankung eindeutig zu erkennen oder auszuschließen. Im klinischen Alltag hat sich hierzu die intraoperative PTH-Messung etabliert.

Therapie

- OP-Indikation bei pHPT unabhängig vom Alter stets gegeben
- Beobachtung nur in Ausnahmefällen bei asymptomatischen Patient*innen mit nur gering erhöhten Kalziumwerten
- OP-Technik:
  - Entfernung des adenomtragenden Epithelkörperchens (➤ Abb. 2.6) mit intraoperativer PTH-Messung (10 Minuten nach Resektion soll der PTH-Wert um mindestens 50 % abgefallen sein)
  - Bei Mehrdrüsenerkrankung oder bilateralen Adenomen kann eine subtotale oder totale Parathyreoidektomie mit Autotransplantation (siehe sekundärer HPT) notwendig sein

MERKE

Fällt das PTH intraoperativ nicht adäquat ab, so muss zum Ausschluss einer Mehrdrüsenhyperplasie oder eines Doppeladenoms eine bilaterale zervikale Exploration erfolgen. In seltenen Fällen kann zudem eine überzählige Nebenschilddrüse in ektoper Lage für den fehlenden Abfall verantwortlich sein, sodass ggf. zunächst eine weiterführende Bildgebung mit anschließender Reoperation notwendig sein kann.

2.3 Sekundärer Hyperparathyreoidismus (sHTP)

Definition

- Übermäßige PTH-Produktion als kompensatorische Mehrsekretion bei bestehender Hypokalzämie
- Ursache außerhalb der Nebenschilddrüsen gelegen:
  - Niereninsuffizienz (> 90 %)
  - Malabsorptionssyndrome, z. B. Zöliakie, M. Crohn
  - Leberzirrhose
  - Vitamin-D-Resistenz

Epidemiologie

- sHPT tritt bei ca. 90 % der Patient*innen mit schwerer chronischer Niereninsuffizienz auf
- ca. 5 % aller Betroffenen benötigen eine Parathyreoidektomie

Symptomatik

- Häufig asymptomatisch
- Abhängig von Dauer und Schweregrad der Erkrankung
- Knochen- und Gelenkschmerzen, oft schlecht lokalisierbar
- Spontanfrakturen
- Pruritus
- Extraossäre Kalzifikationen mit Bewegungseinschränkung
- Gefäßverkalkungen mit erhöhtem kardiovaskulärem Risiko

Diagnostik

- Anamnese, klinische Untersuchung
- Labordiagnostik: Kalzium im Serum normal oder vermindert, Phosphat im Serum erhöht, PTH im Serum erhöht
- Urindiagnostik: Kalzium in Urin erhöht, Phosphat im Urin vermindert
- Sonografie Nebenschilddrüsen und Schilddrüse
- Röntgendiagnostik betroffener Gelenke bei Beschwerden
- Knochendichtemessung

Therapie

Konservative Therapie:

- Ausgleich der Hyperphosphatämie durch phosphatarme Diät, Phosphatbinder, PTH-Entzug durch Dialyse
- Vitamin-D-Substitution, ggf. Kalziumgabe bei Hypokalzämie
- Cinacalcet (Kalziummimetikum) zur Verminderung der PTH-Freisetzung durch Rezeptorblockade an der Nebenschilddrüse

Operative Therapie:

- Indikationen:
  - Nach Ausschöpfung der konservativen Therapie
  - Vorliegen von lebensqualitätbeeinflussenden Symptomen
  - PTH > 800 pg/ml

MERKE

Die Operationsindikation wird beim sHPT individuell in Abhängigkeit von der Symptomatik, den laborchemischen Befunden und dem Risikoprofil gestellt.
Bei symptomatischen Patient*innen mit therapierefraktärem sHPT, die zur Nierentransplantation gelistet sind, sollte vor Transplantation eine subtotale Parathyreoidektomie erwogen werden, da eine postoperative Hyperkalzämie eine Schädigung des Transplantats bewirken kann.

- OP-Technik:
  - Totale Parathyreoidektomie (mit transzervikaler Thymektomie) ohne synchrone Parathyreoidea-Autotransplantation
  - Totale Parathyreoidektomie (ohne transzervikale Thymektomie) ohne synchrone Parathyreoidea-Autotransplantation
  - Subtotale Parathyreoidektomie (Resektion von 3,5 Nebenschilddrüsen)
  - Totale Parathyreoidektomie mit Autotransplantation

MERKE

Das am häufigsten angewandte Verfahren ist die totale Parathyreoidektomie mit Thymektomie, wobei sämtliche Epithelkörperchen und der Thymusrest entfernt werden. Zudem erfolgt eine simultane Autotransplantation des am wenigsten veränderten Epithelkörperchens in den M. brachioradialis des nicht shuntführenden Arms. Die zu transplantierende Nebenschilddrüse wird hierzu in kleine Stückchen zerteilt und in eine Muskeltasche eingelegt. Diese Stelle wird anschließend clipmarkiert, sodass sie bei einem Rezidiv-Hyperparathyreoidismus leichter zu identifizieren ist. Eine totale Parathyreoidektomie ohne Autotransplantation ist eine Option für Patient*innen mit schwerem sHPT ohne Aussicht auf Nierentransplantation. Eine Nebenschilddrüse sollte jedoch kryokonserviert werden.

2.4 Tertiärer Hyperparathyreoidismus

Definition

- Sich im Verlauf eines sekundären Hyperparathyreoidismus entwickelnde Hyperkalzämie
- Autonome PTH-Überproduktion durch langjährig bestehenden sekundären Hyperparathyreoidismus mit Überstimulation der Nebenschilddrüsen
- Symptomatik entspricht der des primären Hyperparathyreoidismus

Therapie

- Indikation zur operativen Therapie unter den gleichen Voraussetzungen wie beim pHPT gegeben
- Subtotale oder totale Parathyreoidektomie mit Autotransplantation

2.5 Hypoparathyreoidismus

Definition

- Störung des Kalzium-Phosphat-Stoffwechsels durch verminderte PTH-Sekretion mit konsekutiver Hypokalzämie und/oder Hyperphosphatämie
- Ursachen:
  - Meist iatrogen postoperativ nach Parathyreoidektomie, Thyreoidektomie
  - Posttraumatisch
  - Hereditäre syndromale Erkrankungen, z. B. Di-George-Syndrom

Symptomatik

- Tetanie, Krampfanfälle
- Stimmritzenkrampf
- Parästhesien, Pfötchenstellung
- Organische Veränderungen:
  - Haar-/Nagelwachstumsstörungen
  - Intrakranielle Verkalkungen
  - Katarakt
  - Zahnanomalien
  - Alopezie

Diagnostik

- Anamnese, klinische Untersuchung
- Labordiagnostik: Kalzium im Serum vermindert, PTH vermindert, Phosphat erhöht

MERKE

Typische klinische Zeichen der Hypokalzämie, wie man sie auch postoperativ nach Thyreoidektomien oder Parathyreoidektomien beobachtet, sind Parästhesien an den Finger- und Zehenspitzen sowie ein positives Chvostek- und Trousseau-Zeichen.

Chvostek-Zeichen: beim Beklopfen des N. facialis ca. 1–2 cm vor dem Ohrläppchen an der Wange kommt es zum Zucken der Mundwinkel.

Trousseau-Zeichen: Nach Anlage und Aufblasen einer Blutdruckmanschette am Arm kommt es zur Pfötchenstellung.

Therapie

- Dauertherapie mit Calcitriol (1,25(OH)D3) oder Alfacalcidol
- Kalzium- und Vitamin-D-Substitution
- Rekombinantes PTH (rhPTH)

MERKE

2017 wurde in Deutschland rekombinantes PTH (rhPTH) zur Therapie des Hypoparathyreoidismus zugelassen. In der REPLACE-Studie erzielten unter rhPTH signifikant mehr Patient*innen eine mindestens 50%-ige Reduktion der tägl. benötigten Kalzium- und Vitamin-D-Dosis. 43 % konnten unter rhPTH auf eine zusätzliche Vitamin-D-Einnahme gänzlich verzichten und benötigten gleichzeitig max. 500 mg Kalzium pro Tag. Insgesamt wird der Einsatz jedoch nach wie vor kritisch betrachtet.

2.6 Nebenschilddrüsenkarzinom

Definition

- Meist sporadisch auftretende maligne Neoplasie der Nebenschilddrüse, seltene hereditäre Formen, z. B. gehäuft bei MEN-1-Syndrom, Hyperparathyreoidismus-Jaw-Tumor-Syndrom (CDC73-Genmutation)
- Bei Erstdiagnose meist bereits > 3 cm

Epidemiologie

- Sehr selten, macht ca. 0,005 % aller Karzinome aus
- Inzidenz ca. 2/10.000.000 Einwohner pro Jahr in Europa
- Altersgipfel in der 5. Lebensdekade
- Wird von der Organisation „Rare Cancer Europe" auf der Liste der seltenen Tumoren geführt
- Gehäuft im Zusammengang mit pHPT, trifft < 1 % der pHPT-Patient*innen

Symptomatik

- Ausgeprägte symptomatische Hyperkalzämie
- Nephrokalzinose
- Gastrointestinale Beschwerden, Übelkeit, Erbrechen
- Knochenschmerzen

- Anämie
- Ggf. Recurrensparese mit Heiserkeit
- Kompressionsbeschwerden in Abhängigkeit von Größe und Lage mit Schluckstörungen, Dyspnoe

MERKE

Folgende Befunde sollten an die Möglichkeit eines Nebenschilddrüsenkarzinoms denken lassen:

- Serumkalzium > 3,5mml/l oder hyperkalzämische Krise
- Ausgeprägte Kalziurie
- Massiv erhöhtes PTH (über das 3- bis 10-Fache der oberen Norm)
- Ossäre und renale Symptome
- Palpabler zervikaler Tumor
- Psychiatrische Symptome
- Nebenschilddrüsenvergrößerung > 3 cm

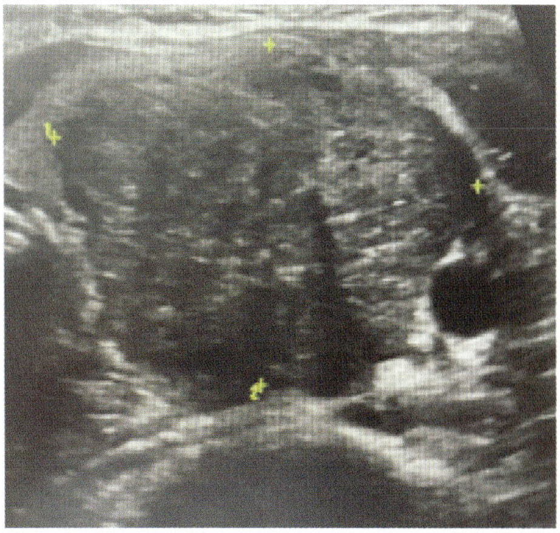

Abb. 2.7 Sonografische Darstellung einer großen Nebenschilddrüsenraumforderung, welche sich postoperativ als Nebenschilddrüsenkarzinom herausstellte [T1427]

Diagnostik

- Anamnese, klinische Untersuchung
- Labordiagnostik incl. Kalzium, Phosphat, Parathormon, AP, LDH
- Urindiagnostik incl. Kalzium, Phosphat
- Bildgebung: Sonografie und CT Schilddrüse, Nebenschilddrüse, zervikale Lymphknoten (➤ Abb. 2.7, ➤ Abb. 2.8)

MERKE

Nebenschilddrüsenkarzinome werden fast ausschließlich postoperativ diagnostiziert. Es gibt keine Bildgebung, die es erlaubt, sicher zwischen benignen und malignen Veränderungen zu unterscheiden.

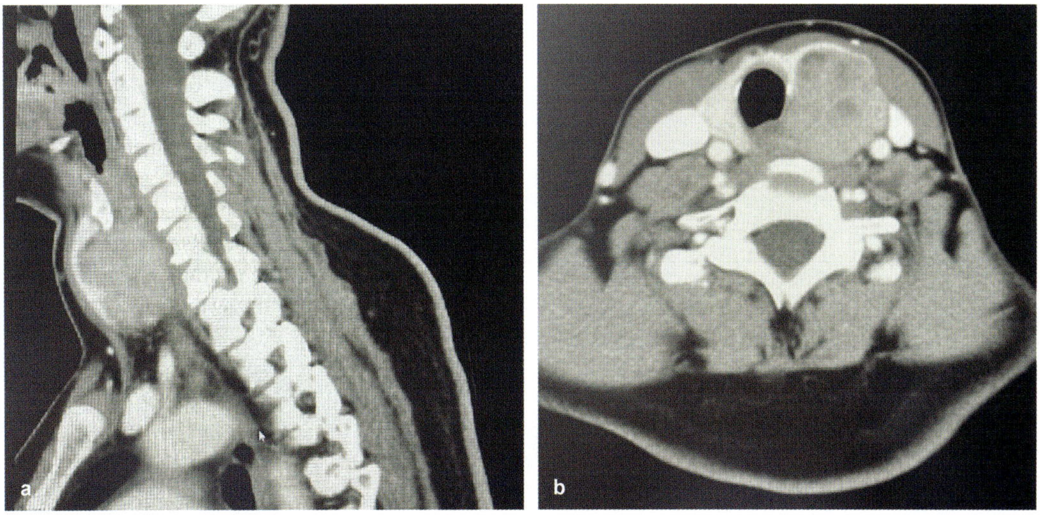

Abb. 2.8 CT-radiologische Diagnostik bei Patientin mit großer Nebenschilddrüsenraumforderung, histologisch einem Nebenschilddrüsenkarzinom entsprechend [T1428]

Therapie

- Operative R0-Resektion als einzig kurativer Therapieansatz
- En-bloc-Parathyreoidektomie mit umgebendem Gewebe (inkl. Hemithyreoidektomie, Lymph- und Weichteilgewebe) unter sicherer Vermeidung der Tumorruptur, ggf. Mitresektion des N. recurrens bei Tumorinfiltration
- Multimodale Therapie: aufgrund der geringen Fallzahlen keine validierten Empfehlungen bezüglich Radiatio oder Chemotherapie möglich
- Individualentscheidung bei metastasiertem und lokal irresektablem Tumorleiden mithilfe molekularer Diagnostik

LITERATUR:

Bollerslev J. et al. European Society of Endocrinology Clinical Guideline: Treatment of chronic hypoparathyreoidism in adults. Eur J Endocrinol. 2015; 173(2): G1–20.

Clarke B L et al. Effects of parathyroid hormone rhPTH (1–84) on phosphate homeostasis and vitamin D metabolism in hypoparathyroidism: REPLACE phase 3 study, Endocrine. 2017; 55(1): 273–282.

Deutsche Gesellschaft für Allgemein- und Viszeralchirurgie (DGAV). S2k-Leitlinie Operative Therapie des primären und renalen Hyperparathyreoidismus. Version 1.0 vom 22.12.2020., AWMF-Registernummer 088-009.

Schlegel N, Lenschow C. Rolle der Chirurgie bei der Behandlung des Nebenschilddrüsenkarzinoms: Vorgehensweise bei einer besonders seltenen Tumorerkrankung. Onkologie. 2022; 28(8): 631–641.

KAPITEL

3 Nebenniere

3.1 Anatomie und Physiologie

Anatomie

- Paarig angelegtes, retroperitoneal gelegenes Organ, welches sich innerhalb der Gerota-Faszie am Nierenoberpol befindet
- Unterteilung in Nebennierenmark und Nebennierenrinde, welche aus drei Zonen besteht (➤ Abb. 3.1):
  - Zona glomerulosa
  - Zona fasciculata
  - Zona reticularis
- Arterielle Blutversorgung:
  - A. suprarenalis superior aus der A. phrenica inferior
  - A. suprarenalis media aus der Aorta
  - A. suprarenalis inferior aus der A. renalis
- Venöser Abfluss:
  - V. suprarenalis rechts drainiert in die V. cava
  - V. suprarenalis links drainiert in die V. renalis sinistra

Physiologie

- Hormonproduktion in der Nebennierenrinde (➤ Abb. 3.1):
  - Zona glomerulosa: Mineralokortikoidproduktion (Aldosteron)
  - Zona fasciculata: Glukokortikoidproduktion (Cortisol)
  - Zona reticularis: Sexualhormonproduktion (Androgene)
- Hormonproduktion im Nebennierenmark: Katecholamine (Adrenalin, Noradrenalin)
- Hormonproduktion unterliegt einem hypothalamisch-hypophysären Regelkreis mit negativem Feedbackmechanismus (➤ Abb. 3.2)

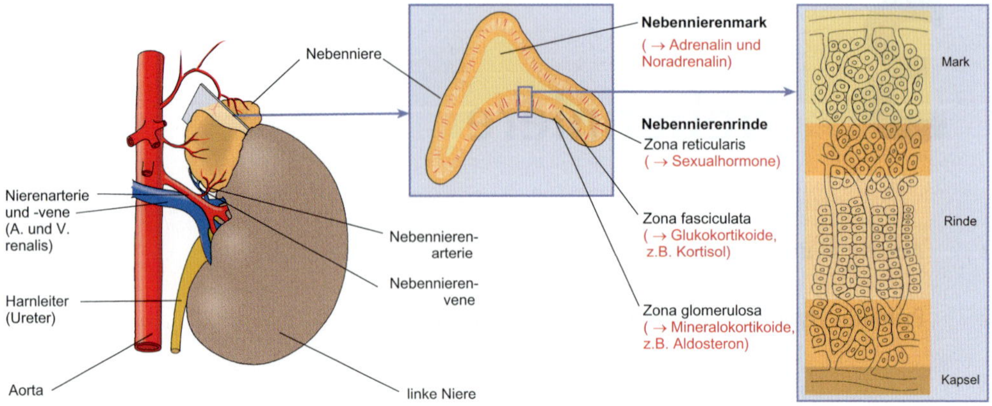

Abb. 3.1 Anatomie der Nebenniere [L190]

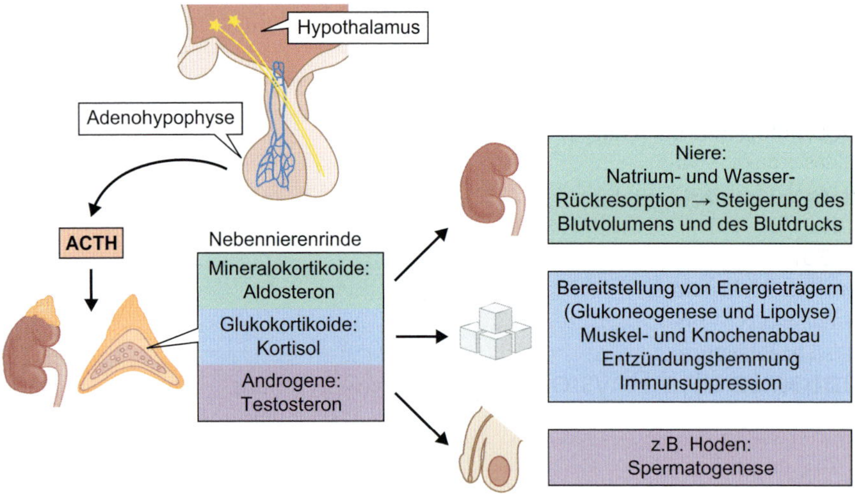

Abb. 3.2 Hormoneller Regelkreis in der Nebenniere [L231]

3.2 Primärer Hyperaldosteronismus (Conn-Syndrom)

Definition Erhöhte autonome Aldosteronproduktion in der Nebennierenrinde durch:

- Aldosteronproduzierendes, meist unilaterales Adenom: ca. 50–70 %
- Bilaterale Hyperplasie: ca. 20–30 %
- Nebennierenrindenkarzinom: sehr selten

Epidemiologie

- Häufigste Ursache eines sekundären Hypertonus, Inzidenz nicht einheitlich geklärt
- Conn-typische Laborkonstellation bei ca. 12 % aller Hypertonie-Patient*innen
- Altersgipfel in der 3.–5. Lebensdekade
- Frauen häufiger betroffen als Männer

Symptomatik

- Art. Hypertonus
- Symptome der Hypokaliämie: Muskelschwäche, Rhythmusstörungen

- Proteinurie, Polyurie, Polydipsie
- Kopf-, Muskelschmerzen

MERKE

Eine weiterführende Diagnostik bezüglich eines Conn-Syndroms wird bei folgenden Patient*innen empfohlen:
- Medikamentenresistente, schwer einstellbare Hypertonie
- Kombination von Hypertonie und Hypokaliämie
- Hypertonie und Inzidentalom der Nebenniere
- Hypertonie und Familienanamnese zerebrovaskulärer Ereignisse
- Hypertonie vor dem 40. Lebensjahr

Diagnostik

- Anamnese, klinische Untersuchung
- Blutdruck-/Langzeitblutdruckmessung
- Labordiagnostik inkl. Elektrolytdiagnostik (Hypokaliämie!), Aldosteron und Renin im Serum, Aldosteron-Renin-Quotient (ARQ)
- Kochsalzbelastungstest (fehlende Suppression des Plasmaaldosterons nach Infusion von 2 l NaCl über 4 h spricht für einen Hyperaldosteronismus)
- Lokalisationsdiagnostik mittels CT oder MRT (➤ Abb. 3.3)
- Selektive Katheterblutentnahme/adrenales Venensampling (AVS) zur funktionellen Lateralisierung (bei uneindeutiger Seitendifferenzierung in der Bildgebung)

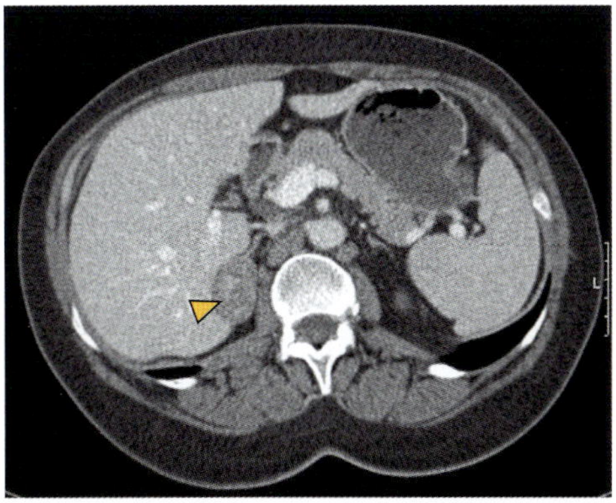

Abb. 3.3 CT-radiologische Darstellung eines Nebennierenadenoms (Pfeil) bei einem Patienten mit Hypertonie und Hypokaliämie, laborchemisch einem Conn-Syndrom entsprechend [P1228]

MERKE

Bei Auffälligkeiten des ARQ (> 20) sollte eine Bestätigungsdiagnostik mittels Kochsalz-Belastungstest erfolgen. Bei Plasmaaldosteronwerten > 100 ng/l ist die Diagnose primärer Hyperaldosteronismus (PHA) bestätigt. Werte < 50 ng/l schließen einen PHA aus. Werte zwischen 50 und 100 ng/l erlauben keine eindeutige Diagnosestellung und erfordern eine weiterführende Diagnostik.

Therapie

- Konservative/medikamentöse Therapie:
  - Aldosteronantagonisten, z. B. Spironolacton
  - Antihypertensive Therapie
- Operative Therapie: Bei eindeutiger Lateralisierung: lap./offene Adrenalektomie

MERKE

Nur Patient*innen, bei denen sich die Aldosteronüberproduktion eindeutig einer Nebenniere zuordnen lässt, sollten operativ behandelt werden. Bei gleichermaßen in beiden Nebennieren stattfindender Überproduktion besteht die Indikation zur medikamentösen Therapie.

3.3 Primärer Hypercortisolismus (Cushing-Syndrom)

Definition

- Erhöhte autonome Glukokortikoidproduktion in der Nebennierenrinde durch:
  - Cortisolproduzierendes Adenom: > 80 %
  - Bilaterale Hyperplasie: selten
  - Nebennierenrindenkarzinom: sehr selten

EXKURS

Differenzierung unterschiedlicher Ursachen des Hypercortisolismus

Exogenes Cushing-Syndrom: meist iatrogen durch Langzeitkortisontherapie

Endogenes Cushing-Syndrom:
- *ACTH-abhängig (80 %)*
  - + Hypophysenadenom (M. Cushing)
  - + ektope ACTH-Produktion, z. B. endokrine Tumoren, kleinzelliges Bronchial-CA

- *ACTH-unabhängig*
  - + Nebennierenrindenadenom
  - + Nebennierenrindenkarzinom
  - + bilaterale Hyperplasie

Epidemiologie

- Inzidenz ca. 1–2/100.000 Einwohner pro Jahr
- Frauen 3- bis 4-fach häufiger betroffen als Männer

Symptomatik (➤ Abb. 3.4)

- Metabolisches Syndrom
  - Stammbetonte Adipositas
  - Hyperlipidämie
  - Hypertonus
  - Insulinresistenz/Diabetes mellitus
- Haut-/Haarveränderungen: Gesichtsrötung, Akne, Striae rubrae, Hirsutismus
- Mondgesicht, Stiernacken
- Muskelschwäche
- Müdigkeit, Depression
- Osteoporose mit Rücken- und Knochenschmerzen
- Hypogonadismus: Amenorrhö, Libidoverlust

Diagnostik (➤ Abb. 3.5)

- Anamnese, klinische Untersuchung
- Labordiagnostik: Elektrolyte, BZ-Tagesprofil, Cortisolspiegel im Serum, ACTH-Bestimmung (adrenocorticotropes Hormon)
- Urindiagnostik: Cortisolspiegel im 24-h-Urin
- Funktionstests: 1 mg-Dexamethason-Hemmtest, CRH-Stimulationstest
- Lokalisationsdiagnostik mittels CT oder MRT
- AVS bei unklarer Lateralisation

MERKE
Die Differenzierung zwischen ACTH-abhängigem und ACTH-unabhängigem adrenalem Hypercortisolismus erfolgt durch biochemische Funktionstests in Kombination mit einer adäquaten Bildgebung (CT oder MRT).

Therapie

- Operative Therapie in Form einer einseitigen Adrenalektomie bei unilateralem Adenom und bei resektablem Karzinom
- Bilaterale Adrenalektomie als Ultima Ratio bei hypophysärem Morbus Cushing ohne konservativen Therapieerfolg oder bei nicht möglicher kurativer Entfernung eines ektopen ACTH-produzierenden Tumors

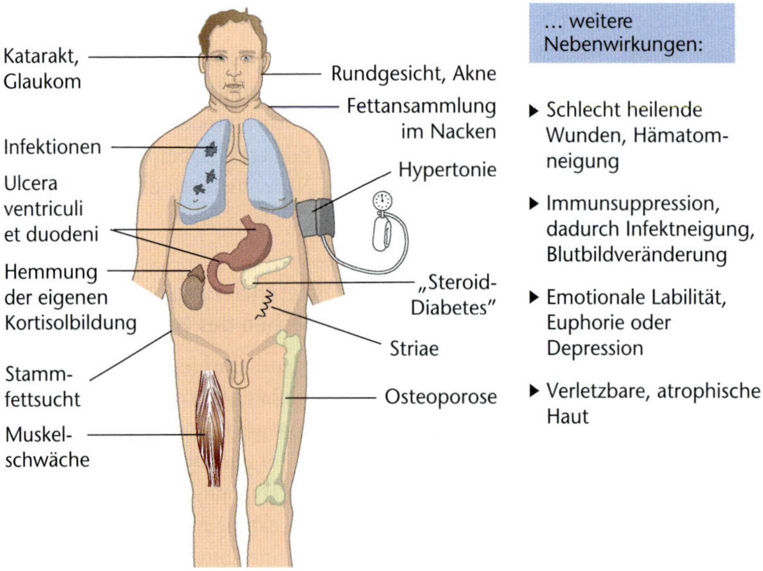

Abb. 3.4 Klinische Manifestationen eines Cushing-Syndroms [L138]

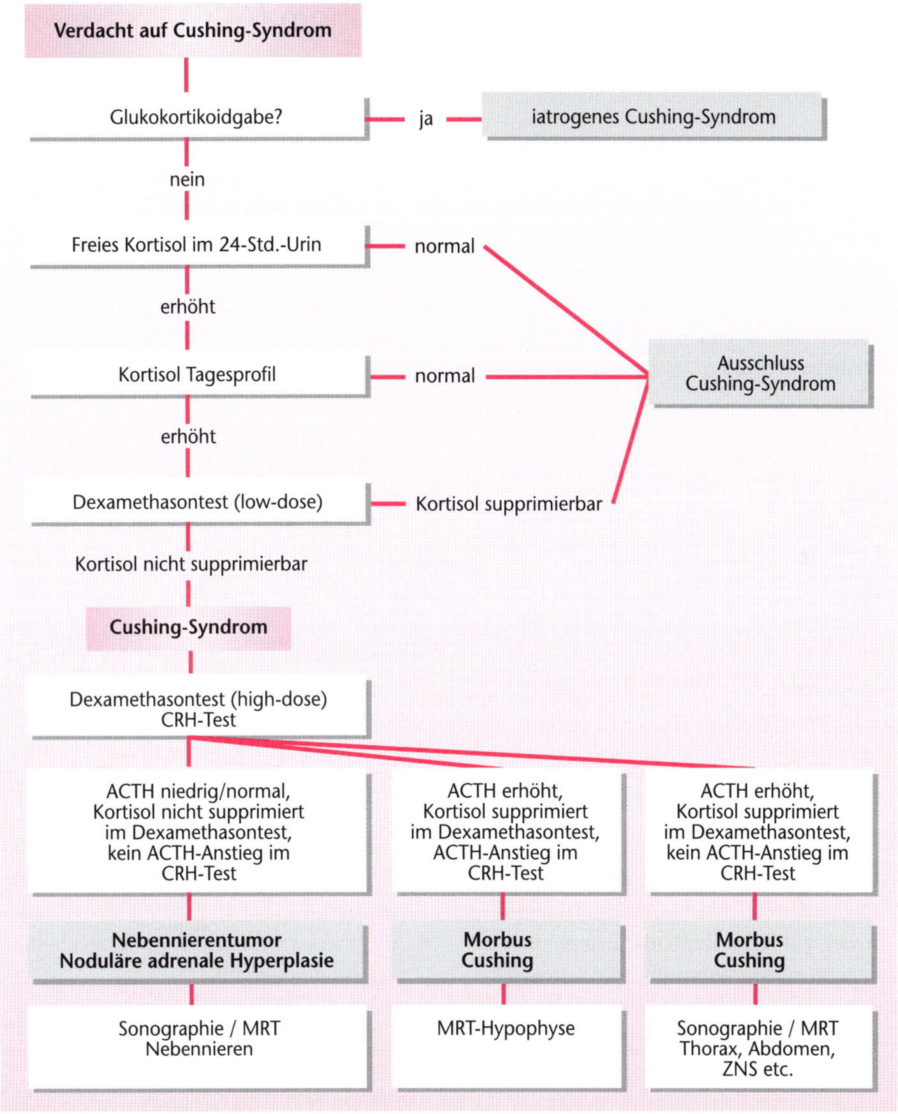

Abb. 3.5 Diagnostischer Algorithmus bei Hypercortisolismus. ACTH: adrenocorticotropes Hormon; CRH: Corticotropin-Releasing-Hormon [W1276]

CAVE

Eine bilaterale Adrenalektomie sollte nur bei erfolglos chirurgisch und/oder medikamentös behandeltem hypophysärem M. Cushing oder medikamentös nicht beherrschbarer bilateraler Hyperplasie erfolgen. Postoperativ besteht die Notwendigkeit einer lebenslangen medikamentösen Hormonsubstitution.

3.4 Primärer Hyperandrogenismus

Definition Erhöhte autonome Androgenproduktion in der Nebennierenrinde durch androgenproduzierende Adenome oder Karzinome.

CAVE

Androgenproduzierende Tumoren der Nebenniere sind sehr selten und sollten immer an ein Nebennierenrindenkarzinom denken lassen, welches die häufigste Ursache des primären Hyperandrogenismus darstellt.

Symptomatik

- Abhängig von der Art des produzierten Hormons (Testosteron, Östrogen)
- Virilisierungserscheinungen bei Frauen:
  - Hirsutismus
  - Sekundäre Amenorrhö
  - Klitorishypertrophie
  - Tiefe Stimmlage
- Feminisierungserscheinungen bei Männern:
  - Gynäkomastie
  - Hodenatrophie
  - Impotenz, Azoospermie

Diagnostik

- Anamnese, klinische Untersuchung
- Labordiagnostik: Androgenbestimmung im Serum (Östrogen, Dehydroepiandrosteron [DHEA-S], Testosteron)
- Urindiagnostik: Androgenbestimmung im Urin
- Lokalisationsdiagnostik mittels CT oder MRT

Therapie

- Indikation zur operativen Therapie stets gegeben
- In Abhängigkeit von Größe (< 6 cm), bei fehlendem Hinweis auf Infiltration oder Lymphknoteninvasion kann eine minimal-invasive Adrenalektomie erfolgen
- Bei V. a. Karzinom laparoskopische, ggf. offene Adrenalektomie mit Lymphadenektomie

MERKE

Androgenproduzierende Tumoren sind stets malignitätsverdächtig und bedürfen einer operativen Therapie. Bei einer Tumorgröße > 6 cm oder bei Karzinomverdacht sollte die Indikation zur offenen Andrenalektomie großzügig gestellt werden.

3.5 Nebennierenrindenkarzinom (ACC)

Definition

- Adrenokortikale Karzinome – aggressive, maligne Tumoren der Nebennierenrinde, die hormonaktiv oder -inaktiv sein können
- Frühzeitiges invasives Wachstum und Fernmetastasierung
- Ca. 20–40 % der Tumoren zum Zeitpunkt der Diagnosestellung bereits metastasiert

Epidemiologie

- Sehr selten, machen ca. 0.02 % aller Karzinome in Deutschland aus
- Inzidenz ca. 0,7–2/1.000.000 Einwohner pro Jahr
- Frauen häufiger betroffen als Männer

Klassifikation ➤ Tab. 3.1

Symptomatik

- Hormoninaktive Tumoren meist lange Zeit asymptomatisch
- Symptome des lokal-infiltrativen Wachstums: Flankenschmerzen, Cavakompression, tastbare Raumforderung
- Hormonproduzierende Tumoren zeigen oft frühzeitige Klinik in Abhängigkeit von der Hormonproduktion
- Allgemeinsymptome: Abgeschlagenheit, Müdigkeit, B-Symptomatik

Tab. 3.1 ENSAT (European Network for the Study of Adrenal Tumors)-Klassifikation adrenaler Karzinome (Fassnacht et al. 2008)

Stadium	Lokalisation/Größe
I	T1, N0, M0
II	T2, N0, M0
III	T1–T2, N1, M0 T3–T4, N0–N1, M0
IV	T1–T4, N0–N1, M1

T1: Tumor ≤ 5 cm auf Nebenniere begrenzt; T2: Tumor > 5 cm auf Nebenniere begrenzt; T3: Infiltration des benachbarten Weichteilgewebe; T4: Invasives Wachstum in benachbarte Organe oder Tumorthrombus in V. cava oder V. renalis; N0: keine Lymphknotenmetastasen; N1: Lymphknotenmetastasen; M0: keine Fernmetastasen; M1: Fernmetastasen

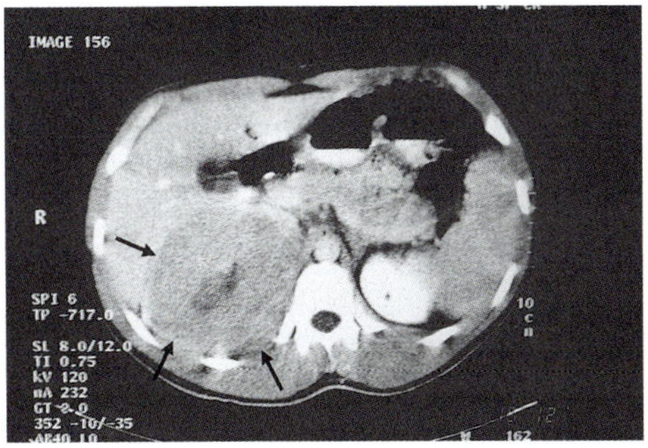

Abb. 3.6 CT-Darstellung eines großen Nebennierenrindenkarzinoms [R217]

Diagnostik

- Anamnese, klinische Untersuchung
- Labordiagnostik mit spezifischer Hormon- und Funktionsdiagnostik
- Bildgebung mittels CT (➤ Abb. 3.6) oder MRT, ggf. PET-CT zum Ausschluss von Fernmetastasen

MERKE

Die Labordiagnostik bei V. a. ACC entspricht derjenigen bei Nachweis eines Inzidentaloms (➤ Kap. 3.8) und umfasst parallel zur Bildgebung und in Abhängigkeit von der Klinik mindestens:

- 1 mg-Dexamethason-Hemmtest
- Plasma- oder Urinmetanephrine
- Sexualhormone im Serum/Urin
- Steroidvorstufen im Serum
- Bei Vorliegen von Hypertonus und/oder Hypokaliämie zudem Aldosteron-/Renin-Quotient

(Empfehlung der Arbeitsgruppe ENSAT, Fassnacht2023)

Therapie

- Operative Therapie:
  - Indikation bei Resektabilität und Fehlen von Fernmetastasen als einzig kurativer Therapieansatz immer gegeben
  - OP-Technik: En-bloc-Resektion des Tumors mit umgebendem retroperitonealem Fettgewebe, ggf. auch der Nachbarorgane bei Infiltration über einen abdominalen Zugang (Eröffnung der Tumorkapsel ist dringend zu vermeiden, partielle Resektionen kontraindiziert), regionale Lymphadenektomie
  - Ggf. auch minimalinvasive Resektion bei entsprechender Expertise möglich
- Neoadjuvante Therapie:
  - Bei primär inoperablen, lokal infiltrativ wachsenden und metastasierten ACC („borderline resectable" ACC)
  - Neoadjuvante Chemotherapie (Ansprechrate ca. 13–35 %)
  - First-line-Therapie: EDP (Etoposid, Doxorubicin, Cisplatin) + Mitotan
- Adjuvante Therapie:
  - Radiatio bei R1/R2-Situation
  - Bei potenzieller Residualerkrankung (R1, RX) und/oder einem Ki67-Index > 10 %: Mitotan-Therapie

3.6 Phäochromozytom

Definition

- Autonome Katecholaminproduktion unterschiedlicher Lokalisation:
  - Nebennierenmark: ca. 80 %
  - Paraganglien des sympathischen Grenzstrangs: ca. 20 %
- Ca. 15 % bilaterales Vorkommen
- Ca. 90 % sporadisches Auftreten
- Ca. 10 % Vorliegen eines hereditären Tumorleidens (MEN 2a, MEN 2b, Neurofibromatose Typ 1, Von-Hippel-Lindau-Syndrom)

Epidemiologie

- Inzidenz ca. 2–8/1.000.000 Einwohner pro Jahr
- Prävalenz in der Allgemeinbevölkerung ca. 0,05–0,13 %

Symptomatik

- Bluthochdruck
- Kopfschmerzen
- Starkes Schwitzen
- Palpitationen
- Zittern
- Gewichtsverlust
- Nervosität, Angstzustände

Diagnostik (➤ Abb. 3.7)

- Anamnese, klinische Untersuchung
- Blutdruck-/Langzeitblutdruckmessung
- Labordiagnostik: Metanephrin/Normetanephrin im Serum oder im 24-h-Urin
- Funktionsdiagnostik: Clonidin-Suppressionstest
- Lokalisationsdiagnostik: CT oder MRT
- Ggf. MIBG-Szintigrafie (➤ Abb. 3.8) zur Lokalisationsbestimmung bei extraadrenalen Phäochromozytomen/Paragangliomen (alternativ PET/CT oder (DOPA)-PET/CT)
- KEINE Punktion!

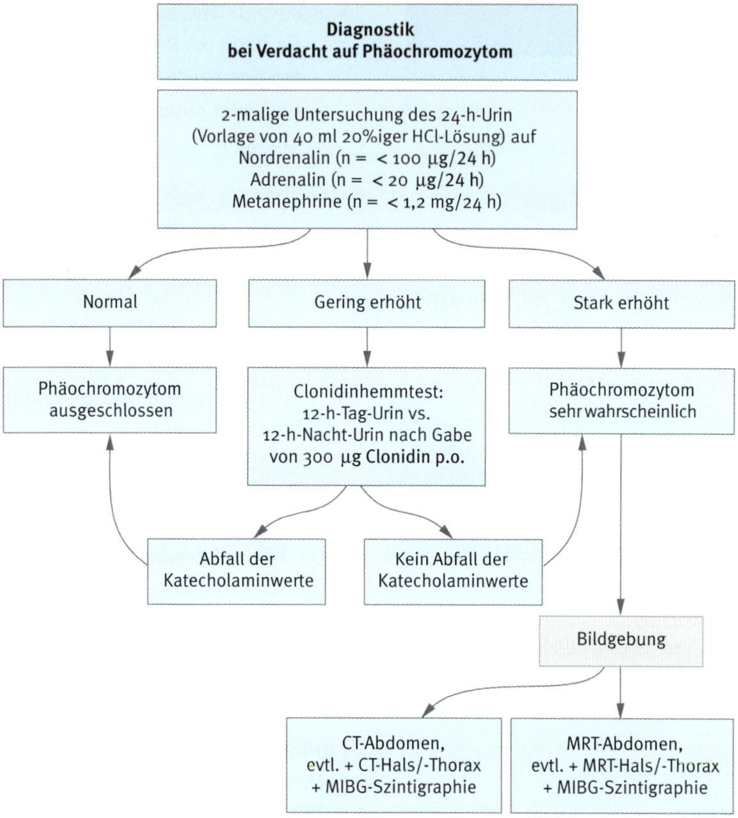

Abb. 3.7 Diagnostischer Algorithmus bei Verdacht auf Phäochromozytom [A300-157]

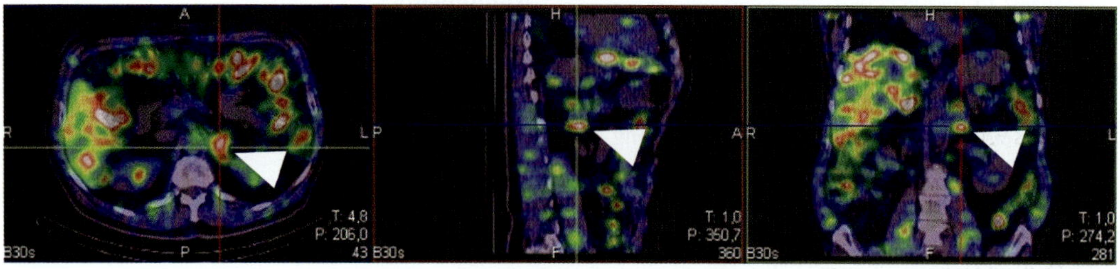

Abb. 3.8 MIBG-Szintigrafie zum Nachweis eines adrenalen Phäochromozytoms in der linken Nebenniere (Pfeil). MIBG = Metajodbenzylguanidin [P1228]

MERKE
Bei 2- bis 3-facher Erhöhung der Metanephrine sollte eine erneute Abnahme im Liegen und eine Verlaufskontrolle in 6 Monaten erfolgen. Ein Clonidin-Test kann bei weiterhin grenzwertigen Befunden zum Einsatz kommen.
Bei mehr als dreifach über der Norm liegenden Metanephrin-Werten sollte eine Bildgebung zur Tumorlokalisation erfolgen.

Therapie

- Indikation zur operativen Therapie bei Nachweis eines Phäochromozytoms stets gegeben
- OP-Methoden:
  - Laparoskopische Adrenalektomie (bei Tumoren > 6 cm und/oder Vorliegen von Metastasen offenes Vorgehen zu bevorzugen) bei unilateralen adrenalen Tumoren
  - Parenchymsparende bilaterale Resektion unter Erhalt von mindestens einem Drittel einer Nebenniere bei beidseitigen hereditären adrenalen Phäochromozytomen
  - Thorakoskopische/laparoskopische Resektion von Paragangliomen, je nach Lage des Tumors ggf. offenes Verfahren zu bevorzugen
- Präoperatives Management:
  - Alpha-1-Rezeptorblockade (z. B. Phenoxybenzamin)
  - Startdosis 10–20 mg/d mit anschließend sukzessiver Steigerung bis zum Auftreten typischer Nebenwirkungen (orthostatische Dysregulation, Schwindel, verstopfte Nase), meist bei 100 mg/d erreicht
  - Bei zusätzlicher Tachykardie oder Arrhythmie Beta-Blockade *nach* ausreichender Alpha-Blockade

MERKE
Die Differenzierung zwischen benignen und malignen Phäochromozytomen gelingt präoperativ meist nicht. Große Befunde mit invasivem Wachstum und sehr hoher Metanephrinkonzentration sprechen eher für bösartige Tumoren, welche zur Erreichung einer R0-Resektion ggf. einer Multiviszeralresektion bedürfen. Ein offenes chirurgisches Verfahren ist in diesen Fällen zu bevorzugen.

- Palliative Therapie
  - Systemtherapie nach „Averbuch-Schema" mit Cyclophosphamid, Vincristin und Dacarbazin bei metastasierten oder irresektablen Malignomen
  - 131-MIBG-Therapie bei Tumoren/Metastasen, die MIBG anreichern

3.7 Nebennierenmetastasen

Epidemiologie

- > 70 % aller Nebennierenraumforderungen bei Malignompatient*innen sind Metastasen
- Am häufigsten ausgehend von Bronchial-, Mamma-, Nierenzell- und Magenkarzinomen

Symptomatik

- Meist asymptomatischer Zufallsbefund in der Bildgebung
- Symptome des Primärtumors
- Allgemeine Tumorsymptome

Diagnostik

- Anamnese, klinische Untersuchung
- Labordiagnostik und Bildgebung in Abhängigkeit vom Primärtumor
- Bei unbekanntem Primärtumor („carcinoma of unknown primary" – CUP) ggf. histologische Sicherung mittels Punktion erwägen (hierfür muss ein Phäochromozytom sicher ausgeschlossen sein!)

Therapie

- In Abhängigkeit vom Primärtumor
- Operative Resektion im Sinne einer Adrenalektomie unter folgenden Voraussetzungen:
  - Singuläre Metastase in der Nebenniere
  - Primarius kurativ behandelbar
  - In der Bildgebung typischer Befund einer Metastase oder histologisch gesichert

3.8 Nebenniereninzidentalom

Definition

- Zufällig in einer Bildgebung diagnostizierte Raumforderung der Nebenniere
- Zu 60 % hormoninaktive Adenome
- Zu 5 % subklinisches Cushing-Syndrom
- 0,4–2 % Malignom

Epidemiologie

- Inzidentalome > 1 cm bei ca. 5 % aller Bildgebungen
- 10–15 % der zufällig entdeckten Raumforderungen sind bilateral

Symptomatik Asymptomatischer Zufallsbefund

Diagnostik

- Anamnese, klinische Untersuchung
- Endokrinologische Hormondiagnostik
- Weiterführende Bildgebung

3

MERKE

Bei zufällig entdeckten Nebennierenraumforderungen > 1 cm sollte gemäß der europäischen Leitlinie „Inzidentalom" von 2023 eine endokrinologische Basisdiagnostik erfolgen:

- 1 mg-Dexamethason-Hemmtest
- Bestimmung freier Metanephrine im Plasma (und ggf. im 24 h-Urin)
- Aldosteron/Renin-Quotient bei gleichzeitigem Hypertonus
- Bei malignomsuspekten Befunden in der Bildgebung zudem DHEA-S, 17-OH-Progesteron und Östradiol

Therapie

- Absolute OP-Indikation:
  - Hormonproduzierende Tumoren
  - Hormoninaktive Tumoren > 6 cm
- Relative OP-Indikation:
  - Hormoninaktive Tumoren 4–6 cm
  - Solitäre Nebennierenmetastasen (in Abhängigkeit vom Primarius)
- Keine OP-Indikation: hormoninaktive Tumoren < 4 cm, Verlaufskontrolle

MERKE

Bei hormoninaktiven Inzidentalomen zwischen 4 und 6 cm besteht keine einheitliche Empfehlung, sodass die Entscheidung für oder gegen eine operative Therapie individuell getroffen werden muss. Bei nichtoperativem Prozedere erfolgen bildgebende Verlaufskontrollen nach 3–6 Monaten. Bei Größenprogredienz besteht die Indikation zur operativen Therapie.

EXKURS

Addison-Krise

Es handelt sich um eine schwere postoperative Komplikation nach beidseitiger, seltener auch einseitiger Adrenalektomie mit einem akuten Mangel an Cortisol und Aldosteron. Seltener tritt sie im Rahmen eines Morbus Addison auf. Auslöser sind Zustände mit erhöhtem Cortisol-Bedarf, wie Stress, Infektionen oder Salzverlust bei Gastroenteritiden. Typische Symptome umfassen abdominale Schmerzen, Erbrechen, Hypotonie, Koma, Kreislaufversagen. Es handelt sich um eine lebensbedrohliche Situation, welche einer sofortigen Therapie mittels Glukokortikoid-, Volumen-, Glukose- und Elektrolytgabe unter intensivmedizinischer Überwachung bedarf (extraklinisches Vorgehen ➤ Abb. 3.9). Oft ist eine dauerhafte Gabe von Hydrokortison und Fludrokortison notwendig. Patient*innen benötigen einen Notfallausweis.

LITERATUR

Deutsche Gesellschaft für Allgemein- und Viszeralchirurgie (DGAV). S2k-Leitlinie Operative Therapie von Nebennierentumoren. Version 1.0 vom 17.12.2017. AWMF-Registernummer 088-008.

Fassnacht M et al. European Society of Endocrinology clinical practice guidelines on the management of adrenocortical carcinoma in adults, in collaboration with the European Network for the Study of Adrenal Tumors. Eur J Endocrinol. 2018; 179: G1–G46.

Fassnacht M, Tsagarakis S, Terzolo M et al. European Society of Endocrinology Clinical Practice Guideline on the management of adrenal incidentalomas, in collaboration with the European Network for the Study of Adrenal Tumors. Eur J Endicrinol 2023; 189(1): G1–G42.

Schirpenbach C et al. Diagnostik und Therapie des primären Hyperaldosteronismus, Ergebnisse des deutschen Conn-Registers: 555 Patienten mit primärem Hyperaldosteronismus. Dtsch Arztebl Int. 2009; 106(18): 305–311.

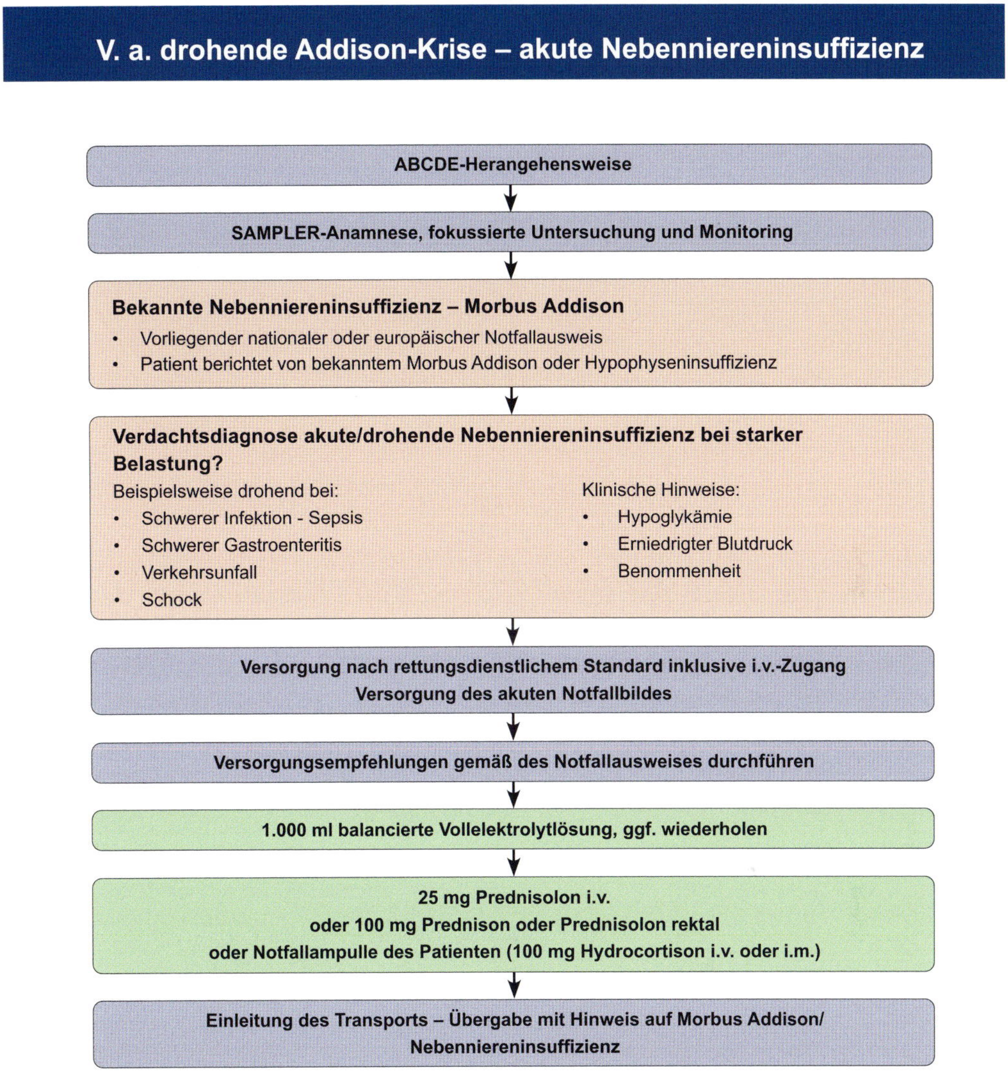

Abb. 3.9 Extraklinisches therapeutisches Vorgehen bei drohender oder akuter Addison-Krise [W924]

KAPITEL

4 Neuroendokrine Neoplasien (NEN)

Definition

- Heterogene Gruppe an Tumoren, die sich von Stammzellen des neuroendokrinen Systems ableiten und sich hinsichtlich Lokalisation, biologischem Verhalten und Prognose unterscheiden
- Hormonaktive vs. hormoninaktive Tumoren
- Diagnose wird histologisch durch den Nachweis von Synaptophysin und ggf. Chromogranin A gestellt
- Treten meist im Gastrointestinaltrakt auf, seltener in Pankreas, Lunge oder Thymus
- NEN als Überbegriff für gutartige und maligne neuroendokrine Tumoren (NET) sowie neuroendokrine Karzinome (NEC)
- In 90 % sporadisches Auftreten, selten im Rahmen syndromaler Erkrankungen, z. B. MEN1-Syndrom, Von-Hippel-Lindau-Syndrom, Neurofibromatose Typ 1

MERKE

Lokale Verteilung neuroendokriner Neoplasien:
- Appendix: 40 %
- Dünndarm: 30 %
- Kolon und Rektum: 20 %
- Extraintestinal: 10 %

Epidemiologie

- Inzidenz 3–5/100.000 Einwohner, steigende Inzidenz
- Altersgipfel zwischen dem 50. und 70. Lebensjahr

Klassifikation Einteilung von NEN gemäß der WHO-Klassifikation anhand des Differenzierungsgrades sowie der Proliferationsgeschwindigkeit (Ki67-Index) (➤ Tab. 4.1)

MERKE

Die Klassifikation neuroendokriner Neoplasien wurde in den letzten Jahren mehrfach verändert. Die WHO-Klassifikation von 2017 untergliedert in gut differenzierte Tumoren (NET) und schlecht differenzierte Karzinome (NEC) sowie gemischte neuroendokrine/nicht-neuroendokrine Tumoren. Neben der morphologischen Einschätzung besteht ein proliferationsabhängiges Grading (G1–G3) anhand des Proliferationsindex Ki67. Da das Grading nicht automatisch mit einer guten oder schlechten Differenzierung korreliert, wurde 2017 als zusätzlicher Subtyp das NET G3 definiert, welches trotz eines hohen Ki67-Index eine deutlich bessere Prognose aufweist als ein neuroendokrines Karzinom. Die Unterscheidung kann anhand des Zellbildes und molekularpathologisch getroffen werden.

Symptomatik

- Ca. 60–90 % der NEN sind hormoninaktiv, sodass charakteristische Symptome fehlen.
  - Unspezifische Symptomatik: Gewichtsverlust, Abgeschlagenheit
  - Diffuse abdominale Schmerzen
  - Ggf. palpable Raumforderung bei großen Tumoren

Tab. 4.1 WHO-Klassifikation neuroendokriner Neoplasien [H462-001]

Gradig	WHO-Klassifikation	Anzahl der Mitosen (pro 10 HPF)	Ki67-Index
NET G1	Gut differenzierter NET	< 2 Mitosen	< 2 %
NET G2	Gut differenzierter NET	2–20 Mitosen	3–20 %
NET G3	Gut differenzierter NET	> 20 Mitosen	> 20 %
NEC G3 Großzellig Kleinzellig	Schlecht differenziertes neuroendokrines Karzinom	> 20 Mitosen	> 20 %

HPF = High Power Field (Hauptgesichtsfeld bei 400-facher Vergrößerung)

- Kompressionsbedingte Symptomatik, z. B. Cholestase/Ikterus, Ileus
- Ca. 20–30 % der NEN sind hormonaktiv, sodass aufgrund einer spezifischen hormonabhängigen Symptomatik (➤ Tab. 4.2) die Diagnose früher gestellt wird.

EXKURS

Hedinger-Syndrom

Bei ca. 25 % aller Patient*innen mit Karzinoidsyndrom entwickelt sich als Folge der hormonellen Hypersektion ein „Karzinoidherz". Hierbei kommt es zu einer zunehmenden, v. a. rechtsventrikulären, Fibrosierung mit der Folge einer Trikuspidalklappeninsuffizienz und pulmonaler Hypertonie.

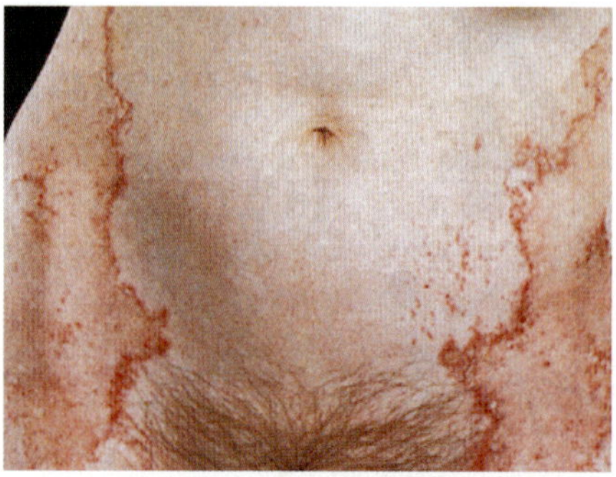

Abb. 4.1 Erythema necrolyticum migrans als pathognomonische Hautveränderung bei glukagonproduzierenden Tumoren [G1332]

Diagnostik

- Anamnese
- Klinische Untersuchung
- Labordiagnostik, Chromogranin A-Bestimmung, bei hormonaktiven NEN serologische Hormondiagnostik/spezifische Testverfahren:
  - Karzinoidsyndrom: 5-HIES im 24 h-Urin
  - Zollinger-Ellison-Syndrom: Gastrin im Serum, gastrale 24 h-pH-Metrie, Sekretintest
  - Insulinom: Glukose und Insulin im Serum, BZ-Tagesprofil, 72 h-Fasten-Test
  - Glukagonom: Glukose und Glukagon im Serum
  - VIPom: VIP im Serum, Elektrolytbestimmung, Renin-, Aldosteronbestimmung
- Abdomen-Sonografie
- Endoskopie mit Biopsie und histopathologischer Sicherung (Bestimmung von Grading und KI67-Index
- CT/MRT

Tab. 4.2 Klinik hormonaktiver Tumoren in Abhängigkeit von der Lokalisation

Syndrom/Tumor	Hormonsekretion	Tumorlokalisation	Klinik
Karzinoidsyndrom	Serotonin Neuropeptid K	Dünndarm, Bronchialsystem, Pankreas, Rektum	Flush, Diarrhö, Karzinoidherz/Hedinger-Syndrom, Bronchospasmus
Atypisches Karzinoidsyndrom	Histamin	Magen	Flush, Bronchospasmus
Zollinger-Ellison-Syndrom/Gastrinom	Gastrin	Pankreas, Duodenum	Magen-Darm-Ulzera, Diarrhö/Steatorrhö, Maldigestion, GERD, Besserung durch PPI-Gabe
Verner-Morrison-Syndrom/VIPom	VIP (vasoaktives intestinales Peptid)	Pankreas	WDHA-Syndrom (wässrige Diarrhö, Hypokaliämie, Achlorhydrie), sekundärer Hyperaldosteronismus
Glukagonom	Glukagon	Pankreas	Diabetische Stoffwechsellage, Anämie, nekrolytisches migratorisches Erythem (➤ Abb. 4.1)
Insulinom (➤ Abb. 4.2)	Insulin	Pankreas	Whipple-Trias: Nüchternhypoglykämie, Neuroglykopenie, Reversibilität nach Glukosegabe
Somatostatinom	Somatostatin	Pankreas, Duodenum	Diarrhö/Steatorrhö, diabetische Stoffwechsellage, Cholelithiasis

GERD = gastroöophageale Refluxkrankheit, PPI = Protonenpumpeninhibitoren

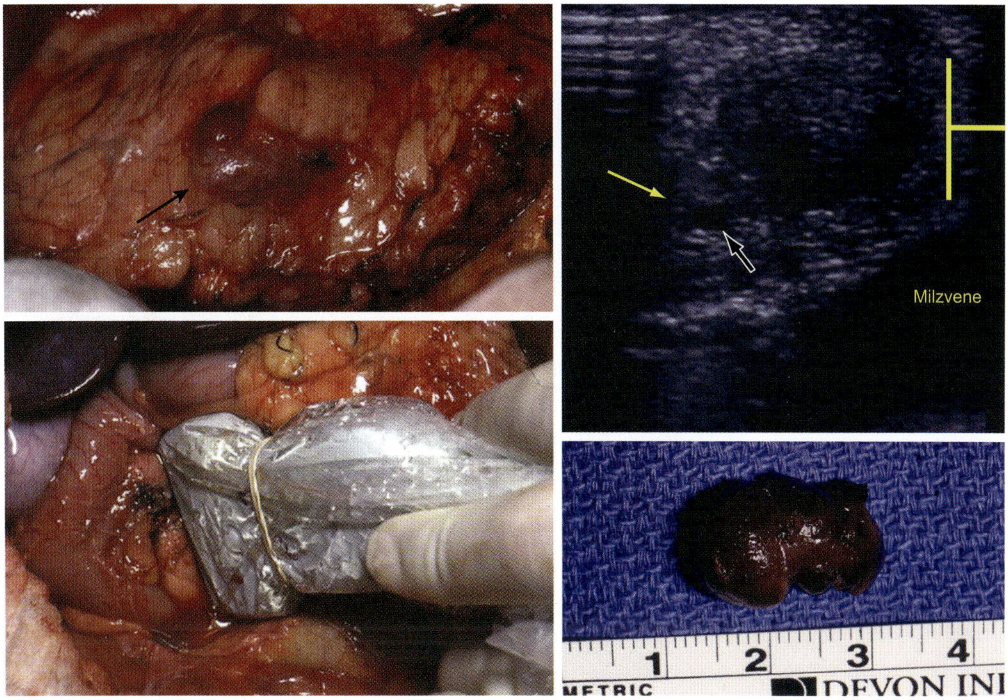

Abb. 4.2 Intraoperativer Situs, intraoperative Sonografie und Resektat eines Insulinoms im Pankreaskopf [E439-021]

- Somatostatinrezpetor-Bildgebung:
  - DOTATOC-PET (hohe Sensitivität und Spezifität für NET, nicht für NEC) (➤ Abb. 4.3)
  - FDG-PET (hohe Sensitivität für NEC)
  - Octreotid-Szintigrafie

MERKE

NEN zeigen ein äußerst variables Verhalten hinsichtlich Wachstumsgeschwindigkeit und Metastasierungswahrscheinlichkeit. Bei Verdacht oder Vorliegen eines histologisch gesicherten neuroendokrinen Tumors muss daher eine Stagingdiagnostik erfolgen. Die höchste Sensitivität und Spezifität zur Detektion von NET zeigt ein rezeptorspezifisches PET/DOTATOC-PET, für NEC ist das FDG-PET zur Ausbreitungsdiagnostik am besten geeignet.

Therapie (➤ Abb. 4.4)

- Endoskopische Therapie:
  - Indikation: kleine, nicht metastasierte NET des Magens oder Rektums
  - Endoskopische Mukosaresektion (EMR)
  - Endoskopische Submukosadissektion (ESD)

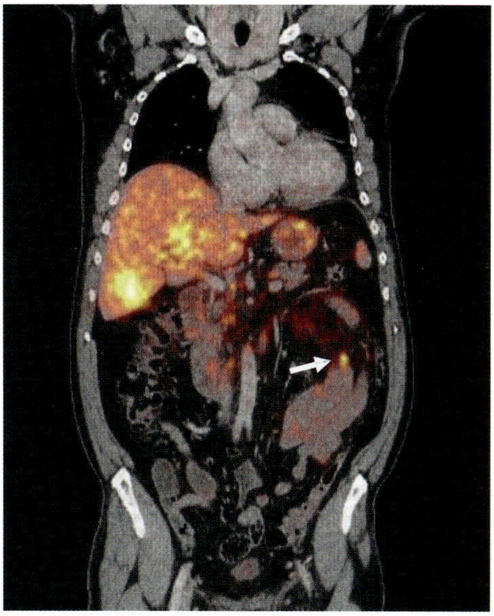

Abb. 4.3 DOTATOC-PET mit Anreicherung im proximalen Jejunum (Pfeil) und der Leber bei hepatisch metastasiertem NET des Jejunums [T1429]

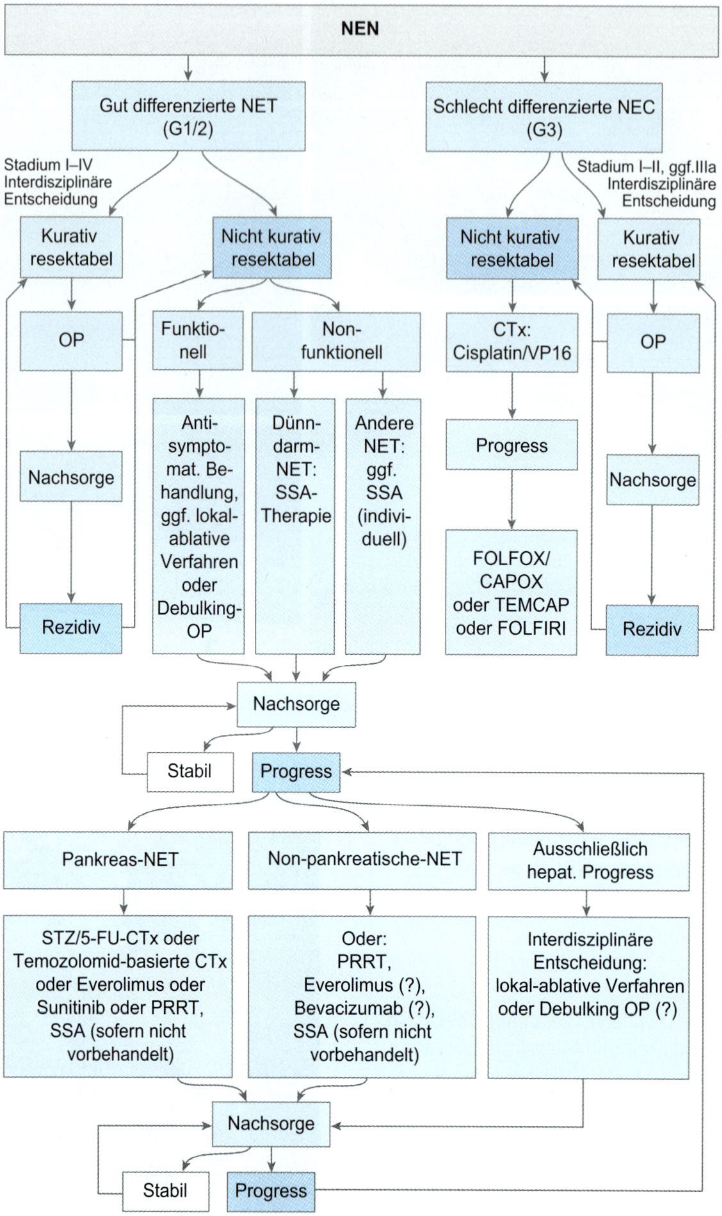

Abb. 4.4 Therapiealgorithmus neuroendokriner Neoplasien. NET: neuroendokriner Tumor; NEC: neuroendokrines Karzinom; SSA: Somatostatinanaloga; FOLFOX: Folinsäure/5-Fluorouracil/Oxaliplatin; CAPOX: Capecitabin/Oxaliplatin; TEMCAP: Telozolomid/ Capecitabin; FOLFIRI: Folinsäure/5-Fluorouracil/Irinotecan; PRRT: Peptidrezeptor-Radionuklid-Therapie; STZ: Streptozotocin; CTx: Chemotherapie [L157]

- Operative Therapie:
  - Kurative R0-Resektion bei nicht-metastasierten Tumoren
  - Resektion des Primarius + Metastasenresektion in kurativer Intention
  - Palliative/Debulking-Operationen bei Hypersekretionssyndromen zur Symptomreduktion
- Lokal ablative Therapie vom isolierten Lebermetastasen
  - Voraussetzung: < 3–5 Metastasen mit einem Durchmesser < 3,5–5 cm
  - Radiofrequenzablation (RFA)
  - Mikrowellenablation (MWA)
  - Transarterielle Chemoembolisation (TACE)
- Antiproliferative Therapie:
  - Somatostatinanaloga (SSA, z. B. Lanreotid, Octreotid) bei Somatostatinrezeptor-positiven NEN
  - Interferon-α als Alternative zu SSA oder bei rezeptornegativen NEN
- Antisekretorische, symptomatische Therapie:
  - Gastrinom: Protonenpumpeninhibitoren (PPI)
  - Insulinom: Diazoxid bei Hypoglykämie
  - Karzinoidsyndrom: Telotristat ethyl (Hemmung der Serotonin-Freisetzung)
- Chemotherapie (palliativ oder neoadjuvant):
  - Bei irresektablen pankreatischen neuroendokrinen Tumoren
  - Bei schlecht differenzierten NEC
  - First-Line-Therapie bei pankreatischen NET: Streptozotocin + 5-FU oder Doxorubicin
  - First-Line-Therapie bei NEC: Cisplatin + Etoposid oder Carboplatin + Etoposid
- Radiatio: Lokale Bestrahlung von Knochenmetastasen
- Molekulare Therapieoptionen:
  - Bei progredienten, nicht resektablen NET des Pankreas
  - Bei progredienten NET des Jejunums/Ileums nach Versagen von SSA und PRRT
  - Everolimus (mTOR-Inhibitor)
  - Sunitinib (Tyrosinkinase-Inhibitor)
- Peptidrezeptor-Radionuklid-Therapie (PRRT)
  - Voraussetzung: hoher Differenzierungsgrad (G1/G2)
  - Expression von Somatostatinrezeptoren

MERKE

Die einzig kurative Therapieoption neuroendokriner Neoplasien besteht in einer chirurgischen Resektion. Neuroendokrine Tumoren des Pankreas sowie neuroendokrine Karzinome zeigen sich zudem chemosensibel. Auf NET des Gastrointestinaltrakts trifft dies nicht zu, sodass hier bei Inoperabilität oder Fernmetastasierung palliative Therapiekonzepte in Form antiproliferativer und antisekretorischer Medikamente zum Einsatz kommen.

LITERATUR

Deutsche Gesellschaft für Gastroenterologie, Verdauungs- und Stoffwechselkrankheiten e.V. (DGVS). S2k-Leitlinie Neuroendokrine Tumore. Version 1.0 vom 31.03.2018. AWMF-Registernummer 021-27.

Jann H, Pape U, Pavel M. Neuroendokrine Neoplasien des gastroenteropankreatischen Systems. Gastroenterologie up2date 2017; 13 (2): 139–153.

Jensen RT, Berna MJ, Bingham DB et al. Inherited pancreatic endocrine tumor syndromes: advances in molecular pathogenesis, diagnosis, management, and controversies. Cancer 2008; 113: 1807–1843.

Klöppel G, Couvelard A, Perren A et al. ENETS Consensus Guidelines for the Standards of Care in Neuroendocrine Tumors: towards a standardized approach to the diagnosis of gastroenteropancreatic neuroendocrine tumors and their prognostic stratification. Neuroendocrinology 2009; 90: 162–166.

Krug S., Michl P. Neuroendokrine Tumoren – Klinik, Diagnose, Therapie. Trillium Krebsmedizin 2019; 5.

Lloyd RV, Osamura RY, Klöppel G, Rosai J. WHO classification of tumours of endocrine organs. 4th ed. Lyon: International Agency for Research on Cancer; 2017. pp. 209–240.

Rindi G, Klöppel G, Alhman H et al. TNM staging of foregut (neuro)endocrine tumors: a consensus proposal including a grading system. Virchows Arch 2006; 449: 395–401.

KAPITEL

5 Ösophagus

5.1 Anatomie und Physiologie

Anatomie (➤ Abb. 5.1)

- Schlauchförmiges, ca. 25–30 cm langes Hohlorgan
- Für den Verdauungstrakt typischer Schichtaufbau, von innen nach außen:
  - Tunica mucosa
  - Tela submucosa
  - Tunica muscularis
  - Tunica adventitia
- Unterteilung des Ösophagus in drei Abschnitte, welche sich hinsichtlich Gefäßversorgung und Lymphabfluss unterscheiden:
  - Pars cervicalis:
    - Arterielle Versorgung über Rr. oesophageales aus der A. thyreoidea inferior
    - Venöser Abstrom über Vv. oesophageales in die V. thyreoidea inferior
    - Lymphabfluss in die Nodi lymphatici cervicales profundi
  - Pars thoracica:
    - Arterielle Versorgung über Rr. oesophageales aus der Aorta
    - Venöser Abstrom über Vv. oesophageales in die V. azygos und V. hemiazygos
    - Lymphabfluss in die paratrachealen und parabronchialen Lymphknoten
  - Pars abdominalis:
    - Arterielle Versorgung über die Rr. oesophageales aus der A. gastrica sinistra
    - Venöser Abstrom über Vv. oesophageales in V. gastrica sinistra
    - Lymphabfluss in die paragastralen und zöliakalen Lymphknoten

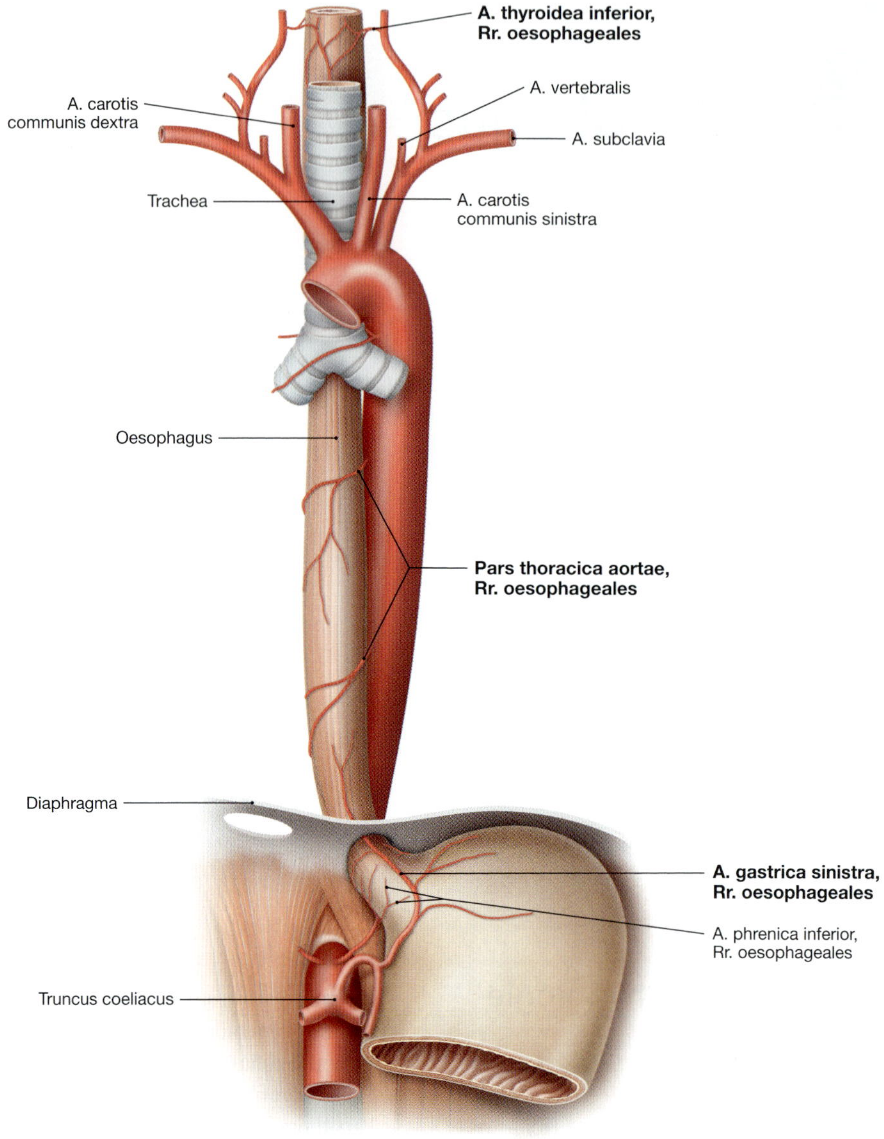

Abb. 5.1 Anatomie und Blutversorgung des Ösophagus [S700-L275]

Physiologie

- Ösophagus dient dem Transport der Nahrung vom Mund in den Magen ohne eigene Verdauungsfunktion
- Durch propulsive Peristaltik zielgerichtete Bewegungen Richtung Magen

5.2 Funktionsstörungen des Ösophagus

5.2.1 Achalasie

Definition

- Motorische Störung der glatten Ösophagusmuskulatur mit fehlender oder verminderter Erschlaffung des unteren Ösophagussphinkters
- Unterscheidung zwischen primärer Form unbekannter Ätiologie und sekundärer Form (z. B. als Bestrahlungsfolge, Chagas-Krankheit)
- Histologisches Korrelat: Reduktion bzw. Fehlen inhibitorischer Neurone im Plexus myentericus

Epidemiologie

- Inzidenz ca. 1–3/100.000 Einwohner pro Jahr
- Durchschnittliches Erkrankungsalter ca. 50. Lebensjahr

Ätiologie

- Primäre Achalasie:
  - Weitgehend unbekannt
  - A. e. autoimmunvermittelte Prozesse nach Virusinfektionen (z. B. HSV, VZV, Mumps)
- Sekundäre Achalasie:
  - Chagas-Krankheit: Infektion mit Trypanosoma cruzi
  - Radiogen bedingt
  - Syndromale Erkrankungen, z. B. Down-Syndrom

Symptomatik

- Dysphagie
- Retrosternale Schmerzen und Brennen
- Ösophagitis als Folge retinierter Speisereste mit bakterieller oder mykotischer Besiedelung

MERKE

Im klinischen Alltag hat sich der Dysphagie-Score nach Eckardt zur Schweregradeinteilung der Achalasie bewährt. Hierbei werden für die 4 Kardinalsymptome Dysphagie, Regurgitation, retrosternaler Schmerz und Gewichtsverlust jeweils 0–3 Punkte vergeben und summiert.

Diagnostik

- Anamnese, klinische Untersuchung
- Röntgen-Thorax
- Ösophagus-Breischluck: verzögerte Entleerungszeit, konische Verengung am gastroösophagealen Übergang, im Verlauf Dilatation des Ösophagus (➤ Abb. 5.2)
- Manometrie: pathologisches Kontraktionsmuster und unvollständige/fehlende Erschlaffung des unteren Ösophpagussphinkters
- Ösophagogastroduodenoskopie (ÖGD): Ausschluss sekundärer Ursachen, Malignomausschluss

Therapie

- Medikamentöse Therapie: Kalziumantagonisten, z. B. Nifedipin
- Endoskopische Therapie:
  - Lokale Infiltration von Botulinumtoxin
  - Pneumatische Dilatation (➤ Abb. 5.3a)
  - Perorale endoskopische Myotomie (POEM)
- Operative Therapie: anteriore Myotomie nach Gottstein-Heller (➤ Abb. 5.3b)

EXKURS

Laparoskopische Myotomie nach Gottstein-Heller

Zunächst erfolgt die Freilegung des distalen Ösophagus durch Freipräparation beider Zwerchfellschenkel. Anschließend erfolgt die Myotomie der betroffenen Muskulatur am gastroösophagealen Übergang über eine Länge von mindestens 6 cm am Ösophagus und 2 cm an der Cardia. Hierdurch weicht die Muskulatur auseinander, sodass die Schleimhaut freiliegt. An die Myotomie schließt sich eine Antirefluxoperation – in der Regel eine Fundoplicatio nach Dor (➤ Abb. 5.10) – an, um einer postoperativen Refluxproblematik vorzubeugen.

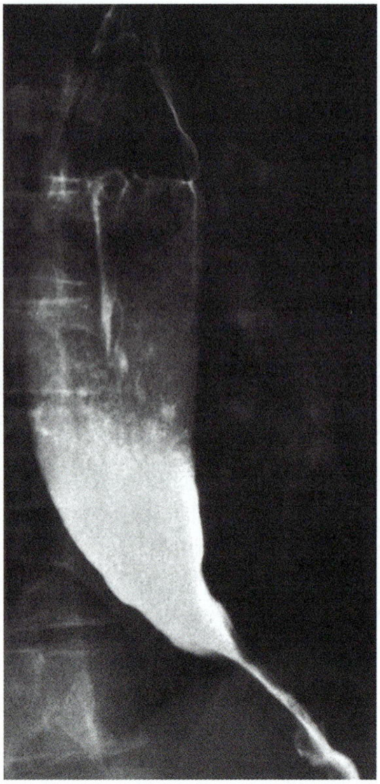

Abb. 5.2 Ösophagusbreischluck bei Achalasie mit typischer konischer Verengung am gastroösophagealen Übergang und prästenotischer Dilatation [L231]

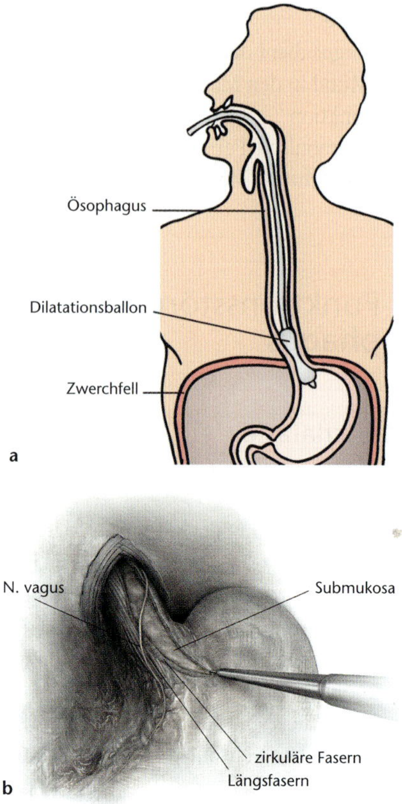

Abb. 5.3 Schematische Darstellung einer pneumatischen Dilatation (a) sowie einer operativen Myotomie nach Gottstein-Heller (b) [E1267]

5.2.2 Idiopathischer diffuser Ösophagusspasmus/Korkenzieher-Ösophagus

Definition

- Hyperkontraktilität des Ösophagus mit ungerichteter diffuser Kontraktionswellenausbreitung unklarer Ätiologie
- Bei gleichzeitiger Beeinträchtigung des unteren Ösophagussphinkters Übergang zur Achalasie möglich
- Sekundäre Form kann als Folge eines gastroösophagealen Refluxes auftreten

Symptomatik

- Globusgefühl während des Schluckakts
- Retrosternales Brennen
- Regurgitation

Diagnostik

- Anamnese, klinische Untersuchung
- Ösophagusbreischluck (➤ Abb. 5.4)
- Manometrie
- ÖGD zum Ausschuss sekundärer Ursachen

Therapie

- Medikamentös, z. B. Kalziumantagonisten
- Endoskopisch: Injektion von Botulinumtoxin
- Endoskopische oder chirurgische Myotomie als Ultima Ratio

5.2.3 Hyperkontraktiler Ösophagus/Nussknackerösophpagus

Definition

- Hyperkontraktile Motilitätsstörung der unteren Ösophpagusmuskulatur mit propulsiven Kontraktionen mit gesteigerter Amplitude unklarer Ätiologie
- Kein histopathologisches Korrelat

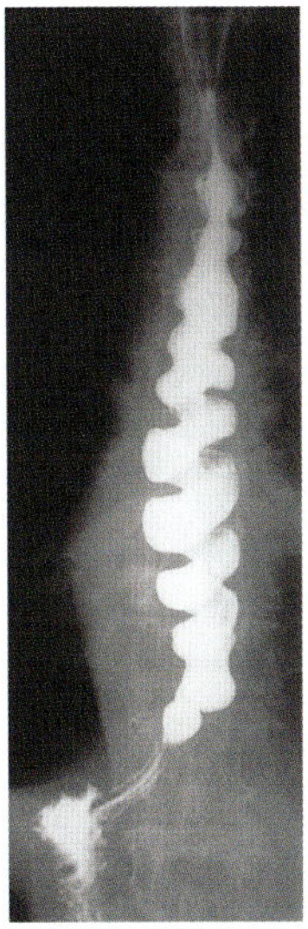

Abb. 5.4 „Korkenzieherösophagus" bei Ösophagusspasmus [M1416]

Symptomatik

- Dysphagie mit Bolusgefühl während des Schluckens
- Retrosternale Schmerzen/Brennen

Diagnostik

- Anamnese, klinische Untersuchung
- Ösophagusbreischluck
- Manometrie
- ÖGD zum Ausschluss anderer Ursachen

Therapie

- Medikamentös, z. B. Kalziumantagonisten, antipropulsive Substanzen
- Endoskopisch: Injektion von Botulinumtoxin

CAVE
Motilitätsstörungen des Ösophagus sind selten und oft schwierig zu unterscheiden. Bei jeder neu aufgetretenen Dysphagie muss zum Ausschluss eines Malignoms eine endoskopische und ggf. bioptische Abklärung erfolgen.

5.3 Ösophagusdivertikel

Definition

- Differenzierung zwischen echten Divertikeln mit einer Aussackung aller Wandschichten und Pseudodivertikeln, bei welchen sich die Mukosa durch eine muskelschwache Stelle vorstülpt (➤ Abb. 5.5)
- Am Ösophagus kommen je nach Lokalisation beide Formen vor:
  - Echte/Parabronchiale Divertikel:

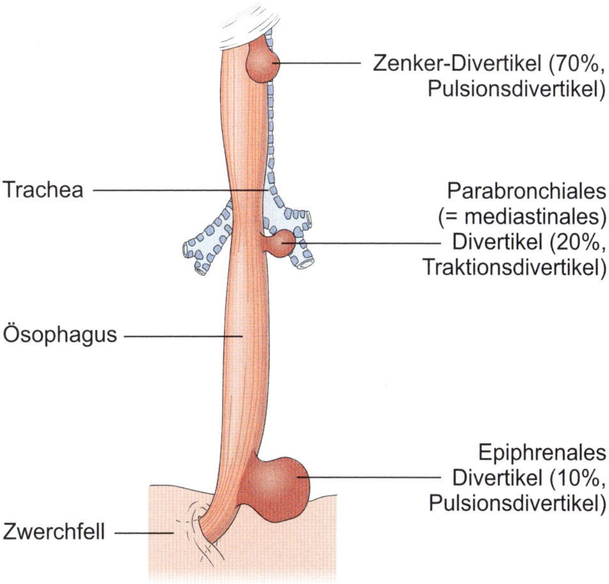

Abb. 5.5 Ösophagusdivertikel [L190]

    - Meist im mittleren Ösophagusdrittel lokalisiert
    - Bedingt durch Zugkräfte von außen, z. B. durch tuberkulöse Verwachsungen, „Traktionsdivertikel"
    - Meist asymptomatisch und nicht therapiebedürftig
  - Pseudodivertikel:
    - Meist am oberen Ösophagusdrittel lokalisiert: Zenker-Divertikel
    - Selten am unteren Ösophagussphincter lokalisiert: epiphrenische Divertikel

Epidemiologie

- Inzidenz ca. 2/100.000 Einwohner pro Jahr
- Erstmanifestation meist jenseits des 40. Lebensjahres
- Männer häufiger betroffen als Frauen
- Ca. 70 % Zenker-Divertikel

5.3.1 Zenker-Divertikel

Definition

- Aussackung der Speiseröhre im oberen Drittel
- Bedingt durch eine Druckerhöhung des M. cricopharyngeus („Kilian-Schleudermuskel") und eine damit einhergehende Ausstülpung im muskelschwachen „Kilian-Dreieck" (➤ Abb. 5.6a)

Klassifikation ➤ Tab. 5.1

Tab. 5.1 Klassifikation des Zenker-Divertikels nach Brombart (1953)

Stadium I	2–3 mm, dornenförmige Ausbuchtung, „Rosendorn"
Stadium II	Bis 10 mm, keulenförmige Ausbuchtung
Stadium III	> 10 mm, ohne Kompression des Ösophagus
Stadium IV	Deutlich > 10 mm mit Kompression des Ösophagus

Symptomatik

- Dysphagie
- Regurgitation unverdauter Nahrungsbestandteile
- Globusgefühl
- Foetor ex ore
- Husten

MERKE
Häufig berichten Patient*innen, dass sie beim Aufwachen unverdaute Nahrungsreste auf dem Kopfkissen finden.

Diagnostik

- Anamnese, klinische Untersuchung
- Ösophagusbreischluck (➤ Abb. 5.6b)
- ÖGD zur Darstellung des Divertikels und Ausschluss anderer organischer Ursachen
- Manometrie, pH-Metrie (meist zusätzlich vorhandene Refluxkrankheit)

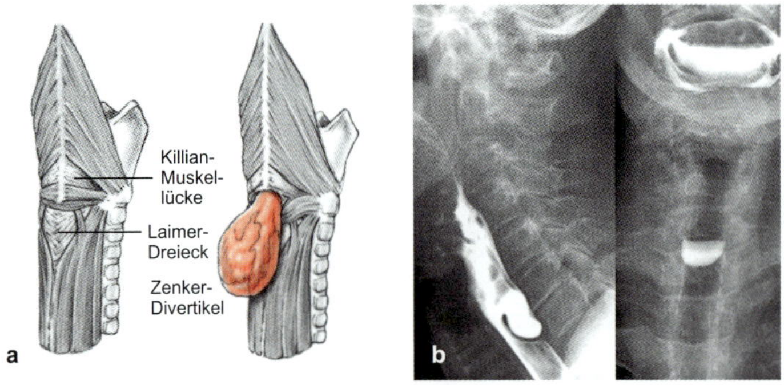

Abb. 5.6 Zenker-Divertikel
a) Schematische Darstellung [L126]
b) Zenker-Divertikel im Ösophagusbreischluck [M857]

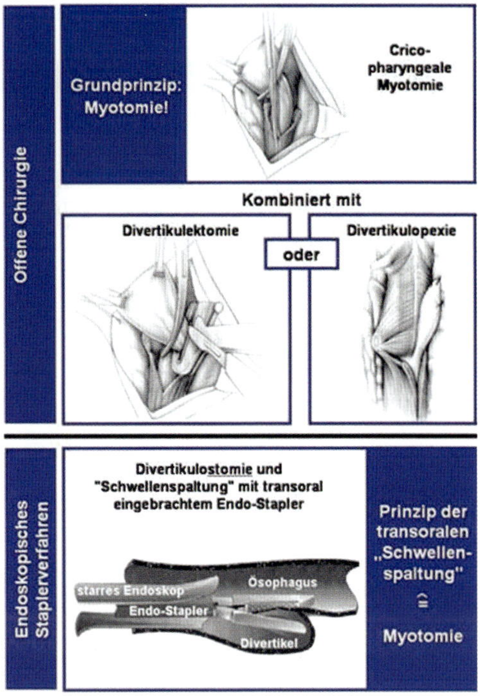

Abb. 5.7 Schematische Darstellung einer offenen transzervikalen krikopharyngealen Myotomie mit Divertikulektomie oder Divertikulostomie sowie schematische Darstellung einer endoskopischen Divertikulostomie [P409]

Therapie Das Zenker-Divertikel stellt stets und unabhängig vom Stadium eine Therapieindikation dar.

- Chirurgische Therapie: Offene transzervikale Divertikulektomie oder Divertikulostomie mit krikopharyngealer Myotomie (➤ Abb. 5.7 oben)
- Endoskopische Therapie: Transorale Schwellenspaltung – Divertikel wird belassen und das Lumen des Divertikels mit dem ösophagealen Lumen vereinigt („Divertikulostomie") (➤ Abb. 5.7 unten)

CAVE
Eine abschließende Beurteilung zum offenen vs. endoskopischen Verfahren ist auf Basis der aktuellen Studienlage bisher nicht möglich. Das endoskopische Verfahren zeigt jedoch eine höhere Rezidivrate.

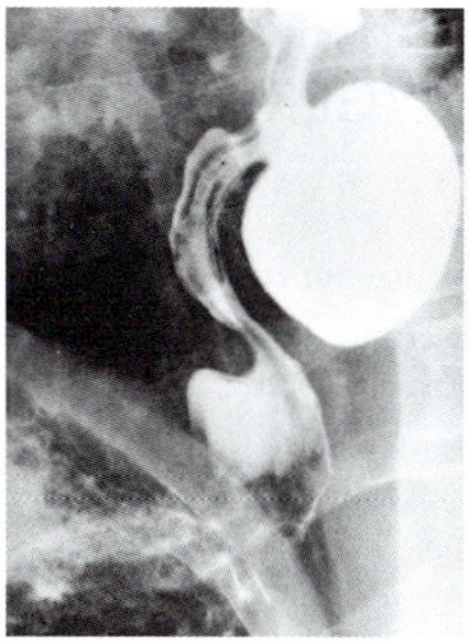

Abb. 5.8 Ösophagusbreischluck mit Darstellung eines epiphrenischen Divertikels [R234]

5.3.2 Epiphrenisches Divertikel

Definition Kann sowohl als Pulsionsdivertikel oberhalb des unteren Ösophagussphinkters als auch in Zusammenhang mit der Achalasie als echtes Divertikel in Erscheinung treten.

Symptomatik
- Häufig asymptomatisch
- Dysphagie
- Regurgitation

Diagnostik
- Anamnese, klinische Untersuchung
- Ösophagusbreischluck (➤ Abb. 5.8)
- ÖGD
- Manometrie (v. a. aufgrund der häufigen Assoziation mit Achalasie)

Therapie
- Therapieindikation bei Symptomatik
- Aufgrund der Seltenheit dieses Divertikels existiert kein standardisiertes Therapieverfahren
- Umfasst die Divertikulektomie oder Divertikulopexie mit oder ohne Myotomie mit Deckung an der Abtragungsstelle mittels Fundoplicatio nach Dor (➤ Abb. 5.10) bei gleichzeitig bestehender Achalasie
- Sowohl transthorakal als auch transabdominal möglich, beides auch in minimalinvasiver Technik

5.4 Gastroösophageale Refluxkrankheit (GERD)

Definition Auftreten von Symptomen und/oder Läsionen der Speiseröhre durch Rückfluss von Mageninhalt

MERKE
Gemäß der S2k-Leitlinie der deutschen Gesellschaft für Gastroenterologie von 2023 gibt es keinen Goldstandard für die Diagnose GERD: „Konklusive Evidenz für die Diagnose GERD liegt vor, wenn in der Diagnostik eine erosive Refluxösophagitis LA C oder D oder ein Barrett-Ösophagus (histologisch > 1 cm) oder eine peptische Stenose oder eine pathologische pH-Metrie mit einer Säure-Expositions-Zeit > 6 % vorliegt." (DGVS 2023a, S. 868)
LA steht hier für die Ausprägung gemäß Los-Angeles-Klassifikation. Im klinischen Alltag hat sich die Montreal-Klassifikation etabliert (➤ Abb. 5.9).

5

Epidemiologie
- Mit dem Alter zunehmende Prävalenz
- in Ländern mit hohem Lebensstandard höhere Prävalenz
- in Deutschland ca. 25 %, wobei ca. 10 % eine Refluxösophagitis entwickeln

Ätiologie
- Hoher BMI
- Fehlernährung, mangelnde Bewegung
- Nikotinabusus
- Genetische Disposition
- Vorhandensein einer Hiatushernie

Tab. 5.2 LA-Klassifikation der Refluxösophagitis (Lundell et al. 1999)

Stadium	Befundmerkmale
A	Eine oder mehrere Schleimhautläsionen von max. 5 mm Länge
B	Eine oder mehrere Erosionen auf den Faltenkuppen, davon mindestens eine > 5 mm
C	Erosionen, die sich über mehrere Faltenkuppen erstrecken, aber max. 75 % der Zirkumferenz betreffen
D	Zirkuläre Läsionen, die mehr als 75 % des Gesamtumfangs des Ösophagus einnehmen

Klassifikation Die Einteilung der Refluxösophagitis erfolgt anhand des endoskopischen Erscheinungsbilds gemäß der Los Angeles-(LA-)Klassifikation (➤ Tab. 5.2).

Symptomatik
- Retrosternales Brennen
- Saures Aufstoßen
- Epigastrische Schmerzen
- Chronische Bronchitis, chronischer Husten durch nächtlichen Volumenreflux

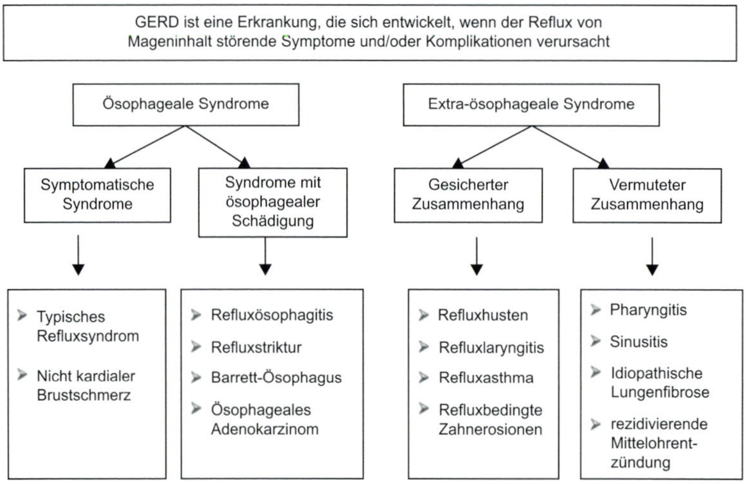

Abb. 5.9 Definition der GERD und ihrer zugehörigen Syndrome (Montreal-Definition und Klassifikation nach Vakil et a. 2006) [F421-002]

Diagnostik

- Ausführliche Anamnese, klinische Untersuchung
- ÖGD mit Biopsie zum Ausschluss Barrett-Ösophagus oder Malignom
- Funktionsdiagnostik mittels pH-Metrie und Manometrie

Therapie

- Konservative Therapie:
  - Allgemeinmaßnahmen: Gewichtsreduktion, Schlafen mit erhöhtem Oberkörper, Nikotinkarenz, Meiden spätabendlicher Mahlzeiten
  - Medikamentös: PPI in Standarddosis, andere Antirefluxpräparate (H2-Rezeptorblocker, Alginate, Antazida)

MERKE

Bei kompliziertem GERD (LA C/D, peptische Stenose, Barrett-Ösophpagus) Empfehlung zur PPI-Dauertherapie.

- Operative Therapie:
  - Laparoskopische Fundoplicatio als OP-Methode der ersten Wahl
  - 360°-Manschette nach Nissen-Rosetti vs. 270°-Manschette nach Toupet (➤ Abb. 5.10)
  - Fundoplicatio nach Dor, in der Refluxchirurgie kaum mehr angewandt; Indikationen nur noch bei Achalasie (➤ Kap. 5.2.1) und epiphrenischem Divertikel (➤ Kap. 5.3.2)

MERKE

Eine Antirefluxoperation sollte bei langjährigem gesichertem Reflux und bei kompliziertem GERD angeboten werden, insbesondere wenn Patient*innen eine langfristige Medikamenteneinnahme nicht tolerieren. Die Indikationsstellung erfordert eine interdisziplinäre Evaluation. Präoperativ sind stets eine Manometrie und eine pH-Metrie durchzuführen.

Gemäß Leitlinie sollen vor einer Operation folgende Kriterien evaluiert werden (DGVS 2023a, S. 888):

- „Typische Symptome (Anamnese!)
- Länge, Art und Therapie des Refluxgeschehens
- Positive PPI-Response
- Änderung der PPI-Therapie
- Präsenz einer Hiatushernie
- Inkompetente Antirefluxbarriere
- Pathologische Säureexposition mit Symptomkorrelation
- Veränderung der Lebensqualität"

Bei Patient*innen mit psychischen Grunderkrankungen kann der Erfolg einer Antirefluxoperation eingeschränkt sein.

- Postoperative Komplikationen
  - Dysphagie mit Gas-Bloat-Syndrom
  - Teleskopphänomen bei fehlender Fixierung der Manschette am Ösophagus
  - Denervationssyndrom bei Vagusverletzung mit Gastroparese
  - Refluxrezidiv bei Manschettenlösung
  - Narbige Stenosen am Hiatus

MERKE

Dysphagie oder Schmerzen nach Antirefluxoperationen mit Einschränkung der Lebensqualität erfordern eine weiterführende Diagnostik zum Ausschluss postoperativer Komplikationen.

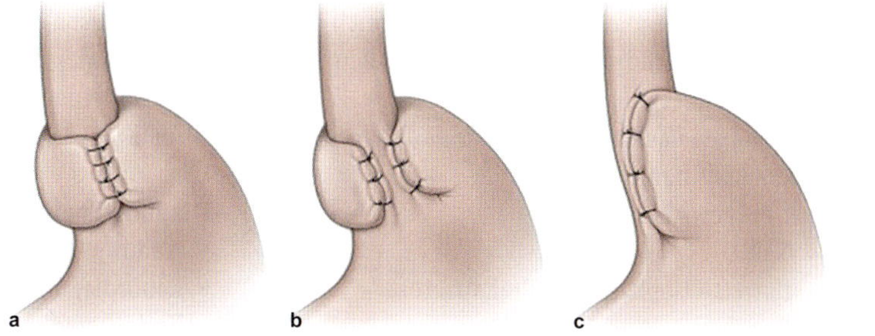

Abb. 5.10 Schematische Darstellung einer Fundoplicatio nach Nissen mit 360°-Manschette (a), einer partiellen posterioren Fundoplicatio nach Toupet (b) und einer 90° anterioren Fundoplicatio nach Dor (c) [F123-003]

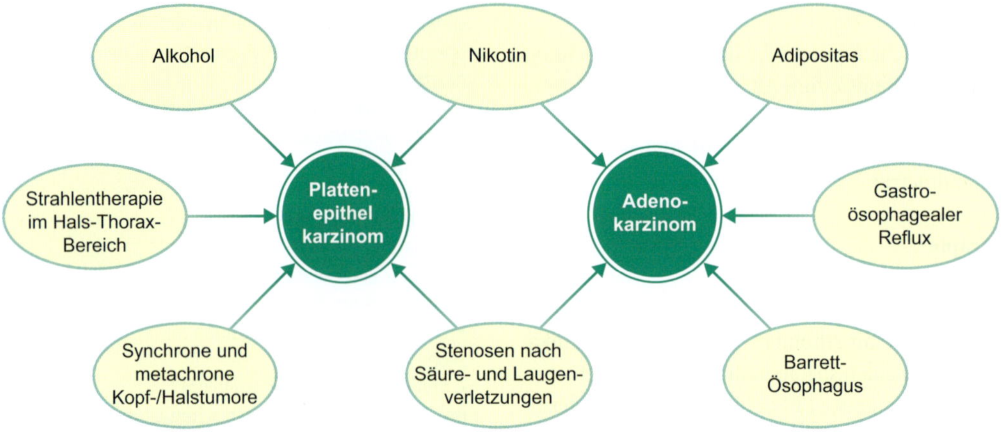

Abb. 5.11 Risikofaktoren für ein Ösophaguskarzinom [L234]

5.5 Ösophaguskarzinom

Definition

- Ca. 50–60 % Adenokarzinome mit überwiegender Lokalisation im unteren Ösophagusdrittel (> 90 %)
- Adenokarzinome am gastroösophagealen Übergang (AEG-Tumoren, Klassifikation nach Siewert)
- Ca. 40–50 % Plattenepithelkarzinome, welche in allen Lokalisationen auftreten können, zu ca. 50 % im mittleren Ösophagusdrittel lokalisiert

Epidemiologie

- Inzidenz in Deutschland bei ca. 6–8/100.000 Einwohner pro Jahr, steigende Inzidenz von Adenokarzinomen in den letzten Jahren
- Männer häufiger betroffen als Frauen (3 : 1)
- Altersgipfel 6.–7. Lebensdekade

Ätiologie (➤ Abb. 5.11)

- Plattenepithelkarzinome:
  - Alkohol-/Nikotinabusus
  - Strahlentherapie im Hals-/Thoraxbereich
  - Synchrone und metachrone Kopf-/Halstumoren
  - Achalasie
  - Stenosen nach Säure-/Laugenverätzungen
- Adenokarzinome:
  - Übergewicht/Adipositas
  - GERD
  - Barrett-Ösophagus als Präkanzerose
  - Rauchen
  - Achalasie
  - Stenose nach Säure-/Laugenverätzungen

Tab. 5.3 Klassifikation der AEG-Tumoren nach Siewert (1998)

Typ	Lokalisation
AEG-Typ I	Zentrum des Tumors 1–5 cm oberhalb der Z-Linie
AEG-Typ II	Zentrum des Tumors 1 cm über bis 2 cm unter der Z-Linie („Kardiakarzinom")
AEG Typ III	Zentrum des Tumors 2–5 cm unterhalb der Z-Linie, subkardiale Lokalisation

Klassifikation

- Klassifikation der AEG-Tumoren nach Siewert ➤ Tab. 5.3
- TNM-Klassifikation ➤ Tab. 5.4

Symptomatik

- Dysphagie
- Heiserkeit
- Retrosternale Schmerzen
- Gastrointestinale Blutungen
- Allgemeinsymptome: Appetitlosigkeit, B-Symptomatik

Diagnostik

- Anamnese, klinische Untersuchung
- Labordiagnostik
- Endoskopie mit Biopsie

Tab. 5.4 TNM-Klassifikation des Ösophaguskarzinoms [G924]

Primärtumor	
Tis	Carcinoma in situ
T1a	Infiltration der Lamina propria oder Muscularis mucosae
T1b	Infiltration der Submukosa
T2	Infiltration der Muscularis propria
T3	Infiltration der Adventitia
T4a	Infiltration von Pleura, Perikard, V. azygos, Zwerchfell oder Peritoneum
T4b	Infiltration anderer Nachbarorgane, z. B. Trachea, Aorta, Wirbelsäule
Lymphknoten	
N0	Keine LK-Metastasen
N1	1–2 regionäre LK-Metastasen
N2	3–6 regionäre LK-Metastasen
N3	≥ 7 regionäre LK-Metastasen
Fernmetastasen	
M0	Keine Fernmetastasen
M1	Fernmetastasen oder nicht-regionäre Lymphknoten (z. B. supraklavikulär)

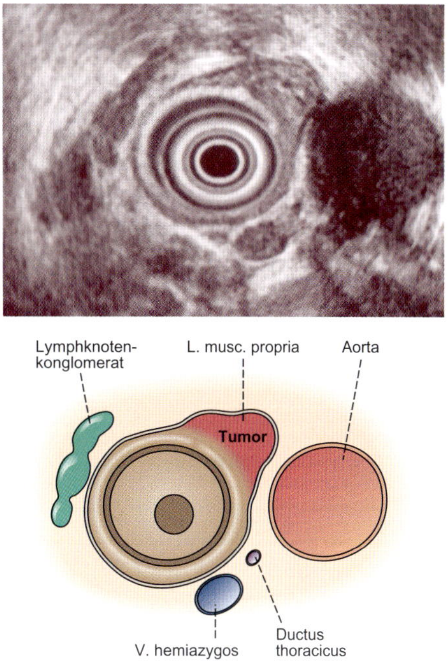

Abb. 5.12 Endosonografische und schematische Darstellung eines Ösophaguskarzinoms [L106, R217]

- Stagingdiagnostik:
  - Sonografie Abdomen: Ausschluss Lebermetastasen
  - Sonografie Hals: Ausschluss zervikaler Lymphknotenmetastasen
  - Endosonografie des oberen GI-Trakts (➤ Abb. 5.12)
  - CT Hals, Thorax, Abdomen
  - PET-CT bei lokal fortgeschrittenen Tumoren (cT2–4 und cTx, N+), falls kurativ behandelbar
  - Flexible Bronchoskopie bei lokal fortgeschrittenen Tumoren mit Kontakt zum Bronchialsystem
  - Diagnostische Laparoskopie bei Adenokarzinomen des distalen Ösophagus oder AEG-Tumoren bei lokal fortgeschrittenen Befunden (cT3–4) zum Ausschluss von Leber-, Peritonealmetastasen

MERKE

Gemäß der aktuellen S3-Leitlinie „Diagnostik und Therapie der Plattenepithelkarzinome und Adenokarzinome (DGVS 2023b) erfordert jede neu aufgetretene Dysphagie, gastrointestinale Blutung, rezidivierende Aspiration, rezidivierendes Erbrechen, Dyspepsie, Gewichtsverlust und/oder Inappetenz eine frühzeitige Endoskopie (➤ Abb. 5.13), wobei die hochauflösende Videoendoskopie die höchste Sensitivität und Spezifität für den Nachweis von Neoplasien des oberen Gastrointestinaltraktes besitzt und daher als Standardverfahren eingesetzt werden soll.

Therapie (➤ Abb. 5.14, ➤ Abb. 5.15)

- Endoskopische Therapie:
  - Endoskopische Mukosaresektion bei hochgradiger intraepithelialer Neoplasie (HGIEN) oder mukosalen Karzinomen (keine Lymphgefäß- oder Veneninvasion [L0, V0], keine Ulzerationen, Grading G1/2) im Barrett-Ösophagus
  - Endoskopische Submukosadissektion als Alternative zur OP bei oberflächlicher Submukosainfiltration eines Adenokarzinoms OHNE Risikofaktoren (pT1sm1, < 500 µm Tiefeninvasion, L0, V0, G1/2, < 20 mm, keine Ulzerationen)
  - Thermische Ablation der Barrett-Mukosa nach erfolgreicher Resektion von Neoplasien im Barrett-Ösophagus
  - Endoskopische En-bloc-Resektion bei HGIEN oder mukosalem Karzinom im Plattenepithel

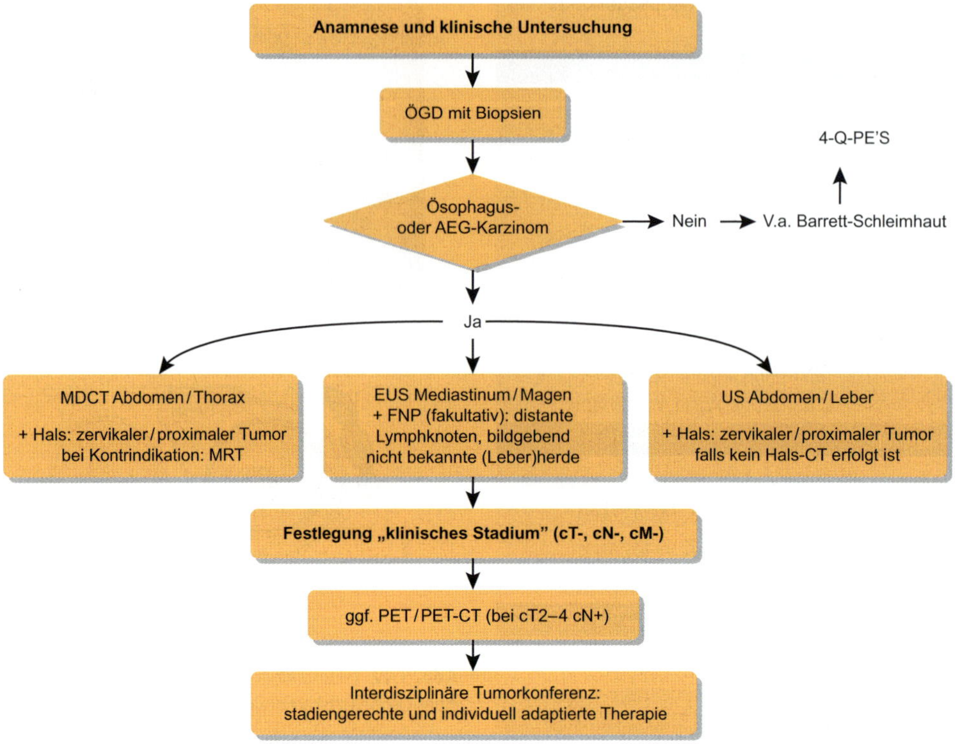

Abb. 5.13 Diagnostischer Algorithmus des Ösophaguskarzinoms (DGVS 2023b) [W1315]

(L0, V0, keine Ulzerationen, G1/2, Infiltrationstiefe m1/m2)

MERKE
Nach erfolgreicher endoskopischer Therapie werden endoskopische Kontrollen nach 3 Monaten, danach für 2 Jahre halbjährlich, danach jährlich empfohlen.

- Operative Therapie:
  - AEG-III-Tumoren: transhiatal erweiterte Gastrektomie mit distaler Ösophagusresektion
  - AEG-II-Tumoren: je nach Lokalisation der Haupttumormasse transhiatal erweiterte Gastrektomie mit distaler Ösophagusresektion, rechts-thorakale subtotale Ösophagektomie oder transhiatale abdomino-zervikale subtotale Ösophagektomie
  - Karzinome im distalen und mittleren Ösophagusdrittel: transathorakale subtotale Ösophagektomie
  - Ggf. komplette Ösophagogastrektomie bei Befall beider Organe notwendig
  - Karzinome im oberen Ösophagusdrittel: totale Ösophagektomie oder zervikale Ösophagusresektion über zervikalen Zugang mit oberer Sternotomie (ABER: primäre Radiochemotherapie als Therapiealternative)
  - Lymphadenektomie: Ausmaß abhängig von der Lokalisation des Primärtumors, Zweifeldlymphadenektomie als Standard

MERKE
Eine chirurgische Resektion sollte immer dann erfolgen, wenn durch eine endoskopische Therapie keine R0-Situation erreicht werden kann und eine vollständige Entfernung des Tumors und der regionalen Lymphknoten möglich ist. Bei präoperativem Nachweis von Fernmetastasen soll gemäß der Leitlinie (DGVS 2023) keine Operation erfolgen. Bei intraoperativem Befund vorher nicht bekannter, sehr limitierter Fernmetastasen können diese zusammen mit dem Primärtumor entfernt werden.

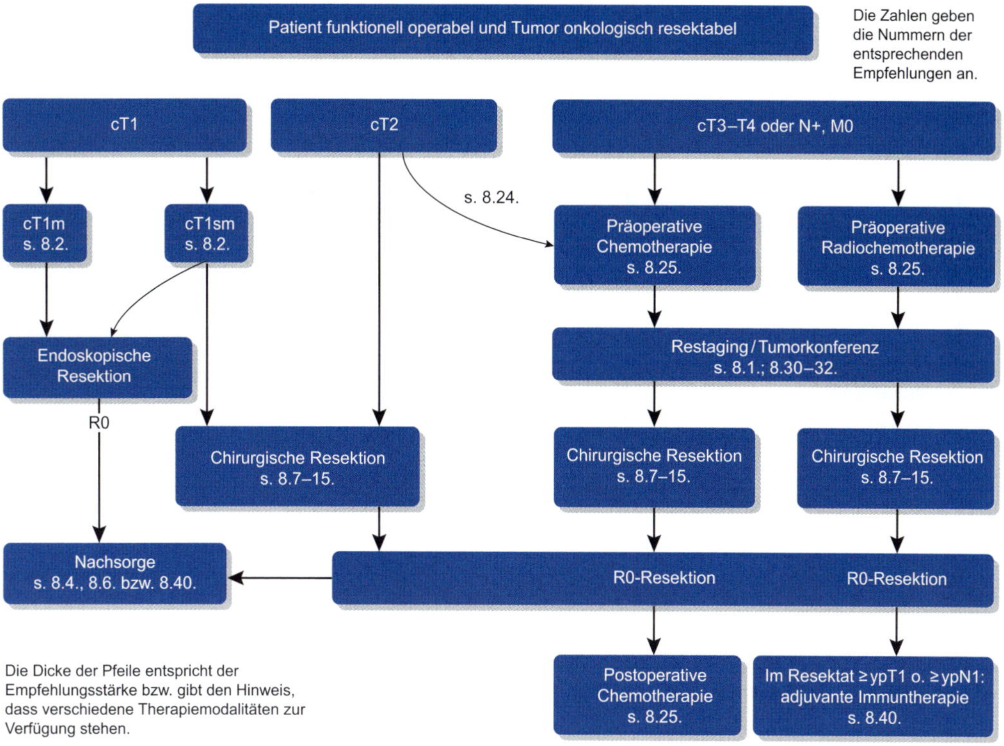

Abb. 5.14 Therapiealgorithmus bei operablen Adenokarzinomen des Ösophagus und des gastroösophagealen Übergangs (DGVS 2023b). 4-QPE'S: 4-Quadranten-Probeexzisionen; US: Ultraschall; EUS: endoskopischer Ultraschall; FNP: Feinnadelbiopsie; MDCT: Mehrzeilendetekor-Computertomografie [W1315]

EXKURS

Rekonstruktionsverfahren

In der aktuellen Leitlinie von 2023 sind die empfohlenen Rekonstruktionsverfahren nach Ösophagusresektionen festgehalten:

- „Nach transhiatal erweiterter Gastrektomie mit distaler Ösophagusresektion sollte mit einer End-zu-Seit Ösophagojejunostomie Roux-Y rekonstruiert werden.
- Nach subtotaler Ösophagektomie sollte ein Magenhochzug mit hoch intrathorakaler Ösophagogastrostomie erfolgen, bei totaler Ösophagektomie mit zervikaler Anastomose. Bei nicht geeignetem Mageninterponat oder nach totaler Ösophagogastrektomie sollte eine Koloninterposition erfolgen." (DGVS 2023b, S. 90)

- Multimodale Therapiekonzepte
  - „Kann-Empfehlung" für eine perioperative Chemotherapie für lokalisierte Adenokarzinome des Ösophagus und AEG-Tumoren im Tumorstadium cT2
  - Perioperative Chemotherapie oder präoperative Radiochemotherapie für chirurgisch resektable Adenokarzinome des distalen Ösophagus und AEG-Tumoren im Tumorstadium cT3/cT4 oder cN+
  - Definitive Radiochemotherapie als Alternative zur operativen Therapie bei lokalisierten Plattenepithelkarzinomen des zervikalen Ösophagus, ggf. auch als neoadjuvantes Konzept
  - Präoperative Radiochemotherapie bei fortgeschrittenen Plattenepithelkarzinomen des Ösophagus cT3, cT4 oder cN+
  - Radiochemotherapie bei nicht-resektablen Befunden unabhängig von der Entität

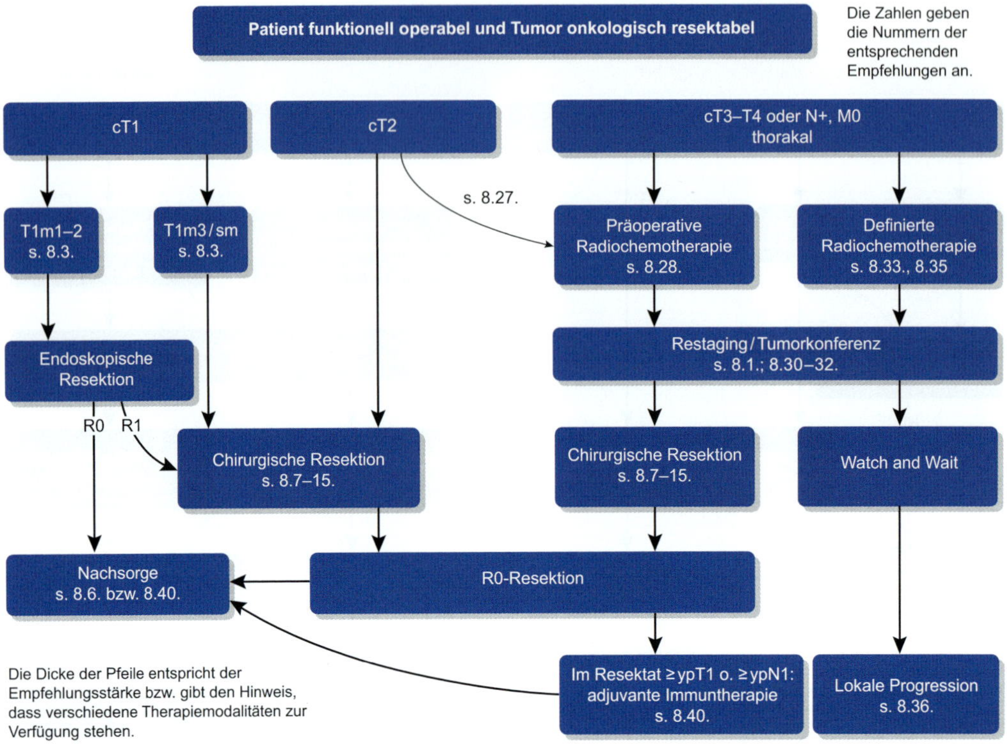

Abb. 5.15 Therapiealgorithmus bei operablen Plattenepithelkarzinomen des Ösophagus (DGVS 2023b) [W1315]

MERKE

Wird nach neoadjuvanter Radiochemotherapie mit anschließender R0-Resektion eines Platten- oder Adenokarzinoms in der histologischen Aufarbeitung des Resektats noch ein Resttumor nachgewiesen (ab ypT1 oder ypN1), sollte eine adjuvante Immuntherapie mit Nivolumab über 1 Jahr erfolgen.

- Palliative Therapie – Adenokarzinom:
  - Systemtherapie für alle metastasierten oder nicht kurativ behandelbaren Tumoren
  - Bestimmung von HER2-Status (Human Epidermal Growth Factor Receptor Type 2) als prädiktiver Faktor für eine Therapie mit Trastuzumab und Bestimmung des PD-L1-CPS (Combined Positive Score des Programmed-Cell-Death-Liganden 1) als prädiktiver Faktor für eine Therapie mit einem Immun-Checkpoint-Inhibitor vor Einleitung der palliativen Systemtherapie
  - HER2-negativ und PD-L1-CPS < 5: Platin-/Fluoropyrimidin-haltige Zwei- oder Dreifachkombination
  - HER2-negativ und PD-L1 CPS 5–10: Erweiterung der Systemtherapie um Nivolumab
  - HER2-negativ und PD-L1 CPS > 10: Erweiterung der Systemtherapie um Pembrolizumab
- Palliative Therapie – Plattenepithelkarzinom:
  - Systemtherapie für metastasierte oder nicht kurativ behandelbare Tumoren
  - PD-L1 CPS < 10: Kombinationstherapie aus einem Platin-Derivat mit einem Fluoropyrimidin oder einem Taxan
  - PD-L1 CPS > 10: Erweiterung der Systemtherapie um Pembrolizumab
  - Palliative Radiochemotherapie bei lokalen Symptomen (z. B. Blutungen, Stenosen)

MERKE

Da Frühsymptome fehlen, werden Ösophaguskarzinome bei einem Großteil der Patient*innen in einem bereits fortgeschrittenen oder metastasierten Stadium diagnostiziert. Nur ca. 40 % sind zum Zeitpunkt der Diagnosestellung noch kurativ behandelbar. Hieraus ergibt sich eine ungünstige Prognose mit einem 5-Jahres-Überleben von ca. 10 %.

Tab. 5.5 Endoskopische Klassifikation von Ösophagusverätzungen nach Zargar (1989)

Grad	Kennzeichen
0	Normalbefund
1	Lokale Hyperämie, Ödem
2a	Kontaktvulnerabilität der Schleimhaut, Hämorrhagien, Blasenbildung, oberflächliche Erosionen
2b	Zusätzlich zu 2a: zirkuläre Ulzerationen oder tiefe Erosionen
3a	Großflächige, bis zur Adventitia penetrierende Ulzerationen, kleine disseminierte Nekroseareale mit brauner, schwarzer oder grauer Verfärbung
3b	Zusätzlich zu 3a: großflächige zirkuläre Nekroseareale
4	Perforation

5.6 Verletzungen des Ösophagus

5.6.1 Verätzungen

Definition
- Direkte Schädigung des Ösophagus durch Ingestion aggressiver Flüssigkeiten
- Säureverätzungen: Koagulationsnekrosen der Speiseröhre
- Laugenverätzungen: Kolliquationsnekrosen der Speiseröhre

Epidemiologie
- Betrifft zu 80 % Kinder
- Ca. 20 % Erwachsene, meist in suizidaler Absicht

Klassifikation Endoskopische Einteilung nach Zargar (➤ Tab. 5.5).

Symptomatik
- Sehr variabel und abhängig von Art und Menge der verschluckten Flüssigkeit
- Schluckbeschwerden
- Schmerzen in Mund, Hals, Thorax, ggf. Abdomen
- (Blut-)erbrechen
- Husten, Stridor
- Ggf. akutes Abdomen und Schock bei Perforation

Diagnostik
- Anamnese/Fremdanamnese
- Klinische Untersuchung incl. Inspektion des Mund-/Rachenraums, ggf. Laryngoskopie
- Sonografie Thorax/Abdomen
- Ggf. Röntgen/CT bei Verdacht auf Perforation
- Endoskopie

Therapie
- Allgemeinmaßnahmen:
  - Intensivmedizinische Überwachung
  - Hämodynamische Stabilisierung, Atemwegssicherung
  - Flüssigkeitssubstitution
  - Analgesie
  - Magensondenanlage
  - Antibiotikaprophylaxe
  - Steroidtherapie, insbesondere bei Beteiligung der Atemwege
- Operative Therapie:
  - Indiziert bei Perforation, ausgedehnten Nekrosen, Blutungen
  - Resektion betroffener Areale bis hin zur kompletten Ösophagektomie bei großflächigen Nekrosen/Ischämie
  - Endoskopische Therapie: Bougierung von Stenosen/Strikturen

MERKE
Verätzungen des oberen Gastrointestinaltrakts sind im Erwachsenenalter selten. Bei höhergradigen Verätzungen, Perforationen oder Kreislaufinstabilität kann eine frühzeitige operative Therapie die Morbidität und Mortalität verringern. Dies erfordert in der Regel die Resektion der betroffenen Strukturen.

5.6.2 Ösophagusperforation

Definition
- Perforierende Verletzung der Speiseröhre durch:
  - Stumpfes oder penetrierendes Thorax-/Bauchtrauma (z. B. Stich-, Schussverletzungen)
  - Iatrogen (z. B. durch Endoskopien)
  - Ingestion von Fremdkörpern oder Verätzungen
  - Barotrauma durch starkes Erbrechen: Boerhaave-Syndrom
- Meist in Kombination mit einer Mediastinitis

5

Symptomatik

- Abhängig von Ursache und Lokalisation der Perforation
- Thoraxschmerz
- Dyspnoe
- Schocksymptomatik bis hin zum Kreislaufversagen

Diagnostik

- Anamnese/Fremdanamnese
- Klinische Untersuchung, ggf. Schockraummanagement
- Sonografie Thorax/Abdomen
- Röntgen/CT
- Endoskopie

Therapie

- Allgemeinmaßnahmen:
  - Kreislaufstabilisierung, Atemwegssicherung
  - Intensivmedizinische Therapie
  - Ggf. Anlage von Thoraxdrainagen
- Endoskopische Therapie:
  - Clipping (OTSC-Clip) bei kurzstreckigen Verletzungen
  - Stenteinlage
  - Endovac™-Therapie
- Operative Therapie:
  - Indikation bei langstreckigen Verletzungen, Kreislaufinstabilität, septischem Krankheitsbild bei Mediastinitis
  - Ziel: Verschluss der Perforationsstelle mittels Naht, ggf. Omentumplastik und Einlage großlumiger Drainagen mediastinal
  - Je nach Lokalisation der Perforation zervikaler, thorakaler oder abdominaler Zugang nötig

CAVE

Perforationen des Ösophagus erfordern eine schnelle Diagnostik und Therapie. Bei Überschreiten des 24-h-Intervalls für die Diagnosestellung steigt die Letalität auf bis zu 40 %.
Häufig werden chirurgische und endoskopische Therapiemaßnahmen kombiniert, z. B. operative Übernähung eines Defekts mit gleichzeitiger Einlage eines Stents.

EXKURS

Boerhaave-Syndrom

Durch heftiges, schwallartiges Erbrechen kommt es zu einer Perforation meist im distalen Ösophagus. Klinisch imponieren ein vernichtender Thoraxschmerz mit Dyspnoe und fortschreitendem Kreislaufeinbruch sowie ein Hautemphysem. Eine CT-radiologische Untersuchung sichert die Diagnose (➤ Abb. 5.16). Das Boerhaave-Syndrom weist unbehandelt eine nahezu 100%-ige Letalität auf und erfordert daher eine rasche Therapie in Form eines operativen transthorakalen oder transabdominalen Defektverschlusses, ggf. in Kombination mit endoskopischen Therapieverfahren (➤ Abb. 5.17). Großlumige Drainagen sollen der Entstehung einer Mediastinitis entgegenwirken. Auch mit zeitnaher operativer Therapie beträgt die Letalität ca. 20–40 %.

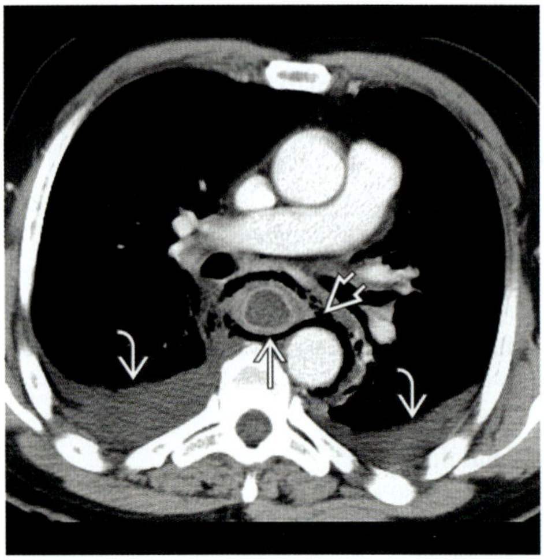

Abb. 5.16 CT-Aufnahme eines Boerhaave-Syndroms mit mediastinalen Lufteinschlüssen und begleitenden Pleuraergüssen [E1082]

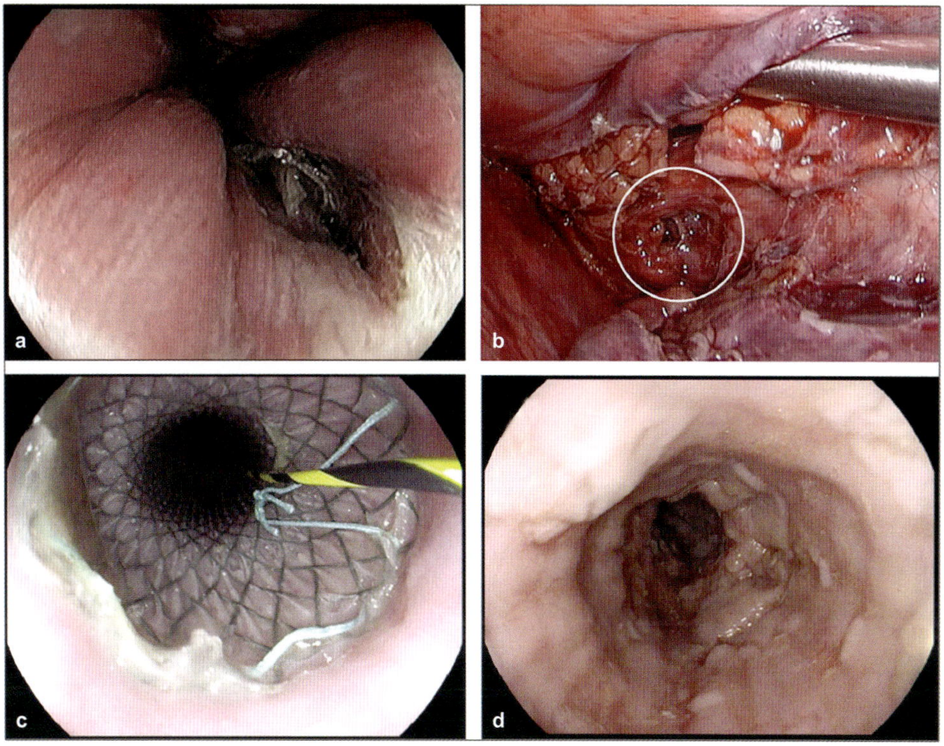

Abb. 5.17 Endoskopie bei Boerhaave-Syndrom [F394-003]
a) Endoskopische Darstellung der Perforationsstelle von innen bei Boerhaave-Syndrom
b) Laparoskopische Darstellung der Perforationsstelle von außen
c) Einlage eines gecoverten Metallstents;
d) Endoskopische Darstellung 6 Wochen nach Perforation nach Stententfernung

LITERATUR

Brombart M. Le diverticule pharyngo-oesophagien de Zenker. Considerations pathogenetiques. J Belg Radiol 1953; 76: 128.

De Lusong MAD, Timbol ABG, Tuazon DJS. Management of esophageal caustic injury, World J Gastrointest Pharmacol Ther. 2017; 8(2): 90–98.

Deutsche Gesellschaft für Gastroenterologie, Verdauungs- und Stoffwechselkrankheiten (DGVS 2023a). S2k-Leitlinie Gastroösophageale Refluxkrankheit und eosinophile Ösophagitis. Version 4.1 vom 11.08.2023. AWMF-Registernummer: 021–013.

Deutsche Gesellschaft für Gastroenterologie, Verdauungs- und Stoffwechselkrankheiten e.V. (DGVS 2023b). S3-Leitlinie Diagnostik und Therapie der Plattenepithelkarzinome und Adenokarzinome des Ösophagus. Version 4.0 vom 14.12.2023. AWMF-Registernummer: 021/023OL.

Gockel I, Müller M, Schumacher J. Achalasie – eine oft zu spät diagnostizierte und ätiologisch ungeklärte Krankheit. Dtsch Ärztebl Int. 2012; 109(12): 209–214.

Lundell LR, Dent J, Bennett JR et al. Endoscopic assessment of oesophagitis: clinical and functional correlates and further validation of the Los Angeles Classification. Gut 1999, 45, 172–180.

Siewert JR, Stein HJ. Classification of adenocarcinoma of the esophagogastric junction. Br J Surg: 1998; 85(11): 1457–1459.

Vial CM, Whyte RI. Boerhaave's syndrome: diagnosis and treatment. Surg Clin North Am. 2005; 85(3): 515–524.

Wittekind C. TNM-Klassifikation maligner Tumoren. 8. Aufl. Weinheim: Wiley VCH, 2017.

Zargar SA, Kochhar R, Nagi B, Mehta S, Mehta SK. Ingestion of corrosive acids. Spectrum of injury to upper gastrointestinal tract and natural history. Gastroenterology. 1989; 97: 702–707.

KAPITEL

6 Magen/Duodenum

6.1 Anatomie und Physiologie

Anatomie

Magen:

- Untergliederung des Magens in:
  - Kardia
  - Fundus
  - Corpus
  - Antrum
  - Pylorus
- Arterielle Versorgung des Magens (➤ Abb. 6.1):
  - A. gastrica dextra aus der A. hepatica propria
  - A. gastrica sinistra aus dem Truncus coeliacus
  - A. gastroepiploica/gastroomentalis dextra aus der A. gastroduodenalis
  - A. gastroepiploica/gastroomentalis sinistra aus der der A. lienalis
  - Aa. gastricae breves aus der A. lienalis
- Venöser Abstrom entspricht dem arteriellen Verlauf und drainiert über die Pfortader
- Lymphabflussgebiete (➤ Abb. 6.2):
  - Kompartiment I (LK-Gruppen 1–6): alle Lymphknoten direkt am Magen: parakardial, an der kleinen und großen Kurvatur, supra- und infrapylorisch
  - Kompartiment II (LK-Gruppe 7–12): LK entlang der großen Gefäße: A. gastrica sinistra, A. hepatica communis, Truncus coeliacus, Milzhilus, A. lienalis, LK am Lig. hepatoduodenale
  - Kompartiment III (LK-Gruppe 13–16): hinter dem Pankreaskopf, an der Mesenterialwurzel und dem Mesenterium, entlang der Aorta abdominalis

MERKE

Die Kenntnis der Lymphknotenstationen ist für die onkologische Magenchirurgie essenziell, da eine onkologische Gastrektomie eine D2-Lymphadenektomie erfordert, also die Resektion der Lymphknotenkompartimente I und II.

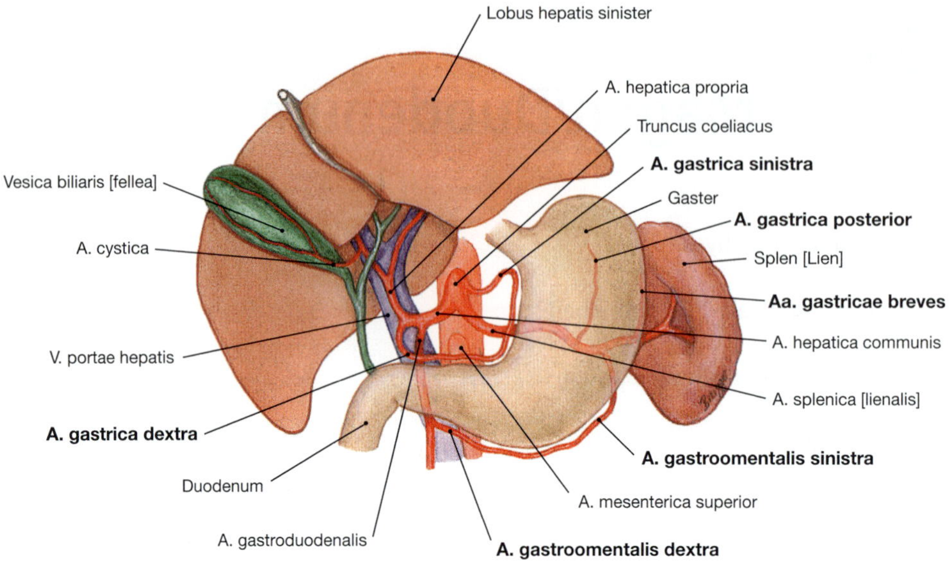

Abb. 6.1 Arterielle Versorgung des Magens [S700]

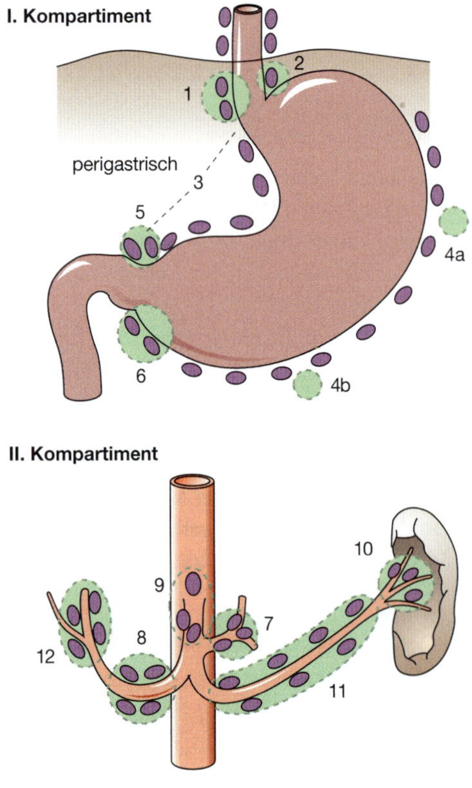

Abb. 6.2 Schematische Darstellung der Lymphknotenkompartimente I und II des Magens [R217]

Duodenum:

- Untergliederung des Duodenums in:
  - Ampulla duodeni
  - Pars superior duodeni
  - Pars descendens duodeni
  - Pars inferior duodeni
  - Pars ascendens duodeni
- Arterielle Versorgung des Duodenums (➤ Abb. 6.3):
  - A. pancreaticoduodenalis superior anterior et posterior aus der A. gastroduodenalis
  - A. pancreaticoduodenalis inferior aus der A. mesenterica superior
  - Kleinere Äste direkt aus der A. gastroduodenalis
- Venöser Abstrom erfolgt über die Pfortader

Wandaufbau: Sowohl Magen als auch Duodenum zeigen den für den Verdauungstrakt typischen Wandaufbau aus:

- Tunica mucosa
- Tunica submucosa
- Tunica muscularis
- Tela subserosa
- Tunica serosa bzw. adventitia

Physiologie

Magen:

- Zwischenspeicherung und Zerkleinerung der Nahrung
- Partielle Fett- und Proteinverdauung

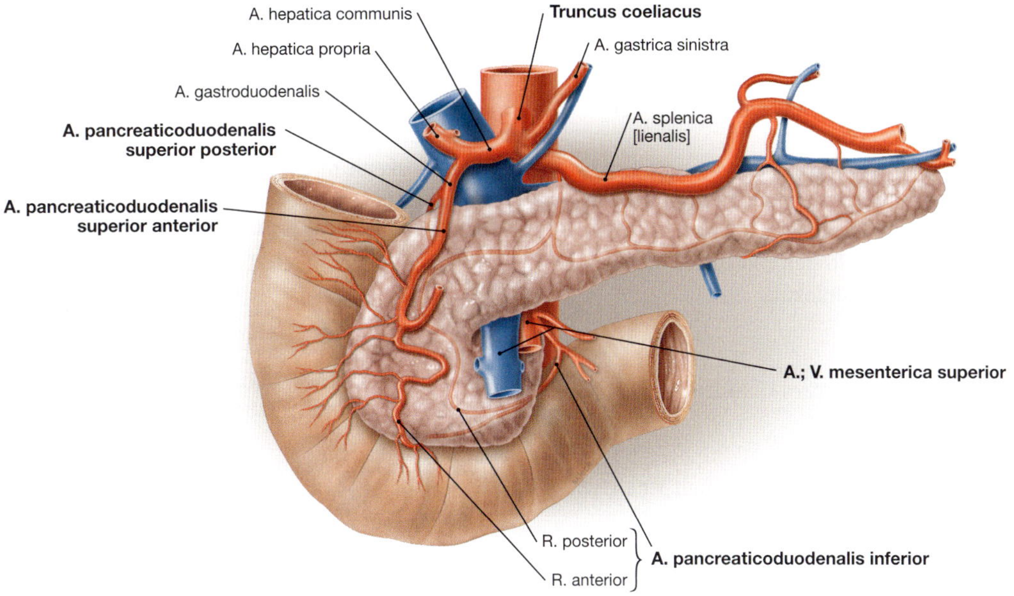

Abb. 6.3 Arterielle Versorgung des Duodenums [S700-L238]

- Schaffung eines sauren Milieus durch Bildung von Salzsäure mit Abtötung von Bakterien
- Bildung des Intrinsic Factors

Duodenum:

- Neutralisierung des sauren Mageninhalts durch bikarbonatreiches Sekret
- Beimischung von Galle und Pankreassekret zur Fortsetzung der Fett- und Proteinverdauung

6.2 Gastroduodenale Ulkuskrankheit

Definition

- Ulkus: Läsion von Mukosa, Submukosa und Muscularis mucosae
- Erosion: Läsion auf Mukosa begrenzt
- Penetration: Eindringen des Geschwürs in ein Nachbarorgan

Epidemiologie

- Inzidenz in Deutschland ca. 200/100.000 Einwohner pro Jahr
- Ca. 10 % der Bevölkerung entwickeln im Laufe des Lebens ein Ulkus
- Ulcus duodeni ca. 2- bis 3mal häufiger als Ulcus ventriculi
- Ulcus duodeni:
  - Altersgipfel: 3.–5. Lebensdekade
  - 80 % männliche Patienten
  - Lokalisation: zumeist Bulbus duodeni vorderwandseitig
- Ulcus ventriculi:
  - Altersgipfel: 5–7. Lebensdekade
  - Männer häufiger betroffen als Frauen (4 : 1)
  - Zu 80 % an der kleinen Magenkurvatur oder Antrum lokalisiert

Ätiologie

- Helicobacter-pylori-(Hp-)Besiedelung
  - Hp-Nachweis in ca. 90 % bei Ulcus duodeni, ca. 75 % bei Ulcus ventriculi, Inzidenz der Hp-assoziierten Gastritis jedoch fallend
  - Bei unter 30-Jährigen mit Ulkuskrankheit Hp-Nachweis < 15 %
- NSAR-assoziierte Ulkuskrankheit
  - Einnahme nichtsteroidaler Antirheumatika (NSAR) erhöht Risiko für Ulkusleiden um das 5-Fache
  - Bei gleichzeitiger Einnahme von Glukokortikoiden: Risiko um das 10- bis 15-Fache erhöht

- Stressulkus
  - Meist ischämiebedingt, v. a. bei Intensivpatienten
  - Ursachen: Polytrauma, große chirurgische Eingriffe, Verbrennungen
- Zollinger-Ellison-Syndrom (➤ Kap. 4)
  - Gastrin-produzierender Tumor (meist in Pankreas oder Duodenum lokalisiert)
  - Gehäuftes Auftreten von Ulzera in atypischer Lage oder multilokulär

Klassifikation

- Akutes vs. chronisches Ulkusleiden:
  - Akutes Ulkus
    - Stressulkus
    - Ulcus simplex Dieulafoy (auf Mukosa begrenztes Ulkus)
  - Chronisches Ulkus
    - Ulcus ventriculi
    - Ulcus duodeni
- ABC-Klassifikation der chronischen Ulkuskrankheit/Gastritis ➤ Tab. 6.1

Symptomatik

- Ulcus ventriculi:
  - Sofortschmerz nach Nahrungsaufnahme
  - Epigastrische Schmerzen
- Ulcus duodeni:
  - Nüchternschmerz
  - Nächtliche Schmerzen
  - Besserung nach Nahrungsaufnahme
- Bei Perforation oder Penetration in benachbarte Organe Vollbild eines akuten Abdomens mit Begleitpankreatitis möglich

Diagnostik

- Anamnese, klinische Untersuchung
- Labordiagnostik

Tab. 6.1 ABC-Klassifikation des chronischen Ulkusleidens

Typ	Ursache	Häufigkeit
Typ-A-Gastritis	Autoimmun bedingt, perniziöse Anämie	5 %
Typ-B-Gastritis	Hp-Infektion	85 %
Typ-C-Gastritis	Chemische Noxen, reaktiv	10 %

- Nicht-invasive Hp-Diagnostik: Atemtest, Antigennachweis im Stuhl, IgG-Antikörpernachweis aus dem Blut
- Invasive Hp-Diagnostik: Histologie, Urease-Schnelltest, Kultur, PCR
- Endoskopie mit Biopsie und Helicobacter-Diagnostik
- Ggf. Bildgebung bei V. a. Ulkusperforation oder -penetration mittels CT

CAVE

Hinter jedem Ulkus kann sich ein Malignom verbergen. Bei endoskopischem Nachweis eines gastralen Ulkus sollten daher mindestens 8 Biopsien aus dem Ulkusgrund entnommen werden.
Bei Helicobacter-Nachweis sollte 4–8 Wochen nach Eradikationstherapie eine endoskopisch-bioptische Kontrolle durchgeführt werden, um die Abheilung des Ulkus zu bestätigen und bei vollständiger Abheilung erneut Biopsien zum Malignitätsausschluss zu entnehmen. (DGVS 2022)

Therapie

Konservative Therapie:

- Eradikationstherapie bei positivem Hp-Nachweis
  - First-Line-Therapie: Bismuth-haltige Quadrupeltherapie für mindestens 10 Tage (PPI, Bismuth, Metronidazol, Tetrazyklin)
  - French Triple: PPI, Clarithromycin, Amoxicillin
  - Italian Triple: PPI, Clarithromycin, Metronidazol

CAVE

In den letzten Jahren ist es in vielen Ländern, insbesondere auch Deutschland, zu einer veränderten Resistenzlage gekommen. Die Effektivität der Clarithromycin-basierten Standardtherapie sinkt zunehmend ab, weshalb die „klassische" Triple-Therapie von der Bismuth-basierten Quadrupeltherapie abgelöst wurde. Bei Erfolglosigkeit der primären Vierfach-Therapie sollte eine Resistenztestung erfolgen. Die Second-Line-Therapie umfasst dann unter Berücksichtigung der Resistenzlage eine Standard-Triple-Therapie oder eine Fluorochinolon-haltige Triple-Therapie über 14 Tage.

- Nicht-Hp-assoziiertes Ulkus
  - Ersatz von NSAR durch andere Analgetika
  - PPI-Therapie

Operative Therapie:

- Indikationen:
  - Endoskopisch nicht stillbare Ulkusblutung
  - Ulkusperforation

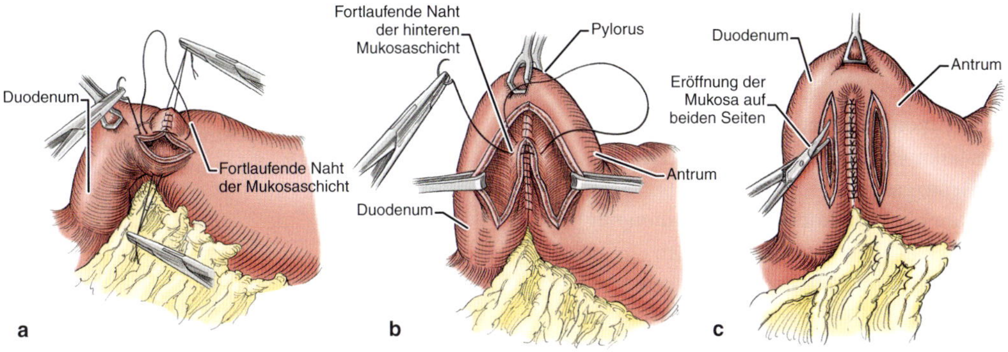

Abb. 6.4 a) Pyloroplastik nach Heineke-Mikulicz: Längsinzision im Bereich des Pylorus über eine Länge von mind. 6 cm mit anschließender querer Allschichtnaht. b) Pyloroplastik nach Finney: Kurzschluss des proximalen Duodenums mit dem distalen Magen über eine U-förmige Inzision. Während bei Finney der Pylorus in die Anastomose mit einbezogen wird, bleibt bei Jaboulay (c) der Pylorus erhalten [E1363]

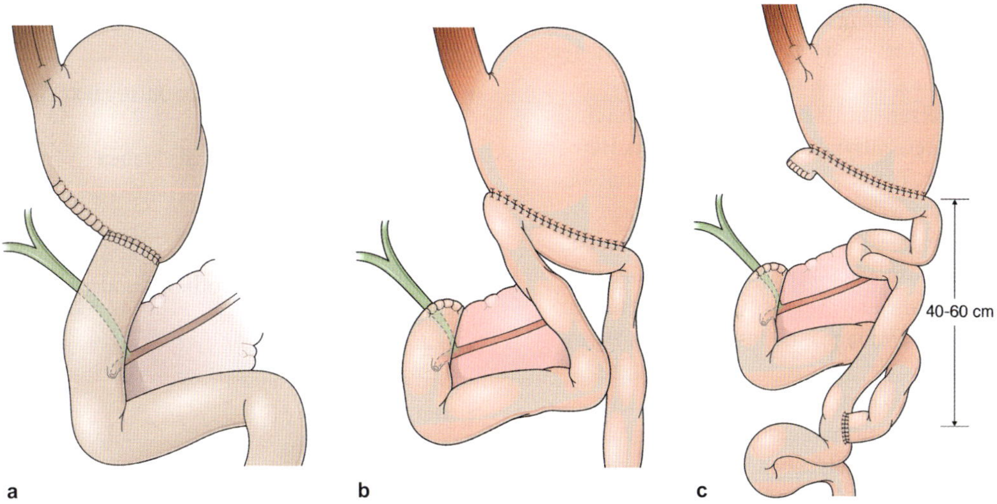

Abb. 6.5 a) Billroth-I-OP: distale Magenresektion mit Rekonstruktion als Gastroduodenostomie. b)/c) Billroth-II-OP: distale Magenresektion mit Rekonstruktion als Gastrojejunostomie, entweder mit Omega-Schlinge und Braun-Fußpunktanastomose (b) oder als Roux-Y-Rekonstruktion (c) [E914]

  - Pylorusstenose
  - Versagen der konservativen Therapie trotz adäquater Behandlung
  - Karzinomverdacht
  - Gastrinom
- Operatives Vorgehen:
  - Perforiertes Ulcus ventriculi: operative Ulkusexzision (Histologie!) und Übernähung, postoperative PPI-Therapie
  - Perforiertes Ulcus duodeni: sparsame Exzision und quere Naht
  - Pyloroplastik nach Heineke-Mikulicz bei Ulkusperforation im Bereich des Pylorus oder Pylorusstenose (➤ Abb. 6.4a)
  - Anastomosierungsplastik nach Finney und Jaboulay bei großem Defekt im Bereich des Pylorus (➤ Abb. 6.4b)
  - Billroth-I- oder -II-Resektion (➤ Abb. 6.5) bei größeren Defekten (selten notwendig)

Komplikationen

- Rezidivulkus
- Stenose, Strikturen
- Blutungen
- Perforation, Penetration
- Spätkomplikationen nach Magenresektion:
  - Refluxgastritis
  - Dumping-Syndrom (Früh-/Spätdumping)
  - Afferent-/Efferent-Loop-Syndrom
  - Magenstumpfkarzinom (Häufigkeit ca. 6–16 % nach Magenresektionen mit einer Latenzzeit bis zur Karzinomentstehung von bis zu 15 Jahren)

EXKURS

Dumping-Syndrom

Störung der Vasomotorik mit postprandialen abdominellen und systemischen Beschwerden nach gastralen oder bariatrischen Operationen.
Frühdumping: krampfartige abdominale Schmerzen mit Übelkeit, Erbrechen, Durchfall und Kreislaufsymptomatik (Schwitzen, Herzklopfen, Blutdruckabfall, Synkope) unmittelbar nach der Nahrungsaufnahme. Unverdaute hyperosmolare Nahrung gelangt direkt in den Dünndarm und führt zu einer Dehnung der Darmwand und osmotisch bedingter Flüssigkeitsverschiebung mit Einstrom in das Darmlumen.
Spätdumping: ein bis zwei Stunden nach Nahrungsaufnahme auftretende Kreislaufsymptomatik durch fehlenden Vorverdauung durch den Magen, was mit einer starken Insulinausschüttung und darauffolgender Hypoglykämie einhergeht.

Schlingensyndrome

Afferent-Loop-Syndrom/Syndrom der zuführenden Schlinge: Durch Abflussbehinderung der afferenten Schlinge des Duodenums kommt es zum Aufstau von Gallen-/Pankreassekret und Mageninhalt (z. B. bei Billroth-II-Resektion mit fehlender Braun-Fußpunktanastomose, wobei zugeführte Nahrung in die zuführende Schlinge gelangen kann)
Efferent-Loop-Syndrom/Syndrom der abführenden Schlinge: Abflussbehinderung der efferenten Jejunalschlinge, z. B. durch Knickbildung oder Stenose, womit die Magenentleerung behindert wird.
Bei beiden Schlingensyndromen kommt es klinisch zu Durchfällen, postprandialer Übelkeit/Erbrechen sowie zu abdominalem Druck- und Völlegefühl.

6.3 Obere gastrointestinale Blutung

Definition

- Blutung aus Ösophagus, Magen oder Duodenum
- Ca. 80–85 % aller gastrointestinalen Blutungen im oberen GI-Trakt lokalisiert

Epidemiologie

- Inzidenz in Deutschland ca. 100/100.000 Einwohner pro Jahr
- Männer häufiger betroffen als Frauen

Ätiologie

- Ulcus duodeni/ventriculi (in ca. 50 % ursächlich)
- Ösophagusvarizen (bei vorbestehender Leberzirrhose häufigste Ursache)
- Refluxösophagitis
- Mallory-Weiß-Läsionen
- Tumorblutung
- Angiodysplasie

Klassifikation ➢ Tab. 6.2

Tab. 6.2 Forrest-Klassifikation der oberen gastrointestinalen Blutung (Forrest et al. 1974) [F210-007]

Form	Klinik
Forrest Ia	Arteriell spritzende Blutung
Forrest Ib	Sickerblutung
Forrest IIa	Ulkus mit sichtbarem Gefäßstumpf
Forrest IIb	Ulkus mit adhärentem Blutkoagel
Forrest IIc	Hämatinbelag im Ulkusgrund
Forrest III	Ulkus ohne Stigmata einer vorausgegangenen Blutung

Symptomatik

- Bluterbrechen/Hämatinerbrechen
- Blutungsanämie
- Teerstuhl
- Hämorrhagischer Schock

Diagnostik

- Anamnese/Fremdanamnese, Medikamentenanamnese (Antikoagulation?)
- Körperliche Untersuchung
- Labordiagnostik inkl. BGA, Gerinnung, Kreuzblut
- Abdomensonografie
- Endoskopie

Therapie

Allgemeinmaßnahmen:

- Kreislaufstabilisierung, Atemwegssicherung
- Volumentherapie, ggf. Bluttransfusion
- Gerinnungsoptimierung
- PPI-Gabe
- Vasopressinanaloga bei Varizenblutungen im Zusammenhang mit Leberzirrhose (z. B. Terlipressin, Somatostatin)

Endoskopische Therapie:

- Darstellung und Therapie der Blutungsursache (➤ Abb. 6.6, ➤ Abb. 6.7)
- Fibrinkleber
- Adrenalinunterspritzung
- Clipping (➤ Abb. 6.7), Banding

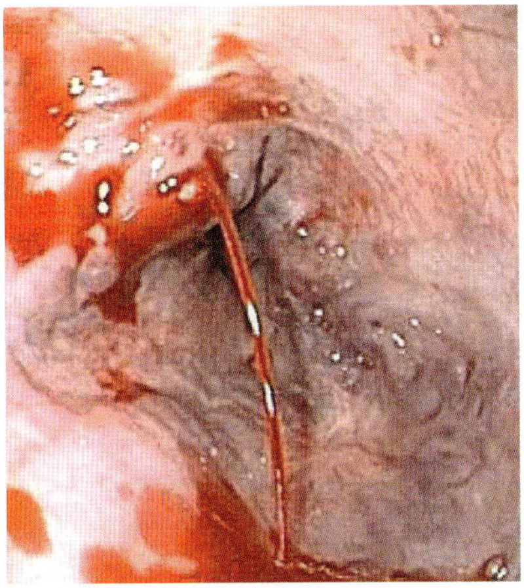

Abb. 6.6 Endoskopische Darstellung einer aktiv blutenden Ösophagusvarize [E723]

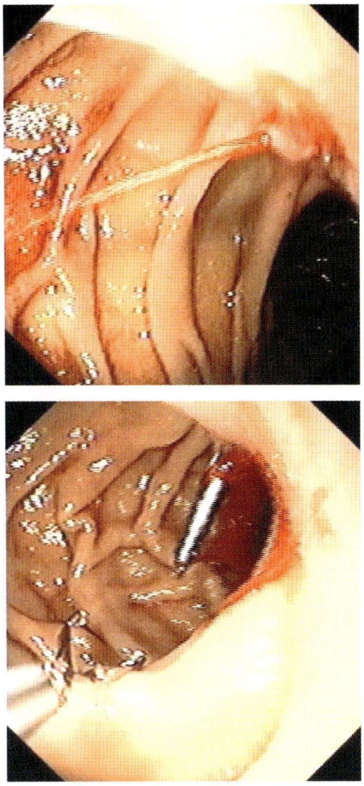

Abb. 6.7 Endoskopische Darstellung eines blutenden Ulcus duodeni mit anschließendem Clipping [R211]

- Sengstaken-/Linton-Sonde (➤ Abb. 6.8), selbstexpandierende Metallgitterstents (SEMS) bei Ösophagus- oder Fundusvarizenblutung

Angiografische Interventionen

- Selektive angiografische Embolisation als Alternative bei endoskopisch nicht stillbarer Blutung
- „Rescue-TIPS" (transjugulärer intrahepatischer Shunt-Stent) bei nicht stillbarer Varizenblutung

Operative Therapie:

- Indikation:
  - Endoskopisch/interventionell nicht stillbare Blutungen
  - Blutungen in Begleitung einer Perforation
  - Instabile Kreislaufverhältnisse mit anhaltend hohem Transfusionsbedarf trotz endoskopischer Therapie

Operatives Vorgehen:

- Möglichst organerhaltende Blutstillung mittels selektiver Umstechung nach Gastrotomie/Duodenotomie

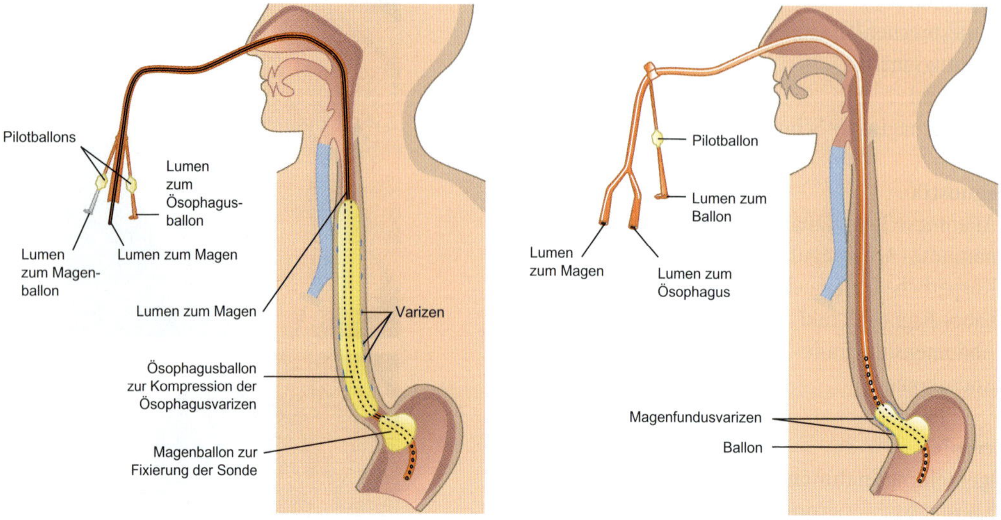

Abb. 6.8 Ösophagussonden zur akuten Blutstillung bei Ösophagusvarizen: links Sengstaken-Blakemore-Sonde, rechts Linton-Nachlas-Sonde [L138]

6

- Notfall-Shunt-Operationen bei Varizenblutung und Leberversagen zur Senkung des Pfortaderhochdrucks
- Verlegung in Transplantationszentrum erwägen bei rezidivierenden Varizenblutungen

MERKE

Über 90 % aller oberen gastrointestinalen Blutungen sistieren spontan oder können endoskopisch gestillt werden. Auch für Rezidivblutungen, welche in ca. 15–20 % der Fälle auftreten, wird zunächst eine erneute endoskopische Therapie angestrebt. Die häufigste Lokalisation endoskopisch nicht stillbarer Blutungen ist die Hinterwand des Bulbus duodeni. Hier erfolgt die offene Duodenotomie mit Ulkusübernähung und extraduodenaler Ligatur der A. gastroduodenalis und der A. gastroomentalis dextra. Alternativ kommen resezierende Verfahren z. B. nach Billroth II zur Anwendung.

6.4 Magenkarzinom

Definition

- Maligne Neoplasie des Magens, > 90 % Adenokarzinome
- Häufigste Lokalisation: kleine Kurvatur, Antrum

Epidemiologie

- Weltweit zweithäufigste krebsbezogene Todesursache
- Inzidenz in Deutschland ca. 20–30/100.000 Einwohner pro Jahr
- Mittleres Erkrankungsalter in der 7. Lebensdekade

Ätiologie/Risikofaktoren

- Helicobacter pylori/chronisch aktive Typ-B-Gastritis (Correa-Hypothese: Hp-Infektion → atrophische Gastritis → intestinale Metaplasie → invasives Karzinom)
- Genetische Disposition (2- bis 3-fach erhöhtes Risiko für Verwandte 1. Grades)
- Hereditäres Magenkarzinom (Keimbahnmutation bei 1–3 %)
  - Hereditäres diffuses Magenkarzinom (HDGC)
  - Familiäres intestinales Magenkarzinom (FIGC)
  - Gastrales Adenokarzinom mit proximaler Polypose des Magens (GAPPS)
  - Zudem erhöhtes Risiko bei familiärer adenomatöser Polyposis (FAP), hereditärem nichtpolypösem Kolonkarzinom (HNPCC), Peutz-Jeghers-Syndrom (➤ Kap. 11.3)
- Magen-Operationen in der Vergangenheit
- Perniziöse Anämie

- Alkohol-, Nikotinabusus
- Epstein-Barr-Virus(EBV)-Infektion
- Morbus Ménétrier („Riesenfaltenmagen", Karzinominzidenz ca. 8 %)

MERKE

Ca. 1–3 % aller Magenkarzinome sind auf eine Keimbahnmutation des CDH1-Gens zurückzuführen. Das IGCLC (international Gastric Cancer Linkage Consortium) empfiehlt daher eine CDH1-Mutationsanalyse bei Vorliegen mindestens eines der folgenden Kriterien:
- Unabhängig vom Erkrankungsalter sind zwei oder mehr Verwandte ersten oder zweiten Grades an einem Magenkarzinom erkrankt, wobei in mindestens einem Fall ein diffuses Magenkarzinom vorliegt.
- Ein Familienmitglied hat vor dem 40. Lebensjahr ein diffuses Magenkarzinom entwickelt.
- In der Familie sind sowohl ein diffuses Magenkarzinom als auch ein lobuläres Mammakarzinom aufgetreten, in mindestens einem der Fälle vor dem 50. Lebensjahr.

Weiterhin kann bei folgenden Familien eine Testung erwogen werden:
- Bilaterales lobuläres Mammakarzinom vor dem 50. Lebensjahr oder eine Familienanamnese von mindestens zwei lobulären Mammakarzinomen vor dem 50. Lebensjahr
- Eigen- oder Familienanamnese einer Lippen-/Kiefergaumenspalte und eines diffusen Magenkarzinoms
- Histologischer Nachweis eines In-situ-Siegelringzellkarzinoms und/oder einer pagetoiden Ausbreitung von Siegelringzellen, da diese Befunde praktisch nie bei sporadischen Fällen beobachtet werden

Klassifikation:
- Lauren-Klassifikation:
  - Intestinaler Typ nach Lauren, 50–60 %
  - Diffuser Typ nach Lauren, ca. 30 %
  - Mischtyp, ca. 15 %
- Histopathologische Einteilung:
  - Adenokarzinom, 90–95 % (papillär, tubulär, muzinös, Siegelringkarzinom)
  - Adenosquamöses Karzinom, ca. 4 %
  - Plattenepithelkarzinom, < 1 %
  - Undifferenziertes Karzinom, < 1 %
- TNM/UICC-Klassifikation ➤ Tab. 6.3, ➤ Abb. 6.9)

Symptomatik:
- Inappetenz, Völlegefühl
- Aversion gegen Fleisch

Tab. 6.3 TNM-Klassifikation des Magenkarzinoms, 8. Auflage (Wittekind 2017) [G924]

Primärtumor	
Tis	Carcinoma in situ
T1a	Infiltration der Lamina propria oder Muscularis mucosae
T1b	Infiltration der Submukosa
T2	Infiltration der Muscularis propria
T3	Infiltration der Subserosa
T4a	Perforation der Serosa
T4b	Infiltration von benachbarten Strukturen
Lymphknoten	
N0	Keine LK-Metastasen
N1	1–2 regionäre LK-Metastasen
N2	3–6 regionäre LK-Metastasen
N3a	7–15 LK-Metastasen
N3b	≥ 16 LK-Metastasen
Fernmetastasen	
M0	Keine Fernmetastasen
M1	Fernmetastasen

- Allgemeinsymptome: B-Symptomatik, Leistungseinbruch
- Anämie
- Teerstuhl

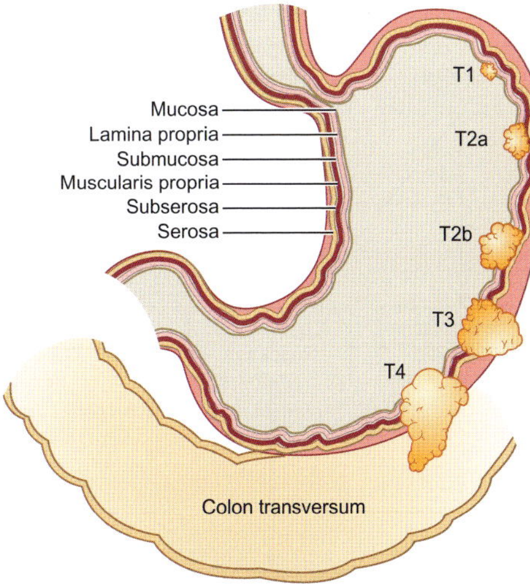

Abb. 6.9 Schematische Darstellung der Magenkarzinome T1–T4 [G1319]

6

Diagnostik:
- Anamnese, inkl. Familienanamnese
- Klinische Untersuchung
- Labordiagnostik, Tumormarker CA72-4
- Endoskopie (➤ Abb. 6.10) mit Biopsie
- Staging-Diagnostik:
  - Endosonografie
  - Sonografie Abdomen
  - CT Thorax, Abdomen, Becken
  - Staging-Laparoskopie bei lokal fortgeschrittenen Tumoren (cT3/T4) vor Beginn einer neoadjuvanten Therapie

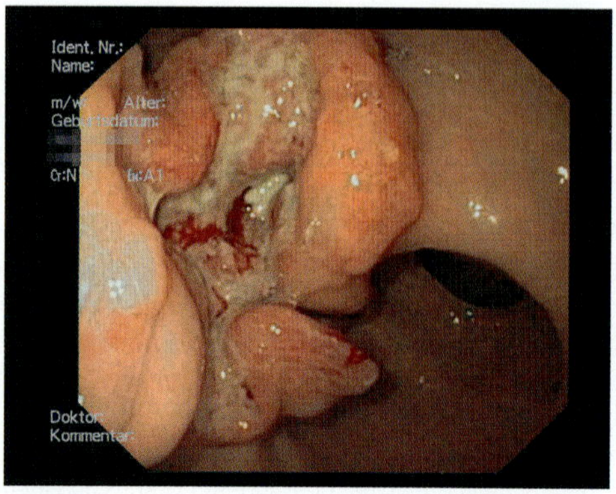

Abb. 6.10 Endoskopische Darstellung eines Magenkarzinoms [T824]

Therapie (Therapiealgorithmus ➤ Abb. 6.11)
Endoskopische Therapie:
- Endoskopische En-bloc-Resektion bei intraepithelialen Neoplasien und Magenfrühkarzinomen, welche folgende vier Kriterien erfüllen:
  - ≤ 2 cm Durchmesser
  - Nicht ulzeriert
  - Mukosakarzinom
  - Intestinaler Typ nach Lauren bzw. histologischer Differenzierungsgrad gut oder mäßig (G1/G2)
- Endoskopische Submukosadissektion (ESD) bei Magenfrühkarzinomen mit maximal einem „erweiterten Kriterium“:
  - Differenziertes Mukosakarzinom (G1/G2) ohne Ulzeration und Größe ≥ 2 cm
  - Differenziertes Mukosakarzinom mit Ulzeration und Größe ≤ 3 cm
  - Gut differenzierte Karzinome mit Submukosainvasion < 500 µm und Größe < 3 cm
  - Undifferenzierte Mukosakarzinome < 2 cm Durchmesser (sofern bioptisch kein Nachweis von Tumorzellen im Abstand ≤ 1 cm besteht)

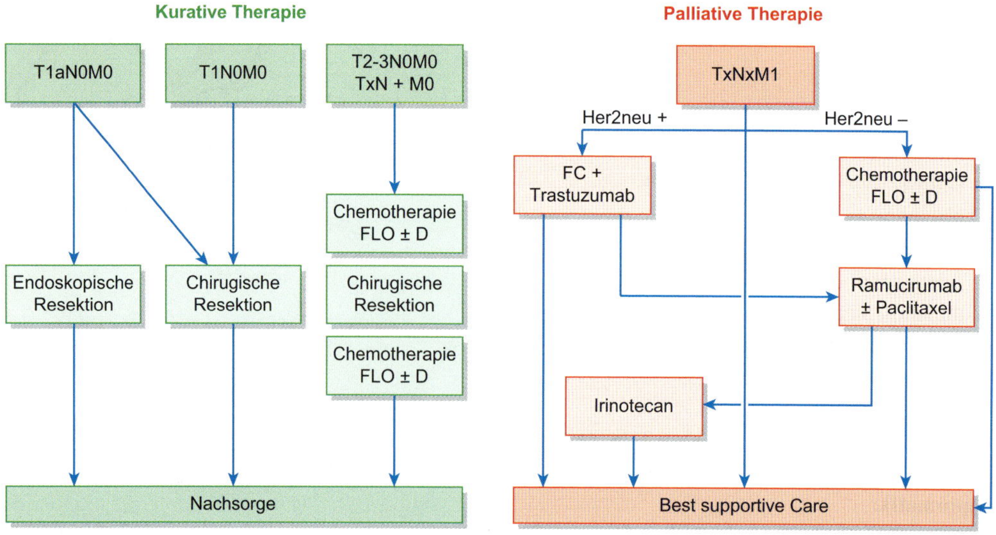

Abb. 6.11 Therapiealgorithmus des Magenkarzinoms. FLO: Therapieschema mit 5-Fluorouracil, Leukovorin und Oxaliplatin; D: Docetaxel; FC: Therapieschema mit 5-FU und Cisplatin [L231/P930]

MERKE
Nach endoskopischer Resektion eines Magenfrühkarzinoms wird eine endoskopische Überwachung zunächst nach 3–6 Monaten, danach jährlich empfohlen.

Operative Therapie:
- Bei Magenfrühkarzinomen, welche endoskopisch nicht in sano abgetragen werden können
- Bei allen nicht metastasierten, lokal resektablen Tumoren in kurativer Intention
- T1-Tumoren: subtotale distale Resektion oder Gastrektomie mit D2-Lymphknotendissektion
- T2–4-Tumoren: Gastrektomie mit einem proximalen Sicherheitsabstand von 5 cm (intestinaler Typ) bzw. 8 cm (diffuser Typ) in situ
- Therapiestrategie bei AEG-Tumoren: ➤ Kap. 5.5

MERKE
Die onkologische Gastrektomie in kurativer Intention erfordert zudem die D2-Lymphadenektomie, also die Lymphknotendissektion der Kompartimente I und II. Erfolgt dies ohne Splenektomie/Pankreaslinksresektion, so sollen mindestens 25 regionäre Lymphknoten entfernt und histopathologisch untersucht werden.
Für die Klassifikation pN0 ist die Entfernung und histologische Untersuchung von mindestens 16 regionären Lymphknoten erforderlich.

Multimodale Therapie:
- cT2-Adenokarzinome: „Kann-Empfehlung" für eine perioperative Chemotherapie
- cT3–4 oder cN+: „Soll-Empfehlung" für eine perioperative Chemotherapie
- First-Line-Chemotherapie: FLOT (5-Fluorouracil, Folinsäure, Oxaliplatin, Taxan)
- Restaging nach Abschluss der neoadjuvanten Therapie mittels CT und ÖGD/Endosoografie

Palliative Therapie:
- Systemtherapie für alle metastasierten oder irresektablen Magenkarzinome empfohlen
- Bestimmung des HER-2-Status als positiver prädiktiver Faktor für eine Therapie mit Trastuzumab vor Beginn der palliativen Therapie
- First-Line-Therapie: Platin-/Fluoropyrimidinhaltige Kombinationstherapie (z. B. Cisplatin + 5-FU), bei HER-2-Nachweis: Erweiterung der Systemtherapie um Trastuzumab
- Bei nachgewiesener Mikrosatelliten-Instabilität: Therapieversuch mit Immuncheckpoint-Inhibitor (z. B. Pembrolizumab) nach Ausschöpfung der zugelassenen Therapieoptionen

6.5 MALT-Lymphom des Magens

Definition
- Extranodales Marginalzonenlymphom des Mukosa-assoziierten lymphatischen Gewebes (MALT)
- Tumorerkrankung des Lymphsystems der Schleimhäute (Magen enthält eigentlich kein lymphatisches Gewebe → MALT als sekundär erworbene Tumormanifestation auf dem Boden einer Helicobacter-Besiedelung)
- Betrifft zu ca. 50–70 % den Magen (seltener Auge, Speicheldrüsen, Lunge)

Epidemiologie
- Inzidenz < 1/100.000 Einwohner pro Jahr
- Mittleres Erkrankungsalter 60.–70. Lebensjahr

Klassifikation
- Es existiert eine Vielzahl von Klassifikationssystemen
- Im klinischen Alltag bewährt: Ann-Arbor-Klassifikation in der Modifikation nach Musshoff und Lugano-Klassifikation (➤ Tab. 6.4, ➤ Tab. 6.5).

Symptomatik
- Allgemeinsymptome: Schwäche, Leistungsknick, Abgeschlagenheit, B-Symptomatik
- Hämatin-/Bluterbrechen
- Teerstuhl
- Abdominale Schmerzen
- Häufig Zufallsbefund

Diagnostik
- Anamnese, klinische Untersuchung
- Labordiagnostik incl. Differenzialblutbild
- Endoskopie mit Endosonografie und Biopsie
- Helicobacter-pylori-Diagnostik
- Staging:
  - Sonografie Abdomen und peripherer Lymphknotenstationen
  - Koloskopie

Tab. 6.4 Musshoff-Modifikation der Ann-Arbor-Klassifikation von MALT-Lymphomen (Mushoff 1977, Höfler 1998)

Stadium	Ausbreitung
E I 1	Uni- oder multilokuläres Magenlymphom ohne Lymphknotenbeteiligung, beschränkt auf Mukosa und Submukosa
E I 2	Uni- oder multilokuläres Magenlymphom ohne Lymphknotenbeteiligung, mit Infiltration der Muscularis propria, Subserosa und/oder Serosa oder eines benachbarten Organs
E II 1	Uni- oder multilokuläres Magenlymphom jeder Infiltrationstiefe mit Befall regionaler Lymphknoten
E II 2	Uni- oder multilokuläres Magenlymphom jeder Infiltrationstiefe mit Befall regionaler Lymphknoten und infradiaphragmaler Lymphknoten und Infiltration in ein weiteres nicht-lymphatisches benachbartes Organ oder ein unterhalb des Zwerchfells lokalisiertes Organ
E II E	Uni- oder multilokuläres Magenlymphom jeder Infiltrationstiefe mit Lymphknotenbefall oberhalb und unterhalb des Zwerchfells sowie einem weiteren lokalisierten Organbefall, der auch oberhalb des Zwerchfells liegen kann
E IV	Uni- oder multilokuläres Magenlymphom ohne oder mit Lymphknotenbeteiligung und diffusem oder disseminiertem Befall eines oder mehrerer extragastraler Organe

Tab. 6.5 Lugano-Klassifikation des MALT-Lymphoms (nach Raderer et al. 2023)

Stadium	Ausbreitung
I	Auf Gastrointestinaltrakt begrenzt (einzelne Läsion oder multipel, nicht zusammenhängend)
II 1	Ausdehnung in das Abdomen, lokale nodale Beteiligung
II 2	Ausdehnung in das Abdomen, organferne nodale Beteiligung
II E	Penetration der Serosa in angrenzende Organe/Gewebe
IV	Disseminierter extranodaler Befall oder gleichzeitige supradiaphragmale Lymphknotenbeteiligung

  - CT Thorax, Abdomen, Becken
  - CT Kopf/Hals nur bei supradiaphragmalem Befall

Therapie Stadienabhängiges Therapieschema (➤ Abb. 6.12):
- Hp-Eradikationstherapie für alle Stadien empfohlen (auch ohne Hp-Nachweis)
- Systemtherapie oder Radiatio bei fehlender Remission oder fortgeschrittenen Befunden

MERKE
Der Großteil der MALT-Lymphome wird im Stadium I oder II diagnostiziert. Bei Hp-positiven Befunden zeigte sich bei alleiniger Eradikationstherapie eine Komplettremission von ca. 75 %. Auch bei Hp-negativen Lymphomen liegt die Remissionsrate noch bei ca. 20 %, weshalb eine Eradikationstherapie über alle Stadien unabhängig vom Hp-Status empfohlen wird. Bei inkompletter Remission oder Nichtansprechen der Eradikationstherapie stehen als weitere Therapiekonzepte bei symptomatischen Patient*innen die Radiatio oder die Systemtherapie zur Verfügung, wohingegen bei fehlender Symptomatik eine Watch-and-Wait-Strategie mit regelmäßiger endoskopischer Kontrolle verfolgt werden kann.

6.6 Benigne und maligne Neoplasien des Duodenums

6.6.1 Duodenaldivertikel

Definition
- Extraluminales Divertikel: meist als juxtapapilläres Divertikel innerhalb von 2–3 cm um die Ampulla Vateri gelegen (➤ Abb. 6.13)
- Intraluminales Divertikel:
  - Vollständig innerhalb des Duodenallumens
  - Seltene, angeborene Entwicklungsanomalie

Epidemiologie
- Extraluminale Divertikel: Zufallsbefund bei ca. 25 % aller ERCPs bei > 50-Jährigen
- Intraluminale Divertikel sehr selten

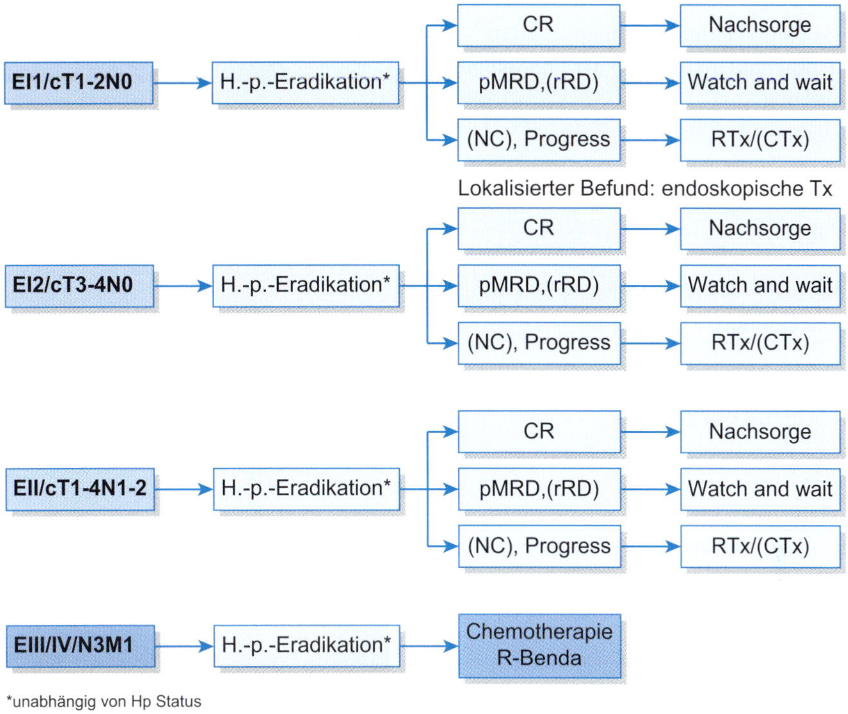

Abb. 6.12 Therapiealgorithmus des Magen-MALT-Lymphoms. CR: komplette Remission; CTx: Chemotherapie; H. p.: Helicobacter pylori; NC: No Change; pMRD: probable minimal residual disease; R: Rituximab; rRD: Responding Residual Disease; RTx: Radiotherapie [L231]

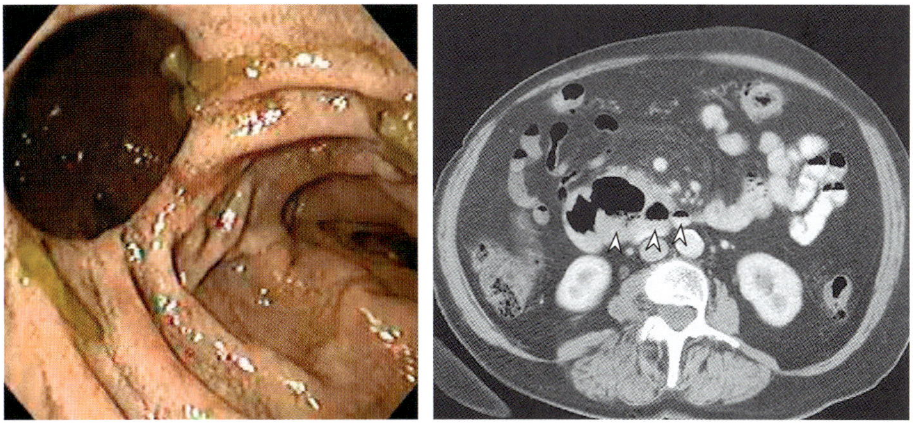

Abb. 6.13 Periampulläres Duodenaldivertikel in der Endoskopie und im KM-gestützten CT [E723]

Symptomatik

- Meist asymptomatischer Zufallsbefund in der Endoskopie
- Je nach Lage und Größe ggf. Blutungen, Entzündungen, bakterielle Besiedelung
- Unspezifische epigastrische Schmerzen
- Cholangitis, rezidivierende Pankreatitis bei Verlegung der Papilla Vateri
- Hoher Darmverschluss mit Vollbild des akuten Abdomens selten

Diagnostik

- Anamnese, klinische Untersuchung
- Meist Zufallsbefund im Rahmen der Endoskopie oder Bildgebung

Therapie

- Keine Therapieindikation bei asymptomatischen Divertikeln
- Endoskopische Resektion bei Symptomatik
- Ggf. operative Resektion bei endoskopisch nicht abtragbaren Befunden

6.6.2 Duodenalkarzinom

Definition

- Seltener epithelialer Tumor
- Gehört neben Adenokarzinomen des Pankreaskopfs, Karzinomen der Papilla Vateri und den distalen Gallengangskarzinomen zu den periampullären Tumoren

Epidemiologie

- < 0,5 % aller gastrointestinalen Tumoren
- Inzidenz ca. 1/100.000 Einwohner pro Jahr
- Altersgipfel 5.–7. Lebensdekade

Ätiologie

- Familiäre Belastung
- Hereditäre Tumorsyndrome, z. B. FAP, HNPCC, Peutz-Jeghers-Syndrom (➤ Kap. 11.3)
- Alkohol-, Nikotinabusus
- Chronisch entzündliche Darmerkrankungen
- Ernährungsfaktoren, z. B. fleischreiche Ernährung

Klassifikation ➤ Tab. 6.6

Symptomatik

- Frühsymptome fehlen
- Abdominalschmerz
- Übelkeit, Erbrechen
- Ikterus, Cholangitis, positives Courvoisier-Zeichen (schmerzloser Ikterus mit prall elastisch tastbarer Gallenblase)
- Obere gastrointestinale Blutung, Anämie, Hämatemesis

Tab. 6.6 TNM-Klassifikation des Duodenalkarzinoms, 8. Auflage (Wittekind 2017) [G924]

Primärtumor	
T1a	Infiltration von Lamina propria oder Muscularis mucosae
T1b	Infiltration der Submukosa
T2	Infiltration der Muscularis propria
T3	Infiltration der Subserosa oder nicht-peritonealisiertes perimuskuläres Gewebe (Mesenterium oder Retroperitoneum); Tumorausdehnung ≤ 2 cm
T4	Perforation viszerales Peritoneum oder Infiltration von Nachbarorganen, einschließlich anderer Dünndarmschlingen, Mesenterium, Retroperitoneum mit einem Abstand > 2 cm von der Darmwand, Infiltration des Pankreas

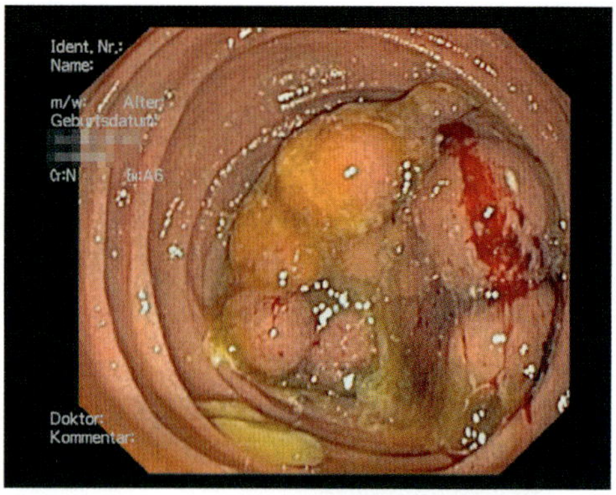

Abb. 6.14 Endoskopie bei großem Duodenalkarzinom [T824]

Diagnostik

- Anamnese, incl. Familienanamnese
- Klinische Untersuchung
- Sonografie Abdomen
- Labordiagnostik incl. Tumormarker (carcinoembryonales Antigen – CEA, CA 19-9)
- Endoskopie (➤ Abb. 6.14) mit Endosonografie, Biopsie zur histologischen Sicherung
- Staging-Diagnostik: CT Thorax/Abdomen

Therapie

Endoskopische Therapie:

- Intraepitheliale Neoplasien und auf Mukosa begrenze Frühkarzinome mit endoskopischer En-bloc-Resektion

- Palliative endoskopische Therapie, z. B. Stenting bei Stenose

Operative Therapie:
- Nicht-metastasierte, lokal resektable Tumoren mit dem Ziel der R0-Resektion
- OP nach Kausch-Whipple (➤ Kap. 17) in kurativer Intention
- Palliative Bypass-Operationen, z. B. biliodigestive Anastomose, Gastrojejunostomie

Multimodale/palliative Therapie:
- Nach R0-Resektion mit Lymphknotenmetastasen N1/2: adjuvante Chemotherapie mit FOLFOX (Folinsäure + 5-Fluorouracil + Oxaliplatin)
- Lokal fortgeschrittenes oder metastasiertes Karzinom: palliative Systemtherapie nach CAPOX-Schema (Capecitabin + Oxaliplatin)

MERKE

Primäre Tumoren des Duodenums sind sehr selten, sodass keine klaren Therapieempfehlungen existieren. Der einzig kurative Therapieansatz ist die operative Resektion in sano im Sinne einer partiellen Duodenopankreatektomie mit Lymphadenektomie. Aufgrund fehlender Frühsymptome werden diese Tumoren jedoch häufig erst in fortgeschrittenen Stadien diagnostiziert, sodass die Prognose mit einer 5-Jahres-Überlebensrate von 20–30 % ungünstig ist.

LITERATUR

Deutsche Gesellschaft für Gastroenterologie, Verdauungs- und Stoffwechselkrankheiten (DGVS). Aktualisierte S2k-Leitlinie Helicobacter pylori und gastroduodenale Ulkuskrankheit. Version 4.2 vom 26.07. 2022. AWMF-Registernummer: 021-001.

Deutsche Gesellschaft für Gastroenterologie, Verdauungs- und Stoffwechselkrankheiten (DGVS). S3-Leitlinie Magenkarzinom: Diagnostik und Therapie der Adenokarzinome des Magens und ösophagogastralen Übergangs. Langversion 2.0 vom 31.08.2019. AWMF-Registernummer: 032/009OL.

Deutsche Gesellschaft für Gastroenterologie, Verdauungs- und Stoffwechselkrankheiten (DGVS). S2k-Leitlinie Gastrointestinale Blutung. Version 1.0 vom 31.05.2017. AWMF-Registernummer: 021-028.

Forrest JA, Finlayson ND, Shearman DJ. Endoscopy in gastrointestinal bleeding. Lancet. 1974; 2(7877): 394–397.

Herzog T, Uhl W. Periampulläre Tumoren: Therapie und Prognose. Onkologie up2date 2021; 3(02): 127–141.

Höfler, G. Klassifikation und Stadieneinteilung gastrointestinaler Lymphome. Acta Chir Austriaca 30, 265–269 (1998). https://doi.org/10.1007/BF02620105

Musshoff K. Klinische Stadieneinteilung der Nicht-Hodgkin-Lymphome. Strahlentherapie. 1977; 153(4):218–221.

Raderer M, Wörmann B, Bargetzi M et al. Extranodales Marginalzonen-Lymphom (MALT Lymphom). Onkopedia Leitlinie der DGHO (Deutsche Gesellschaft für Hämatologie und Medizinische Onkologie e.V.), Stand: Oktober 2023.

Wittekind C. TNM-Klassifikation maligner Tumoren. 8. Aufl. Weinheim: Wiley VCH, 2017.

KAPITEL

7 Jejunum und Ileum

7.1 Anatomie und Physiologie

Anatomie (➤ Abb. 7.1)

- Dünndarm besteht aus Duodenum, Jejunum und Ileum, reicht vom Pylorus bis zur Bauhin-Klappe
- Länge ca. 5–6 m
- Beginn des Jejunums an der Flexura duodenojejunalis, am Treitz-Band
- Übergang Jejunum–Ileum von außen nicht eindeutig sichtbar, Wand des Jejunums ist dicker und sein Lumen breiter als das des Ileums (ca. 2/5 Jejunum, 3/5 Ileum)
- Intraperitoneale Lage mit hoher Beweglichkeit bei flexiblem Mesenterium
- Arterielle Blutversorgung über die A. mesenterica superior:
  - Aa. jejunales
  - Aa. ileales
- Venöser Abstrom über die V. mesenterica superior, die sich mit der V. lienalis zur Pfortader vereint
- Lymphabfluss entlang des Gefäßverlaufs
- Wandaufbau des Dünndarms entspricht dem typischen Wandaufbau des Verdauungstrakts, von innen nach außen:
  - Tunica mucosa (Kerckring-Falten)
  - Tunica submucosa (Gefäßschicht der Schleimhaut, Peyer-Plaques im Ileum als lymphatisches Gewebe = MALT)
  - Tunica muscularis mit Stratum circulare und Stratum longitudinale, dazwischen liegt der Plexus myentericus
  - Tunica serosa

Physiologie

- Verdauung und Resorption verschiedener Nahrungsbestandteile
- Resorption von Vitamin B12 im terminalen Ileum
- Dünndarm als Teil des GALT *(gut associated lymphatic tissue)* zur Abwehr von Krankheitserregern

7.2 Gutartige Erkrankungen des Dünndarms

MERKE

Zu den häufigsten benignen Erkrankungen des Dünndarms gehören chronisch entzündliche Darmerkrankungen (➤ Kap. 12) sowie Divertikel, welche im gesamten Verdauungstrakt auftreten können. Im Dünndarm treten diese sowohl in Form von echten Divertikeln, z. B. Meckel-Divertikel, als auch in Form von Pseudodivertikeln, z. B. im Jejnunum, in Erscheinung. Dünndarmdivertikel finden sich bei ca. 5 % der Bevölkerung.

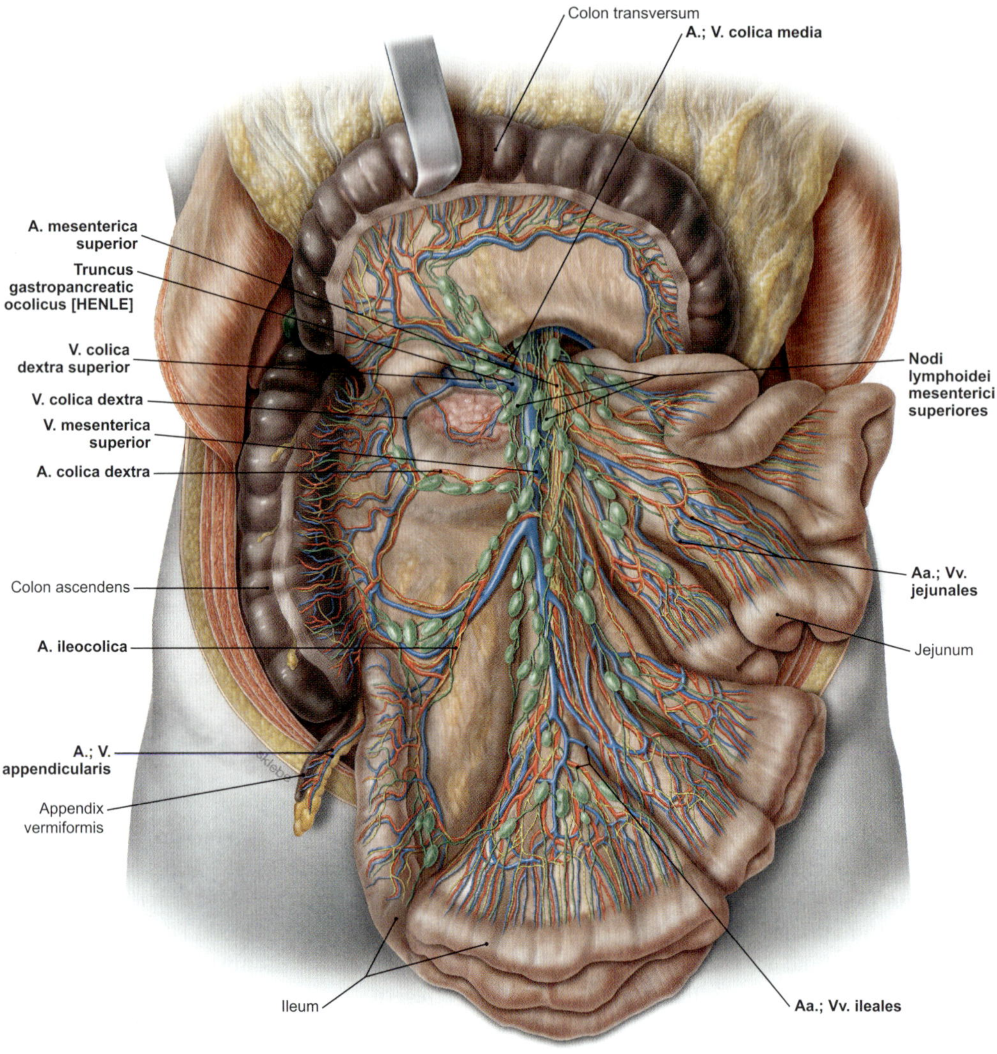

Abb. 7.1 Anatomie des Dünndarms [S700-L238]/[Q300]

7

7.2.1 Meckel-Divertikel

Definition

- Echtes Divertikel (➤ Abb. 7.2)
- Entsteht durch fehlende Obliteration des Ductus omphaloentericus
- Ektope Magenschleimhaut oder Pankreasgewebe innerhalb des Divertikels
- Im Ileum gelegen, ca. 60–90 cm vor der Bauhin-Klappe

Epidemiologie Ca. 2–3 % der Bevölkerung

Symptomatik

- Meist Zufallsbefund im Rahmen einer Laparoskopie/Laparotomie
- Bei Entzündung appendizitisähnliche Symptomatik
- Komplikationen: Blutungen, Perforation, Invagination, Volvolus mit dem klinischen Bild eines akuten Abdomens

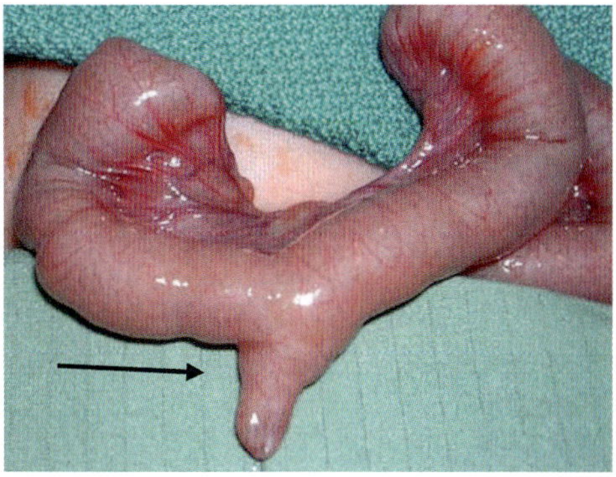

Abb. 7.2 Intraoperativer Befund eines Meckel-Divertikels [G879]

Diagnostik
- Anamnese, klinische Untersuchung
- Meist Zufallsbefund
- Sonografie, ggf. weiterführende Bildgebung bei unklaren Befunden

Therapie
- Keine Therapieindikation bei asymptomatischem, unauffälligem Meckel-Divertikel
- Im Kindesalter sollte ein zufällig entdecktes Meckel-Divertikel reseziert werden
- Bei Symptomatik oder Komplikationen: Abtragung des Divertikels durch quere Resektion oder Dünndarmsegmentresektion

7.2.2 Jejunaldivertikel

Definition Pseudodivertikel, meist ohne Krankheitswert

Epidemiologie Ca. 0,5–1 % der Bevölkerung betroffen

Symptomatik
- Meist asymptomatisch
- Komplikationen: Entzündungen, Blutungen, Perforationen (➤ Abb. 7.3), Invagination, Ileus mit Bild eines akuten Abdomens

Diagnostik
- Anamnese, klinische Untersuchung
- Meist Zufallsbefund im Rahmen einer Laparoskopie/Laparotomie

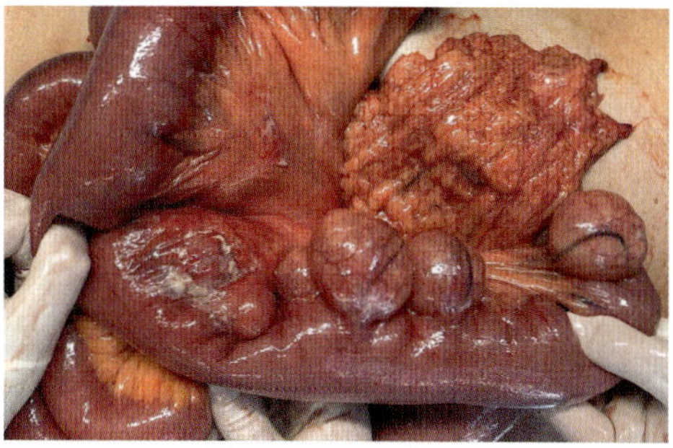

Abb. 7.3 Divertikulose des oberen Jejunums mit Abszedierung bei gedeckter Perforation [M1396]

- Sonografie, ggf. weiterführende Bildgebung bei unklaren Befunden

Therapie
- Keine Therapieindikation bei asymptomatischen, unkomplizierten Divertikeln
- Antibiotische Therapie bei unkomplizierter Divertikulitis
- OP-Indikation bei Komplikationen (z. B. Perforation oder Ileus) in Form einer Jejunumsegmentresektion

7.3 Bösartige Erkrankungen des Dünndarms

Definition Primär vom Dünndarm ausgehende maligne Neoplasien:
- Adenokarzinome, ca. 30–60 %, meist im proximalen Dünndarm (Duodenum, Jejunum) lokalisiert
- Neuroendokrine Tumoren, ca. 25–40 %, meist im distalen Dünndarm lokalisiert
- Lymphome, ca. 15 %
- Sarkome, ca. 10 %
- Gastrointestinale Stromatumoren, ca. 7 %
- Metastasen anderer Primärtumoren, z. B. Nierenzellkarzinom (➤ Abb. 7.4)

Epidemiologie
- < 5 % aller Karzinome des Gastrointestinaltrakts
- Zu > 50 % im Duodenum lokalisiert
- Primäre Neoplasien in Jejunum/Ileum zu jeweils ca. 10–25 %

7

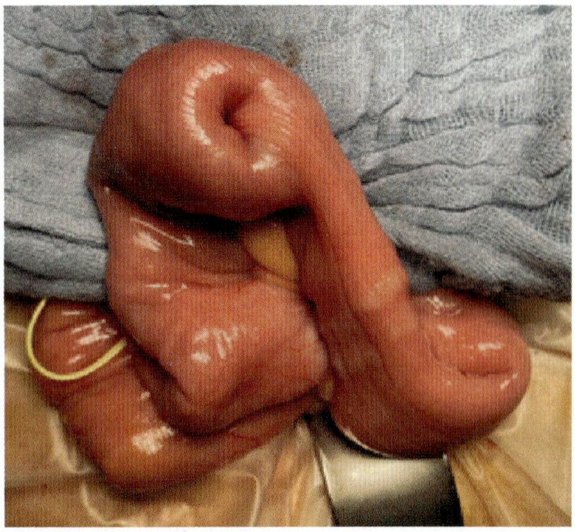

Abb. 7.4 Einziehung des Ileums bei Dünndarmmetastase eines Nierenzellkarzinoms [M1396]

Ätiologie

- Risikofaktoren und Pathogenese unterscheiden sich je nach Entität
- Hereditäre Tumorerkrankungen, z. B. FAP, HNPCC, Peutz-Jeghers-Syndrom (ca. 10 % aller FAP-Patient*innen entwickeln im Laufe ihres Lebens ein Dünndarmkarzinom)
- Alkohol-, Nikotinabusus
- Ernährungsgewohnheiten
- Chronisch entzündliche Darmerkrankungen
- Immundefizienz, z. B. Immunsuppression, HIV

Symptomatik

- Abhängig von Größe und Lokalisation
- Abdominale Schmerzen
- Anämie
- Teerstuhl
- Diarrhöen
- Übelkeit, Erbrechen
- Allgemeinsymptome: Abgeschlagenheit, B-Symptomatik
- Ileus bei raumfordernden Prozessen

Diagnostik

- Anamnese inkl. Familienanamnese
- Klinische Untersuchung
- Labordiagnostik inkl. Tumormarker (CEA, Chromogranin A)
- Sonografie Abdomen
- Endoskopie, ggf. Doppelballon-Endoskopie, Kapselendoskopie
- Staging-Diagnostik in Abhängigkeit von der Tumorentität

Therapie

- Abhängig von Tumorentität (➤ Kap. 4, ➤ Kap. 6.6, ➤ Kap. 9.3, ➤ Kap. 21.3)
- Nicht metastasierte, lokal resektable Tumoren werden in aller Regel operativ reseziert, ggf. auch palliative Resektion bei Ileus

LITERATUR

Albert J G et al. Small bowel diverticula – unknown disease. Z Gastroenterol. 2009; 47(7): 674–681.

Deschler B et al: Dünndarmkarzinom. In: Berger DP et al. (Hrsg.). Das Rote Buch. 3. Aufl. Landsberg a. Lesch: Ecomed 2006.

Deutsche Krebsgesellschaft e.V. (Hrsg.). Gastrointestinale Tumoren. München: Elsevier, 2017.

Hoffmann J et al: Dünndarmtumoren, Manual Gastrointestinale Tumoren. München: Tumorzentrum München und Zuckschwerdt-Verlag, 2006.

Rangan Vet al. Small bowl diverticulosis: pathogenesis, clinical management, and new Concepts. Curr Gastroenterol Rep. 2020; 22(1): 4.

KAPITEL

8 Zwerchfell

8.1 Anatomie und Physiologie

Anatomie (➤ Abb. 8.1)

- Aus verschiedenen Anteilen bestehende Muskelplatte mit Ursprung an Rippen und Sternum
- Centrum tendineum als gemeinsamer Ansatz der drei Muskelanteile:
  - Pars lumbalis
  - Pars costalis
  - Pars sternalis
- Innervation durch N. phrenicus (C4, Plexus cervicalis)
- Blutversorgung:
  - A. phrenica inferior dextra et sinistra aus der Aorta abdominalis
  - A. phrenica superior dextra et sinistra aus Aorta thoracica
  - A. pericardiacophrenica dextra et sinistra + A. musculophrenica dextra et sinistra aus der A. thoracica interna
  - Vv. phrenicae inferiores drainieren in die V. cava inferior
  - Vv. phrenicae superiores drainieren in die V. azygos und hemiazygos
- Zwerchfelllücken und durchtretende Strukturen
  - Foramen venae cavae: V. cava inferior, R. phrenicoabdominalis des N. phrenicus dexter
  - Hiatus oesophageus: Ösophagus, Trunci vagales anterior und posterior
  - Hiatus aorticus: Aorta, Ductus thoracicus
  - Trigonum sternocostale: A. und V. thoracica interna/epigastrica superior
  - Spalten zwischen Crus mediale und Crus laterale: Truncus symphaticus
  - Spalten im Crus mediale: V. azygos, V. hemiazygos, Nn. splanchnici
- Bindegewebige anatomische Schwachstellen:
  - Trigonum sternocostale dextrum (Morgagni-Loch)
  - Trigonum sternocostale sinistrum (Larry-Spalte)
  - Trigonum lumbocostale (Bochdaleck-Dreieck)
  - Centrum tendineum

Physiologie

- Leistet in Ruhe 75 % der Atemarbeit
- Zwerchfellkontraktion dient der Bauchpresse (Defäkation, Geburtsvorgang)

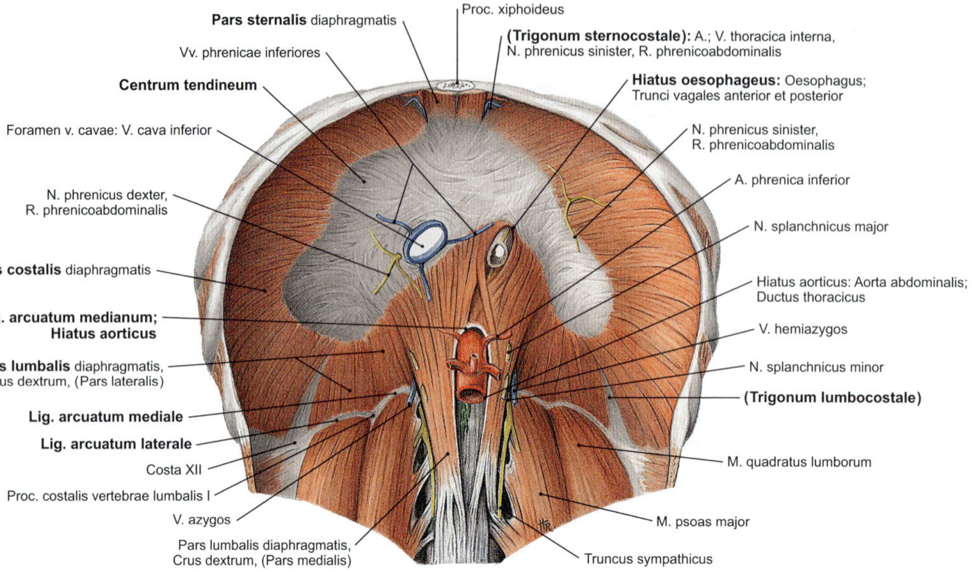

Abb. 8.1 Anatomie des Zwerchfells [S700-L240]

8.2 Gutartige Erkrankungen des Zwerchfells – Zwerchfellhernien

Definition

- Verlagerung von Abdominalorganen durch eine Lücke oder muskuläre Schwachstelle des Diaphragmas in den Brustraum (➤ Abb. 8.2)
- Unterscheidung in nichttraumatische Hernien, welche angeboren oder erworben sein können, und traumatisch bedingte Hernien, welche meist im Rahmen eines stumpfen Bauchtraumas auftreten

8.2.1 Nichttraumatische Zwerchfellhernien

Kongenitale Hernien

Definition

- Missbildung des Zwerchfells mit unvollständiger Trennung des Thorakal- und Abdominalraums
- Meist linksseitig („Bochdaleck-Hernie"), seltener rechtsseitig („Morgagni-Hernie")

Epidemiologie

- Ca. ein Fall auf 3.000–4.000 Lebendgeborene
- Zu 90 % die linke Zwerchfellhälfte betroffen

Symptomatik

- Starke Dyspnoe
- Zyanose

Diagnostik

- Diagnostik durch pränatale Sonografie möglich
- Postnatale Diagnostik mittels Sonografie und Röntgen-Thorax

Therapie

- Sicherung der Atemwege postpartal
- Magensondenanlage
- Operative Therapie mittels Reposition der hernierten Organe in den Bauchraum und Verschluss der Zwerchfelllücke

Erworbene Hernien

Definition/Formen

- Hiatushernien am Hiatus oesophageus als axiale Gleithernien oder paraösophagelae Hernie (Maximalform: Upside-Down-Magen) (➤ Abb. 8.3)

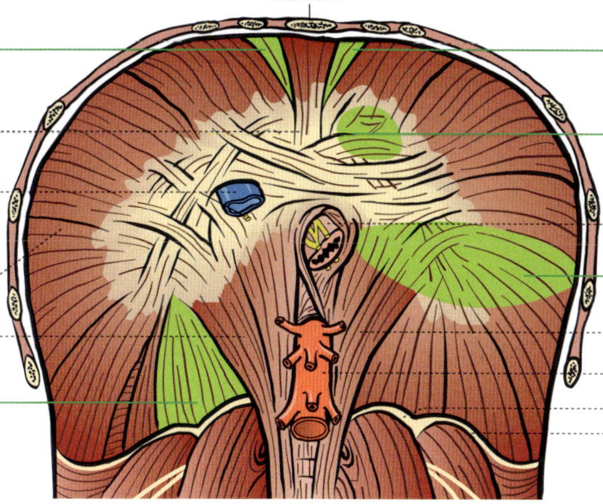

Abb. 8.2 Topografische Anatomie des Zwerchfells und Lokalisation der häufigsten Hernien [L239]

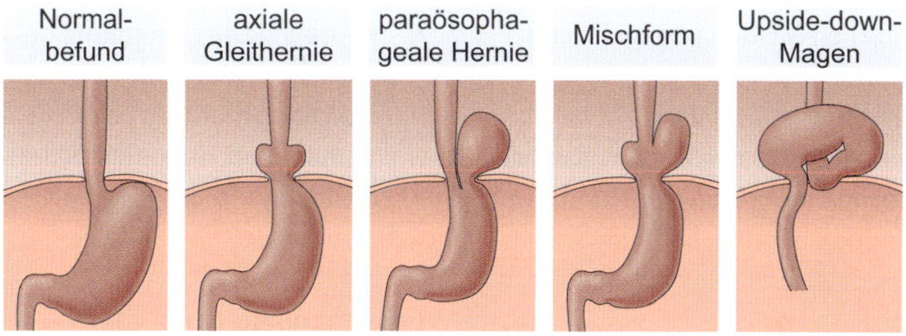

Abb. 8.3 Schematische Darstellung der Hiatushernien [L190]

- Hernia diaphragmatica sternocostalis: Morgagni-Hernie rechts, Larrey-Hernie links
- Hernia diaphragmatica lumbocostalis: Bochdaleck-Hernie (meist links)

Epidemiologie

- Ca. 30–50 % der westlichen Bevölkerung haben eine Zwerchfellhernie (zumeist Hiatushernie)
- Häufigkeit mit dem Alter zunehmend
- Frauen häufiger betroffen als Männer

Symptomatik

- Abhängig von Größe und Lokalisation, häufig asymptomatisch
- Retrosternales Druckgefühl, Sodbrennen, saures Aufstoßen, rezidivierende bronchopulmonale Infekte bei Hiatushernien mit begleitendem Reflux
- Dyspnoe, Tachypnoe bei großen diaphragmalen Hernien
- Inkarzerationen mit Vollbild des akuten Abdomens, Ileus, Erbrechen möglich

Diagnostik

- Anamnese, klinische Untersuchung
- Labordiagnostik
- Sonografie
- Röntgen-Thorax in 2 Ebenen (➤ Abb. 8.4a, b)
- Ggf. CT (➤ Abb. 8.4c)
- ÖGD, ggf. mit Manometrie und pH-Metrie bei großen Hiatushernien mit gleichzeitiger GERD

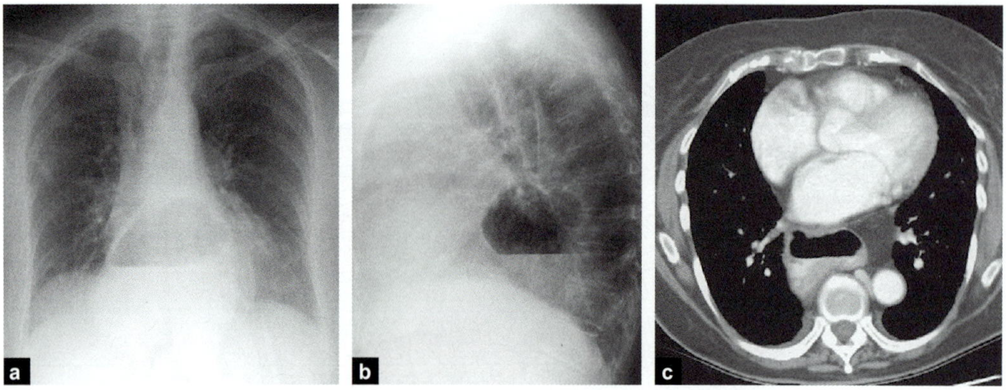

Abb. 8.4 Hiatushernie [E723]
a) a. p.-Röntgenaufnahme
b) Seitliche Röntgenaufnahme mit Darstellung einer Hiatushernie mit einem Luft-Flüssigkeitsspiegel
c) Hiatushernie im CT

Therapie

- Konservativ: medikamentöse Refluxtherapie bei axialer Hernie, Meiden von Noxen, Schlafen mit erhöhtem Oberkörper, Meiden von spätabendlichen Mahlzeiten
- Operativ: indiziert bei konservativ nicht beherrschbarer Refluxerkrankung bei gleichzeitiger axialer Hernie, bei paraösophagealer Hernie und fehlenden Kontraindikationen, bei symptomatischen diaphragmalen Hernien, Notfallindikation bei Inkarzeration
- Operative Therapie von Hiatushernien mittels Hiatoplastik und Fundoplicatio (➤ Kap. 5)
- Operative Therapie von Hernien an diaphragmalen Schwachstellen je nach Lokalisation und Ausmaß transabdominal oder transthorakal mittels Reposition, Resektion des Bruchsacks, Direktnaht des Defekts oder Netzimplantation bei großen Defekten

MERKE

Hernien an diaphragmalen Schwachstellen sind im Erwachsenenalter selten. Eine absolute OP-Indikation besteht bei Inkarzeration mit Zeichen des akuten Abdomens. Eine relative OP-Indikation besteht bei allen Hernien, auch wenn diese keine oder wenig Beschwerden verursachen, da ein Einklemmungsrisiko besteht. Zudem sollte vor einer geplanten Schwangerschaft aufgrund eines erhöhten Inkarzerationsrisikos zu einer operativen Versorgung geraten werden.

8.2.2 Traumatische Zwerchfellhernien

Definition

- Erworbene Durchtrennung des Zwerchfells durch plötzlichen Anstieg des pleuroperitonealen Druckgradienten, meist als Folge eines stumpfen Bauchtraumas (Verkehrsunfall, Sturz aus großer Höhe)
- Betrifft in 70 % der Fälle polytraumatisierte Patient*innen

Epidemiologie

- Begleitverletzung bei ca. 1–5 % aller Polytraumata
- Verhältnis von links- zu rechtsseitigen Zwerchfellverletzungen 2 : 1
- Häufig verzögerte Diagnose aufgrund lebensbedrohlicher Begleitverletzungen

Symptomatik

- Meist Symptome der Begleitverletzungen im Rahmen eines Polytraumas im Vordergrund
- Häufig Zufallsbefund im Polytrauma-Scan
- Je nach Ausmaß der Verletzung: Dyspnoe, Hämatothorax, respiratorische Insuffizienz, hypovolämischer Schock, akutes Abdomen

MERKE

Zwerchfellverletzungen im Rahmen eines Polytraumas werden im Rahmen der Primärdiagnostik aufgrund der Schwere der Begleitverletzungen in bis zu 50 % der Fälle nicht erkannt, was eine verzögerte Diagnosestellung und Therapie zur Folge hat.

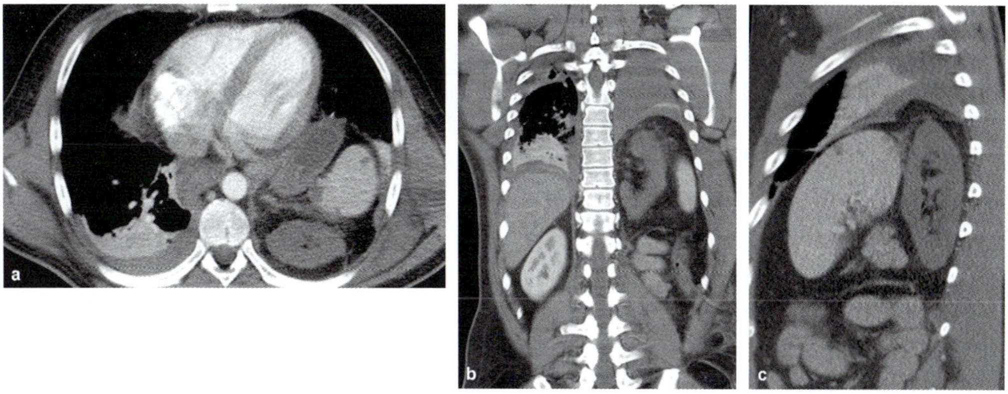

Abb. 8.5 Traumatische Zwerchfellruptur linksseitig nach Verkehrsunfall mit Hernierung intraabdominaler Organe nach intrathorakal. [P187]
a) axiale CT-Darstellung; b) koronare Darstellung; c) sagittale Darstellung

Diagnostik

- Anamnese (Unfallhergang), Fremdanamnese
- Klinische Untersuchung, Schockraumversorgung
- FAST-Sonografie
- (Polytrauma-)CT (➤ Abb. 8.5)

MERKE

Akute Zwerchfellrupturen im Rahmen eines stumpfen oder penetrierenden Bauchtraumas werden aufgrund der Notwendigkeit der abdominalen Exploration und Versorgung von Begleitverletzungen transabdominal versorgt. Je nach Größe und Lokalisation der Verletzung kann auch ein kombiniertes transabdominales und transthorakales Vorgehen erfolgen.
Aufgrund der in der Primärdiagnostik eingeschränkten Beurteilbarkeit von akuten Zwerchfellverletzungen kann es passieren, dass diese zeitlich deutlich verzögert diagnostiziert werden. Bei fehlenden Symptomen kann eine traumatische Zwerchfellruptur gegebenenfalls erst im Verlauf im chronischen Zustand diagnostiziert werden. Chronische Zwerchfellverletzungen sollte aufgrund meist ausgedehnter Verwachsungen der Abdominalorgane mit Lunge und/oder Pleura bevorzugt über einen transthorakalen Zugang mittels Direktnaht versorgt werden (➤ Abb. 8.6).

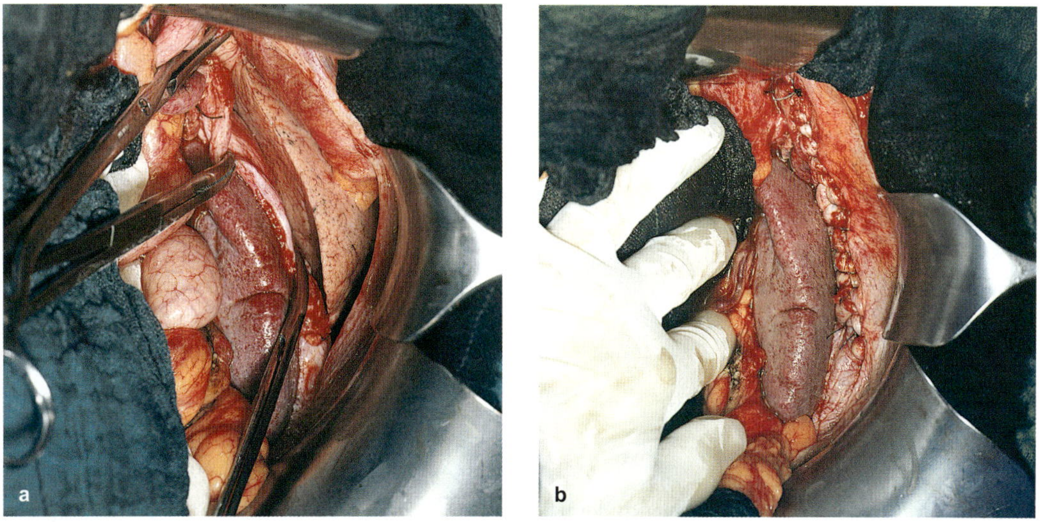

Abb. 8.6 Alte traumatische Zwerchfellruptur linksseitig. [R217]
a) Angeklemmtes Zwerchfell zwischen Milz und Lunge b) Verschlossenes Zwerchfell durch primäre Direktnaht

Therapie

- Indikation zur operativen Therapie stets gegeben
- Operationszeitpunkt abhängig vom Ausmaß der Begleitverletzungen bei polytraumatisierten Patient*innen: „damage-control-surgery“, „treat first what kills first“
- Operative Versorgung durch transabdominalen Zugang oder als Zweihöhleneingriff
- Reposition hernierter Organe, Direktnaht des Zwerchfelldefekts (zurückhaltender Einsatz von Fremdmaterial/Netzen bei schwerem Trauma)
- Versorgung chronischer Zwerchfellrupturen (verzögerte Diagnose!) bevorzugt durch transthorakalen Zugang

8.3 Bösartige Erkrankungen des Zwerchfells

MERKE

Tumoren im Bereich des Zwerchfells sind selten. In den meisten Fällen liegt eine metastatische Absiedelung oder eine direkte Infiltration durch Tumoren des Gastrointestinaltrakts oder des Brustraums vor. Primäre diaphragmale Tumoren stellen eine Rarität dar.

8.3.1 Primäre Zwerchfelltumoren

Definition Heterogene Gruppe benigner (40 %) und maligner (60 %) Tumoren, welche aus Muskeln, Sehnen, Nerven-, Blut-, Lymphgefäßen, Fettgewebe oder Mesenchymzellen hervorgehen können

Epidemiologie

- Bisher in englischer und deutscher Literatur nur 168 Fälle primärer Zwerchfelltumore beschrieben
- Sämtliche Altersgruppen betreffend

Klassifikation Einteilung gemäß Ursprungsgewebe und Dignität (➤ Tab. 8.1)

Symptomatik

- Oft lange Zeit asymptomatisch
- Je nach Größe und Lokalisation können abdominale oder thorakale Symptome im Vordergrund stehen

Tab. 8.1 Primäre Zwerchfelltumoren

Dignität	Tumorart
Benigne	Lipome Angiofibrome Neurofibrome, Schwannome Chondrome Hamartome Leiomyome Hämangiome
Maligne	Fibrosarkome Fibromyosarkome Liposarkome Leiomyosarkome Epitheloide Hämangioendotheliome Angiosarkome Undifferenzierte Sarkome

- Dysphagie, Kachexie, Nausea, Erbrechen, Umfangsvermehrung des Abdomens
- Thoraxschmerz, Husten, Dyspnoe, Thoraxasymmetrie, Pleuraerguss

Diagnostik

- Anamnese, klinische Untersuchung
- Abdomensonografie
- CT, MRT
- Ggf. interventionelle Punktion/diagnostische Laparoskopie/Thorakoskopie zur bioptisch-histologischen Sicherung

MERKE

Keine Bildgebung ist in der Lage, eine Zwerchfellraumforderung eindeutig als primären diaphragmalen Tumor zu identifizieren oder dessen Entität und Dignität einzuschätzen.

Therapie

- Je nach Größe und Lokalisation operative R0-Resektion mit Zwerchfellrekonstruktion
- Je nach Entität multimodale Therapiekonzepte: (Neo-)adjuvante Chemotherapie/Radiochemotherapie

MERKE

Aufgrund der Seltenheit primärer diaphragmaler Tumoren existiert kein etabliertes, einheitliches Therapiekonzept. Patient*innen sollten in spezialisierten Sarkomzentren mit Viszeral- und Herz-/Thoraxchirurgie angebunden werden.

8.3.2 Sekundäre Zwerchfelltumoren

Definition Metastatische Absiedelung oder direkte Infiltration von intraabdominalen oder intrathorakalen Primärtumoren

Epidemiologie
- Deutlich häufiger als primäre Zwerchfelltumoren
- Häufigste Primärtumoren: Ovarial-, Magen-, Thymus-, Leber-, Lungen-, Nieren-, Pankreaskarzinom, Pseudomyxoma peritonei, Pleuramesotheliom

Symptomatik
- Symptome der Grunderkrankung im Vordergrund
- Je nach Größe und Lokalisation abdominale und thorakale Symptomatik möglich

Diagnostik
- Stagingdiagnostik je nach Art des Primärtumors
- Ggf. diagnostische Laparoskopie/Thorakoskopie mit Probeexzision

Therapie Operative und/oder multimodale Therapie in Abhängigkeit vom Primärtumor

MERKE

Der operative Zugangsweg zur Resektion von Zwerchfelltumoren kann je nach Tumorlokalisation und -ausmaß transthorakal, transabdominal oder kombiniert erfolgen. Abhängig vom Ausmaß der Resektion können Zwerchfelldefekte mittels Direktnaht oder prothetischem Teil- oder Vollersatz versorgt werden.

EXKURS

Pleuramesotheliom

Es handelt sich um eine primär von der Pleura ausgehende Neoplasie, welche in über 90 % der Fälle asbestassoziiert ist. Charakteristisch ist ein langsames, aber infiltratives Wachstum in benachbarte Organe und Strukturen (➤ Abb. 8.7). Die Diagnose ergibt sich aus der typischen Asbestanamnese, den klinischen und bildgebenden Befunden sowie einer histologischen Sicherung mittels Thorakoskopie/Thorakotomie. Die Therapie besteht aus einer systemischen und/oder intrakavitären, regionären Chemotherapie mittels Cisplatin. Chirurgische Resektionen sind nur in Ausnahmefällen zielführend. Die Prognose ist aufgrund der eingeschränkten therapeutischen Optionen schlecht mit einer mittleren Überlebensdauer von 18 Monaten.

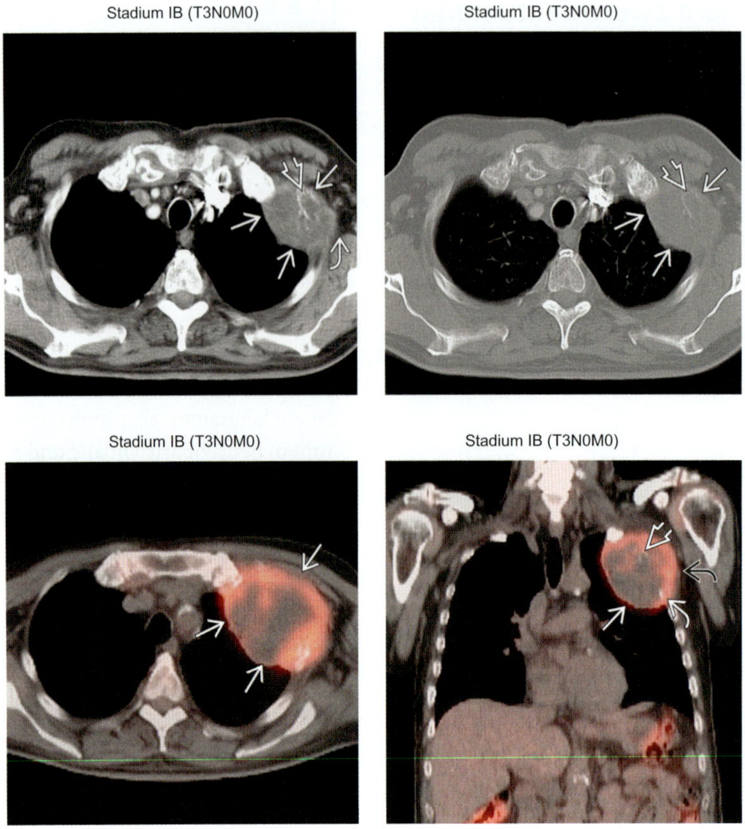

Abb. 8.7 Pleuramesotheliom: oben links: axiale CT mit KM zeigt eine große Raumforderung in der anterioren linken Thoraxwand, die die zweite Rippe destruiert hat und durch die Thoraxwand in das Fettgewebe der linken Axilla einbricht. Oben rechts: axiale CT mit KM desselben Patienten zeigt im Knochenfenster die lytische Auftreibung der zweiten Rippe links. Unten links: axiale PET-CT zeigt erhöhte Stoffwechselaktivität v.a. im Randbereich. Unten rechts: koronare Rekonstruktion derselben PET-CT. [G1041]

LITERATUR

Deutsche Gesellschaft für Unfallchirurgie e.V. S3-Leitlinie Polytrauma/Schwerverletzten-Behandlung. Version 4.1 vom 31.12.2022. AWMF-Register-Nr.: 187-023.

Grage TB, Maclean LD, Cambella GS. Traumatic rupture of diaphragm. A report of 26 cases. Surgery. 1959; 46: 669–681.

Krajc B, Marzluf F. Tumoren des Zwerchfells. In: Müller MichaelR, Watzka SB. Expertise Thoraxchirurgie, S. 315–327. Stuttgart: Thieme, 2015.

Olafsson G, Rausing A, Holen O. Primary tumors of the diaphragm. Chest. 1971; 59(5): 568–570.

Sklenar S, Eggeling S. Chirurgie des Zwerchfells. Allgemein- und Viszeralchirurgie up2date. 2021; 15(04): 347–364.

Stagnetti F, Priore F, Corona F. et al. Traumatic lesions of the diaphragm. G Chir. 2004; 25: 276–282.

KAPITEL

9 Kolon

9.1 Anatomie und Physiologie

Anatomie Das Kolon erstreckt sich rahmenförmig vom rechten in den linken Unterbauch, gliedert sich dabei in vier Teile (➤ Abb. 9.1):

- Zökum/Colon ascendens
  - Sekundär retroperitoneal gelegen
  - Ca. 25 cm Länge
  - Reicht von der Bauhin-Klappe bis zur rechten Kolonflexur
- Colon transversum
  - Intraperitoneal gelegen
  - Ca. 50 cm Länge
  - Erstreckt sich von rechter zu linker Kolonflexur
- Colon descendens
  - Sekundär retroperitoneal gelegen
  - Ca. 25 cm Länge
  - Erstreckt sich von linker Kolonflexur bis ca. Höhe Spina iliaca anterior superior
- Colon sigmoideum
  - Intraperitoneal gelegen
  - Sehr variable Länge, durchschnittlich ca. 45 cm
  - Von Spina iliaca anterior superior bis zur peritonealen Umschlagsfalte reichend

Wandaufbau (von innen nach außen):

- Tunica mucosa
- Tunica submucosa
- Tunica muscularis
  - Innere Ringmuskelschicht
  - Drei Längsmuskelstreifen (Taenia libera, Taenia mesocolica, Taenia omentalis)
- Tunica serosa

Blutversorgung (➤ Abb. 9.2):

- Arteria mesenterica superior
  - A. ileocolica
  - A. colica dextra
  - A. colica media
- Arteria mesenterica inferior
  - A. colica sinistra
  - Aa. sigmoideae
  - A. rectalis superior
- Die Venen folgen dem Verlauf der Arterien und münden in die Pfortader

MERKE

Zwischen den darmversorgenden intestinalen Blutgefäßen bestehen Anastomosen, welche auch bei zentralen Gefäßverschlüssen oder -ligaturen eine adäquate Durchblutung des Restdarms gewährleisten können.

- Riolan-Anastomose: inkonstant vorkommende, zentrale Kollaterale zwischen A. mesenterica superior und A. mesenterica inferior
- Drummond-Arkade: parallel zum Darmrohr verlaufende Gefäßarkade zwischen A. mesenterica superior und A. mesenterica inferior

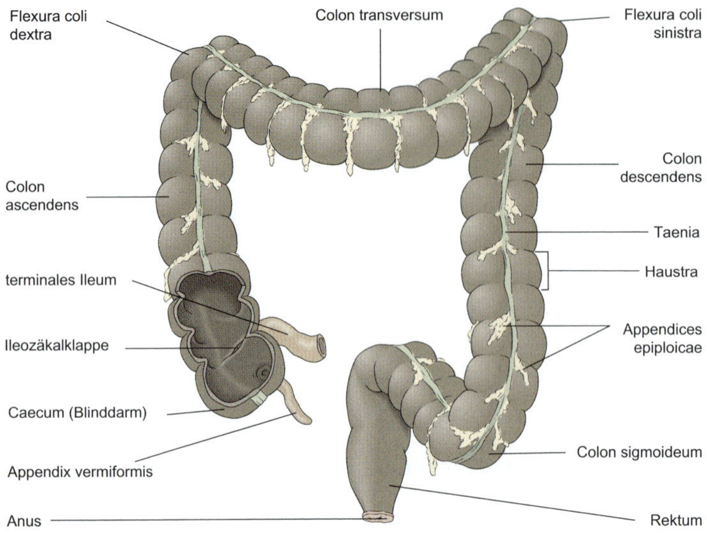

Abb. 9.1 Anatomie des Kolons [L190]

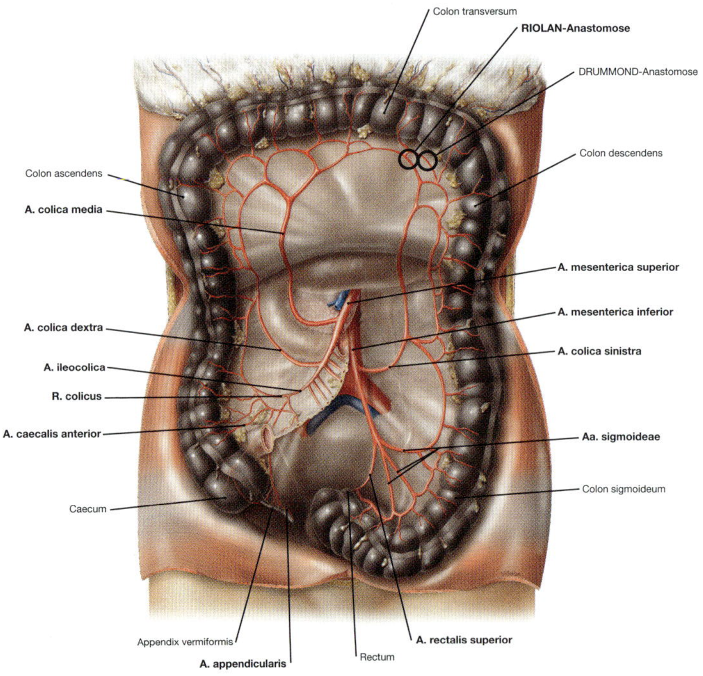

Abb. 9.2 Blutversorgung des Kolons [S700-L238]/[G1069]

Lymphabfluss

- Erfolgt entlang der zugehörigen Gefäße
- Epikolische, parakolische, intermediäre und zentrale Lymphknoten

CAVE

Aufgrund der Lymphgefäße entlang der Marginalarterien sind Lymphknotenmetastasen parallel zum Darmrohr nach oral und aboral möglich. Die onkologische Kolonchirurgie erfordert daher einen Sicherheitsabstand zum Tumor von mindestens 10 cm.

Physiologie
- Resorption von Wasser und Elektrolyten → Stuhleindickung
- Dichte bakterielle Besiedelung („Mikrobiom") → komplexe Wechselwirkung zu Immunsystem und Stoffwechsel
- Vitamin K-Produktion

9.2 Gutartige Erkrankungen des Colons

9.2.1 Divertikulose/Divertikulitis

Definition
- Divertikel: Ausstülpungen der Darmwand
- Echte Divertikel: Ausstülpung der gesamten Darmwand
- Pseudodivertikel: Ausstülpung der Mukosa und Submukosa durch Lücken/Schwachstellen in der Muskelschicht
- Divertikulitis: Entzündung von Divertikeln (➤ Abb. 9.3)

Epidemiologie
- Häufigste gutartige Veränderung des Gastrointestinaltrakts
- Prävalenz steigt mit dem Lebensalter (30 % der 60 Jährigen, 65 % der 85 Jährigen sind Divertikelträger*innen)

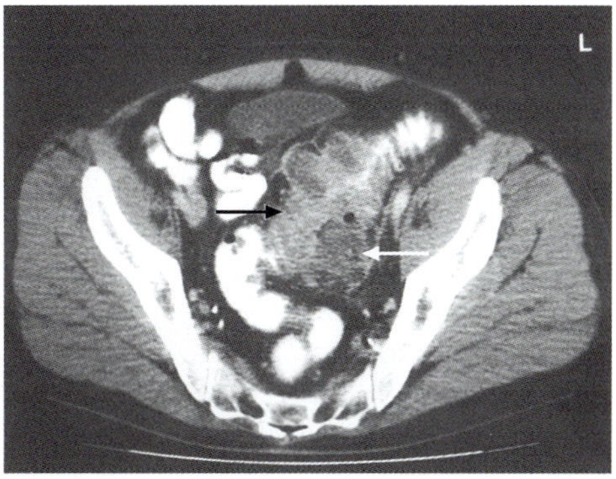

Abb. 9.3 Sigmadivertikulitis, CCD Typ 2b [R234]

- Ca. 10–25 % entwickeln eine Divertikulitis, ca. 5 % entwickeln eine komplizierte Divertikelkrankheit
- Inzidenz ca. 80–120/100.000 Einwohner pro Jahr in Deutschland

Risikofaktoren
- Obstipationsneigung
- Sigma elongatum
- Faserarme Ernährung mit hohem Fleisch- und Fettanteil
- Bewegungsmangel
- Alter
- Divertikulitis durch Stuhlverhalt mit konsekutivem Bakterienwachstum im Divertikel
- NSAR, ASS, Kortikosteroide, Antikoagulanzien, arterieller Hypertonus als Risikofaktor für Divertikelblutung (betrifft ca. 5 % aller Divertikelträger*innen)

MERKE
Im Bereich des rektosigmoidalen Übergangs befindet sich aufgrund der anatomischen Gegebenheiten eine Hochdruckzone. Der erhöhte intraluminale Druck fördert die Entstehung von Pseudodivertikeln. 90 % aller Divertikulitiden entstehen im Sigma, wobei der erste Schub im Hinblick auf Abszessbildung und Perforation der risikoreichste ist. Echte Kolondivertikel sind selten und finden sich meist im rechten Hemikolon.

Klassifikation ➤ Tab. 9.1

Symptomatik
- Asymptomatisch bei Divertikulose
- Linksseitiger Unterbauchschmerz, meist mit plötzlichem Beginn
- Druckschmerzhafte Walze im linken Unterbauch
- Fieber, Schüttelfrost
- Übelkeit, Erbrechen
- Veränderung der Stuhlgewohnheiten
- Ggf. Blutbeimengung im Stuhl
- Vollbild des akuten Abdomens bei Perforation

Diagnostik
- Anamnese, klinische Untersuchung
- Labordiagnostik inkl. Infekt-, Nierenwerte, Elektrolyte, Urindiagnostik
- Abdomensonografie

9

- CT-Abdomen (Goldstandard)
- Koloskopie (nicht im akuten Schub, außer bei Divertikelblutung)

Tab. 9.1 CDD-Klassifikation der Divertikelkrankheit (nach DGVS/DGAV 2021)

Typ 0	Asymptomatische Divertikulose	Zufallsbefund; asymptomatisch
Typ 1	Akute unkomplizierte Divertikelkrankheit/Divertikulitis	
Typ 1a	Divertikulitis/Divertikelkrankheit ohne Umgebungsreaktion	Auf die Divertikel beziehbare Symptome, laborchemische Infektzeichen, typische Schnittbildgebung
Typ 1b	Divertikulitis mit phlegmonöser Umgebungsreaktion	Laborchemische Infektzeichen, typische Schnittbildgebung
Typ 2	Akute komplizierte Divertikulitis, wie Typ 1b, zusätzlich:	
Typ 2a	Mikroabszess	Gedeckte Perforation, kleiner Abszess (< 3 cm), minimale parakolische Luft
Typ 2b	Makroabszess	Para- oder mesokolischer Abszess (> 3 cm)
Typ 2c	Freie Perforation	Freie Perforation, freie Luft/Flüssigkeit, generalisierte Peritonitis
Typ 2c1	Eitrige Peritonitis	
Typ 2c2	Fäkale Peritonitis	
Typ 3	Chronische Divertikelkrankheit Rezidivierende oder anhaltende symptomatische Divertikelkrankheit	
Typ 3a	Symptomatische unkomplizierte Divertikelkrankheit	Typische Klinik, laborchemische Infektzeichen
Typ 3b	Rezidivierende Divertikulitis ohne Komplikationen	Laborchemische Infektzeichen, typische Schnittbildgebung
Typ 3c	Rezidivierende Divertikulitis mit Komplikationen	Nachweis von Stenosen, Fisteln, Konglomerat
Typ 4	Divertikelblutung	Nachweis der Blutungsquelle

Therapie

Konservative Therapie:

- Typ 1a/Typ 1b: ambulante Behandlung bei Patient*innen ohne Fieber, Leukozytose oder Abwehrspannung möglich (antibiotische Therapie bei fehlenden Risikofaktoren für einen komplizierten Verlauf nicht zwingend notwendig)
- Typ 2a: stationäre Therapie mit adäquater Flüssigkeits- und Nahrungszufuhr + antibiotische Therapie
- Typ 2b: stationäre Therapie mit adäquater Flüssigkeits- und Nahrungszufuhr + antibiotische Therapie + ggf. interventionelle Therapie/Drainagenanlage
- Typ 4: 80 % aller Divertikelblutungen sistieren spontan

Interventionelle/endoskopische Therapie:

- Typ 2b: sonografisch oder CT-gesteuerte Abszessdrainage
- Endoskopische Blutstillung bei spontan nicht sistierender Divertikelblutung

Operative Therapie:

- Notfallindikation bei freier Perforation (Typ 2c) oder bei endoskopisch/interventionell nicht stillbarer, kreislaufwirksamer Divertikelblutung (Typ 4)
- Frühelektive oder elektive OP-Indikation bei chronisch komplizierter Divertikulitis (Typ 3c) mit Fistelbildung oder Stenosen
- Elektive OP-Indikation bei chronischer unkomplizierter Divertikelkrankkheit (Typ 3a/b) in Abhängigkeit vom individuellen Beschwerdebild nach sorgfältiger Nutzen-Risiko-Abwägung
- Frühelektive OP-Indikation bei gedeckt perforierter Divertikulitis (Typ 2a/b) und fehlendem Ansprechen auf eine konservative Therapie mit anhaltend septischem Krankheitsbild

MERKE

Die Indikation zur operativen Sigmaresektion bei Divertikelkrankheit des Colon sigmoideum wird mittlerweile restriktiv gestellt. Der Großteil der Patient*innen kann initial konservativ behandelt werden.
Eine Notfall-OP-Indikation besteht nach wie vor bei freier Perforation und sollte innerhalb von 6 Stunden nach Diagnosestellung erfolgen.
Eine elektive Sigmaresektion kann Patient*innen mit chronisch-rezidivierenden Divertikulitiden in Abhängigkeit von der individuellen Risikokonstellation angeboten

werden. Bei bestehenden Fistelungen oder stenosierenden Prozessen wird eine operative Therapie empfohlen.
Die Wahl des operativen Verfahrens bei akuter oder chronisch-rezidivierender Divertikulitis ist vom jeweiligen intraoperativen Befund sowie der Risikokonstellation des Patienten/der Patientin abhängig.
- Laparoskopische Sigmaresektion mit primärer Deszendorektostomie ohne Enterostsoma bei elektiven Eingriffen. Bei erhöhtem Risiko für eine Anastomoseninsuffizienz kann die Anlage eines protektiven Ileostomas erwogen werden.
- Laparoskopische/offene Sigmaresektion mit Deszendorektostomie und Anlage eines protektiven doppelläufigen Ileostomas bei Notfalleingriffen (Perforation, Peritonitis), ggf. endständiges Deszendostoma mit Rektumblindverschluss (Hartmann-OP) bei septischen und instabilen Patient*innen

9.2.2 Kolonpolypen/-adenome

Definition
- Gewebevorwölbung in das Kolonlumen
- Unterteilung gemäß ihrer Histologie:
  - Adenomatöse Polypen
  - Serratierte Polypen
  - Hyperplastische Polypen
  - Hamartomatöse Polypen
  - Entzündliche Polypen (Pseudopolypen)
  - Traditionell serratiertes Adenom
  - Sessil serratiertes Adenom

Epidemiologie Gehäuftes Auftreten mit zunehmendem Alter
- Bei > 60-Jährigen finden sich in ca. 30 % der Fälle Polypen
- Inzidenz 7–50 %

MERKE
Polypen unterscheiden sich maßgeblich hinsichtlich ihrer Häufigkeit und ihres Entartungsrisikos. Eine endoskopische Abtragung/Biopsie zur histopathologischen Abklärung ist zwingend erforderlich (➤ Tab. 9.2).

Risikofaktoren
- Alter
- Genetische Disposition
- 90–95 % der Kolonpolypen treten sporadisch auf und können durch verschiedene Mutationen in ein invasives Karzinom übergehen → „Adenom-Karzinom-Sequenz" (➤ Abb. 9.4), „serratierter Karzinogeneseweg"
- Keimbahnmutation (genetische Grunderkrankung) bei ca. 5–10 % mit gehäuftem Auftreten von Polypen und kolorektalen Karzinomen (FAP, HNPCC, Peutz-Jeghers-Syndrom)

Tab. 9.2 Einteilung kolorektaler Polypen (Dörner et al. 2018)

Kolorektale Polypen	Häufigkeit	Entartungsrisiko
Adenome	55 %	
• **Tubuläres Adenom**	28 %	10 %
• **Tubulovillöses Adenom**	22 %	29 %
• **Villöses Adenom**	4 %	56 %
Hyperplastischer Polyp	35 %	gering
Traditionell serratiertes Adenom	8 %	5 %
Sessil serratiertes Adenom	2 %	5 %
Hamartomatöser Polyp	< 1 %	keines

EXKURS

Karzinogenese kolorektaler Karzinome

Der Großteil aller kolorektalen Karzinome entwickelt sich sporadisch über mehrere Stufen genetischer Mutationen aus Adenomen. Mehrere Karzinogenesewege sind bekannt. Zu den häufigsten gehören:
- **Klassische „Adenom-Karzinom-Sequenz" (➤ Abb. 9.4):** normale Schleimhaut → Inaktivierung des APC-Tumorsuppressor-Gens → tubuläres Adenom → Mutation des K-Ras-Protoonkogens → tubulovillöses Adenom → Mutation des DCC-Tumorsuppressorgens→ villöses Adenom → p53-Mutation → invasives Karzinom (überwiegend im linken Hemikolon lokalisiert)
- **Serratierte Karzinogenese:** sessil serratiertes Adenom → BRAF-Mutation → invasives Karzinom (überwiegend im rechten Hemikolon lokalisiert)

9

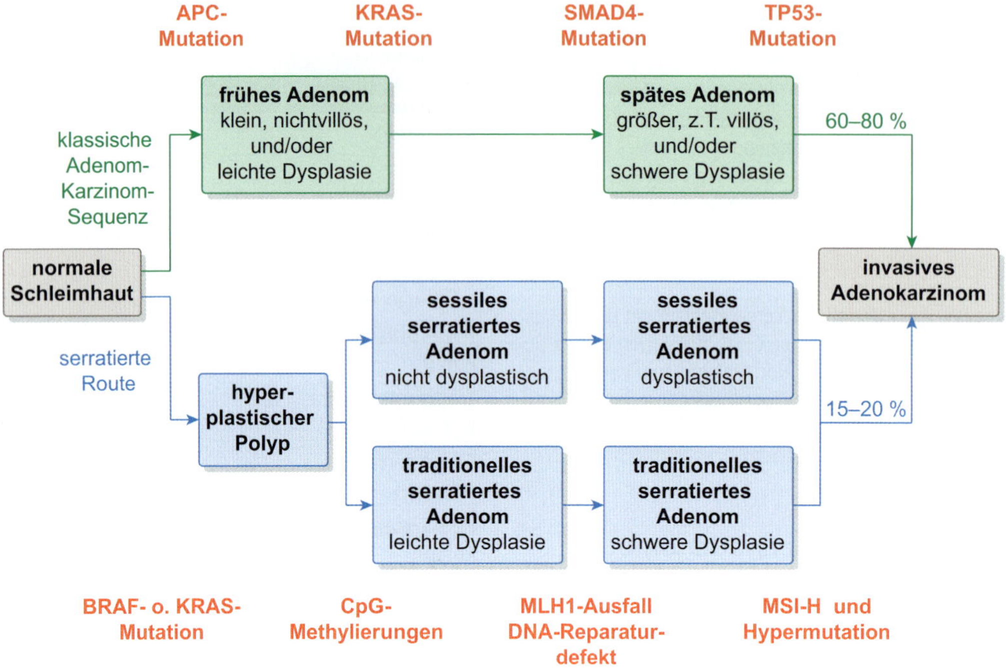

Abb. 9.4 Adenom-Karzinom-Sequenz. MSI-H: hohe Mikrosatelliteninstabilität [L231]

Symptomatik

- Meist asymptomatischer Zufallsbefund im Rahmen einer Koloskopie
- Ggf. peranaler Blutabgang, Schleimabgänge
- Ggf. Ileussymptomatik bei stenosierenden Prozessen, Invagination

Diagnostik

- Anamnese inkl. Familienanamnese
- Klinische Untersuchung inkl. digital rektaler Untersuchung (DRU)
- Koloskopie mit Polypabtragung oder Probebiopsie mit histopathologischer Untersuchung
- Molekulargenetische Testung bei V. a. hereditäres Tumorsyndrom

Therapie

Endoskopische Therapie:

- Jeder Polyp sollte nach Möglichkeit in toto endoskopisch abgetragen und histologisch untersucht werden
- Ggf. mehrzeitiges Vorgehen bei initial unvollständiger Abtragung
- Falls keine Abtragung möglich, Probeexzision zum Ausschluss eines invasiven Karzinoms

Operative Therapie:

- Operative Kolonsegmentresektion oder offene Polypektomie bei sicher benignem Befund und frustranem endoskopischen Abtragungsversuch
- Onkologische Resektion bei hochgradiger intraepithelialer Neoplasie (HGIEN) oder V. a. invasives Karzinom

Vorsorge/Nachsorge

Vorsorge:

- Jährlicher immunologischer fäkaler Okkultbluttest (IFOBT) und DRU ab dem 50. Lebensjahr
- Koloskopie ab dem 55. Lebensjahr oder bei auffälligem IFOBT
- Bei unauffälliger Koloskopie Wiederholung alle 10 Jahre
- Bei Vorhandensein von Polypen gilt ein gesondertes Nachsorgeintervall

Nachsorge: ➤ Tab. 9.3

Tab. 9.3 Nachsorgeintervall nach Polypektomie

Anzahl/Art der Polypen	Nachsorgeintervall
Keine Polypen	Alle 10 Jahre
Familiäre Belastung	Erstmalige Koloskopie bei Verwandten 1. Grades von Patient*innen mit kolorektalem Karzinom in einem Lebensalter, das 10 Jahre vor dem Alterszeitpunkt des Auftretens des Karzinoms beim Indexpatienten liegt (spätestens im Alter von 40–45 Jahren). Wiederholung alle 10 Jahre bei Fehlen von Polypen
1–2 Adenome < 1 cm ohne villöse Komponente oder HGIEN	5–10 Jahre
3–4 Adenome oder ≥ 1 Adenom ≥ 1 cm oder villöse Komponente oder HGIEN	3 Jahre
Histologisch nicht bestätigte vollständige Abtragung von Adenomen > 5 mm	6 Monate
≥ 5 Adenome	< 3 Jahre
Abtragung in Piecemeal-Technik	Kontrolle der Abtragungsstelle in 2–6 Monaten
Serratierte Adenome oder sessil serratierte Adenome	Analog zur Nachsorge bei klassischen Adenomen
HGIEN: hochgradige intraepitheliale Neoplasie	

9.3 Bösartige Erkrankungen des Kolons – Kolonkarzinom

Definition

- Maligne Raumforderung zwischen Zökum und Rektum
- Grenze zum Rektum international nicht einheitlich festgelegt
- In Deutschland Grenze bei 16 cm ab ano

Epidemiologie

- Zweithäufigste Tumorerkrankung in den Industrienationen
- Inzidenz in Deutschland ca. 40/100.000 Einwohner/Jahr
- Lebenszeitrisiko ca. 6 %
- Mittleres Erkrankungsalter ca. 70 Jahre
- Männer > Frauen
- In ca. 2–8 % synchrones multifokales Auftreten
- Großteil im linken Hemikolon lokalisiert (➤ Abb. 9.5)

Risikofaktoren

- Alter
- Ernährung
- Nikotin-, Alkoholabusus
- Chronisch entzündliche Darmerkrankungen
- Genetische Prädisposition

MERKE

Bei ca. 20–30 % aller Patient*innen mit einem kolorektalen Karzinom findest sich eine positive Familienanamnese. Für Verwandte ersten Grades ist das mittlere Risiko, an einem kolorektalen Karzinom zu erkranken, 2- bis 3-fach erhöht.
Bei ca. 5 % aller Patient*innen mit kolorektalem Karzinom liegt eine konkrete genetische Ursache zugrunde, am häufigsten ein hereditäres nichtpolypöses Kolonkarzinom (HNPCC) (➤ Kap. 11).

Klassifikation

➤ Tab. 9.4, ➤ Tab. 9.5

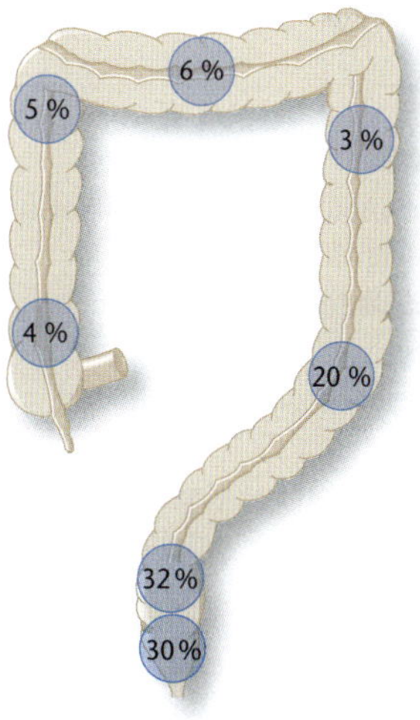

Abb. 9.5 Häufigkeitsverteilung der Kolonkarzinome [L141]

Tab. 9.4 TNM-Klassifikation Kolonkarzinom (Wittekind 2017) [G924]

Primärtumor	
Tis	Carcinoma in situ
T1	Infiltration der Submukosa
T2	Infiltration der Muscularis propria
T3	Infiltration der Subserosa oder in das perikolische Gewebe
T4	Infiltration von Nachbarorganen und/oder Perforation des viszeralen Peritoneums
T4a	Tumor perforiert viszerales Peritoneum
T4b	Tumor infiltriert Nachbarorgane/-strukturen
Lymphknoten	
N0	Keine Lmyphknotenmetastasen
N1	Metastasen in 1–3 regionären Lymphknoten
N2	Metastasen in 4 oder mehr regionären Lymphknoten
Fernmetastasen	
M0	Keine Fernmetastasen
M1	Fernmetastasen
M1a	Fernmetastasen in einem Organ oder einer Lokalisation ohne Peritonealbefall
M1b	Fernmetastasen in zwei oder mehr Organen ohne Peritonealbefall
M1c	Peritonealbefall mit oder ohne Fernmetastasen in anderen Lokalisationen

Symptomatik

- Häufig asymptomatischer Zufallsbefund im Rahmen der Koloskopie
- Peranaler Blutabgang, Blutbeimengung beim Stuhlgang
- Änderung der Stuhlgewohnheiten
- Bauchschmerzen
- Allgemeinsymptome: Leistungsminderung, Appetitlosigkeit, B-Symptomatik
- Ggf. Ileussymptomatik bei Tumorstenose
- Ggf. Vollbild eines akuten Abdomens bei Tumorperforation

Diagnostik

- Anamnese inkl. Familienanamnese
- Körperliche Untersuchung inkl. DRU
- IFOBT
- Labordiagnostik incl. Tumormarker (CEA, CA19-9)
- Abdomensonografie
- Komplette Koloskopie mit Biopsie
- Staging bei gesicherter Diagnose: CT Thorax/Abdomen

MERKE

Gemäß der S3-Leitlinie Kolorektales Karzinom (2019) werden zur präoperativen Ausbreitungsdiagnostik des Kolonkarzinoms folgende Untersuchungen empfohlen:
- Komplette Koloskopie
- CEA-Bestimmung
- Abdomensonografie
- Röntgen-Thorax in 2 Ebenen
- CT oder MRT des Abdomens bei inkompletter Koloskopie
- CT Thorax/Abdomen nur bei unklaren Befunden im Röntgen-Thorax und/oder der Abdomensonografie

Im klinischen Alltag hingegen hat sich die Durchführung einer CT-radiologischen Diagnostik von Thorax und Abdomen zum Staging etabliert.

Therapie

Abhängig vom UICC-Stadium (➤ Abb. 9.6, ➤ Abb. 9.7)

Operative Therapie:
- Für alle nicht metastasierten Kolonkarzinome als primäre Therapie indiziert
- Bei resektablen Metastasen ggf. mit simultaner Metastasenresektion oder als mehrzeitiges Vorgehen mit dem Ziel der R0-Resektion
- Auch in der Notfallsituation (Perforation, Blutung, Ileus) nach Möglichkeit onkologische Resektion

MERKE

In der onkologischen Kolonchirurgie sollten aufgrund des Vorkommens von Lymphknotenmetastasen entlang der Randarkaden Sicherheitsabstände von mindestens 10 cm eingehalten werden. Zudem erfordert jede onkologische Kolonresektion eine komplette mesokolische Exzision (CME) mit einer Ausbeute von mindestens 12 Lymphknoten. Bevorzugt wird mittlerweile ein laparoskopisches Vorgehen angewandt, welches dem offenen Verfahren in vielen Bereich überlegen ist. Das Ausmaß der Resektion ist abhängig von der Tumorlokalisation und umfasst folgende OP-Methoden:
- Zökum-/Colon-ascendens-Karzinom: Hemikolektomie rechts
- Karzinom der rechte Kolonflexur: erweiterte Hemikolektomie rechts
- Transversumkarzinom: Transversumresektion
- Karzinom der linken Kolonflexur: erweiterte Hemikolektomie links

Tab. 9.5 UICC-Stadium (Union Internationale contre le Cancer) Kolonkarzinom (Wittekind 2017) [G924]

Stadium	Primärtumor	LK-Status	Fernmetastasen
0	Tis	N0	M0
I	T1, T2	N0	M0
IIA	T3	N0	M0
IIB	T4a	N0	M0
IIC	T4b	N0	M0
IIIA	T1–2 T1	N1 (1–3 LK) N2a (4–6 LK)	M0 M0
IIIB	T3–4 T2–3 T1–2	N1 (1–3 LK) N2a (4–6 LK) N2b (≥ 7 LK)	M0
IIIC	T4a T3-T4a T4b	N2a (4–6 LK) N2b (≥ 7 LK) N1–2	M0
IVA	Jedes T	Jedes N	M1a
IVB	Jedes T	Jedes N	M1b
IVC	Jedes T	Jedes N	M1c

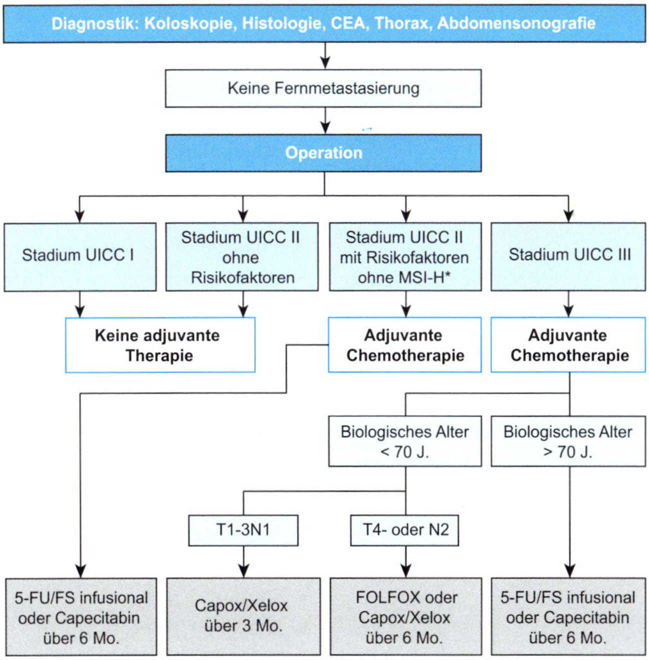

Abb. 9.6 Therapiealgorithmus Kolonkarzinom Stadium I-III. MSI-H: hohe Mikrosatelliteninstabilität; 5-FU/FS: 5-Fluorouracil/ Folinsäure; FOLFOX: Folinsäure + 5-Fluorouracil + Oxaliplatin [L143]

- Colon descendens Karzinom: Hemikolektomie links
- Colon sigmoideum Karzinom: tiefe anteriore Sigma-/Rektumresektion

Die Anlage eines protektiven Stomas ist von intraoperativen und patientenindividuellen Gegebenheiten abhängig, ist bei geplanten Resektionen jedoch zumeist nicht notwendig.

Adjuvante Therapie:
- Nach R0-Resektion im Stadium UICC III (bei Vorhandensein von Lymphknotenmetastasen) indiziert
- Als Einzelfallentscheidung nach R0-Resektion im Stadium II bei Vorhandensein von Risikofaktoren (z. B. Notfall-OP, Tumorperforation, T4-Stadium, unzureichende Lymphknotenausbeute)
- First-Line-Therapie im Stadium UICC III: FOLFOX (Folinsäure + 5-Fluorouracil + Oxaliplatin); XELOX (Oxaliplatin, Capecitabin)
- First-Line-Therapie im Stadium UICC II: Fluoropyrimidin-(z. B. Capecitabin-)Monotherapie

CAVE

Bei Patient*innen im Tumorstadium UICC II soll vor Indikationsstellung für eine adjuvante Therapie der Mikrosatellitenstatus bestimmt werden. Bei nachgewiesener Mikrosatelliteninstabilität (MSI-H) soll keine adjuvante Chemotherapie erfolgen.

Neoadjuvante Therapie: Als Einzelfallentscheidung bei synchron metastasierten Kolonkarzinomen mit dem Ziel des Downstagings, um Resektabilität zu erreichen

Lokalablative Therapie von Lebermetastasen: RFA bei irresektablen Lebermetastasen oder eingeschränktem AZ

EXKURS

Hepatisch metastasierte Kolonkarzinome

Bei synchron hepatisch metastasierten Kolonkarzinomen sollte in Abhängigkeit vom Ausmaß des Primärtumors und der Metastasierung das Therapiekonzept mit der höchsten Wahrscheinlichkeit einer Kuration gewählt werden. Dies muss interdisziplinär in einer Tumorkonferenz besprochen werden. Es existieren verschiedene Therapiekonzepte:
- Simultane Resektion von Primärtumor und Lebermetastasen
- Resektion des Primärtumors → adjuvante Chemotherapie → Metastasenresektion oder lokal ablative Therapie
- „Liver-first-Konzept": primäre Metastasenresektion → Chemotherapie → Resektion des Primärtumors
- Neoadjuvante Therapie → Resektion von Primärtumor und/oder Lebermetastasen als ein- oder zweizeitiger Eingriff

Palliative Therapie
- Irresektable, metastasierte Tumoren
- Palliative Systemtherapie in Abhängigkeit von der Molekulardiagnostik (RAS-, BRAF, MSI-Status) und Tumorlokalisation (➤ Abb. 9.7)

Nachsorge ➤ Tab. 9.6
- Für alle Patienten ab UICC-Stadium II indiziert
- 70 % aller Rezidive manifestieren sich innerhalb der ersten 2 Jahre
- Ca. 15–20 % aller kurativ resezierten Patient*innen entwickelt metachrone Lebermetastasen, ca. 5 % ein Lokalrezidiv

Prognose
- 5-Jahres-Überlebensrate nach R0-Resektion: 70–80 %
- Stadium I: 95 %
- Stadium II: 90 %
- Stadium III: 65 %
- Stadium IV: 5 %

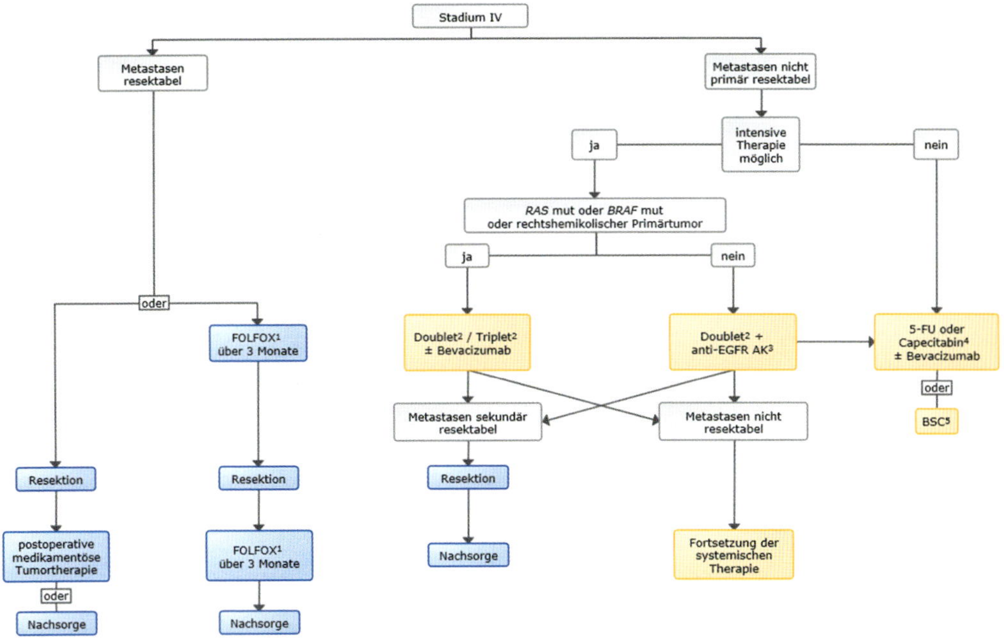

[1]Doublet: Kombination von Fluoropyrimidin plus entweder Oxaliplatin oder Irinotecan. [2]Triplet: Kombination von Fluoropyrimidin plus Oxaliplatin und Irinotecan. [3]anti-EGFR AK: Antikörper gegen den EGF Rezeptor. [4]Auch bei Patienten mit RAS WT und BRAF WT besteht die Option einer Monotherapie, diese wird aber wegen der geringeren Wirksamkeit nicht als Erstlinientherapie empfohlen. [5]BSC = Best Supportive Care.

Abb. 9.7 Therapiealgorithmus Kolonkarzinom Stadium IV. 5-FU: 5-Fluorouracil; FOLFOX: Folinsäure + 5-Fluorouracil + Oxaliplatin; WT: Wildtyp [W318-003]

Tab. 9.6 Nachsorge bei Kolonkarzinom UICC II oder III (DGVS 2019)

Untersuchung	Monate										
	3	6	9	12	15	18	21	24	36	48	60
Anamnese, körperl. Untersuchung, CEA		X		X		X		X	X	X	X
Koloskopie		X*		X**							X**
Abdomensonografie***		X		X		X		X	X	X	X
Sigmoidoskopie/Rektoskopie****		X		X		X		X			
Spiral-CT [x]	X										
Röntgen-Thorax*****				X				X	X	X	X

x Nur beim Rektumkarzinom 3 Monate nach Abschluss der tumorspezifischen Therapie (Operation bzw. adjuvante Strahlen-/Chemotherapie) als Ausgangsbefund.
CEA: carcinoembryonales Antigen
* wenn keine vollständige Koloskopie präoperativ erfolgt ist
** bei unauffälligem Befund (kein Adenom, kein Karzinom) nächste Koloskopie nach 5 Jahren
*** Eine Metaanalyse ergab einen Vorteil für ein bildgebendes Verfahren zum Nachweis von Lebermetastasen in der Nachsorge. Aus diesem Grund entschied sich die Expertenkommission, das einfachste und kostengünstigste Verfahren anzuwenden.
**** Nur beim Rektumkarzinom ohne neoadjuvante oder adjuvante Radiochemotherapie
***** Nur beim Rektumkarzinom kann jährlich eine Röntgen Thoraxuntersuchung durchgeführt werden.

LITERATUR

Deutsche Gesellschaft für Gastroenterologie, Verdauungs- und Stoffwechselkrankheiten (DGVS), Deutsche Gesellschaft für Allgemein- und Viszeralchirurgie (DGAV). S3-Leitlinie Divertikelkrankheit/Divertikulitis. Version 2.1 vom 21.10.2021. AWMF-Registernummer: 021/20.

Deutsche Gesellschaft für Gastroenterologie, Verdauungs- und Stoffwechselkrankheiten (DGVS). S3-Leitlinie Kolorektales Karzinom. Version 2.1, Januar 2019. AWMF-Registernummer: 021/007OL.

Dörner J, Taghavi Fallahpour M, Möslein, G. Polypen, Polyposis und Lynch-Syndrom: ein Update der kolorektalen Karzinomdisposition. Allgemein- und Viszeralchirurgie up2date. 2018; 12(03): 243–259.

Holtmann M, Düx M, Kauffmann G. Bildgebende Diagnostik des Kolons. DoctorConsult – The Journal. Wissen für Klinik und Praxis. 2011; 2: e121–e129.

Wittekind C. TNM-Klassifikation maligner Tumoren. 8. Aufl. Weinheim: Wiley VCH, 2017.

KAPITEL

10 Appendix vermiformis

10.1 Anatomie und Physiologie

Anatomie

- Ca. 2–20 cm langes und 0,5–1 cm dickes Darmanhängsel am Fundus des Zökums (➤ Abb. 10.1)
- Ursprung/Basis der Appendix an dem Punkt, an welchem alle drei Kolontänien am Zökalpol zusammentreffen
- Durchblutung über die A. appendicularis aus der A. ileocolica
- Intraperitoneale Lage mit zahlreichen Lagevarianten:
  - Retrozökal
  - Mediozökal
  - Laterozökal
  - Im Douglas-Raum
  - Im rechten Oberbauch (z. B. in der Schwangerschaft)
  - Im linken Unterbauch bei Coecum mobile oder Situs inversus

Physiologie

- Weitgehend unklar
- Zahlreiche Lymphfollikel in der Appendixwand als Hinweis für eine immunologische Funktion

10.2 Akute Appendizitis

Definition Akute Entzündung der Appendix unterschiedlicher Genese.

Epidemiologie

- Inzidenz international ca. 100/100.000 Einwohner pro Jahr, in Deutschland ca. 150/100.000 Einwohner pro Jahr
- Lebenszeitrisiko bei Männern ca. 9 %, bei Frauen ca. 7 %
- Altersgipfel: 10.–20. Lebensjahr, jedoch steigendes Durchschnittsalter innerhalb der letzten Jahre
- Ca. 135.000 Appendektomien pro Jahr in Deutschland

Ätiologie

- Genauer pathophysiologischer Weg bis dato unklar
- A. e. bedingt durch Obstruktion/Stase des Appendixlumens, z. B. durch Faecolith mit Erhöhung des intraluminalen Drucks → bakterielle Besiedelung → Ischämie → Gangrän, Perforation, perityphilitischer Abszess, Peritonitis
- Narbige Veränderungen durch Verwachsungen

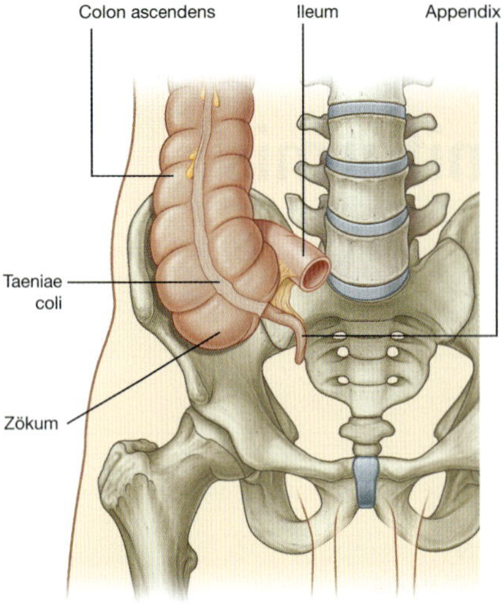

Abb. 10.1 Anatomie der Appendix [E402-005]

- Parasiten (v. a. im Kindesalter), z. B. Oxyuren, Schistosomen, Entamoeba)
- Lymphatische Hyperplasie

Klassifikation

- Histopathologisch:
  - Katarrhalische Appendizitis
  - Phlegmonöse Appendizitis
  - Ulzerophlegmonöse Appendizitis
  - Gangränöse Appendizitis
  - Perforierte Appendizitis
  - Perityphilitischer Abszess
  - Neurogene Appendikopathie
- Klinisch:
  - Unkomplizierte Appendizitis
    - Chronisch rezidivierende Appendizitis
    - Inflammation ohne Hinweis auf Gangrän, Phlegmone, Abszess oder freie Flüssigkeit
  - Komplizierte Appendizitis
    - Gangränöse Appendizitis mit oder ohne Perforation
    - Periappendikuläre Phlegmone
    - Freie Flüssigkeit/Peritonitis
    - Perityphilitischer Abszess

MERKE

Um ein Therapiekonzept erstellen zu können, empfiehlt die EAES (European Association of Endoscopic Surgery) eine Einteilung in komplizierte und unkomplizierte Appendizitis bereits bei der Diagnosestellung. Gemäß der aktuellen Datenlage gibt es jedoch kein etabliertes Verfahren, um die prätherapeutische Klassifizierung der akuten Appendizitis sicher durchführen zu können.

Symptomatik

- Klassischerweise Beginn mit dumpfem, schlecht lokalisierbarem Schmerz epigastrisch/rechter Oberbauch, welcher sich nach 12–24 h als heller stechender Schmerz in den rechten Unterbauch projiziert
- Begleitsymptome: Durchfall, Übelkeit, Erbrechen
- Erschütterungsschmerz
- Bei Kindern häufig unspezifische Symptomatik mit Schlappheit, phlegmatischem Verhalten, Appetitlosigkeit/Trinkschwäche, halonierte Augen
- Bei älteren Patienten häufig milde Symptomatik trotz fortgeschrittenem Befund (ca. 50 % aller Appendizitiden bei über 60-Jährigen sind bei Diagnosestellung bereits perforiert)

CAVE

Bei immunsupprimierten Patient*innen korrelieren weder das klinische Bild noch die laborchemischen Infektparameter mit dem Ausmaß der Entzündung, sodass hier die Indikation zur weiterführenden Diagnostik oder Therapie großzügig zu stellen ist.

Diagnostik

- Anamnese
- Klinische Untersuchung:
  - McBurney-Druckschmerz: Mitte zwischen Nabel und Spina iliaca rechts (➤ Abb. 10.2)
  - Lanz-Druckschmerz: Übergang vom mittleren zum rechtslateralen Drittel auf der Lanzmann-Linie zwischen den beiden Spinae iliacae (➤ Abb. 10.2)
  - Blumberg-Zeichen: kontralateraler Loslassschmerz (➤ Abb. 10.2)
  - Rovsing-Zeichen: Schmerz bei Ausstreichen des Kolonrahmens Richtung Zökum
  - Psoaszeichen: Schmerz bei Anheben des gestreckten Beins gegen Widerstand

10

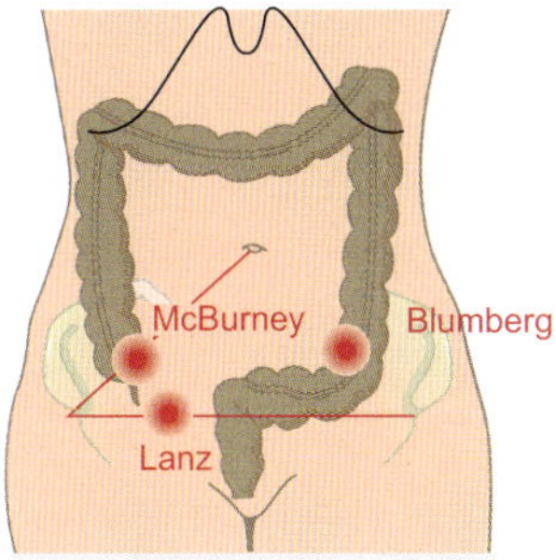

Abb. 10.2 Klinische Schmerzpunkte bei der akuten Appendizitis [L138]

- Douglas-Schmerz/Schmerzen bei der digitalen rektalen Untersuchung (DRU)
- Erschütterungsschmerz

- Labordiagnostik: Leukozytose, CRP-Erhöhung, BSG-Erhöhung
- Ergänzende Urindiagnostik
- Ergänzende gynäkologische Diagnostik inkl. Schwangerschaftstest
- Bildgebung:
  - Sonografie (➤ Abb. 10.3): Spezifität von 70–95 %, Sensitivität von 80–98 % für den Nachweis einer Appendizitis, jedoch nicht ausreichend zuverlässig, um eine Appendizitis sicher auszuschließen
  - CT-Abdomen: Hinsichtlich Spezifität und Sensitivität dem Ultraschall überlegen, jedoch Strahlenbelastung, daher individuellen Situationen vorbehalten (z. B. massive Adipositas, zahlreiche Voroperationen, Immunsuppression, etc.)
  - MRT: ähnliche Spezifität und Sensitivität wie CT, jedoch nicht ubiquitär verfügbar und zeitaufwändig, daher ebenfalls speziellen Fragestellungen vorbehalten

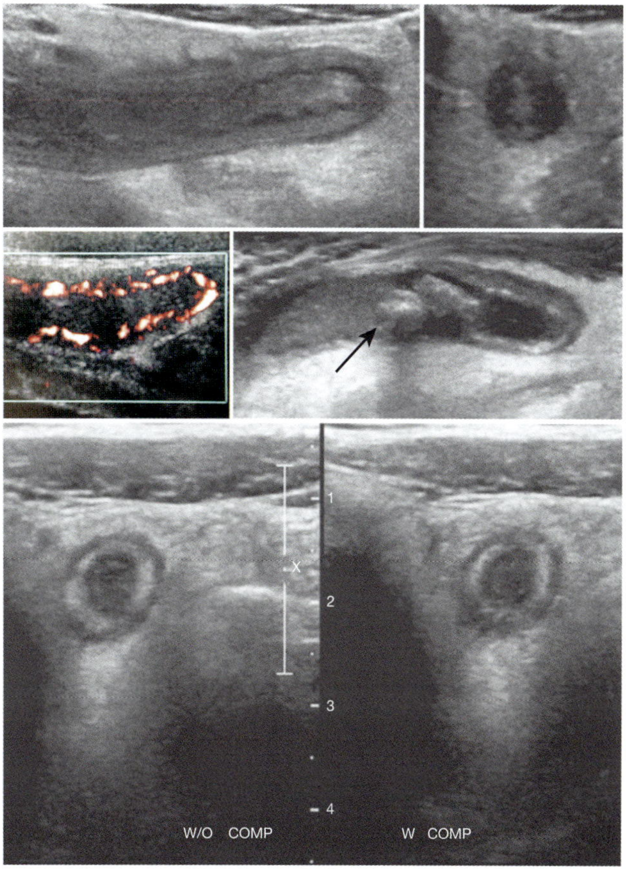

Abb. 10.3 Ultraschallbild einer akuten Appendizitis [G752-002]

EXKURS

CT-Diagnostik bei v.A. akute Appendizitis

In den USA wird bei bis zu 95 % aller Patient*innen mit Verdacht auf eine akute Appendizitis ein CT-Abdomen durchgeführt, wodurch die Rate an negativen Appendektomien auf unter 5 % reduziert wurde, wohingegen in Europa die negative Appendektomierate bei ca. 30 % liegt und nur ca. 15 % der Patient*innen eine CT-Diagnostik erhalten.

Therapie

- Operative Therapie
  - Laparoskopische Appendektomie als Goldstandard
  - Offene Appendektomie speziellen Situationen vorbehalten

MERKE

Zeitpunkt der Appendektomie:

- Bei unkomplizierter Appendizitis kann die OP nach sofortiger Einleitung einer antibiotischen Therapie um 12–24 h ohne Erhöhung der Morbidität aufgeschoben werden
- Im Alter > 65 Jahren oder mit Komorbiditäten sollte eine unkomplizierte Appendizitis innerhalb von 12 h nach Diagnosestellung operativ behandelt werden
- Bei komplizierter Appendizitis mit freier Perforation sollte unverzüglich operiert werden
- Bei komplizierter Appendizitis mit Phlegmone (➤ Abb. 10.4) oder Abszess kann nach aktueller Datenlage keine sichere Empfehlung zum OP-Zeitpunkt gegeben werden

- Konservative Therapie
  - Interventionelle Therapie mittels Drainagenanlage bei fortgeschrittenem perityphilitischem Abszess in Kombination mit antibiotischer Therapie
  - Rein konservative antibiotische Therapie bei unkomplizierter Appendizitis

CAVE

Bei einer unkomplizierten Appendizitis zeigt sich eine primär konservative, antibiotische Therapie bei ca. 86 % der Patient*innen initial wirksam. Mindestens 22 % entwickeln jedoch innerhalb des ersten Jahres eine Rezidivappendizitis. Insgesamt ist die Effektivität einer sofortigen chirurgischen Therapie höher, sodass die rein konservative Therapie nach wie vor umstritten ist.

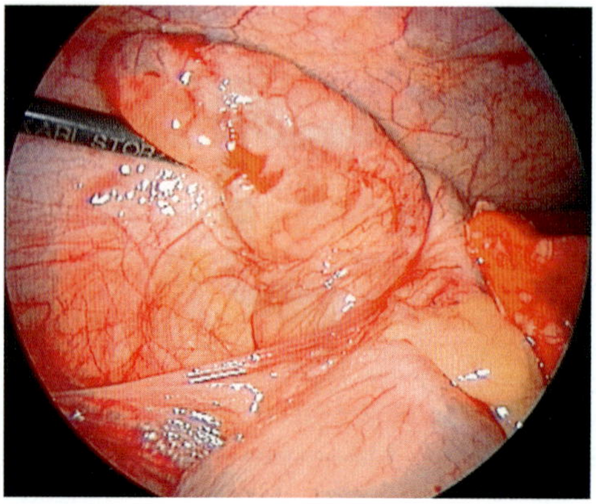

Abb. 10.4 Intraoperativer Situs bei phlegmonöser Appendizitis [T581]

10.3 Bösartige Erkrankungen der Appendix

MERKE

Maligne Appendixtumoren stellen eine seltene Entität gastrointestinaler Tumoren dar. Bei ca. 0,9–1,7 % aller Patient*innen nach Appendektomie zeigt sich als Zufallsbefund im Rahmen der histopathologischen Aufarbeitung eine Neoplasie. Diese umfassen ca. 0,5 % aller gastrointestinalen Tumoren, bilden jedoch eine heterogene Gruppe.

10.3.1 Neuroendokrine Tumoren der Appendix

Definition Entstehen aus Zellen des Neuroektoderms

Epidemiologie

- Mit ca. 85 % der häufigste maligne Appendixtumor
- Meist Zufallsbefund
- Finden sich bei ca. 0,7 % aller Appendektomien

Klassifikation Neuroendokrine Tumoren der Appendix werden gemäß UICC anhand der TNM-Klassifikation oder gemäß der ENETS-Klassifikation unterschieden (➤ Tab. 10.1)

Symptomatik

- Meist asymptomatisch
- Symptome der akuten Appendizitis

Tab. 10.1 UICC-/TNM- und ENETS-Klassifikation der neuroendokrinen Tumoren der Appendix (Köhler et al. 2023)

	UICC	ENETS
Primärtumor		
T1	T1a: Tumordurchmesser < 1 cm T1b: Tumordurchmesser > 1 bis ≤ 2 cm	Tumordurchmesser ≤ 1 cm, Invasion der Muscularis propria
T2	Tumordurchmesser > 2 bis ≤ 4 cm mit/ohne Infiltration des Zökums	Tumordurchmesser < 2 cm und < 3 mm Invasion der Subserosa/Mesoappendix
T3	Tumordurchmesser > 4 cm oder Infiltration des Ileums	Tumordurchmesser > 2 cm oder > 3 mm Invasion der Subserosa/Mesoappendix
T4	Tumorperforation oder Infiltration benachbarter Organe	Invasion des Peritoneums oder benachbarter Organe
Lymphknoten		
N0	Kein Lymphknotenbefall	
N1	Lymphknoten befallen	
Fernmetastasen		
M0	Keine Fernmetastasen	
M1	Fernmetastasen	

- Bei fortgeschrittenem Befund ggf. Kompressionsbeschwerden, B-Symptomatik

Diagnostik

- Meist Zufallsbefund im Rahmen der Appendektomie
- Labordiagnostik inkl. Tumormarker: Chromogranin A
- Bei gesichertem neuroendokrinem Tumor Stagingdiagnostik:
  - CT Thorax/Abdomen
  - Somatostatin-Rezeptor-Szintigraphie
  - DOTATOC-PET bei somatostatinrezeptor-positiven Tumoren

Therapie

- Bei Tumorgröße < 2 cm und fehlenden Risikofaktoren: Appendektomie ausreichend
- Bei Tumorgröße < 2 cm mit Vorliegen von Risikofaktoren (schlechte Differenzierung, Angioinvasion, R1, Perforation): Empfehlung zur Ileozökalresektion oder Hemikolektomie rechts unter Mitnahme des Lymphabflussgebietes
- Bei Tumorgröße > 2 cm: Empfehlung zur onkologischen Hemikolektomie rechts
- Resektable Fernmetastasen: Resektion
- Irresektable Fernmetastasen: Einleitung einer medikamentösen Therapie (➤ Kap. 4).

Prognose

- Bei gut differenzierten, nicht metastasierten Tumoren: 5-Jahres-Überlebensrate > 90 %
- Bei Fernmetastasierung: mediane Überlebenszeit ca. 27 Monate

Nachsorge

- Bei vollständig reseziertem, gut differenziertem Tumor < 1 cm wird keine Nachsorge empfohlen.
- Bei Tumoren in Kombination mit Risikofaktoren wird eine Nachsorge mittels MRT, CT oder PET über einen Zeitraum von 10–15 Jahren empfohlen

10.3.2 Muzinöse Neoplasien der Appendix – LAMN und HAMN

Definition

- Neoplasien, die durch schleimbildende Epithelien und extrazelluläre Schleimablagerungen gekennzeichnet sind
- Unterscheidung zwischen Low-Grade-muzinösen Neoplasien (LAMN), High-Grade-muzinösen Neoplasien (HAMN) und Pseudomyxoma peritonei
- Bei Perforation kann es zu peritonealen Schleimablagerungen mit peritonealer Tumorzellausbreitung kommen → Pseudomyxoma peritonei

MERKE

Die HAMN wurde erstmals 2019 als eigenständige Tumorart definiert. Sie unterscheidet sich durch das Vorliegen von High-Grade-Dysplasien von den LAMN, was mit einem gehäuften Auftreten eines High-Grade-Pseudomyxoms und damit einer deutlich schlechteren Prognose vergesellschaftet ist.

Epidemiologie

- Zweithäufigster Appendixtumor
- Altersgipfel 5.–7. Lebensdekade
- Frauen häufiger betroffen als Männer
- Finden sich bei ca. 0,13 % aller Appendektomie

Klassifikation ➤ Tab. 10.2

Symptomatik

- Meist asymptomatischer Zufallsbefund
- Symptome der akuten Appendizitis
- Je nach Größe ggf. Kompressionsbeschwerden

Diagnostik

- Meist Zufallsbefund im Rahmen der Appendektomie
- Bei gesicherter Diagnose: Stagingdiagnostik

Therapie

- **LAMN:**
  - Bei vollständiger Resektion im Rahmen der Appendektomie ohne Perforation oder Muzinose: Appendektomie ausreichend
  - Bei ausgedehnter Dissemination von Muzin in die Bauchhöhle: Empfehlung zur zytoreduktiven Chirurgie mit hyperthermer intraperitonealer Chemoperfusion (CRS/HIPEC)
- **HAMN:**
  - Bei nichtperforierter HAMN ohne Hinweis auf ein Pseudomyxoma peritonei: Appendektomie ausreichend
  - Bei Perforation oder peritonealer Ausbreitung: Empfehlung zur Hemikolektomie rechts mit CRS/HIPEC
- Nutzen einer adjuvanten oder perioperativen Systemtherapie für muzinöse Neoplasien bisher nicht belegt

Tab. 10.2 TNM-Klassifikation der Low-Grade-muzinösen Neoplasien der Appendix (Köhler et al. 2023)

Primärtumor	
TIS	Tumor auf die Appendix beschränkt mit azellulärem Muzin oder muzinösem Epithel, das bis auf die Muscularis propria reichen kann
T1	Für LAMN nicht vergeben
T2	Für LAMN nicht vergeben
T3	Tumorinvasion der Subserosa oder Mesoappendix
T4a	Tumor perforiert viszerales Peritoneum, eingeschlossen muzinöse peritoneale Tumorabsiedlungen oder azelluläres Muzin jenseits der Serosa der Appendix oder Mesoappendix und/oder infiltriert andere Organe/Strukturen
T4b	Tumor infiltriert (direkt) andere Organe/Strukturen
Lymphknoten	
N0	Keine LK-Metastasen
N1	Lymphknotenmetastasen
Fernmetastasen	
M0	Keine Fernmetastasen
M1a	Intraperitoneal azelluläres Muzin
M1b	Intraperitoneale Metastasen, eingeschlossen muzinöse Epithelzellen
M1c	Nichtperitoneale Metastasen

10.3.3 Muzinöse Neoplasien der Appendix – Pseudomyxoma peritonei

Definition

- Maximalform einer Low-Grade- oder High-Grade-muzinösen Neoplasie
- Ausgedehnte Schleimmassen im gesamten Abdomen (➤ Abb. 10.5)
- Meist ausgehend von der Appendix, selten Ovar

Epidemiologie

- Inzidenz ca. 0,1–0,3/100.000 Einwohner pro Jahr
- Frauen häufiger betroffen als Männer
- Mittleres Alter bei Diagnosestellung ca. 55 Jahre

Symptomatik

- Initial meist asymptomatisch
- In fortgeschrittenen Stadien Umfangsvermehrung des Abdomens, Bauchschmerzen, Obstipation, ggf. Ileussymptomatik

Diagnostik

- Im Anfangsstadium meist Zufallsbefund im Rahmen einer Appendektomie
- Labordiagnostik inkl. Tumormarker: CEA, CA19-9
- Bei gesicherter Diagnose Stagingdiagnostik: CT Thorax/Abdomen, ggf. diagnostische Laparoskopie mit Zytologie und Einschätzung der peritonealen Tumormanifestation (PCI nach Sugarbaker, ➤ Abb. 10.6)

10

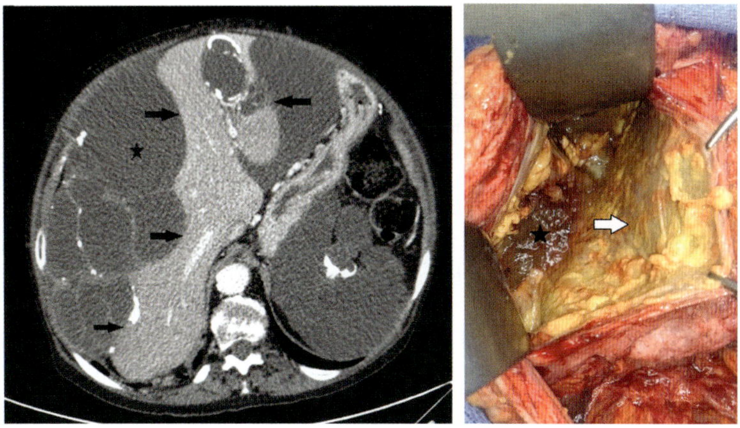

Abb. 10.5 CT-Befund eines Pseudomyxoma peritonei und intraoperativer Situs mit Schleimansammlung [F1188-001]

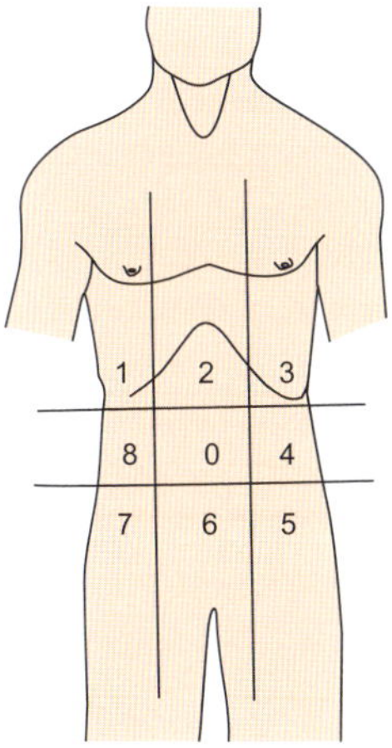

Region	Tumorgröße	Score
0. Zentral	______	LS 0. Kein Tumor
1. Rechts oben	______	LS 1. Tumor ≤ 0,5 cm
2. Epigastrium	______	LS 2. Tumor ≤ 5 cm
3. Links oben	______	LS 3. Tumor > 5 cm oder konfluierend
4. Linke Flanke	______	
5. Links unten	______	
6. Becken	______	
7. Rechts unten	______	
8. Rechte Flanke	______	
9. Oberes Jejunum	______	
10. Unteres Jejunum	______	
11. Oberes Ileum	______	
12. Unteres Ileum	______	
PCI		

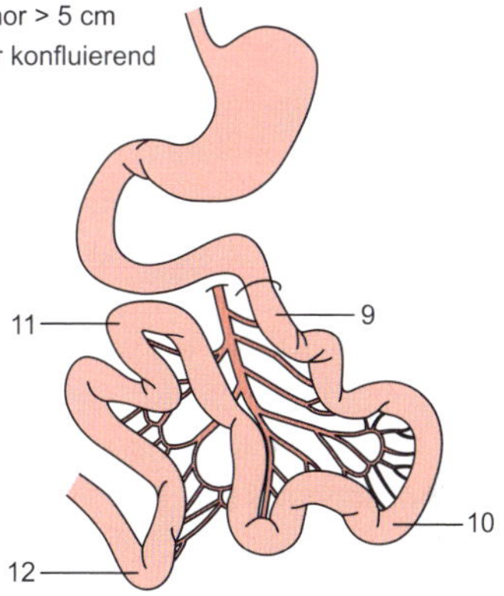

Abb. 10.6 Peritonealkarzinose-Index (PCI) nach Sugarbaker: Einteilung des Abdomens in neun Regionen und des Dünndarms in weitere vier Regionen. Anhand des Lesion Size Scores (0–3 Punkte) wird für jede Region der größte Tumorbefall festgelegt. Hieraus ergibt sich ein Score zwischen 0 und 39 Punkten. Bei PCI < 20 ist von einer Prognoseverbesserung durch CRS/HIPEC auszugehen. [G1320]

Therapie

- Primär operative Therapie mittels CRS/HIPEC, sofern AZ der Patientin/des Patienten dies erlaubt
- Je nach Ausdehnung Multiviszeralresektion notwendig
- Nutzen einer Radio- oder Chemotherapie nicht belegt

Prognose 5-Jahresüberlebensrate < 6 %

10.3.4 Adenokarzinom der Appendix

Epidemiologie

- Zufallsbefund in ca. 0,01–0,08 % aller Appendektomien
- Differenzierung in nichtmuzinöse, muzinöse, Siegelring- und undifferenzierte Adenokarzinome

Klassifikation Entspricht der TNM/UICC-Klassifikation von Kolonkarzinomen (➤ Kap. 9.3)

MERKE
Die Graduierung nicht muzinöser Adenokarzinome der Appendix entspricht der der kolorektalen Karzinome, wohingegen muzinöse Adenokarzinome als Grad 2 und Siegelring-Adenokarzinome als Grad 3 klassifiziert werden.

Symptomatik

- Meist Zufallsbefund im Rahmen der Appendektomie
- Bei größeren Befunden ggf. Blutbeimengung im Stuhl, B-Symptomatik, Ileussymptomatik

Diagnostik

- Anamnese, klinische Untersuchung
- Bei gesichertem Adenokarzinom Stagingdiagnostik gemäß den Empfehlungen bei Kolonkarzinom (➤ Kap. 9.3)

Therapie

- pTis/pT1-Tumoren ohne Risikofaktoren mit R0-Resektion im Rahmen der Appendektomie: Appendektomie ausreichend
- pT1-Tumoren mit Risikofaktoren (G3, Angioinvasion, R1-Resektion) und ab pT2: Empfehlung zur onkologischen Hemikolektomie rechts
- Adjuvante und palliative Therapie und Nachsorge: Empfehlungen entsprechend denen des Kolonkarzinoms (➤ Kap. 9.3)

10.3.5 Becherzell-Adenokarzinom der Appendix/Goblet-Cell-Tumor

Epidemiologie

- Ca. 10–23 % der primären Appendixneoplasien
- Mittleres Alter bei Diagnosestellung in der 6. Lebensdekade
- Erstmals 2019 durch die WHO als eigenständige Tumorentität definiert

Klassifikation, Symptomatik, Diagnostik Entspricht dem klassischen Adenokarzinom

Therapie

- Signifikanter Anstieg des 5-Jahres-Überlebens durch Hemikolektomie rechts bei pT3/T4-Tumoren, kein gesicherter Nachweis bei pT1/2, dennoch meist Therapie der Wahl bei nicht metastasierten Tumoren
- Empfehlung bezüglich adjuvanter oder palliativer Therapie gemäß Leitlinie Kolonkarziom (➤ Kap. 9.3)
- Bei ausschließlich peritonealer Metastasierung Empfehlung zur CRS/HIEPC

EXKURS

Becherzellkarzinoid

Das Becherzellkarzinoid stellt eine seltene Sonderform der Appendixneoplasien mit gemischt exokrinen-endokrinen Anteilen dar, welche eine deutlich schlechtere Prognose als rein neuroendokrine Neoplasien der Appendix oder Adenokarzinome aufweist. Aufgrund dessen besteht bereits in frühen Stadien die Empfehlung zur Hemikolektomie rechts.

LITERATUR

Deutsche Gesellschaft für Allgemein- und Viszeralchirurgie (DGAV). S1-Leitlinie Empfehlungen zur Therapie der akuten Appendizitis bei Erwachsenen. Version 1.0 vom 10.12.2021. AWMF-Registernummer 088-011.

Deutsche Gesellschaft für Gastroenterologie, Verdauungs- und Stoffwechselkrankheiten (DGVS). S3-Leitlinie Kolorektales Karzinom, Version 2.1., 2019. AWMF-Registernummer: 021/007OL.

Deutsche Gesellschaft für Gastroenterologie, Verdauungs- und Stoffwechselkrankheiten (DGVS). S2k-Leitlinie Neuroendokrine Tumore, Version 1.0 vom 31.03.2018. AWMF-Registernummer: 021-27.

Köhler F et al. Neoplasien der Appendix. Dtsch Ärztebl Int. 2023; 120: 519–25.

Reiter E. Muzinöse Appendixtumoren und Pseudomyxoma peritonei: Ein aktueller Überblick. Interdisziplinäre Onkologie. 2012; 4(2), 7–11.

KAPITEL

11 Rektum

11.1 Anatomie und Physiologie

Anatomie (➤ Abb. 11.1)

- Reicht bis 16 cm oberhalb der Anokutanlinie, wo sich der rektosigmoidale Übergang befindet
- Durchgehende Ringmuskelschicht, während die Ringmuskelschicht des Kolons durch drei Tänien gebildet wird
- Gliedert sich in 3 Abschnitte:
  - Distales Rektum: 0–6 cm ab ano
  - Mittleres Rektum: 7–12 cm ab ano
  - Oberes Rektum: 12–16 cm ab ano
- Von einer Hüllschicht aus Fett- und Lymphgewebe = Mesorektum umgeben
- Um das Rektum liegen mehrere miteinander verbundene Spalträume und Hüllfaszien, deren Kenntnis in der Rektumchirurgie von großer Bedeutung ist.
- Blutversorgung:
  - A. rectalis superior aus der A. mesenterica inferior
  - A. rectalis media aus der A. iliaca interna
  - A. rectalis inferior aus der A. pudenda interna
  - V. rectalis superior mündet in die Pfortader
  - Vv. rectales mediae und Vv. rectales inferiores münden über die V. iliaca interna in die V. cava inferior
- Wandaufbau von innen nach außen:
  - Tunica mucosa
    - Lamina propria
    - Lamina muscularis mucosae
  - Tunica submucosa
  - Tunica muscularis propria
  - Tunica subserosa
  - Tunica serosa

MERKE

Das Rektum ist international nicht einheitlich definiert. Wohingegen in Deutschland das Rektum bis 16 cm ab ano definiert wird, werden im angloamerikanischen Raum Tumoren oberhalb von 12 cm bereits als Kolonkarzinome bezeichnet.

Physiologie

- Rektum dient als Teil des Kontinenzorgans der Speicherung des Stuhls
- Ermöglicht zusammen mit dem Sphinkterapparat (➤ Abb. 11.2) eine steuerbare Stuhlentleerung

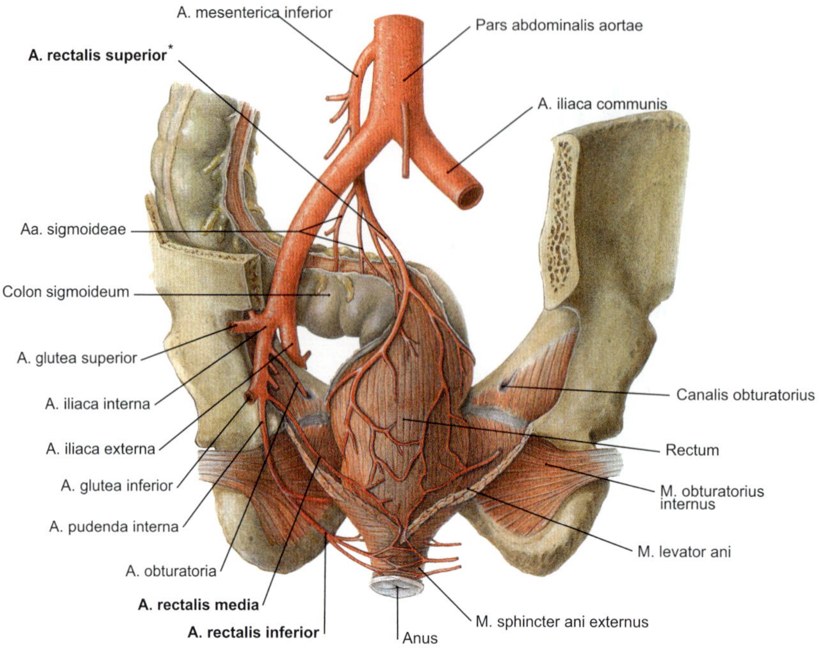

Abb. 11.1 Anatomie des Rektums [S007-2-24]]

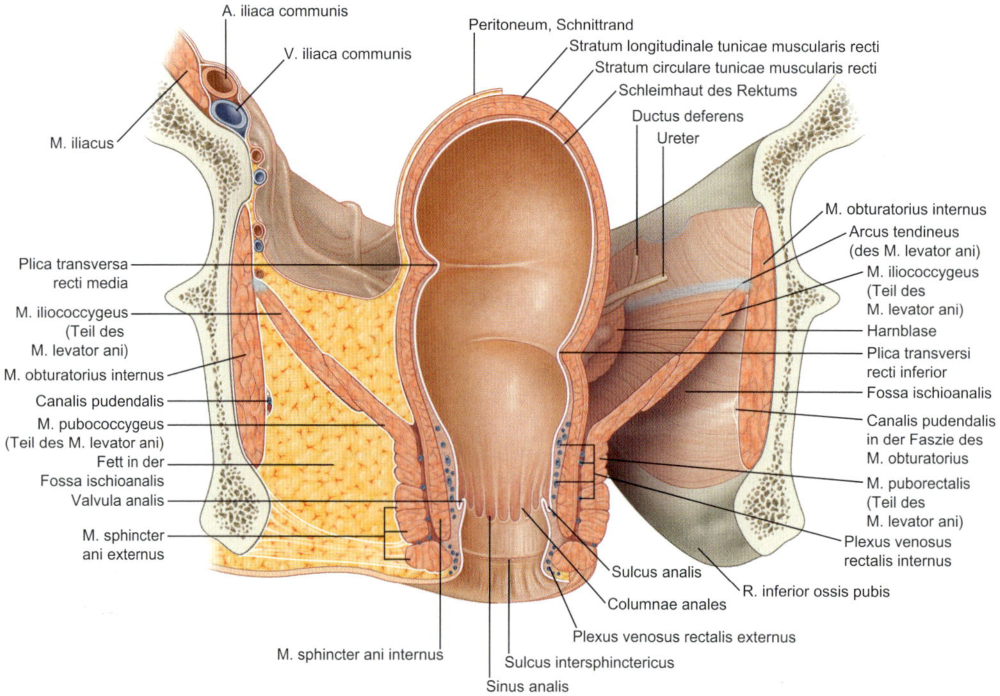

Abb. 11.2 Sphinkterapparat des Rektums [E1361]

- Dehnung der Rektumwand führt zu einem erhöhten Muskeltonus des Sphinkterapparates, was die Kontinenz gewährleistet

EXKURS

Ablauf der Defäkation

Bei Eintritt des Stuhls in das Rektum kommt es zu einer Druckerhöhung, welche von Dehnungsrezeptoren in der Darmwand registriert wird. Über viszerosensible Neurone werden diese Signale nach zentral weitergeleitet und als Stuhldrang wahrgenommen.

Die Füllung der Ampulla recti führt zu einer reflektorischen Erschlaffung des M. sphincter ani internus, wohingegen der willkürlich steuerbare M. sphincter ani externus kontrahiert bleibt und somit die Kontinenz aufrechterhält.

Soll die Defäkation willkürlich stattfinden, so erschlaffen beide Sphinktere sowie der M. puborectalis, welcher den wichtigsten statischen Kontinenzmuskel darstellt. Gleichzeitig bewirken eine reflektorische Kontraktion des Rektosigmoids sowie die willentliche Bauchpresse die Stuhlentleerung.

11.2 Rektumkarzinom

Definition

- Alle Tumoren, deren aboraler Rand bei der Messung mit dem starren Rektoskop 16 cm oder weniger von der Anokutanlinie entfernt ist
- Ca. 95 % Adenokarzinome
- Restliche 5 % verteilen sich auf Plattenepithelkarzinome, NET, Sarkome oder Lymphome

Epidemiologie

- Epidemiologie und Risikofaktoren entsprechen weitestgehend denen des Kolonkarzinoms
- Ca. 20.000 Neuerkrankungen/Jahr in Deutschland
- Ca. 30–40 % aller kolorektalen Karzinome im Rektum lokalisiert

Klassifikation TNM- und UICC-Klassifikation kolorektaler Karzinome (➤ Kap. 9.3)

Symptomatik

- Asymptomatisch bei kleinen Befunden
- Peranaler Blutabgang
- Änderung der Stuhlgewohnheiten
- Schmerzen, Krämpfe
- Ggf. Ileussymptomatik bei stenosierenden Prozessen
- Allgemeinsymptome: Leistungsminderung, Appetitlosigkeit, B-Symptomatik

Diagnostik

- Anamnese, inkl. Familienanamnese
- Körperliche Untersuchung inkl. DRU
- Labordiagnostik incl. Tumormarker (CEA)
- Starre Rektoskopie mit Biopsie
- Endosonografie
- Komplette Koloskopie
- MRT Becken
- Sonografie Abdomen
- Röntgen-Thorax in 2 Ebenen
- Ggf. zusätzlich gynäkologische Untersuchung + Zystoskopie bei V. a. Infiltration

MERKE

Gemäß der aktuellen S3-Leitlinie zur Behandlung kolorektaler Karzinome von 2019 werden zur Ausbreitungsdiagnostik bei gesichertem Rektumkarzinom folgende Untersuchungen empfohlen:

- Digitale rektale Untersuchung (DRU)
- CEA-Bestimmung
- Starre Rektoskopie mit Höhenangabe des Tumorunterrandes und Biopsie
- Endosonografie
- MRT Becken
- Komplette Koloskopie
- Röntgen Thorax in 2 Ebenen
- Abdomensonografie

Auch hier hat sich im klinischen Alltag die Durchführung einer CT Thorax/Abdomen zur Stagingdiagnostik etabliert. Maßgeblich für der Therapieentscheidung sind die Lokalisation des Tumors, die Ausbreitung ins perirektale Fettgewebe und das Vorhandensein von Lymphknotenmetastasen.

Therapie

Operative Therapie:

- Nicht fernmetastasierte resektable Tumoren im oberen Rektum (12–16 cm): gemäß Leitlinie Kolorektales Karzinom primär operative Therapie i. S. einer tiefen anterioren Sigma-/Rektumresektion
- Tis/T1(Low-Risk)-Tumoren im mittleren und unterem Rektumdrittel: primär operative Therapie mittels transanaler Vollwandresektion
- T1(High Risk)/T2-, cN0-, cM0-Tumoren im mittleren/unteren Rektum: primär operative Therapie im Sinne einer tiefen anterioren Rektumresektion
- T3/T4-Tumoren oder Tx, N+ im mittleren/unteren Rektum: neoadjuvante Radiochemotherapie oder TNT (total neoadjuvante Therapie)

MERKE

Bei T1-Tumoren erfolgt die Einteilung in „High Risk" und „Low Risk" gemäß folgenden Kriterien:

Low Rrisk:

- Durchmesser < 3 cm
- G1/G2
- Keine Infiltration von Lymphgefäßen (L0)
- Keine Infiltration von Blutgefäßen (V0)

High Risk:

- Durchmesser > 3 cm
- G3/G4
- V. a. Lymphknotenmetastasen

Neoadjuvante Therapie:

- Indiziert bei T3/T4-Tumoren des mittleren/unteren Rektumdrittels oder Tx, N+
- Neoadjuvante Radiochemotherapie (RCT):
  - Konventionelle fraktionierte Bestrahlung mit 50,4 Gy + Chemotherapie mit 5-FU oder Capecitabin, gefolgt von einer Operation nach 6–8 Wochen
  - Kurzzeitbestrahlung mit 5 x 5 Gy + Chemotherapie, gefolgt von sofortiger Operation (innerhalb von 10 Tagen nach Bestrahlungsende)

Watch and Wait

- Bei klinischer Komplettremission nach neoadjuvanter Radiochemotherapie oder TNT unter engmaschiger Nachsorge Verzicht auf eine OP möglich
- Nachsorgekonzept: 3-monatliche CEA-Bestimmung + DRU + MRT + Endosonografie in den ersten 3 Jahren, danach halbjährlich für weitere 2 Jahre; CT Thorax/Abdomen nach 6, 12, 24, 36, 48 und 60 Monaten

Adjuvante Therapie:

- Adjuvante Radiochemotherapie bei histopathologisch bestätigten Risikofaktoren für ein Lokalrezidiv nach primär operativ behandelten Karzinomen:
  - R1-Resektion
  - Intraoperativer Tumoreinriss
  - pCRM+ (zirkumferentieller Sicherheitsabstand zum Tumor < 1 mm)
  - unzureichende TME-Qualität (totale mesorektale Exzision; histopathologische Bewertung anhand der Mercury-Klassifikation Grad 1–3)
  - pT4, pT3c/d, pN2
  - extranodale Tumorherde im Mesorektum
  - pT3 im unteren Rektumdrittel
- Adjuvante Chemotherapie im Stadium II/III ohne neoadjuvante RCT gemäß Leitlinie Kolorektales Karzinom (➤ Kap. 9.3)
- Empfehlung für oder gegen eine adjuvante Chemotherapie nach erfolgter neoadjuvanter Radiochemotherapie kann anhand der vorhandenen Datenlage nicht gegeben werden

Palliative Therapie

  - Irresektable, diffus metastasierte Tumoren
  - Systemtherapie in Abhängigkeit von Molekulardiagnostik (RAS-, BRAF-, MSI-Status) und Tumorlokalisation gemäß Leitlinie Kolorektales Karzinom (➤ Kap. 9.3)

MERKE

Die Therapie des Rektumkarzinoms unterscheidet sich maßgeblich von der des Kolonkarzinoms. Während Tumoren des oberen Rektumdrittels (12–16 cm) wie Kolonkarzinome behandelt werden, gilt für tiefer sitzende Tumoren ein Lage- und stadienabhängiges Vorgehen (➤ Abb. 11.3):

- UICC-Stadium I: primär operative Therapie (lokale Vollwandresektion oder Rektumresektion)
- UICC-Stadium II+III: neoadjuvante Radiochemotherapie, gefolgt von OP

Als alternatives Behandlungskonzept bei fortgeschrittenen Rektumkarzinomen im Stadium II und III hat sich bei Patient*innen mit erhöhtem Risikoprofil oder Sphinkterinfiltration (T4-Tumoren, Befall des Mesorektums, N2-Status) mittlerweile eine weitere Therapieoption in Form einer total neoadjuvanten Therapie (TNT) etabliert. Hierbei handelt es sich um eine Erweiterung der neoadjuvanten Therapie um eine 3- bis 4,5-monatige Chemotherapie nach oder vor der eigentlichen Radiochemotherapie mit FOLFOX oder CAPOX. Ziel ist eine (Komplett-)Remission des Tumors mit Erhalten der Kontinenz.

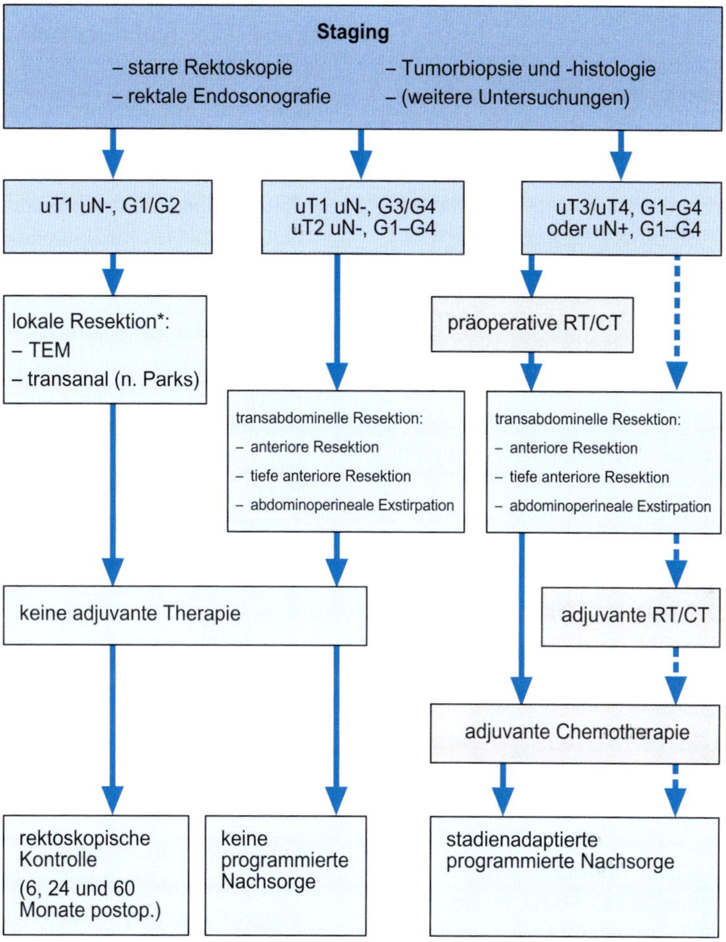

Abb. 11.3 Therapiealgorithmus Rektumkarzinom Stadium I-III. *Vollwandexzision; TEM: transanale endoskopische mikrochirurgische Vollwandexzision; RT = Radiotherapie; CT = Chemotherapie [L127]

MERKE

OP-Methoden in der Rektumchirurgie in Abhängigkeit von Stadium und Lage des Tumors:

- **Transanale Vollwandresektion in TAMIS-Technik** *(„transanal minimal-invasive surgery")*: kontinuierliche Gasinsufflation von peranal nach Einbringen spezieller Single-Port-Systeme, lokale Vollwandexzision des Tumors mit anschließender querer Naht.
- **Tiefe anteriore Rektumresektion:** Laparoskopische oder offene Resektion des Tumors mit totaler mesorektaler Exzision (TME) mit einem minimalen distalen Abstand von 2 cm im unteren Rektumdrittel, mindestens 5 cm im mittleren Rektumdrittel, im oberen Rektumdrittel partielle Mesorektumexzision (PME) mit minimalem Abstand von 5 cm ausreichend. Bei Tumorresektionen im mittleren und unteren Rektum ist bei primärer Anastomose die Anlage eines protektiven Ileostomas notwendig.
- **Transanale totale mesorektale Exzision (TaTME):** Kombiniert abdominale und peranale Rektumresektion durch zwei parallel operierende Teams mit dem Ziel des Sphinktererhalts auch bei tief sitzenden Tumoren, wobei der peranale Teil mittels Single-Ports mikrochirurgisch erfolgt, nachdem mindestens 2 cm unterhalb des Tumors das Rektum mittels Tabaksbeutelnaht verschlossen wurde.
- **Abdominoperineale intersphinktäre Resektion:** Rektummobilisation entsprechend der tiefen anterioren Rektumresektion von abdominal. Von perineal

11

Rektummobilisation im Levatortrichter zwischen M. sphincter ani externus und internus mit Absetzen des Rektums auf Höhe der Linea dentata mit transanaler Anastomosierung und Anlage eines protektiven Ileostomas.
- **Abdominoperineale Rektumamputation:** Ist kein Sphinktererhalt möglich, so erfolgt neben dem abdominalen Teil der Verschluss des Anus mittels Tabaksbeutelnaht mit anschließender Umschneidung des Anus und Durchtrennung der Beckenbodenmuskulatur mit Auslösen des Rektums von perineal mit kompletter Resektion und Anlage eines endständigen Deszendostomas. Primärer Wundverschluss oder Lappenplastik je nach Größe des Defektes (VRAM-Lappen).

Nachsorge/Prognose Dem Kolonkarzinom entsprechend (➤ Kap. 9.3).

11.3 Hereditäre kolorektale Karzinome

11.3.1 Hereditäres nichtpolypöses Kolonkarzinomsyndrom (HNPCC)/ Lynch-Syndrom

Definition Pathogene Mutationen in den Mismatch-Reparaturgenen (MSH2, MLH1, MSH6, PMS2, EPCAM), welche mit einem erhöhten Tumorrisiko assoziiert sind = Mikrosatelliteninstabilität (MSI)

Epidemiologie
- Häufigste genetische Tumorerkrankung des Kolorektums
- Ca. 2.000 Neuerkrankungen/Jahr in Deutschland
- Für ca. 5 % aller kolorektalen Karzinome (KRK) verantwortlich
- 80 % aller Patient*innen mit HNPCC entwickeln im Laufe ihres Lebens ein kolorektales Karzinom

CAVE
Im klinischen Alltag werden die Begriffe HNPCC und Lynch-Syndrom häufig synonym verwendet. Jedoch ist für die Definition des Lynch-Syndroms der Nachweis einer autosomal-dominant vererbten Keimbahnmutation obligat, wohingegen beim HNPCC nur die entsprechenden anamnestischen Kriterien erfüllt sein müssen (siehe Amsterdam- und Bethesda-Kriterien)

EXKURS

Aktualisierte Bethesda-Kriterien (Umar et al. 2004):

Mindestens ein Kriterium muss erfüllt sein:
- Patient*innen mit kolorektalem Karzinom vor dem 50. Lebensjahr
- Patient*innen mit synchron oder metachronen kolorektalen Karzinomen oder anderen HNPCC-assoziierten Tumoren, unabhängig vom Alter
- Patient*innen mit kolorektalem Karzinom mit MSI-H-Histologie vor dem 60. Lebensjahr
- Patient*innen mit kolorektalem Karzinom – unabhängig vom Alter –, die einen Verwandten 1. Grades mit einem kolorektalen Karzinom oder einem HNPCC-assoziierten Tumor vor dem 50. Lebensjahr haben
- Patient*innen mit kolorektalem Karzinom – unabhängig vom Alter –, die mindestens zwei Verwandte 1. oder 2. Grades haben, bei denen ein kolorektales Karzinom oder ein HNPCC-assoziierter Tumor unabhängig vom Alter diagnostiziert wurde

Amsterdam II-Kriterien (Vasen et al. 1999):

Alle Kriterien müssen zutreffen:
- Mindestens drei Familienangehörige mit histologisch gesichertem kolorektalem Karzinom oder einem Karzinom des Endometriums, Dünndarms, Ureters oder Nierenbeckens, davon einer mit den beiden anderen erstgradig verwandt (FAP muss ausgeschlossen sein)
- Wenigstens zwei aufeinander folgende Generationen betroffen
- Mindestens bei einem Patienten Diagnosestellung vor dem 50. Lebensjahr

Symptomatik
- Siehe Kolon-/Rektumkarzinom (➤ Kap. 9.3, ➤ Kap. 11.2)
- Das typische Lynch-KRK ist im rechten Hemikolon lokalisiert

Diagnostik

- Siehe Kolon-/Rektumkarzinom (➤ Kap. 9.3, ➤ Kap. 11.2)
- Immunhistochemische Diagnostik bezüglich MSI
- Humangenetische Beratung bei Nachweis einer MSI

MERKE

Neben kolorektalen Karzinomen findet sich bei Patient*innen mit Mikrosatelliteninstabilität auch ein gehäuftes Auftreten anderer Tumorerkrankungen. Hierzu gehören:

- Endometriumkarzinom
- Ovarialkarzinom
- Dünndarmkarzinom
- Magenkarzinom
- Urothelkarzinom
- Gallengangskarzinom
- Pankreaskarzinom
- Hirntumoren
- Hauttumoren

Hieraus ergibt sich ein gesondertes Vor- bzw. Nachsorgeschema:

- Erste Koloskopie im Alter zwischen 20–25 Jahren; danach 1 x/Jahr
- Erste Gastroskopie im Alter zwischen 30–35 Jahren, danach 1 x/Jahr
- Für Frauen jährliche gynäkologische Untersuchung mit transvaginalem Ultraschall, ab dem 35. Lebensjahr mit jährlicher Endometriumbiopsie

Therapie

- Siehe Kolon-/Rektumkarzinom (➤ Kap. 9.3, ➤ Kap. 11.2)
- Bei Lynch-Syndrom-assoziierten KRK im UICC-Stadium II vermindertes Ansprechen auf die adjuvante Chemotherapie verglichen mit sporadischen kolorektalen Karzinome, daher bei MSI nicht empfohlen

MERKE

Im Gegensatz zur FAP, bei der ein Karzinomrisiko von 100 % besteht, wird für Patient*innen mit HNPCC eine prophylaktische (Prokto-)Kolektomie in den aktuellen Leitlinien bisher nicht empfohlen. Auch bei Karzinomnachweis auf dem Boden eines HNPCC sollte eine subtotale Kolektomie nicht generell durchgeführt werden, muss jedoch individuell mit dem Patienten/der Patientin besprochen werden. Im Falle einer operativen Therapie sollte bei Frauen aufgrund des erhöhten Risikos für Endometrium- und Ovarialkarzinome zusätzlich eine simultane prophylaktische Hysterektomie/Adnektomie erwogen und besprochen werden, sofern die Familienplanung abgeschlossen ist.

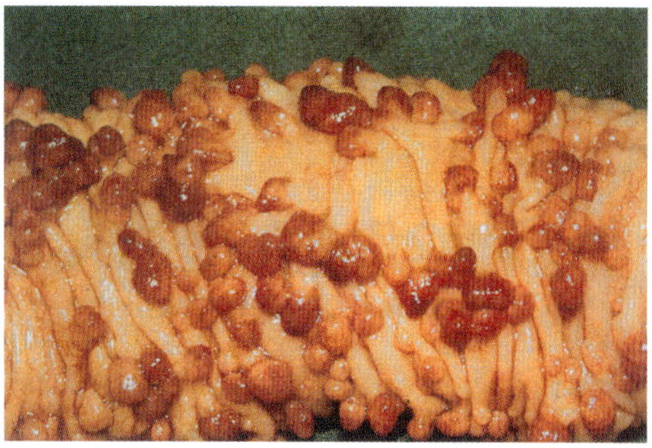

Abb. 11.4 Aufgeschnittenes OP-Präparat bei vorliegender FAP: Es zeigen sich zahlreiche kleine Polypen. [T407]

11.3.2 Familiäre adenomatöse Polyposis (FAP)

Definition

- Vorhandensein von > 100 kolorektalen Polypen (➤ Abb. 11.4), meist im Rektum beginnend
- Autosomal-dominant vererbte Mutation im Adenomatous-Polyposis-coli-Gen (APC-Gen) = Tumorsuppressorgen auf Chromosom 5

Epidemiologie

- Häufigkeit ca. 1:10.000
- Für ca. 1 % aller kolorektaler Karzinome verantwortlich
- Lebenszeitrisiko für KRK bei 100 %

Symptomatik

- Siehe Kolon-/Rektumkarzinom (➤ Kap. 9.3, ➤ Kap. 11.2)
- Diarrhö
- Peranale Blutungen, Anämie

Diagnostik Siehe Kolon-/Rektumkarzinom (➤ Kap. 9.3, ➤ Kap. 11.2)

MERKE

Neben kolorektalen Karzinomen findet sich bei Patient*innen mit FAP auch ein gehäuftes Auftreten anderer Neoplasien. Hierzu gehören:

- Magen-/Duodenalpolypen/-karzinome
- Schilddrüsenkarzinome
- Maligne ZNS-Tumoren
- Knochentumoren
- Desmoide
- Überzählige Zähne

- Kongenitale Hypertrophie des retinalen Pigmentepithels (CHRPE)

Aufgrund des Auftretens von Neoplasien und Karzinomen in jungen Lebensjahren ergibt sich für FAP-Patient*innen folgende Vorsorgeempfehlung:
- Erste Koloskopie im Alter von 10 Jahren, danach jährlich
- Erste ÖGD im Alter von 30 Jahren, danach alle 3–5 Jahre
- Evaluation einer prophylaktischen Proktokolektomie

Therapie
- Prophylaktische Proktokolektomie bereits im jungen Erwachsenenalter erwägen
- Kolorektale Karzinome auf dem Boden einer FAP: operative Therapie mittels Proktokolektomie mit ileopouchanaler Anastomose

MERKE
Da Patient*innen mit FAP nahezu ausnahmslos ein kolorektales Karzinom entwickeln, sollte bereits ab dem 15.–20. Lebensjahr die Möglichkeit einer prophylaktischen Proktokolektomie besprochen werden. Der bestmögliche Operationszeitpunkt muss individuell mit den Patient*innen evaluiert werden. Bei Frauen kann unter engmaschiger Vorsorge ggf. abgewartet werden, bis die Familienplanung abgeschlossen ist.

11.3.3 Attenuierte familiäre adenomatöse Polyposis (aFAP)

Definition
- Vorhandensein von 10–100 Polypen im Kolon, überwiegend im rechten Hemikolon
- Erworbene Mutationen im Randbereich des APC-Gens

Epidemiologie Für < 1 % aller KRK verantwortlich

Symptomatik Wie FAP (➤ Kap. 11.3.2)
- Manifestationsalter ca. 10–20 Jahre später als bei der klassischen FAP
- Ebenfalls obligate Präkanzerose

Diagnostik Wie FAP (➤ Kap. 11.3.2)

MERKE
Auch bei der attenuierten Form der FAP besteht ein nahezu 100%-iges Lebenszeitrisiko zur Entwicklung eines kolorektalen Karzinoms. Aufgrund des späteren Manifestationsalters können Vorsorgekoloskopien ins Erwachsenenalter verschoben werden. Weiterhin bleibt jedoch die Empfehlung zur prophylaktischen operativen Therapie. Da das Rektum bei der aFAP deutlich seltener befallen ist, kann dieses bei unauffälligem klinischem und endoskopischem Befund belassen werden. Die operative Therapie besteht somit in einer Kolektomie mit ileorektaler Anastomose.

11.3.4 MUTYH-assoziierte Polyposis (MAP)

Definition
- Phänotypische Ähnlichkeit zur aFAP mit bis zu 100 Polypen im Kolon
- Autosomal rezessiv vererbte Mutation des MUTYH-Gens, welches für DNA-Reparaturenzyme kodiert → Anhäufung weiterer Mutationen in anderen Genen, u. A. APC

Epidemiologie
- Für < 1 % aller KRK verantwortlich
- Lebenszeitrisiko für KRK bei nahezu 100 %

Symptomatik Wie FAP/aFAP (➤ Kap. 11.3.2)

Diagnostik
- Wie FAP (➤ Kap. 11.3.2)
- Vorsorge identisch mit aFAP

Therapie Wie aFAP (➤ Kap. 11.3.3)

11.3.5 Peutz-Jeghers-Syndrom (PJS)

Definition
- Hamartomatöse Polyposis im gesamten Gastrointestinaltrakt, v. a. Dünndarm
- Autosomal dominant vererbte Mutation der Serin-Threonin-Kinase (STK11) auf Chromosom 19

Epidemiologie
- Sehr selten, Inzidenz 1/50.000-200.000
- Mittleres Alter beim ersten Auftreten von Polypen ca. 11–13 Jahre

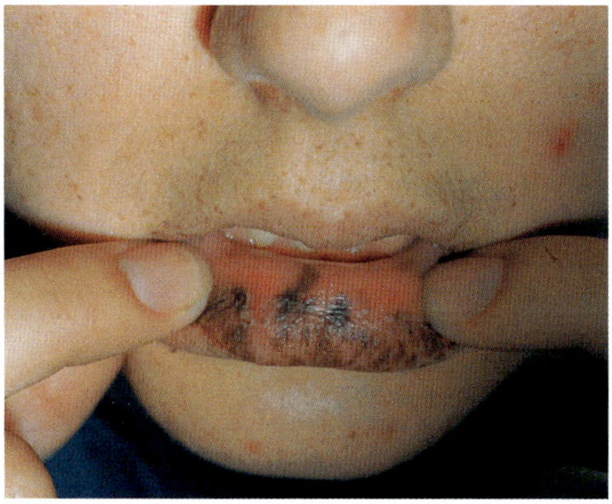

Abb. 11.5 Lentiginosis pigmentosa bei PJS [M274]

- Tumorrisiko steigt mit zunehmendem Alter
- Ca. 15-fach erhöhtes Risiko für KRK
- Zudem erhöhtes Risiko für Mamma-, Bronchial-, Hoden- und Pankreas-CA

Symptomatik

- Meist bereits im Kindes- und Jugendalter symptomatisch
- Chronische Blutungen, peranaler Blutabgang, Anämie
- Ggf. Ileussymptomatik, gehäuftes Auftreten von Invaginationen am Dünndarm
- Lentiginosis pigmentosa (innerhalb der ersten 5 Lebensjahre auftretende labiale Pigmentierung, ➤ Abb. 11.5)

Diagnostik

- Anamnese inkl. Familienanamnese
- Klinische Untersuchung inkl. DRU
- Endoskopie (ÖGD, Koloskopie, Doppelballonendoskopie, ggf. Kapselendoskopie)
- MR-Sellink
- CT/MRT bei Ileus

MERKE

Die Diagnose PJS kann gestellt werden, wenn mindestens eines der folgenden Kriterien zutrifft:
- ≥ 2 histologisch bestätigte Peutz-Jeghers-Polypen (Hamartome)
- Beliebig viele PJS-Polypen bei positiver Familienanamnese für PJS
- Charakteristische mukokutane Pigmentierung bei positiver Familienanamnese
- Beliebig viele PJS-Polypen bei gleichzeitigem Vorhandensein mukokutaner Pigmentierung

Therapie

- Humangenetische Beratung
- Keine kausalen Therapiemöglichkeit
- Endoskopische Polypektomie
- Ggf. chirurgische Polypektomie/Darmsegmentresektionen bei Neoplasien, endoskopisch nicht abtragbaren Polypen, persistierenden Blutungen
- Notfalllaparoskopie/-laparotomie bei Invagination (➤ Abb. 11.6)

MERKE

Das PJS ist im Kindesalter mit einem gehäuften Auftreten von Dünndarmobstruktionen/-invaginationen, im Erwachsenenalter mit einem gehäuften Auftreten von Karzinomen assoziiert. Ca. 40 % der Betroffenen entwickeln ein kolorektales Karzinom, ca. 30–50 % ein Mammakarzinom. Eine intensivierte Vor- und Nachsorge ist bei diesen Patient*innen essenziell.
2019 veröffentlichten der ESGE (European Society of Gastrointestinal Endoscopy) und die ESPGHAN (European Society for Pediatric Gastroenterology Hepatology and Nutrition) Leitlinien für das Management von PJS (Latch-

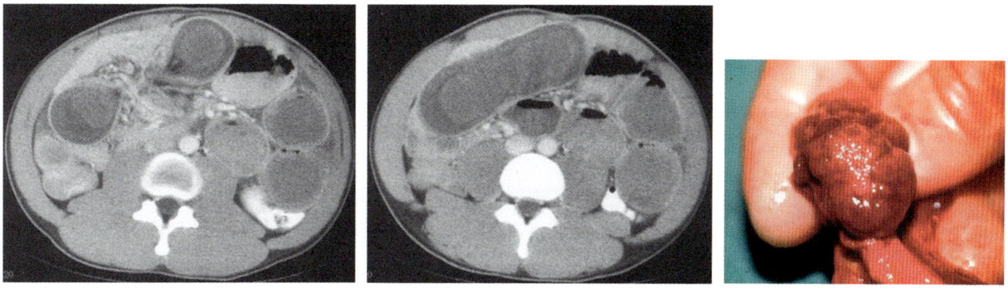

Abb. 11.6 Dünndarminvagination bei Hamartom bei PJS [E723]

ford et al. 2019, Van Leerdam et al. 2019). Hierzu wurden folgende Empfehlung bezüglich der Vorsorge festgelegt:

- ÖGD + Koloskopie ab dem 8. Lebensjahr für asymptomatische Kinder, Wiederholung alle 1–3 Jahre bei Vorhandensein von Polypen
- Bei Fehlen von Polypen in der ersten Endoskopie wird diese im Alter von 18 Jahren wiederholt
- MR-Sellink oder Kapselendoskopie des Dünndarms ab dem 8. Lebensjahr mit 1- bis 3-jährlichem Wiederholungsintervall
- Endoskopische Polypektomie für Darmpolypen > 15–20 mm (doppelballonendoskopisch)
- Für Frauen Brustkrebsscreening ab dem 18. Lebensjahr, jährliches MRT der Brust ab dem 25. Lebensjahr
- Für Frauen jährliche gynäkologische Untersuchung inkl. transvaginalem Ultraschall (TVU) ab dem 25. Lebensjahr

LITERATUR

Aretz S. Differenzialdiagnostik und Früherkennung hereditärer gastrointestinaler Polyposis-Syndrome. Dtsch Ärztebl Int. 2010; 107(10): 163–73.

Deutsche Gesellschaft für Gastroenterologie, Verdauungs- und Stoffwechselkrankheiten (DGVS). S3-Leitlinie Kolorektales Karzinom. Version 2.1., Januar 2019. AWMF-Registernummer: 021/007OL.

Dörner J, Taghavi Fallahpour M, Möslein G. Polypen, Polyposis und Lynch-Syndrom: ein Update der kolorektalen Karzinomdisposition. Allgemein- und Viszeralchirurgie up2date. 2018; 12(03): 243–259.

Latchford A et al.: Management of Peutz-Jeghers syndrome in children and adolescents: a position paper from the ESPGHAN Polyposis Working Group. J Pediatr Gastroenterol Nutr. 2019; 68(3):442–452.

Möslein G. Management des Peutz-Jeghers-Syndroms. Zentralb Chir. 2023; 148(06): 492–501.

Umar A et al. Revised Bethesda Guidelines for hereditary nonpolyposis colorectal cancer (Lynch Syndrome) and microsatellite instability. JNCI. 2004; 96(4): 261–268.

Van Leerdam M E, Roos V H et al.: Endoscopic management of polyposis syndromes: European Society of Gastrointestinal Endoscopy (ESGE) guideline. Endoscopy 2019; 51: 877–895.

Vasen HFA, Blanco I, Aktan-Collan K et al. Revised guidelines for the clinical management of Lynch syndrome (HNPCC): recommendations by a group of European experts. Gut. 2013; 62: 812–823.

Wagner A et al. The management of Peutz-Jeghers syndrome: European Hereditary Tumour Group (EHTG) Guideline. J Clin Med. 2021; 10(3): 473.

KAPITEL

12 Chronisch entzündliche Darmerkrankungen

12.1 Morbus Crohn

Definition

- Chronisch entzündliche Darmerkrankung mit diskontinuierlichem, transmuralem Befall der Schleimhaut („skip lesions“)
- Kann vom Mund bis zum Analkanal den gesamten Verdauungstrakt betreffen, jedoch zu 80 % das terminale Ileum („Ileitis terminalis“) befallen

MERKE

Manifestation des M. Crohn:
- Terminales Ileum: 80 % (in ca. 30 % mit gleichzeitigem Kolonbefall)
- Reiner Kolonbefall: 30 %
- Ileozökalbereich: 30 %
- Proximaler Dünndarm: 5–10 %
- Magen/Duodenum: 2–3 %
- Ösophagus: 0–1 %

Epidemiologie

- Inzidenz 2–3/100.000 Einwohner/Jahr, zuletzt ansteigende Inzidenz
- Prädispositionsalter 15.–35. Lebensjahr, zweiter Peak ab dem 60. Lebensjahr
- Familiäre und ethnische Häufung

Ätiologie

- Entstehung des Morbus Crohn nicht eindeutig geklärt
- Genetische Disposition: in ca. 50 % Nachweis einer Mutation des NOD2-Gens auf Chromosom 16
- Autoimmunologische Prozesse
- Risikofaktoren:
  - Rauchen
  - Orale Kontrazeption
  - Psychosomatische Faktoren
  - Z. n. Appendektomie
  - Ernährungsgewohnheiten (Fett-, fleischreiche Ernährung)
  - Veränderte Darmflora („Mikrobiom“)

MERKE

Die Ätiologie des Morbus Crohn ist bis dato nicht eindeutig geklärt. Es liegt ein Ungleichgewicht zwischen pro- und antiinflammatorischen Prozessen zugrunde, welches sowohl von genetischen, autoimmunologischen als auch mikrobakteriellen Prozessen beeinflusst wird.

Klassifikation

- Crohn‘s Disease Activitiy Index (CDAI) nach Best zur Differenzierung zwischen aktivem, akut behandlungsbedürftigen und chronischem Stadium (➤ Tab. 12.1)
- Dient zudem der Beurteilbar des Ansprechens auf eine medikamentöse Therapie

Symptomatik

- Sehr variabel
- AZ-Verschlechterung mit Müdigkeit, Abgeschlagenheit, Appetitlosigkeit

Tab. 12.1 CDAI nach Best (1976)

Anamnese	Symptome	Punktzahl
Stuhlgewohnheiten	Anzahl flüssiger/weicher Stuhlgänge/Tag	14 pro Stuhlgang
	Verwendung von Loperamid	30
Durchschnittliche Bauchschmerzen über 7d	Keine	0
	Leichte Schmerzen	35
	Moderate Schmerzen	70
	Starke Schmerzen	105
Allgemeines Wohlbefinden über 7d	Gut	0
	Mäßig	49
	Schlecht	98
	Sehr schlecht	147
	Unerträglich	196
Komplikationen	Arthritis/Arthralgie	20
	Iritis/Uveitis	20
	Erythema nodosum/ Pyoderma gangraenosum/ Stomatitis aphthosa	20
	Analfissur, Fistel, Abszess	20
	Andere Fisteln	20
	Temperatur > 37,8° in den letzten Wochen	20
Befund einer abdominalen Raumforderung	Keine Raumforderung	0
	Mögliche Raumforderung	20
	Definitive Raumforderung	50
Anämie und Gewichtsveränderung	Prozentuale Abweichung vom Hämatokrit (von 47 % bei Männern, 42 % bei Frauen)	6 pro % Abweichung
	Prozentuale Abweichung vom Normalgewicht	1 pro % Abweichung
0–149 Punkte: asymptomatische Remission 150–220 Punkte: mild bis mäßig aktiver M. Crohn 221–450 Punkte: mäßig bis stark aktiver M. Crohn > 450 Punkte: stark aktive, fulminante Krankheit		

- Gewichtsverlust
- Schmerzen im rechten Unterbauch
- Flüssige, breiige Stuhlgänge (in der Regel ohne Blutbeimengung)
- Fieber
- Übelkeit, Erbrechen
- Peranale Schmerzen, Sekretion bei Analfissuren, -fisteln
- Extraintestinale Manifestationen (ca. 10–20 % aller Crohn-Patient*innen betroffen):
  - Auge: Iritis, Uveitis, Konjunktivitis (➤ Abb. 12.1)
  - Gelenke: Arthritis, Arthralgien, Sakroiliitis
  - Haut: Erythema nodosum (➤ Abb. 12.1), Pyoderma gangraenosum, aphtöse Stomatitis
  - Schleimhaut: Aphten
  - Gefäße: Vaskulitis, Thrombosen
  - Niere: Glomerulonephritis, Nierensteine
  - Leber/Gallenwege: Cholangitis, primär-sklerosierende Cholangitis (selten bei Morbus Crohn)
- Komplikationen:
  - Stenosen mit Ileussymptomatik
  - Fisteln (enterokutan, interenterisch, enterovesikal, enterovaginal, retroperitoneal, perianal)
  - Abszessbildung
  - Perforation mit Vollbild des akuten Abdomens

Diagnostik

- Anamnese, inkl. Reiseanamnese, Nahrungsmittelunverträglichkeiten
- Klinische Untersuchung inkl. DRU
- Labordiagnostik inkl. Infektparameter, ASCA+/pANCA-, Calprotectin im Stuhl, Gliadin-Antikörper (Ausschluss Zöliakie)
- Stuhlkulturen zum Ausschluss infektiöse Genese inkl. *Clostridium difficile* und bei positiver Reiseanamnese Ausschluss landestypischer Erreger
- Sonografie Abdomen
- Endoskopie:
  - Ileokoloskopie (➤ Abb. 12.2) mit Stufenbiopsie
  - ÖGD zum Ausschluss eines Befalls des oberen GI-Traktes
- Dünndarmdiagnostik:
  - MR-Enterografie (➤ Abb. 12.3)
  - Ggf. Kapselendoskopie

MERKE

Die Diagnose eines Morbus Crohn wird anhand des klinischen Erscheinungsbilds, des Verlaufs sowie einer Kombination aus endoskopischen, histologischen, bildgebenden und laborchemischen Befunden gestellt (DGVS 2021).

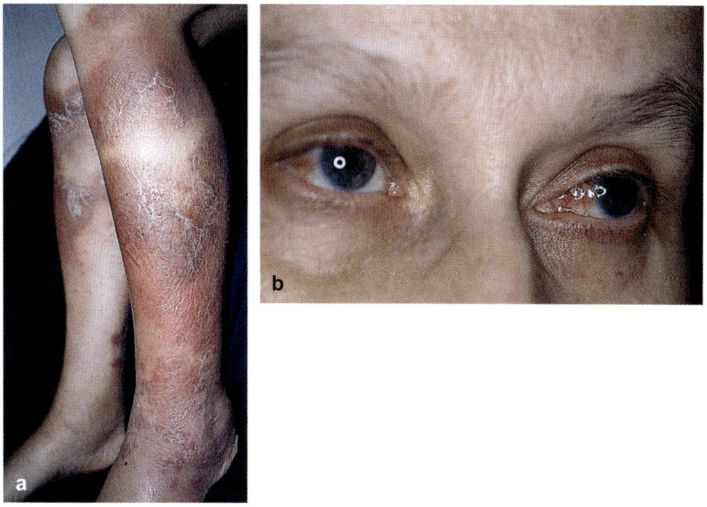

Abb. 12.1 Haut- und Augenmanifestation bei Morbus Crohn [M537]

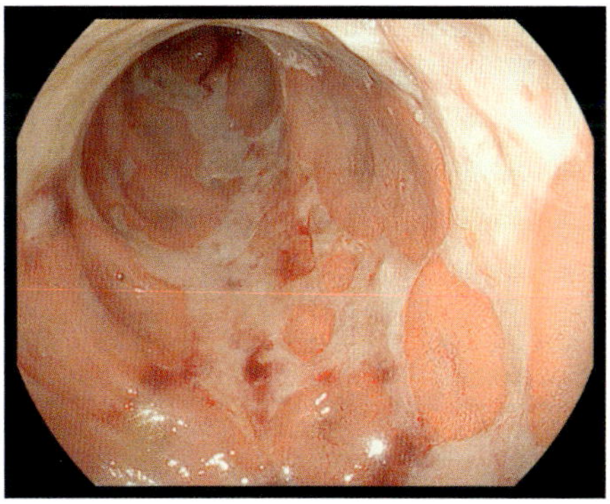

Abb. 12.2 Entzündliche Veränderungen mit Pflastersteinrelief im terminalen Ileum in der Endoskopie [P774]

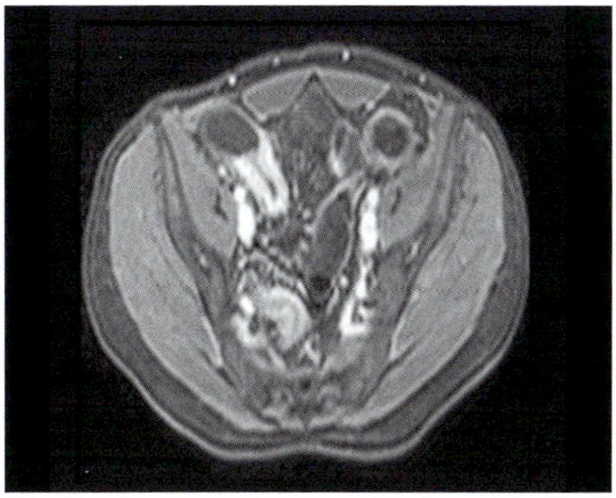

Abb. 12.3 Entzündliche Kontrastmittelanreicherung im terminalen Ileum bei Morbus Crohn im MRT [M908]

Therapie (➢ Abb. 12.4)

Remissionsinduktion:

- Akuter Schub, leichte Krankheitsaktivität:
  - Mesalazin
  - Budesonid 9 mg/Tag bei Befall der Ileozökalregion und/oder des rechtsseitigen Hemikolons
- Akuter Schub, hohe Krankheitsaktivität:
  - Befall ileozökal/rechtes Hemikolon: systemisch wirksame Steroide (1 mg/kg Körpergewicht mit einem Maximum von 75 mg/Tag)
  - Distaler Befall: zudem Suppositorien, Klysmen, Schäume (Mesalazin, Budesonid, Steroide)
  - Befall des oberen GI-Trakts: systemisch wirksame Steroide; Einsatz von Immunsuppressiva (z. B. Azathioprin) oder TNFα-Inhibitoren frühzeitig erwägen
- Akuter Schub, steroidrefraktärer Verlauf:
  - Primäre Therapie mit Immunsuppressiva oder TNFα-Antikörper-Therapie (Infliximab, Ustekinumab, Vendolizumab)

MERKE

Ca. ⅓ der Patient*innen erreicht durch den Einsatz von Steroiden eine Remission, ⅓ entwickelt eine Steroidabhängigkeit (bei Ausschleichen der Steroidtherapie kommt es zum Rückfall), ⅓ zeigt steroidrefraktäre Verläufe und benötigt eine Therapie mit Immunsuppressiva oder TNFα-Antikörpern.

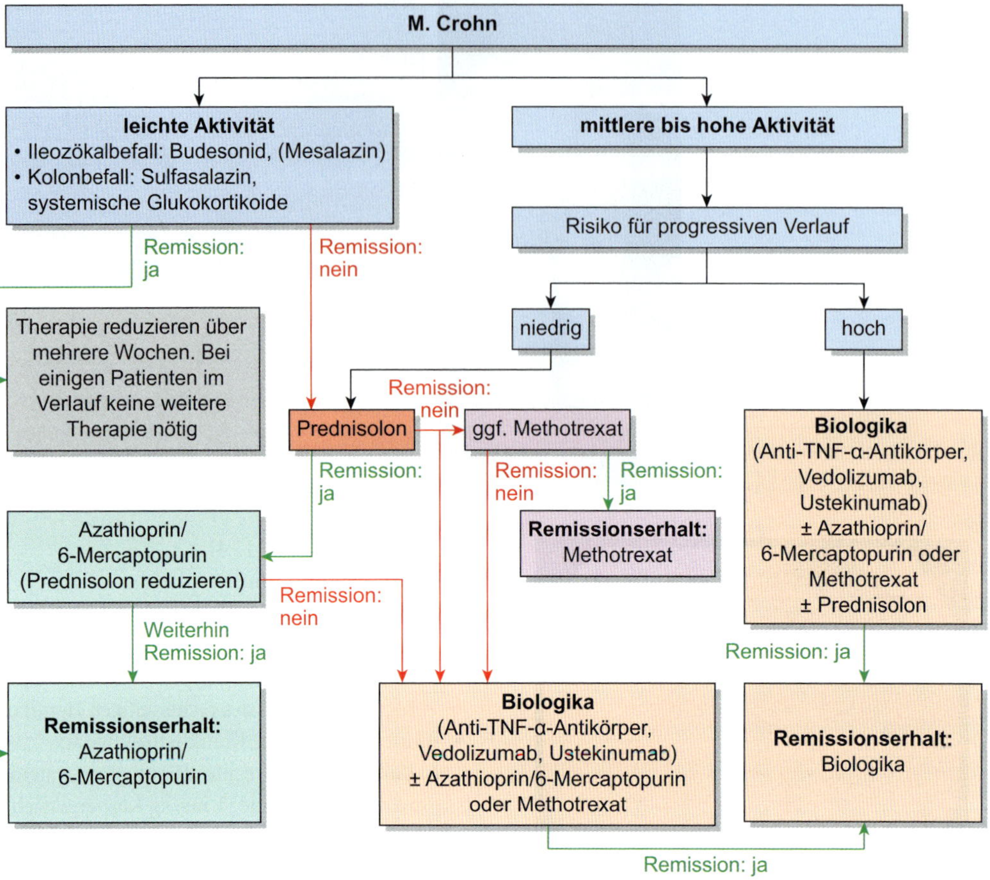

Abb. 12.4 Therapiealgorithmus bei Morbus Crohn [L231]

Remissionserhalt:

- Aufgrund des hohen Nebenwirkungsprofils sollen Steroide nicht zum Remissionserhalt eingesetzt werden.
- Bei Remissionsinduktion durch Steroide oder Immunsuppressiva: Azathioprin/6-Mercaptopurin zum Remissionserhalt.
- Bei Einsatz von TNFα-Antikörpern zur Remissionsinduktion werden diese zum Remissionserhalt weitergeführt.

MERKE

Ca. 30–60 % der Morbus-Crohn-Patient*innen entwickeln innerhalb des ersten Jahres nach einem Crohn-Schub ein Rezidiv. Der Einsatz einer remissionserhaltenden Therapie dient somit dem Erhalt einer steroidfreien klinischen Remission mit Normalisierung der Lebensqualität.

MERKE

Vor Umstellung oder Eskalation einer medikamentösen Therapie bei schweren Crohn-Verläufen soll die Indikation und Möglichkeit einer chirurgischen Therapie evaluiert werden. In vielen Kliniken haben sich hierzu sog. „CED-Boards" etabliert, in denen – ähnlich zum Tumorboard – schwer therapierbare Verläufe interdisziplinär besprochen werden, um ein individuelles Behandlungskonzept zu gewährleisten.

Operative Therapie – Indikationen und Strategien:

- Hochgradige, endoskopisch nicht dilatierbare Stenosen:
  - Strikturoplastik
  - Sparsame Segmentresektion mit Anastomose oder Enterostoma-Anlage
- Fisteln
  - Perianale Fisteln: Fadendrainage, plastischer Fistelverschluss, ggf. protektive Stomaanlage bei komplexem Fistelsystem

  - Enterovesikale/enterovaginale/interenterische Fisteln: sparsame Resektion des fisteltragenden Darmanteils mit Übernähung der Fistelmündung an Blase/Vagina, ggf. Anlage eines protektiven Enterostomas
- Perforation
  - Indikation zur Notfall-Laparoskopie/-Laparotomie
  - Resektion des perforierten Segments mit Anastomose und/oder Enterostoma-Anlage
- Abszesse
  - Sono-/CT-gesteuerte Drainage
  - Operative Abszessausräumung bei fehlender Interventionsmöglichkeit

MERKE

Die Therapie des Morbus Crohn ist primär und so lange wie möglich eine konservative. Dennoch benötigen ca. 90 % aller Crohn-Patient*innen aufgrund von Komplikationen im Laufe ihres Lebens eine operative Therapie. Mit der Anzahl der Operationen steigt das Risiko eines Kurzdarmsyndroms, sodass bei Darmresektionen das Prinzip „so wenig wie möglich, so viel wie nötig" gilt.
Vor geplanten Operationen sollte eine Steroidtherapie soweit wie möglich reduziert, im besten Fall komplett ausgeschlichen werden. Eine ähnliche Empfehlung kann für Biologika basierend auf der aktuellen Datenlage nicht gegeben werden; dies muss in Abhängigkeit vom Rückfallrisiko mit den Patient*innen individuell besprochen werden. Es wird empfohlen, eine elektive Operation möglichst an das Endes des normalen Applikationsintervalls der Biologika-Gabe zu legen.

12.2 Colitis ulcerosa

Definition

- Chronisch entzündliche Darmerkrankung mit Befall von Mukosa und Submukosa des Kolorektums mit kontinuierlicher Ausbreitung von aboral nach oral
- Entzündung stets im Rektum beginnend mit Ausbreitung unterschiedlichen Ausmaßes nach proximal (➤ Tab. 12.2), jedoch meist auf das Kolon begrenzt (selten terminales Ileum mitbetroffen → „Backwash-Ileitis")
- Zunehmende Schleimhautdestruktion in fortgeschrittenem Stadium mit Ausbildung von Pseudopolypen und Epitheldysplasien als Präkanzerose

MERKE

Manifestation der Colitis ulcerosa:
- Reine Proktitis: 15 %
- Zusätzlich linkes Hemikolon betroffen: 40 %
- Zusätzlich linkes Hemikolon + Kolon transversum betroffen: 25 %
- Pankolitis: 20 %
- Zusätzlich Backwash-Ileitis: 10–20 %

Epidemiologie

- Inzidenz ca. 3–4/100.000 Einwohner/Jahr
- Häufigkeitsgipfel zwischen dem 20. und 35. Lebensjahr
- Familiäre und ethnische Häufung

Ätiologie

- Dysregulation intestinaler immunologischer Faktoren unklarer Genese
- Genetische Disposition
- Autoimmunologische Prozesse
- Risikofaktoren
  - Ballaststoffarme, fett- und fleischreiche Ernährung
  - Psychosomatische Faktoren
  - Veränderte Darmflora („Mikrobiom")

Klassifikation Neben der Einteilung nach Silverberg (➤ Tab. 12.2) dient im klinischen Alltag nach wie vor der Aktivitätsindex nach Truelove/Witts der Einschätzung der Krankheitsaktivität sowie des Therapieansprechens auf eine medikamentöse Behandlung (➤ Tab. 12.3).

Symptomatik

- Sehr variabel
- Blutig-schleimige Durchfälle, nächtliche Defäkation
- Abdominale Schmerzen, Tenesmen
- Imperativer Stuhldrang
- Fieber, Schüttelfrost
- Extraintestinale Manifestation:
  - Auge: Iritis, Uveitis, Episkleritis
  - Haut: Aphten, Erythema nodosum, Pyoderma gangraenosum

Tab. 12.2 Klinische Einteilung der Colitis ulcerosa nach Silvenberg et al. (2005)

Einteilung	Ausdehnung	Beschreibung
E1	Proktitis	Limitiert auf das Rektum
E2	Linksseitencolitis	Befall bis zur linken Flexur
E3	Ausgedehnte Colitis	Ausdehnung über die linke Flexur hinaus bis zur Pancolitis

- Gelenke: Arthritis, ankylosierende Spondylitis
- Schleimhaut: Stomatitis aphtosa, Gingivitis
- Leber: primär sklerosierende Cholangitis
- Herz: Perikarditis
- Lunge: Bronchiektasen

• Komplikationen:
- Massive Blutungen
- Wachstums-/Gedeihstörung bei Manifestation im Kindesalter
- Toxisches Megakolon
- Entwicklung eines kolorektalen Karzinoms

MERKE

Bei einem fulminanten Verlauf der Colitis ulcerosa kann eine toxisches Megakolon zugrunde liegen. Hierbei handelt es sich um eine massive Entzündung des gesamten Kolons mit Dilatation > 10 cm mit hoher Perforationsgefahr (➤ Abb. 12.5). Die Letalität liegt bei ca. 30 % und erfordert daher eine frühzeitige Diagnostik und Therapie, meist in Form einer Notfall-Kolektomie.

CAVE

In den meisten Fällen gelingt eine Differenzierung zwischen Morbus Crohn und Colitis ulcerosa anhand des klinischen Verlaufs sowie des endoskopischen und histopathologischen Befunds (➤ Tab. 12.4). In wenigen Fällen jedoch ist eine genaue Zuordnung zu einem der Krankheitsbilder nicht möglich, was im klinischen Alltag als Colitis indeterminata bezeichnet wird und die weitere Therapie deutlich erschwert.

Tab. 12.3 Aktivitätsindex der Colitis ulcerosa nach Truelove und Witts (1955)

Kategorie	I	II	III
Stuhlfrequenz/d	< 5	5	> 5
Blut im Stuhl	Wenig	Mäßig	Deutlich
Fieber – abends	Kein	37–37,5°	> 37,5°
Fieber – 2 von 4d	Kein	37–37,7°	> 37,7°
Tachykardie	Keine	80–90/min	> 90/min
Anämie	> 89 % der Norm	89–76 % der Norm	< 76 % der Norm
BSG	< 31 mm/h		> 30 mm/h

Leicht: kein Kriterium aus II oder III
Mäßig: mindestens ein Kriterium II, kein Kriterium III
Schwer: Stuhlfrequenz > 5 und mindestens ein weiteres Kriterium III

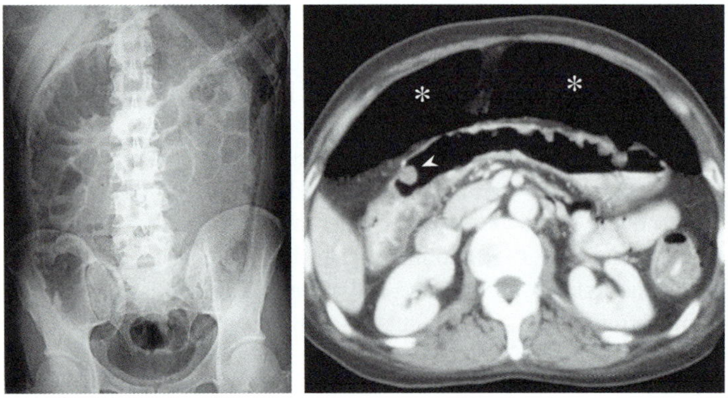

Abb. 12.5 Darmperforation bei toxischem Megakolon auf dem Boden einer Colitis ulcerosa [E723]

Tab. 12.4 Unterscheidungsmöglichkeiten Morbus Crohn und Colitis ulcerosa

	Morbus Crohn	Colitis ulcerosa
Lokalisation	Gesamter Magen-/Darmtrakt möglich, meist terminales Ileum	Meist auf Kolon begrenzt, Dünndarmbefall selten
Ausbreitung	Diskontinuierlicher, segmentaler Befall	Sich kontinuierlich vom Rekum nach proximal ausbreitende Entzündung
Klinik	Abdominale Schmerzen, flüssig-breiige Durchfälle, Fisteln, extraintestinale Manifestation häufiger	Blutig-schleimige Durchfälle, Tenesmen, extraintestinale Manifestation selten
Bildgebung	Pflastersteinrelief, Wandverdickung, Stenosen, Fisteln	Pseudopolypen, „Fahrradschlauchphänomen" durch Verlust der Haustrierung
Endoskopie	Aphthöse Läsionen, Ulzerationen, Stenosen, Fisteln	Diffuse Entzündung/Ulzerationen, Kontaktblutung, Rötung
Histologie	Transmurale Entzündung, epitheloidzellige Granulome, Befall mesenterialer Lymphknoten	Entzündung auf Mukosa und Submukosa begrenzt, Kryptenabszesse, KEINE epitheloidzelligen Granulome
Komplikationen	Fisteln, Fissuren, Abszesse, Stenosen, Konglomerattumoren	Blutungen, Dysplasien, toxisches Megakolon

Diagnostik

- Anamnese, incl. Reiseanamnese, Nahrungsmittelunverträglichkeiten
- Klinische Untersuchung inkl. DRU
- Labordiagnostik inkl. Infektparameter, Nieren- und Leberwerte, pANCA+ (finden sich bei ca. 65 %), Calprotectin im Stuhl, Gliadin-Antikörper (Ausschluss Zöliakie)
- Stuhlkulturen zum Ausschluss infektiöse Genese inkl. Clostridium difficile + Cytomegalievierus (CMV), bei positiver Reiseanamnese Ausschluss landestypischer Erreger
- Sonografie Abdomen
- Endoskopie: Ileokoloskopie mit Biopsien aus dem terminalen Ileum und allen Kolonsegmenten einschließlich des Rektums (➤ Abb. 12.6, ➤ Abb. 12.7)
- Bei nicht eindeutigen Befunden zudem ÖGD + MR-Sellink zum Ausschluss eines Morbus Crohn

MERKE

Die Diagnose einer Colitis ulcerosa wird anhand der typischen Anamnese, des klinischen Erscheinungsbilds sowie einer Kombination aus laborchemischen, sonografischen, endoskopischen und histologischen Befunden gestellt (DGVS 2024).

Therapie (➤ Abb. 12.8)

Remissionsinduktion:

- Leichte bis mäßig aktive Proktitis:
  - 5-Aminosalicylsäure (5-ASA) als Suppositorium, Schaum oder Einläufe (z. B. Mesalazin 1 g/d)
  - Ggf. zusätzliche orale Gabe von 5-ASA
  - Bei Versagen der Monotherapie: zusätzliche topische Steroide

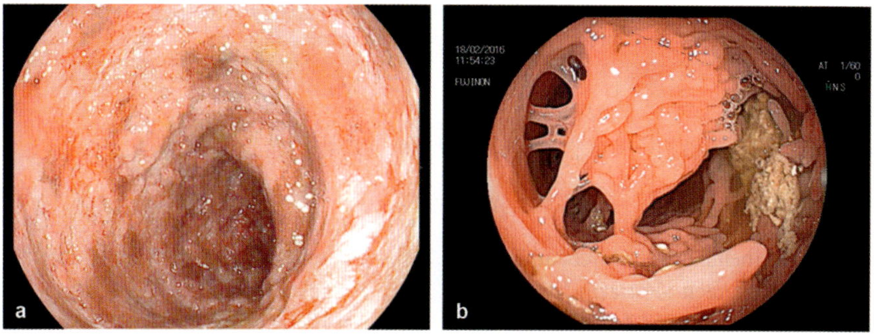

Abb. 12.6 Endoskopisches Bild bei schwerem Befall bei Colitis ulcerosa, Pseudopolypenbildung [M847]

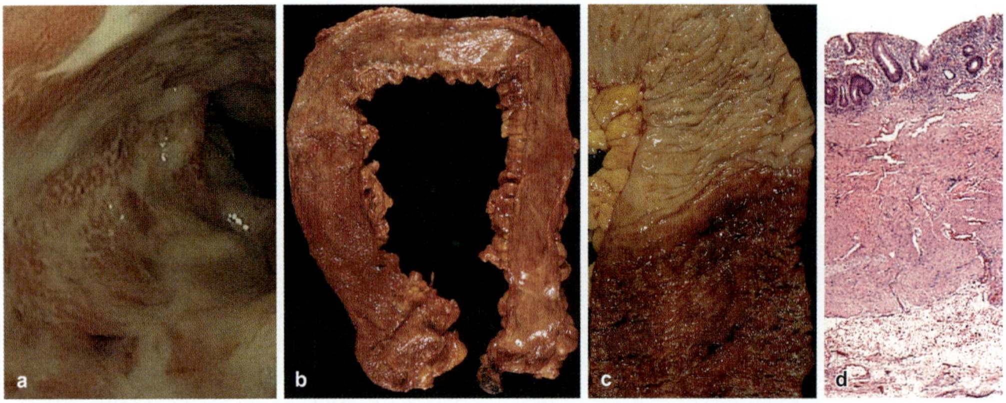

Abb. 12.7 Endoskopisches, makroskopisches, histologisches Erscheinungsbild der Colitis ulcerosa [T1430]

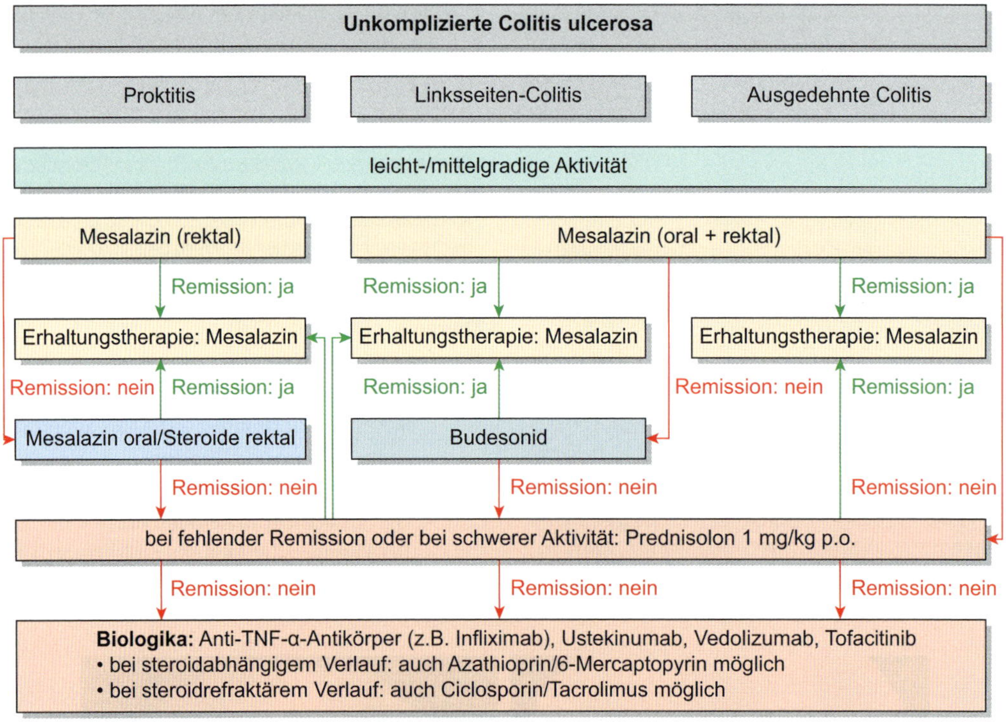

Abb. 12.8 Therapiealgorithmus Colitis ulcerosa [L231]

- Leichte bis mäßig schwere Linkscolitis:
  - Rektale Mesalazineinläufe oder -schäume in Kombination mit oralen Mesalazin-freisetzenden Präparaten (mindestens 3 g/d)
  - Bei Therapieversagen: systemische Steroidtherapie (z. B. Budesonid MMX 9 mg/d)
- Leichte bis mäßig schwere Pankolitis:
  - Orales Mesalazin in Kombination mit Mesalazineinläufen oder -schäumen
  - Bei Therapieversagen: systemische Steroidtherapie

- Schwer verlaufender Schub einer Colitis ulcerosa:
  - Systemische Steroidtherapie (1 mg/kg KG Prednisolonäquivalent/Tag)
  - Bei Nichtansprechen oder Kontraindikationen für Steroidtherapie: Ciclosporin, JAK-Inhibitoren, Ozanimod, Tacrolimus oder TNFα-Inhibitoren

MERKE

Bei fulminanten Krankheitsverläufen, welche refraktär auf die Behandlung mit intravenösen Steroiden sind, sollten vorzugsweise Infliximab, Ciclosporin A oder Tacrolimus zum Einsatz kommen.
Vor jeglicher Therapieeskalation oder bei klinischer Zustandsverschlechterung trotz adäquater medikamentöser Therapie sollte eine chirurgische Evaluation bezüglich einer Proktokolektomie erfolgen.

Remissionserhalt

- 5-ASA (rektal bei Proktitis und Linksseitenkolitis, zusätzlich oral bei proximalem Befall) nach Remissionsinduktion durch 5-ASA oder Steroide
- *E. coli Nissle* (EcN) als Alternative zu 5-ASA (jedoch geringere Studienlage)
- Bei Nichtansprechen auf 5-ASA oder steroidabhängigen Verläufen:
  - Azathioprin/Mercaptopurin
  - JAK-Inhibitoren (Filgotinib, Tofacitinib)
  - Ozanimod
  - TNFα-Inhibitoren (Adalimumab, Golimumab, Infliximab, Ustekinumab, Vedolizumab)
- Bei Remissionsinduktion durch Calcineurininhibitoren (Ciclosporin, Tacrolimus): Remissionserhalt mit Azathioprin/Mercaptopurin, JAK-Inhibitoren oder TNFα-Antikörpern
- Bei steroidabhängigem Verlauf: Azathioprin/Mercaptopurin, JAK-Inhibitoren, Ozanimod oder TNFα-Inhibitoren
- Bei Remissionsinduktion durch JAK-Inhibitoren, Ozanimod oder TNFα-Antikörper sollte der Remissionserhalt mit der jeweiligen Substanz fortgesetzt werden

CAVE

Vor Beginn einer immunsuppressiven Therapie sollte ein Infektionsscreening auf Hepatitis B, Tuberkulose und EBV erfolgen. Zudem sollte der Impfstatus überprüft und ggf. aufgefrischt werden.

Operative Therapie:

- Indikationen
  - Therapierefraktäre Colitis ulcerosa
  - Kolorektale Malignome auf dem Boden einer Colitis ulcerosa
  - Perforation
  - Therapierefraktäre, endoskopisch nicht stillbare Blutungen
  - Toxisches Megakolon
- Operative Strategie
  - Proktokolektomie mit ileopouchanaler Anastomose als zwei- oder dreizeitiger Eingriff
  - Bei Notfallindikationen dreizeitiges Vorgehen:
    - Kolektomie mit Rektumblindverschluss und endständigem Ileostoma
    - Restproktektomie mit ileopouchanaler Anastomose (➤ Abb. 12.9) und protektivem doppelläufigem Ileostoma
    - Ileostomarückverlagerung

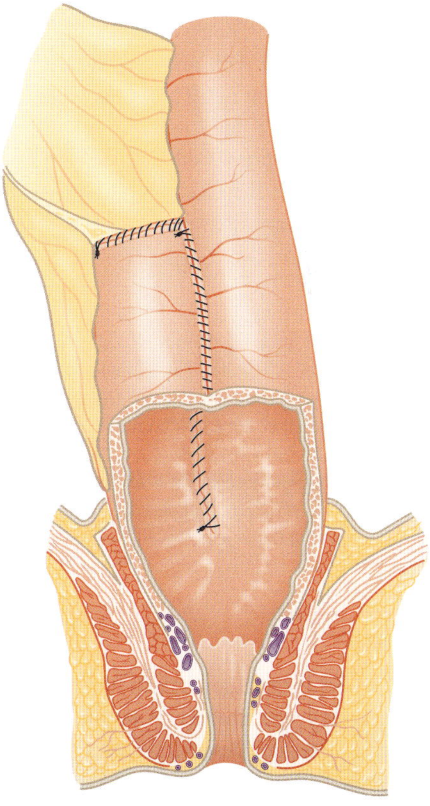

Abb. 12.9 Schematische Darstellung eines Ileumpouchs mit ileopouchanaler Anastomose [L126]

- Bei elektiven Operationen erfolgt ein zweizeitiges Vorgehen mit Proktokolektomie mit ileopouchanaler Anastomose und doppelläufiger Ileostomaanlage mit Stomarückverlagerung im Verlauf
- Bei Pouchversagen oder bei Patientenwusch: kontinentes Ileostoma nach Kock als mögliche Alternative

MERKE

Im Gegensatz zum Morbus Crohn besteht für die Colitis ulcerosa eine kurative Behandlungsmöglichkeit in Form einer Proktokolektomie, welche allen Patient*innen in Abhängigkeit von Krankheitsschwere und -verlauf angeboten werden sollte.
Malignome, die auf dem Boden einer Colitis ulcerosa entstehen, sollten bei Indikation für eine operative Therapie ebenfalls mittels Proktokolektomie behandelt werden.

Vorsorge

- Kontrollkoloskopie in Abhängigkeit der Erkrankungsschwere spätestens 8 Jahre nach Beginn der Symptomatik
- Überwachungskoloskopien dann bei ausgedehnter Colitis ab dem 8. Jahr und bei linksseitiger Colitis oder distalem Befall ab dem 15. Jahr nach Erstmanifestation 1- bis 2-jährlich
- Bei gleichzeitiger primär sklerosierender Cholangitis (PSC): jährliche Koloskopie unabhängig von der Erkrankungsschwere

CAVE

Bei ca. 7 % aller Colitis-ulcerosa-Patient*innen kommt es gleichzeitig zur Entwicklung einer PSC (ca. 1,2–3,5 % bei Morbus Crohn). 80 % aller PSC-Patient*innen haben gleichzeitig eine chronisch entzündliche Darmerkrankung. Damit besteht neben einem erhöhten Risiko für kolorektale Karzinome auch erhöhtes Risiko für cholangiozelluläre Karzinome. Bei nachgewiesener PSC sollte halbjährlich eine Bildgebung (MRT, MRCP) im Rahmen der Cholangiokarzinom-Früherkennung durchgeführt werden (DGVS 2023).

EXKURS

Pouchitis

Ca. 40 % aller Patient*innen nach Proktokolektomie mit ileopouchanaler Anastomose entwickelt innerhalb des ersten Jahres nach OP eine akute Pouchitis. Das Krankheitsbild präsentiert sich typischerweise mit vermehrter Stuhlfrequenz, peranalem Blutabgang sowie Schmerzen. Eine Pouchoskopie mit Biopsie und histopathologischer Untersuchung sichert die Diagnose. Die Primärtherapie der akuten Pouchitis besteht in einer antibiotischen Therapie mit Ciprofloxacin und/oder Metronidazol. Antibiotikarefraktäre Verläufe werden mit oralem oder lokalem Budesonid behandelt, wohingegen Biologika ls als Reservetherapie zur Verfügung stehen.

Cuffitis

Bei Anlage einer ileopouchanalen Anastomose verbleibt in der Regel eine schmale Manschette („Cuff") von 1–2 cm Dickdarmschleimhaut, wo sich die Colitis ulcerosa erneut manifestieren kann. Auch hier kann es zu peranalem Blutabgang, erhöhter Stuhlfrequenz und Defäkationsschmerzen kommen. Die Therapie besteht in der lokalen Anwendung lokaler immunsuppressiver Medikamente (Schäume, Suppositorien). Bei therapierefraktären Verläufen sollte eine operative Mukosektomie des betroffenen Schleimhautareals erfolgen.

LITERATUR

Best WR et al. Development of a Crohn's disease activity index. National Cooperative Crohn's Disease Study. Gastroenterology. 1976; 70(3): 439–444.

Deutsche Gesellschaft für Gastroenterologie, Verdauungs- und Stoffwechselkrankheiten (DGVS). S3-Leitlinie Diagnostik und Therapie des Morbus Crohn. Version 5.0 vom 01.08. 2021. AWMF-Registernummer: 021-004.

Deutsche Gesellschaft für Gastroenterologie, Verdauungs- und Stoffwechselkrankheiten (DGVS). S3-Leitlinie Colitis ulcerosa. Version 6.2, aktualisierte Langfassung vom 30.01.2024. AWMF-Registernummer: 021-009.

Deutsche Gesellschaft für Gastroenterologie, Verdauungs- und Stoffwechselkrankheiten (DGVS). S3-Leitlinie Kolorektales Karzinom. Version 2.1 vom Januar 2019. AWMF-Registernummer: 021/007OL

Deutsche Gesellschaft für Gastroenterologie, Verdauungs- und Stoffwechselkrankheiten (DGVS). S3-Leitlinie Diagnostik und Therapie des hepatozellulären Karzinoms und biliärer Karzinome, Version 4.0 vom 30.08.2023, AWMF-Registernummer: 032-053OL

Silverberg MS et al. Toward an integrated clinical, molecular and serological classification of inflammatory bowel disease: Report of a Working Party of the 2005 Montreal World Congress of Gastroenterology. Can J Gastroenterol. 2005; 19(Suppl A): 5–36.

Truelove SC, Witts LJ. Cortisone in ulcerative colitis; final report on a therapeutic trial. Br Med J. 1955; 2:1041–1048

KAPITEL

13 Proktologie

13.1 Anatomie und Physiologie

Anatomie

- Der Analkanal ist etwa 3–4 cm lang und gliedert sich von aboral nach oral in folgende Bereiche:
  - Zona cutanea (Analrand): von der normalen Haut bis zur Anokutanlinie findet sich verhornendes Plattenepithel mit Haaren, Talgdrüsen, Schweißdrüsen
  - Zona anocutanea (Anoderm): Übergangszone aus verhornendem Plattenepithel, endet mit der Linea dentata
  - Columnae anales/Morgagni-Falten oberhalb der Linea dentata bis zur Plica transversalis recti („Kohlrausch-Falte"), wo die ungefähre Grenze zur Ampulla recti gelegen ist
- Rektum und Analkanal von komplexem Sphinktersystem umgeben, welches Defäkation und Kontinenz gewährleistet (➤ Abb. 13.1)
  - M. sphincter ani externus: Verschluss des Analkanals durch Kontraktion, Öffnung durch willkürliche Erschlaffung

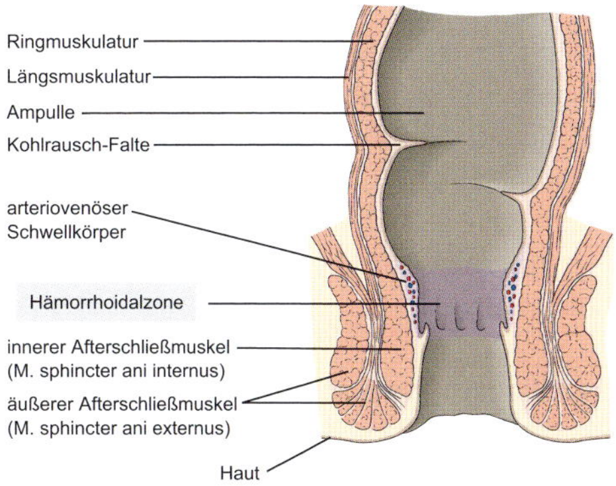

Abb. 13.1 Anatomie des Analkanals [L190]

  - M. sphincter ani internus: glatte Muskulatur, verschließt den Analkanal durch eine Dauerkontraktion und erschlafft nur bei Defäkation
  - M puborectalis: entspringt am Os pubis, umgibt das Rektum von ventral wie eine Schlinge (puborektale Schleife), was zu einer Schlussverstärkung führt
  - M. levator ani: bildet einen muskulären Ring zwischen Analkanal und Ampulla recti

Physiologie
- Aufrechterhaltung der Kontinenz
- Willentlich gesteuerte Defäkation
- Sphinkterontus in Ruhe ca. 40–80 mmHg, bei Anspannung max. 220 mmHg

13.2 Gutartige proktologische Erkrankungen

MERKE
Proktologische Erkrankungen gehören zu den häufigsten gastroenterologischen Erkrankungen mit einer hohen Inzidenz in den entwickelten Industrienationen.

13.2.1 Hämorrhoiden

Definition Hyperplasie des Corpus cavernosum recti unterschiedlichen Ausmaßes unklarer Ätiologie.

Epidemiologie
- Inzidenz ca. 40–50/100.000 Einwohner pro Jahr
- Altersgipfel zwischen dem 45. und 65. Lebensjahr
- Betrifft ca. 70 % aller Erwachsenen im Laufe ihres Lebens

Ätiologie/Risikofaktoren
- Chronische Obstipation
- Gravidität
- Adipositas
- Chronische Diarrhö
- Laxanzienabusus
- Alkoholabusus

Klassifikation ➤ Tab. 13.1, ➤ Abb. 13.2.

Symptomatik
- Geringgradige Hämorrhoiden häufig asymptomatisch
- Hellrote, tropfende oder spritzende Blutung
- Blutauflagerung auf dem Toilettenpapier
- Juckreiz, Nässen
- Prolaps (➤ Abb. 13.3), Ulzerationen
- Störung der Feinkontinenz bei prolabierendem Hämorrhoidalleiden

Tab. 13.1 Einteilung des Hämorrhoidalleidens nach Goligher (1984)

Grad	Befund
I	Nur proktoskopisch sichtbar vergrößerter Plexus haemorrhoidalis
II	Beim Pressen prolabierende Knoten nach außen, die sich von selbst reponieren
III	Prolaps nach Bauchpresse oder Defäkation, erhöhter Sphinktertonus, keine spontane Reposition, jedoch manuell reponibel
IV	Wie III, jedoch nicht manuell reponibel (➤ Abb. 13.3)

- Gefühl der unvollständigen Darmentleerung
- Stuhlschmieren
- Starke Schmerzen bei Inkarzeration

Diagnostik
- Anamnese, klinische Untersuchung
- Inspektion mit Pressmanöver
- Palpation
- Prokto-/Rektoskopie
- Koloskopie zum Ausschluss einer höher gelegenen Blutungsquelle

MERKE
Die Diagnose eines Hämorrhoidalleidens ergibt sich aus der proktologischen Basisdiagnostik bestehend aus Anamnese, Inspektion, Palpation und Proktoskopie.

Therapie

Konservative Therapie:
- Für primär asymptomatische Hämorrhoiden
- Ballaststoffreiche Ernährung
- Stuhlregulation
- Rektal anzuwendende Salben/Suppositorien zur Beschwerdelinderung

Sklerosierung:
- Prinzip: Fixierung und Stabilisierung der Hämorrhoidalkonvolute oberhalb der Linea dentata
- Kann bei geringgradigem Hämorrhoidalleiden (Grad I/II) angeboten werden

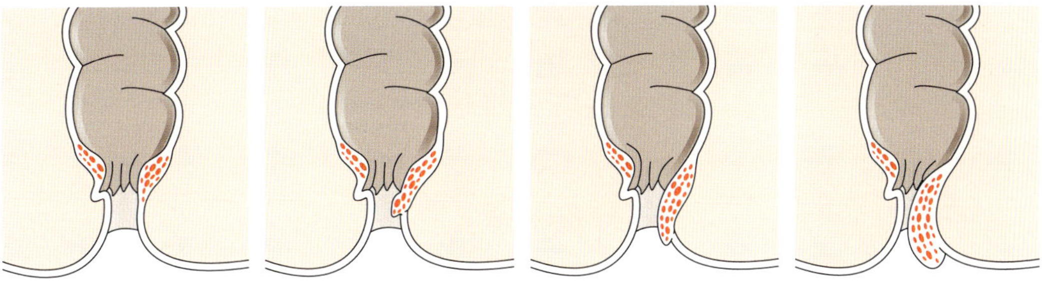

Grad I	Grad II	Grad III	Grad IV
Grad I: vergrößerte, nur proktoskopisch als Vorwölbung sichtbare Hämorrhoidalpolster	**Grad II**: Heraustreten der Hämorrhoiden (Prolaps, Vorfall) beim Stuhlgang oder Pressen, danach spontanes Zurückgleiten	**Grad III**: Prolaps beim Stuhlgang oder Pressen, manuelle Reposition nötig	**Grad IV**: ständiger Prolaps, keine Reposition mehr möglich
klinische Zeichen			
eventuell hellrote Blutauflagerungen auf dem Stuhl, eventuell Juckreiz	Juckreiz, Nässen, Schmerzen, Blutung	Juckreiz, Schleimsekretion, Blutung, Schmerzen, Stuhlschmieren, Fremdkörpergefühl, Gefühl der unvollständigen Entleerung	
Behandlung			
eventuell Sklerosierung (Verödung)	Gummibandligatur, Sklerosierung	Operation, Gummibandligatur	Operation

Abb. 13.2 Unterschiedliche Grade des Hämorrhoidalleidens gemäß der Einteilung nach Goligher [L141]

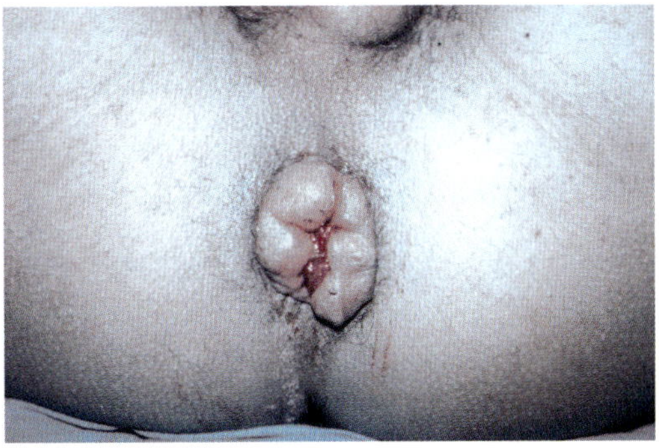

Abb. 13.3 Klinisches Bild eines viertgradigen Hämorrhoidalleidens [R234]

- Hohe Rezidivrate: bis zu 80 % innerhalb von 4 Jahren
- Sklerosierung nach Blanchard: paravasale Injektion von Phenol-Lösung in den Bereich der die Hämorrhoidalpolster versorgenden Arterien
- Sklerosierung nach Blond: submuköse Injektion von Polidocanol-Lösung direkt in die Hämorrhoidalpolster (➤ Abb. 13.4)

Gummibandligatur (➤ Abb. 13.5):

- Prinzip: Applikation von Gummibändern mithilfe eines speziellen Ligators, wodurch es zu Nekrose und Abfallen des Hämorrhoidalknotens kommt

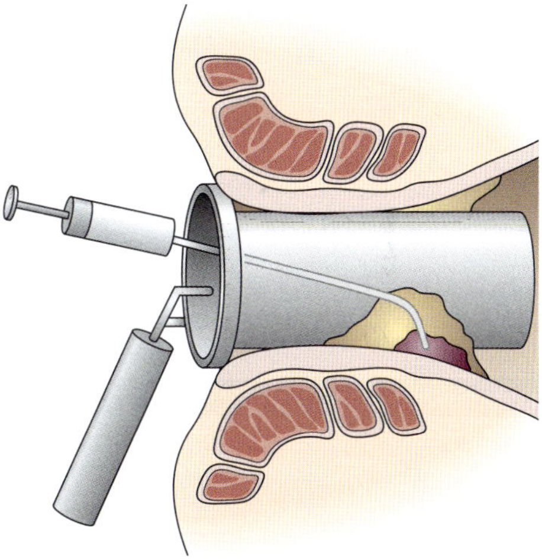

Abb. 13.4 Schematische Darstellung einer Sklerosierungstherapie bei geringgradigem Hämorrhoidalleiden [L106]

- Sollte bei Hämorrhoiden 2. Grades als Therapie der Wahl eingesetzt werden
- Rezidivrate ca. 20–25 %

Operative Therapie (➤ Tab. 13.2)

- Segmental resezierende Verfahren
  - Offene Hämorrhoidektomie nach Milligan Morgan (➤ Abb. 13.6)

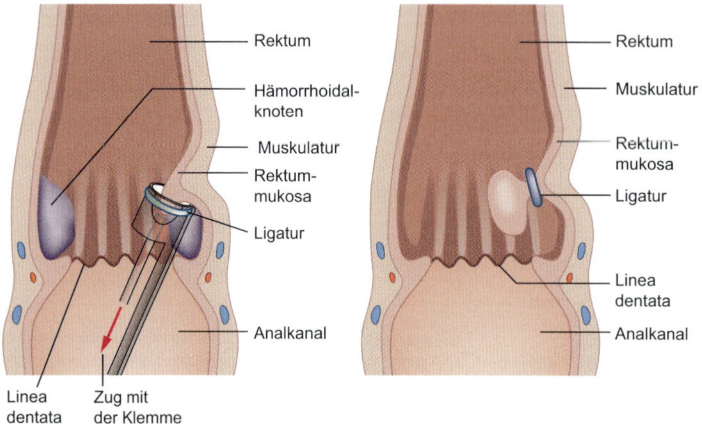

Abb. 13.5 Schematische Darstellung einer Gummibandligatur nach Barron [P972/L157]: a) Fassen der Hämorrhoide mit Überstreifen des Gummirings. b) Korrekter Sitz der Gummibandligatur

Tab. 13.2 Operative Verfahren bei Hämorrhoidalleiden

OP-Methode	Indikation	Technik	Komplikationen	Rezidivrate
Segmental resezierende Verfahren				
Milligan-Morgan	Grad 3/4	Sparsame Resektion des Anoderms im Analkanal entlang des vergrößerten Polsters bis über die Linea dentata unter vollständiger Schonung des Sphinkters. Vor Absetzen des Präparates wird an der Basis eine tiefgreifende Umstechungsligatur der Arterie durchgeführt. Die entstandene Wunde im Anoderm und der perianalen Haut bleiben offen	Nachblutung, postoperative Schmerzen, längere Wundheilung, passagere Inkontinenz	1–12 %
Ferguson	Grad 3/4	Wie Milligan-Morgan, jedoch Verschluss der entstandenen Wunde mittels Naht. Die äußere perianale Wunde bleibt als Abfluss offen	Nahtdehiszenz, Blutungen, Harnverhalt, passagere Inkontinenz	1–8 %
Parks	Grad 3/4	Schmale Y-förmige Inzision des Anoderms mit Mobilisation des Hämorrhoidalpolsters vom darunterliegenden Sphinkter bis zur Basis des Polsters. Das Gewebe wird exzidiert und das Anoderm T-förmig verschlossen. Äußere Abflusswunde bleibt offen	Längere OP-Dauer, Nachblutung, Strikturen, Nahtdehiszenz, selten Inkontinenz	ca. 0–2 %
Zirkulär resezierende Verfahren				
Longo	Grad 2/3	Zirkuläre Resektion der hämorrhoidalpolstertragenden Schleimhaut mittels Stapler nach Vorlegen einer zirkulären Tabaksbeutelnaht	Nachblutung, Strikturen, Gefahr der Verletzung der vaginalen Hinterwand	Ca. 10–15 %
Fansler-Arnold	Nicht mehr empfohlen, speziellen Indikationen vorbehalten	Türflügelartige Inzision der Mukosa im distalen Rektum bis nach perianal und Ablösen des Hämorrhoidalgewebes unterhalb des Türflügels. Zurückschwenken des Türflügels in den Analkanal und U-förmige Adaptation, perianal-lateral verleiben zwei kleine Öffnungen als Sekretabfluss. (keine Standardmethode und speziellen Indikationen vorbehalten)	Lange OP-Zeit, hohe Gefahr der Wundheilungsstörung, Stenose	0–1 %
Whitehead	Nicht mehr empfohlen	Komplette zirkuläre Exzision des Hämorrhoidalgewebes mit anschließender Fixierung der Rektummukosa am Anoderm bzw. der perianalen Haut auf Höhe der ehemaligen Linea dentata. (hohe Rate an Kontinenzstörungen sowie Mukosa-Ektropium, wird nicht mehr empfohlen)	Strikturen, Inkontinenz, „Whitehead-Ektropie"	0–2 %

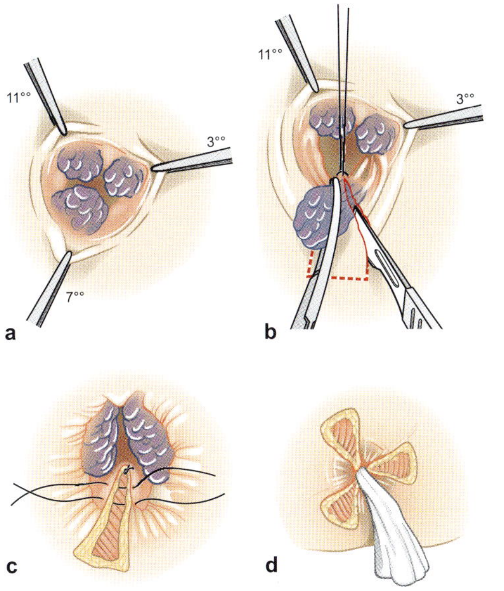

Abb. 13.6 Schematische Darstellung einer operativen Hämorrhoidektomie nach Milligan-Morgan bei Hämorrhoiden Grad 3. [L126]
a) Markieren des Hämorrhoidalknotens mit Kocher-Klemme.
b) Umstechung der Zuflussarterie an der Hämorrhoidenbasis und dreiecksförmige Umschneidung der mit einer Klemme gefassten Hämorrhoide bis an die äußere Haut und Abpräparation des Hämorrhoidalgewebes vom M. sphincter ani externus.
c) Hämorrhoide ist exzidiert, innere Mukosa kann mittels Naht adaptiert werden.
d) Zustand nach Exzision der drei Hämorrhoidenknoten bei 3, 7 und 11 Uhr SSL. Wichtig ist, dass die Anodermlücke im Analkanal nicht zu schmal ist. Die äußeren Hautdreiecke werden zur besseren Wunddrainage offen gelassen und eine Analtamponade eingelegt.

  - Geschlossene Hämorrhoidektomie nach Ferguson
  - Subanodermale Hämorrhoidektomie nach Parks
- Zirkulär resezierende Verfahren
  - Stapler-Hämorrhoidopexie nach Longo (➤ Abb. 13.7)
  - Rekonstruktive Hämorrhoidektomie nach Fansler-Anderson/Arnold
  - Hämorrhoidektomie nach Whitehead

MERKE
Die operative Therapie sollte bei Hämorrhoiden 3. und 4. Grades oder Versagen der konservativen Therapie angeboten werden.

13.2.2 Perianalvenenthrombose

Definition

- Akut auftretendes Blutgerinnsel im Bereich der subkutan verlaufenden Venen des Plexus haemorrhoidalis caudalis
- Durch Ruptur einer Analvenen kommt es zur Thrombus-Entstehung
- Bildet sich am Analrand, seltener im Analkanal

Epidemiologie

- Keine eindeutige Datenlage, häufiges Krankheitsbild
- Ältere Daten zeigen eine Prävalenz von ca. 4 %
- Ca. 5 % aller proktologischen Erkrankungen

Ätiologie/Risikofaktoren

- Thermische Einflüsse
- Körperliche Anstrengung, z. B. Radfahren
- Schwangerschaft
- Adipositas

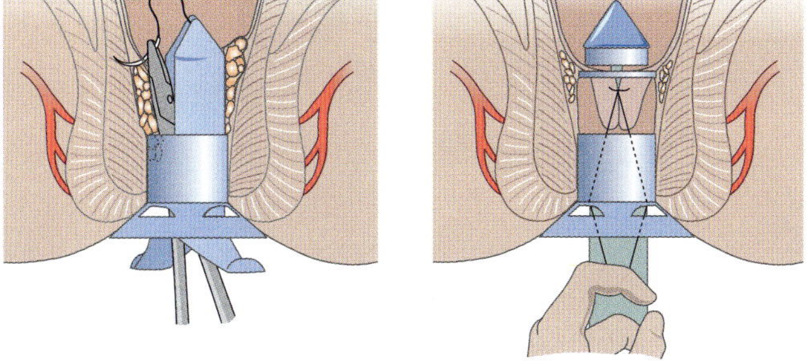

Abb. 13.7 Schematische Darstellung einer Stapler-Hämorrhoidopexie nach Longo: zirkuläre Naht ca. 1–2 cm oberhalb der Linea dentata, Einführen des Staplers, Knoten der vorgelegten Naht und Auslösen des Staplers zur zirkulären Resektion der Hämorrhoidalzone. [L157]

Symptomatik
- Akut auftretende Schwellung
- Juckreiz, Nässen
- Starke peranale Schmerzen

Diagnostik
- Anamnese
- Inspektion, Palpation
- Ggf. Prokto-/Rektoskopie

MERKE
Die Analvenenthrombose ist in der Regel eine Blickdiagnose (➤ Abb. 13.8) und erfordert nur in Ausnahmefällen eine weiterführende Diagnostik.

Therapie
- Konservativ:
  - Kühlung
  - Lokal anästhesierende Salben
- Operativ:
  - Stichinzision mit Exprimierung des Thrombus
  - Komplette Exzision des thrombosierten Knotens mit sekundärer Wundheilung

MERKE
Die Therapie ist abhängig vom Leidensdruck der Patient*innen. Bei geringer oder abklingender Symptomatik kann ein abwartendes oder konservatives Therapiekonzept verfolgt werden. Bei starken Schmerzen oder anhaltender Symptomatik trotz konservativer Therapie kann ein operatives Vorgehen angeboten werden.

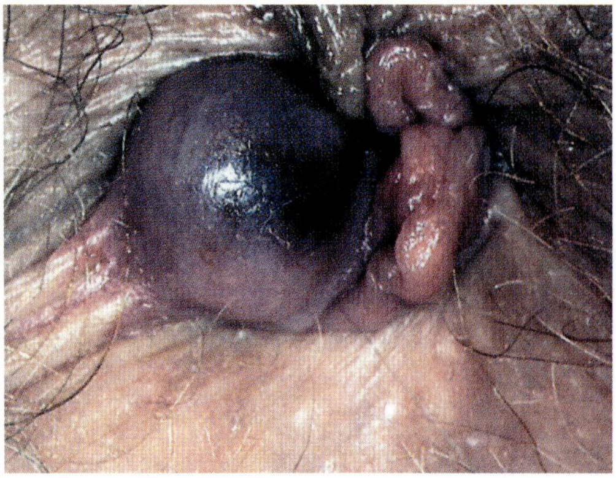

Abb. 13.8 Klinischer Befund einer großen Analvenenthrombose [R104-03]

13.2.3 Analfissur

Definition
- Radiär verlaufender Defekt im Anoderm distal der Linea dentata
- Zu 90 % bei 6 Uhr in Steinschnittlage (SSL) lokalisiert (➤ Abb. 13.9)

Epidemiologie Lebenszeitrisiko ca. 11 %

Ätiologie/Risikofaktoren
- A. e. durch Druckerhöhung des M. sphincter ani externus mit daraus folgender Ischämie und Schmerz
- Obstipationsneigung
- Adipositas, Schwangerschaft
- Postpartal

Klassifikation
- Akute Analfissur
  - Nicht länger als 6 Wochen bestehend
  - Frische Einrisse, die leicht bluten und oberflächlich sind
  - Spontanheilung möglich
- Chronische Analfissur
  - Länger als 6 Wochen, häufig über Jahre bestehend

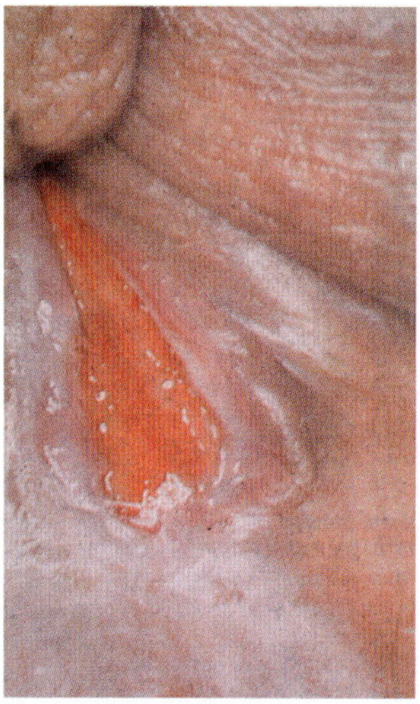

Abb. 13.9 Klinischer Befund einer akuten Analfissur in typischer Lokalisation bei 6 Uhr SSL [R217]

- Sekundärveränderungen (sklerosierter Randwall, Vorpostenfalte, hypertrophierte Analpapille, sichtbare Internusmuskulatur)
- Spontanheilung eher unwahrscheinlich

Symptomatik
- Schneidende starke Schmerzen während und nach der Defäkation, (Post-)Defäkationsschmerz
- Unvollständige Darmentleerung mit Stuhlretention, dadurch reflektorische Erhöhung des Sphinktertonus
- Ggf. leichte Blutungen

Diagnostik
- Anamnese
- Inspektion, Palpation
- Ggf. Prokto-/Rektoskopie, falls schmerzbedingt möglich

Therapie
- Konservative Therapie:
  - Indiziert bei akuten Analfissuren
  - Stuhlregulation, Sitzbänder
  - Nitrathaltige Salben oder Kalziumantagonisten für mindestens 6–8 Wochen, z. B. Nifedipin, Diltiazem

CAVE
Nitrathaltige Salben führen wegen der herbeigeführten Vasodilatation in ca. 25 % der Fälle zu schweren Kopfschmerzen („Nitratkopfschmerz").

Operative Therapie
- Bei chronischer Analfissur oder Versagen der konservativen Therapie
- Goldstandard: Fissurektomie nach Gabriel mit Resektion der gesamten Fissur mit Entfernung der Begleitpathologien (Vorpostenfalte, Analpapille, etc.) und Anlage eines „Drainagedreiecks"

CAVE
Sämtliche proktologischen Pathologien können einem Analkarzinom entsprechen und erfordern eine histopathologische Abklärung.
Zudem sollte differenzialdiagnostisch an die Möglichkeit eines Ulcus durum als Primäraffekt einer Syphilis gedacht werden.

13.2.4 Analabszesse und -fisteln

Definition
- Pathologische Verbindungen, die sich zwischen dem Analkanal und der Haut um die Afteröffnung herum bilden
- Ursächlich zumeist Entzündung der Proktodealdrüsen
- Fisteln bilden sich als chronisches Residuum nach akuter Abszedierung

Epidemiologie
- Inzidenz ca. 18/100.000 Einwohner pro Jahr
- Verhältnis Männer zu Frauen 3 : 1
- Altersgipfel zwischen dem 30. und 50. Lebensjahr

Ätiologie/Risikofaktoren
- Chronisch entzündliche Darmerkrankungen
- Karzinome
- Z. n. Bestrahlung im Bereich des kleinen Beckens
- Acne inversa

Klassifikation Einteilung der Fisteln nach Parks (➤ Abb. 13.10) in Abhängigkeit von Verlauf und Lagebeziehung zum Schließmuskel:
- Typ 1: intersphinktäre Fistel
- Typ 2: transsphinktäre Fistel
- Typ 3: suprasphinktäre Fistel

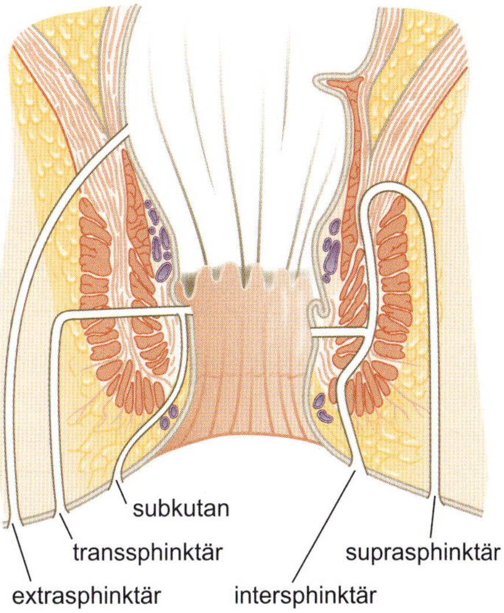

Abb. 13.10 Einteilung analer Fisteln nach Parks [L126]

- Typ 4: extrasphinktäre Fistel
- Typ 5: subkutane (subanodermale) Fistel

Symptomatik
- Peranale Schmerzen
- Putride Sekretion
- Tastbare Raumforderung
- Bei Abszess Infektsymptomatik mit Fieber, Schüttelfrost
- Spontanverschluss einer Fistel kann zu einem erneuten Abszess führen
- Zerstörung des Sphinkterapparats bei ausgedehntem Fistelsystem mit Stuhlschmieren und Inkontinenz

Diagnostik
- Anamnese, klinische Untersuchung
- Inspektion, Palpation
- Prokto-/Rektoskopie, ggf. mit Fistelsondierung
- Endosonografie
- Ggf. Bildgebung mittels MRT bei ausgedehnten oder unklaren Befunden

Therapie Operative Therapie bei Abszessen und Fisteln stets indiziert.

MERKE
Die operative Therapie von Analfisteln erfordert eine hohe Expertise und ist maßgeblich abhängig vom Fistelverlauf und der bestehenden Infektsituation.

Analabszess:
- Operative Spaltung mit ovalärer Entdeckelung und Spülung
- Offene Wundbehandlung
- Fistelsuche

Analfistel:
- Nicht schneidende Fadendrainage bei akuter Entzündung mit begleitendem Abszess
  - Bei akuter Entzündung soll kein Fistelverschluss erfolgen
  - Fadendrainage dient der Reinigung des Fistelkanals und Abklingen der akuten Entzündung
  - Vorbereitung für einen definitiven Fistelverschluss
- Fistelspaltung
  - Evaluation des Fistelverlaufs mittels Sonde oder Einspritzen von Methylenblau
  - Spaltung der Fistel, sofern nicht zu viel Sphinktergewebe betroffen ist
  - Sofern Sphinkterspaltung notwendig, direkte Naht der Muskulatur
- Plastischer Verschluss
  - Direktnaht ohne Verschiebeplastik
  - Mukosa-Flap (➤ Abb. 13.11)
  - Fistula-Plug (➤ Abb. 13.12)
  - Rektum-Vollwand-Verschiebelappen *(„rectal advancement flap")*
  - Anodermaler Verschiebelappen *(„anoderm flap")*
  - LIFT-Verfahren *(„ligation of the intersphincteric fistula tract")* als Therapieoption für hohe Analfistel
  - Ggf. Stomaanlage als Ultima Ratio bei ausgedehntem Fistelsystem, häufigen Rezidiven, multiplen Infekten

CAVE
Jede Therapie einer Analfistel ist mit dem Risiko einer Kontinenzminderung verbunden, worüber die Patient*innen aufgeklärt werden müssen.

13.2.5 Stuhlinkontinenz

Definition Teilweiser oder kompletter Verlust der Kontinenz unterschiedlicher Genese.

Epidemiologie
- Prävalenz bei > 65-Jährigen ca. 7 %
- Frauen häufiger betroffen als Männer (5 : 1)
- Insgesamt ca. 5 % der Bevölkerung betroffen
- Hohe Dunkelziffer

Ätiologie (➤ Abb. 13.13)
- Angeborene anale Fehlbildungen
- Sensorische Genese/Verlust der analen Empfindung (z. B. als Operationsfolge, neurologische Erkrankungen, z. B. Multiple Sklerose)
- Funktionelle Genese/veränderte Stuhlkonsistenz (z. B. Laxanzienabusus)
- Neurogene Genese (z. B. nach Apoplex, Querschnitt)

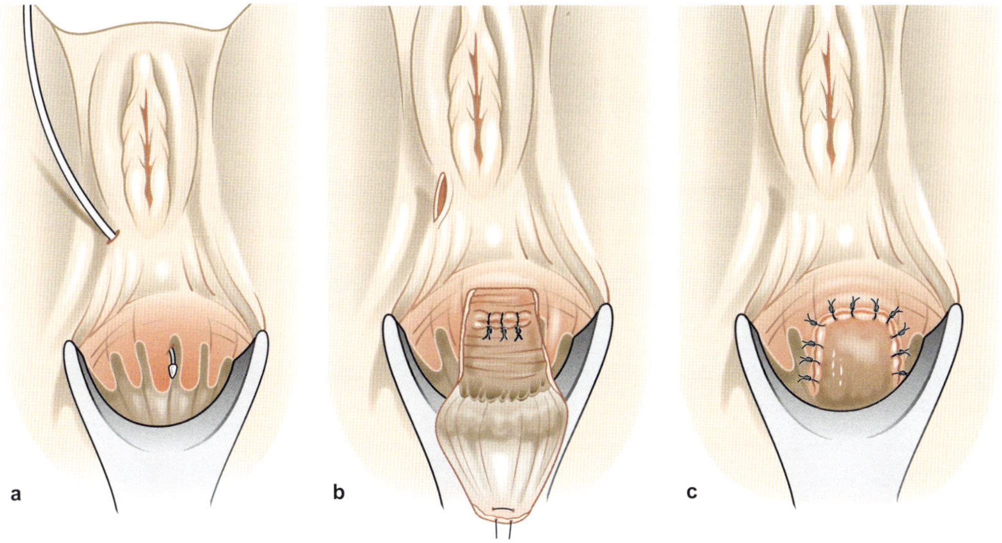

Abb. 13.11 Plastischer Analfistelverschluss mit einem Mukosa- oder Mukosa-Muskel-Lappen [L126]

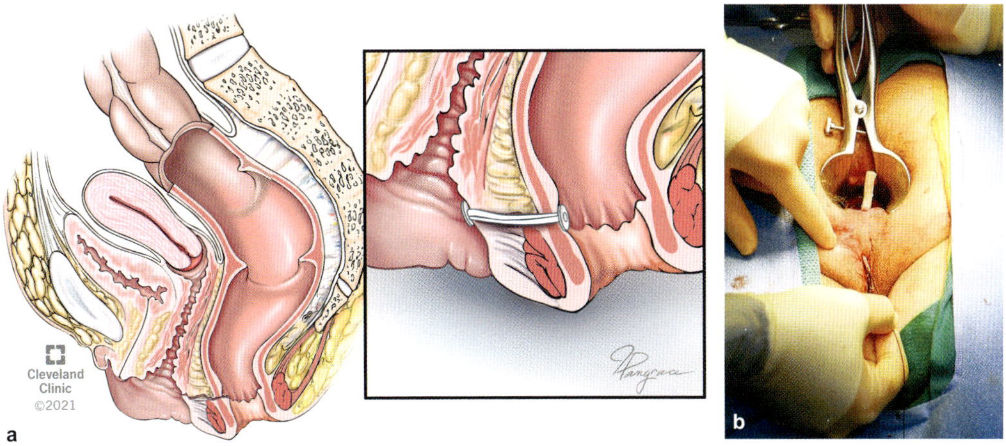

Abb. 13.12 Fistula-Plug
a) Schematische Darstellung eines Fistelverschlusses mittels Plug bei rektovaginaler Fistel [T1187]
b) intraoperativer Situs mit Einbringen eines Fistulaplugs bei bestehender Analfistel [E1362]

- Muskuläre Genese (Beckenbodeninsuffizienz, Schließmuskelverletzung, z. B. nach Geburt/Trauma)
- Gestörte Reservoirfunktion (z. B. postoperativ nach Rektumresektion, chronisch entzündliche Darmerkrankungen)
- Psychische/psychiatrische Genese (z. B. Psychosen mit Rückfall in kindliche Verhaltensweisen)

Klassifikation ➤ Tab. 13.3.

Tab. 13.3 Einteilung der Stuhlinkontinenz nach Parks et al. (1966)

Grad 1	Inkontinenz für Winde
Grad 2	Inkontinenz für flüssigen Stuhlgang, Stuhlschmieren
Grad 3	Inkontinenz für festen Stuhlgang

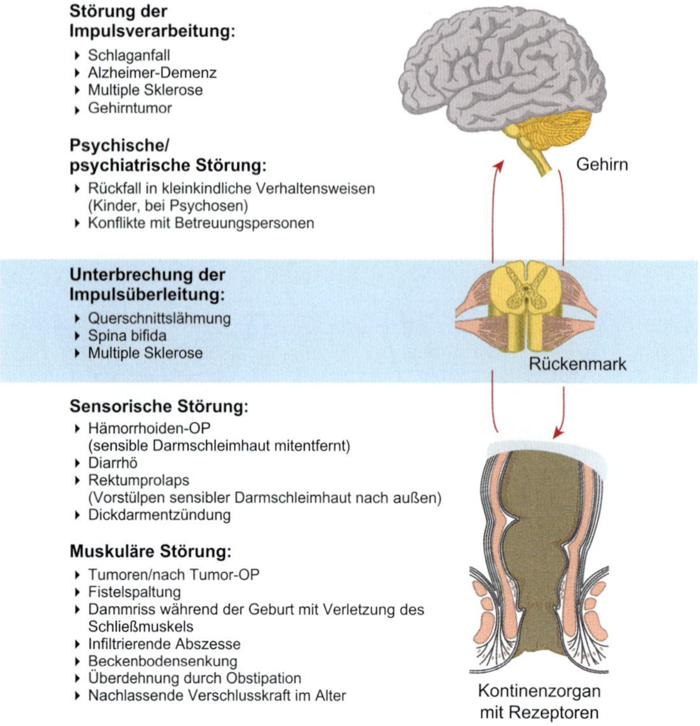

Abb. 13.13 Ursachen der Stuhlinkontinenz [L138]

Symptomatik

- Unkontrollierter Abgang von flüssigem oder festem Stuhlgang
- Begleitende Infekte, Mykosen

Diagnostik

- Anamnese
- Klinische Untersuchung/digital rektale Untersuchung mit Beurteilung des Sphinktertonus
- Neurophysiologische Diagnostik
- Prokto-/Rektoskopie mit Endosonografie
- Koloskopie
- Manometrie
- Defäkografie
- MRT/Defäko-MRT

Therapie

- Konservative Therapie
  - Optimierung von Stuhlkonsistenz (z. B. durch diätetische Maßnahmen, Ernährungsumstellung, Toilettentraining)
  - Medikamentöse Therapie (z. B. stuhleindickende Medikamente wie Loperamid, Racecadotril)
  - Physiotherapie (Beckenbodentraining, Biofeedbacktraining, Elektrostimulation)
- Operative Therapie
  - Schließmuskelrekonstruktion. Indikation: postoperative, postpartale oder traumatische Verletzungen
  - Grazilisplastik mit oder ohne sakralen Nervenstimulator. Indikation: Rezidiv nach Schließmuskelrekonstruktion, Unmöglichkeit der Rekonstruktion
  - Raffung der vorhandenen Muskulatur (*„postnatal repair“, „total pelvic floor repair“*). Indikation: neurogen bedingte Inkontinenz
  - Sakralnervenstimulator
    - Indikation: neurogene Inkontinenz
    - Technik: Elektroden werden über die Foramina des Os sacrum an die Nn. pudendi geführt, bei intakter Nervenendstrecke wird der Schließmuskel gereizt und kontrahiert sich. Bei Erfolg subkutane Implantation eines Stimulatorsystems, welches über ein Handgerät gesteuert werden kann
    - Erfolgsrate bis zu 75 %
  - Stomaanlage als Ultima Ratio

MERKE

Die Therapie der Stuhlinkontinenz ist maßgeblich abhängig von der Ursache und erfordert eine intensive Diagnostik. Die primäre Therapie ist zunächst konservativ. Bei Scheitern der konservativen Therapie und hohem Leidensdruck kommen verschiedene operative Verfahren zum Einsatz.

13.2.6 Sinus pilonidalis

Definition

- Entzündlich bedingte Fistelbildung im Bereich der Rima ani
- Einspießen von Haaren im Weichteilmantel über dem Os sacrum haarwurzelwärts

Epidemiologie

- Inzidenz ca. 20–30/100.000 Einwohner pro Jahr
- Betrifft gehäuft Männer zwischen dem 20. und 30. Lebensjahr

Ätiologie/Risikofaktoren

- Männliches Geschlecht
- Starke Behaarung
- Überwiegend sitzende Tätigkeiten
- Acne inversa
- Adipositas

Symptomatik

- Asymptomatische Form
  - Keine Beschwerden
  - Sichtbare Pori der Haut an der Rima ani (➤ Abb. 13.14)
- Chronisch-entzündliche Form
  - Rezidivierende Entzündungszeichen mit oder ohne Sekretion
  - Intermittierendes Druckgefühl
- Akut-abszedierende Form
  - Schwellung, Rötung
  - Starke Schmerzen

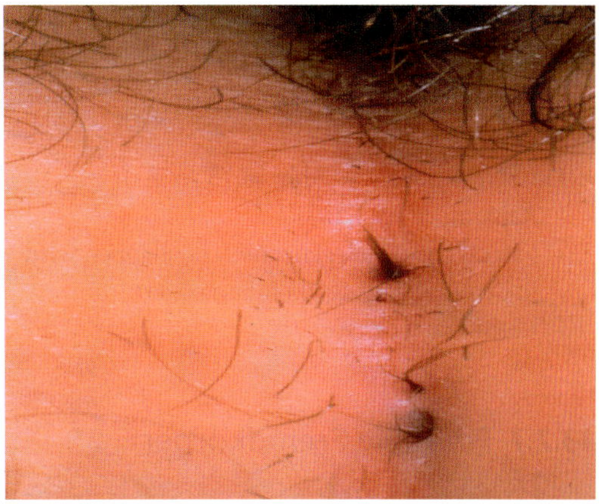

Abb. 13.14 Sinus pilonidalis mit multiplen Pori und Haarbälgen [P972]

  - Ggf. Allgemeinsymptome, Fieber, Schüttelfrost
  - Bei Perforation: putride Sekretion

Diagnostik

- Anamnese
- Klinische Untersuchung
- Sonografie
- Weiterführende Diagnostik in aller Regel nicht notwendig

Therapie Bei symptomatischem Pilonidalsinus oder Abszedierung OP-Indikation gegeben. OP-Methoden:

- Pit Picking
  - Selektive Exzision der Pori mit seitlicher Drainierung der subkutanen Höhle, Debridement des Haarnestes, offene Wundbehandlung
  - Rezidivrate: 20–25 %
- Sinusektomie
  - Limitierte Exzision von Abszess und anliegendem Sinussystem mit Kürettage und offener Wundbehandlung
  - Rezidivrate ca. 14 %
- Karydakis-Plastik (➤ Abb. 13.15 links)

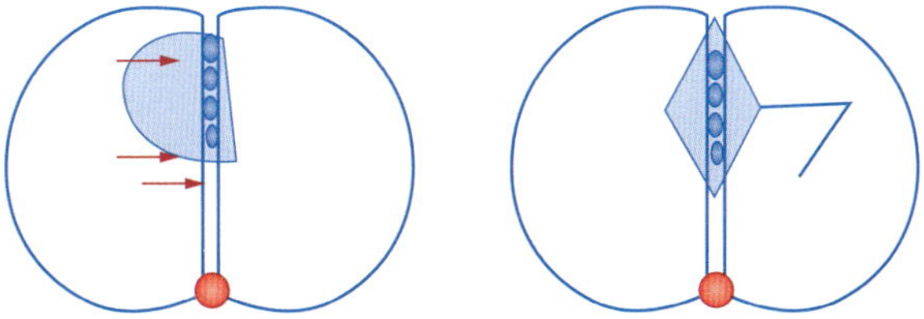

Abb. 13.15 Vergleichende schematische Darstellung einer Karydakis-Plastik (links) und einer Limberg-Plastik (rechts) [P972/L157]

  - Asymmetrische Exzision mit anschließender Verschiebelappenplastik
  - Paramedianer Hautverschluss
  - Rezidivrate ca. 3 %
- Limberg-Plastik (➤ Abb. 13.15 rechts)
  - Rautenförmige Exzision
  - Lateral davon gelegener Weichteillappen wird in den Exzisionsdefekt hineinrotiert
  - Rezidivrate: ca. 3 %

13.2.7 Peranale Fremdkörper

Definition

- In der Regel Objekte, welche sexuell oder kriminell motiviert absichtlich eingeführt wurden (z. B. Flaschen, Kerzen, Vibratoren, Drogenpakete = „Bodypacking", etc.) (➤ Abb. 13.16)
- Selten verschluckte Fremdkörper, z. B. Zahnstocher, Gräten

Epidemiologie

- Keine zuverlässigen Daten über Häufigkeit bekannt
- Männer häufiger betroffen als Frauen (Verhältnis ca. 28 : 1)
- Durchschnittsalter in der 4. Lebensdekade

Symptomatik

- Anale Schmerzen, Krämpfe
- Peranaler Blutabgang
- Infektionen, Perforationen möglich

Diagnostik

- Anamnese

MERKE

Aufgrund von Schamgefühl wird im Rahmen der Anamnese der genaue Hergang oder die Art des eingeführten Objekts oft verschwiegen. Daher ist ein feinfühliger Umgang im Arzt-Patienten-Gespräch erforderlich.

- Digital-rektale Untersuchung
- Ggf. Proktoskopie/Rektoskopie
- Ggf. Koloskopie
- Röntgen Abdomen
- Ggf. CT

Therapie Fremdkörperbergung endoskopisch oder operativ

CAVE

Die Bergung analer oder rektaler Fremdkörper kann bisweilen sehr risikoreich sein. Der Großteil dieser Objekte kann im Rahmen einer proktologischen Untersuchung mit speziellen Werkzeugen geborgen werden. Je nach Lokalisation kann ggf. auch eine Rektoskopie in Narkose oder eine Koloskopie notwendig sein, um den Fremdkörper zu erreichen. Bei Vorhandensein eines akuten Abdomens oder Nachweis von freier Luft in der Bildgebung kann auch eine Laparoskopie oder Laparotomie, in selten Fällen sogar eine Stomaanlage notwendig werden.

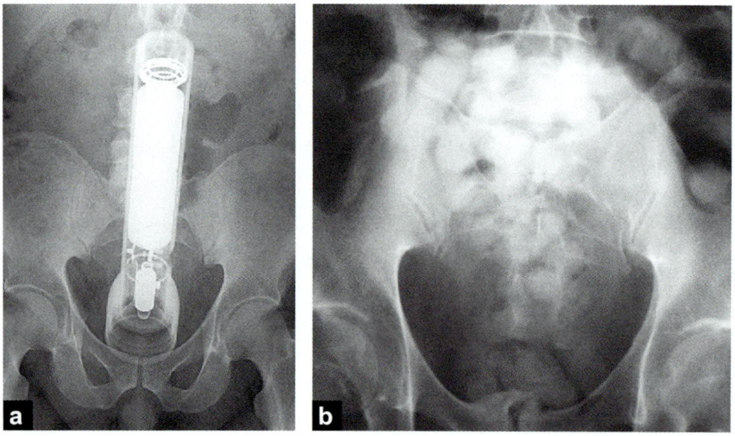

Abb. 13.16 Röntgenübersichtsaufnahmen rektal eingefügter Fremdkörper: a) Taschenlampe, b) Drogenpakete („Bodypacking") [E723]

13.3 Bösartige proktologische Erkrankungen – Analkarzinom

MERKE

2020 wurde die erste deutsche Leitlinie bezüglich Diagnostik und Therapie des Analkarzinoms veröffentlicht, wobei sich diese lediglich auf die Plattenepithelkarzinome bezieht. Mit unter 5 % aller malignen Neubildungen des Gastrointestinaltrakts stellt das Analkarzinom eine vergleichsweise seltene Tumorentität dar.

Definition

- Maligne Erkrankung der Analregion mit Einteilung in Analkanal- und Analrandkarzinom
- Analkanalkarzinom (➤ Abb. 13.17):
  - Zwischen Linea dentata und Linea anocutanea gelegen
  - Ca. 80 % aller Analkarzinome
  - Ca. 75 % Plattenepithelkarzinome, selten Adenokarzinome
- Analrandkarzinom:
  - Im Umkreis von 5 cm um die Linea anocutanea lokalisiert
  - Ca. 20 % aller Analkarzinome
  - Überwiegend Plattenepithelkarzinome

Epidemiologie

- Inzidenz: 1–2 pro 100.000 Einwohner/Jahr
- Häufigkeitsgipfel zwischen 60. und 70. Lebensjahr

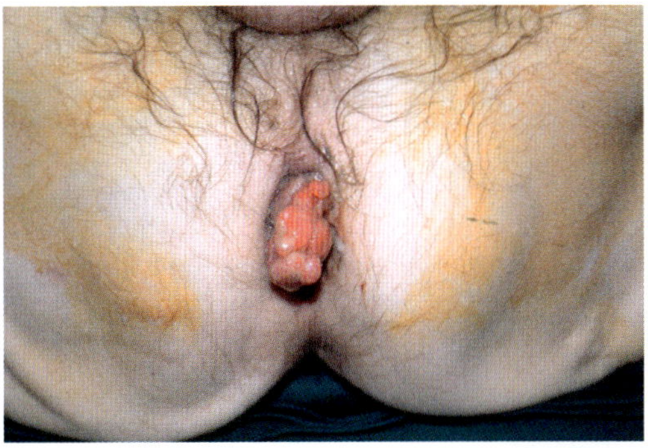

Abb. 13.17 Klinischer Befund eines großen Analkanalkarzinoms [R217]

Ätiologie/Risikofaktoren

- Meist HPV-assoziiert (bei > 90 % der Analkarzinome Nachweis von humanen Papillomaviren, bei HIV-positiven Patient*innen nahezu 100 %)
- Chronisch entzündliche Darmerkrankungen
- Immunsuppression
- Promiskuität, Analverkehr
- Zervix-, Vulva-, Vaginalkarzinome in der Eigenanamnese

Klassifikation

➤ Tab. 13.4.

Symptomatik

- Häufig asymptomatisch
- Peranale Blutungen
- Peranale Schmerzen
- Nässen
- Pruritus
- Kontinenzstörungen, Stuhlunregelmäßigkeiten
- Inguinale Lymphknotenvergrößerung

Tab. 13.4 TNM-Klassifikation des Analkarzinoms nach AJCC 2017, 8. Edition (nach DGK 2020)

Primärtumor	
Tis	Hochgradige squamöse intraepitheliale Läsion (HSIL) (zuvor bezeichnet als Carcinoma in situ, Morbus Bowen, anale intraepitheliale Neoplasie II–III, High-Grade-AIN)
T1	Tumor ≤ 2 cm
T2	Tumor 2–5 cm
T3	Tumor > 5 cm
T4	Tumor jeglicher Größe mit Infiltration in benachbarte Organe, z. B. Vagina, Urethra, Harnblase
Lymphknoten	
N0	Keine regionären LK-Metastasen
N1a	Metastasen in inguinalen, mesorektalen Lymphknoten oder Lymphknoten der A. iliaca interna
N1b	Metastasen in Lymphknoten der A. iliaca externa
N1c	Metastasen in Lymphknoten der A. iliaca externa sowie N1a-Lymphknoten
Fernmetastasen	
M0	Keine Fernmetastasen
M1	Fernmetastasen

13

- Allgemeinsymptome: Abgeschlagenheit, Schwäche, B-Symptomatik

Diagnostik

- Anamnese, einschließlich Familien-, Sozial-, Sexualanamnese
- Klinische Untersuchung mit DRU
- Prokto-/Rektoskopie, Endosonografie, ggf. mit Biopsieentnahme
- Koloskopie
- Gynäkologische Untersuchung
- Bei gesichertem Analkarzinom: Stagingdiagnostik:
  - MRT-Becken
  - Endosonografie
  - CT Thorax/Abdomen (➤ Abb. 13.18)
  - Ggf. PET-CT (➤ Abb. 13.18, jedoch nicht Gegenstand des Leistungskatalogs der gesetzlichen Krankenkassen, somit Kostenübernahme nicht gesichert)

Therapie

- Plattenepithelkarzinome
  - Anal**rand**karzinom < 2 cm, ohne regionale oder Fernmetastasen: Lokale Resektion mit einem Sicherheitsabstand von 0,5 cm
  - Anal**kanal**karzinom < 2 cm ohne regionale oder Fernmetastasen (Stadium I): primäre Radiochemotherapie
  - Analkarzinom Stadium II–III: primäre Radiochemotherapie
  - Bei Tumorpersistenz oder -rezidiv stellt die Rektumexstirpation mit definitivem Kolostoma die Therapie der Wahl dar
  - Im Stadium IV kann neben einer palliativen Chemotherapie je nach lokaler Tumormasse zudem eine lokale Radiatio, ggf. mit Stomaanlage diskutiert werden
- Adenokarzinome
  - Keine Leitlinienempfehlungen vorhanden
  - Behandlung ähnlich der Therapie der Rektumkarzinome

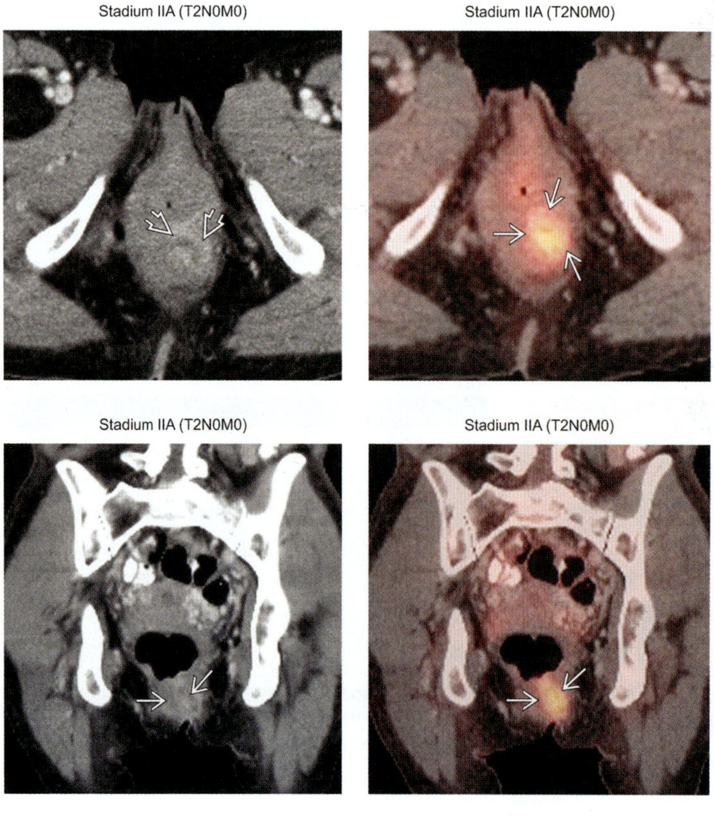

Abb. 13.18 Oben links: axiales KM-CT mit Anreicherung im Bereich des Analkanals. Oben rechts: axiale PET-CT zeigt die anale Raumforderung mit erhöhter Stoffwechselaktivität. Die Raumforderung wird im PET-CT, das eine Detektionsrate von 91–100 % für primäre Analkarzinome aufweist, besser dargestellt. Unten links: koronare CT derselben Patientin mit Darstellung der 3,5 cm großen Raumforderung (=T2-Tumor). Unten rechts: koronare PET-CT derselben Patientin. [G1041]

- Multimodales Therapiekonzept: abdominoperineale Rektumamputation mit dauerhaftem endständigem Kolostoma, ggf. neoadjuvante Radiochemotherapie, ggf. adjuvante Radiochemotherapie
- In frühen Stadien Möglichkeit der total neoadjuvante Therapie (TNT) mit – je nach Ansprechen – anschließender Watch-and-Wait-Strategie bei kompletter Remission

MERKE

Plattenepithelkarzinome des Analkanals und Analrands zeigen ein hervorragendes Ansprechen auf eine Radiochemotherapie mit primärer Vollremissionsrate von 75–90 %. Adenokarzinome hingegen zeigen ein hohes Rezidiv- und Metastasierungsrisiko und haben daher eine deutlich schlechtere Prognose

LITERATUR

Deutsche Gesellschaft für Allgemein- und Viszeralchirurgie (DGAV). S3-Leitlinie Kryptoglanduläre Analfistel. 2. revidierte Fassung vom 05.12. 2016 (derzeit in Überarbeitung). AWMF-Registernummer: 088/003.

Deutsche Gesellschaft für Koloproktologie (DGK). S3-Leitlinie Analkarzinom (Diagnostik, Therapie und Nachsorge von Analkanal- und Analrandkarzinomen). Version 1.2 vom 12.10.2020. AWMF-Registernummer: 081/004OL.

Deutsche Gesellschaft für Koloproktologie (DGK 2019a). S3-Leitlinie Analfissur. Version 1.0 vom 31.10.2019. AWMF-Registriernummer: 081-010.

Deutsche Gesellschaft für Koloproktologie (DGK 2019b). S3-Leitlinie Hämorrhoidalleiden. Version 3.0 vom 01.04.2019. AWMF-Registernummer: 081/007.

Goligher JC et al. Surgery of the anus, rectum and colon. 4th ed. London: Baillière Tindall, 1984.

Parks AG, Porter NH, Hardcastle J. The syndrome of the descending perineum. Proc R Soc Med. 1966; 59: 477–482

Probst M. et al. Stuhlinkontinenz. Dtsch Ärztebl Int. 2010; 107(34–35): 596–601;

KAPITEL

14 Adipositas und bariatrische Chirurgie

14.1 Definition und Epidemiologie

Definition

- Adipositas:
  - Übermäßige Vermehrung des Fettgewebes im Körper
  - Gemäß WHO definiert sich die Adipositas über den Body-Mass-Index (BMI = Körpergewicht in kg ÷ Körpergröße in m^2) (➤ Tab. 14.1)

CAVE

Die Definition allein über den BMI ist fehlerbehaftet und berücksichtigt nicht die Fett-/Muskelverteilung des Körpers. Es empfiehlt sich daher, weitere Daten wie den Taillenumfang, den Körperfettanteil oder die Waist-to-Hip-Ratio zu bestimmen.

- Bariatrische Chirurgie: Operative Eingriffe, durch die über eine nachhaltige Gewichtsreduktion eine Verbesserung von Komorbiditäten und eine verbesserte Lebensqualität erreicht werden kann
- Metabolische Chirurgie: Ähnlich der bariatrischen Chirurgie, jedoch Indikation primär zur Verbesserung der diabetischen Stoffwechsellage bei vorhandenem Typ-2-Diabetes

Risikofaktoren

- Genetische Ursachen
- Fehlernährung, Essstörungen
- Bewegungsmangel
- Stress
- Schlafmangel
- Endokrine Erkrankungen (z. B. Cushing-Syndrom, Hypothyreose, etc.)
- Geringer sozioökonomischer Status
- Medikamentöse Nebenwirkungen (z. B. Glukokortikoide, Psychopharmaka)
- Psychische/Psychiatrische Erkrankungen

Epidemiologie

- In Deutschland ca. 67 % der Männer und ca. 53 % der Frauen von Übergewicht (BMI > 25 kg/m^2) betroffen
- Ca. 25 % der Erwachsenen (Männer = Frauen) von Adipositas (BMI > 30 kg/m^2) betroffen
- Ca. 15 % der Kinder und Jugendlichen übergewichtig, ca. 6 % adipös
- Prävalenz in den Industrienationen kontinuierlich zunehmend

MERKE

Kinder aus Familien mit geringem sozioökonomischem Status sind weitaus häufiger von Adipositas betroffen als solche aus sozial höher gestellten Familien, dies betrifft zu einem hohen Anteil auch Kinder mit Migrationshintergrund.

14

Tab. 14.1 Bewertung des Körpergewichts anhand des BMI

Definition	BMI
Untergewicht	< 18 kg/m²
Normalgewicht	18,5–24,9 kg/m²
Übergewicht	25–29,9 kg/m²
Adipositas Grad I	30–34,9 kg/m²
Adipositas Grad II	35–39,9 kg/m²
Adipositas Grad III	> 40 kg/m²

Komorbiditäten

- Metabolisches Syndrom
  - Adipositas (Taillenumfang Männer > 94 cm; Frauen > 80 cm)
  - Arterieller Hypertonus
  - Hypertriglyzeridämie (> 150 mg/dl)
  - Erniedrigtes High-Density-Lipoprotein (HDL) (< 50 mg/dl bei Frauen; < 40 mg/dl bei Männern)
  - Nüchternglukose > 100 mg/dl
- Kardiovaskuläre Krankheitsbilder
  - Arteriosklerose mit erhöhtem Risiko für Myokardinfarkt, Lungenembolie, pAVK
  - Koronare Herzkrankheit
- Chronisch venöse Insuffizienz → lokal thrombembolische Ereignisse
- Schlafapnoesyndrom
- Orthopädische Erkrankungen
  - Knie-/Hüftgelenksarthrose
  - Wirbelsäulenveränderungen, chronische Rückenschmerzen
- Psychische Erkrankungen
  - Angststörungen
  - Substanzabusus
  - Essstörungen
  - Depression
- Karzinomentstehung: Adipositas als Risikofaktor für zahlreiche Tumorerkrankungen (z. B. Mamma-, Endometrium-, Kolon-, Leberzellkarzinom)

MERKE

Adipositas ist der wichtigste Risikofaktor bezüglich der Entwicklung eines Typ-2-Diabetes. Das Risiko steigt bereits ab einem BMI von 27 kg/m² um 100 % an.

14.2 Konservative Therapie

- Ernährungstherapie:
  - mindestens sechs Sitzungen i. S. von Ernährungsschulungen über einen Zeitraum von sechs Monaten
  - Anlage und Auswertung eines repräsentativen Ernährungsprotokolls
- Bewegungstherapie: sportliche Betätigung von mindestens zwei Stunden pro Woche über einen Zeitraum von sechs Monaten
- Verhaltenstherapie
  - Vorstellung bei einer/einem Mental Health Professional zum Ausschluss bzw. zur Behandlung eventuell bestehender, klinisch relevanter psychopathologischer Auffälligkeiten
  - Beurteilung bezüglich aktueller oder früherer psychischer Störungen (psychologisches/psychiatrisches Gutachten)

MERKE

Die konservativen Maßnahmen gelten als erschöpft, wenn nach mindestens 6 Monaten umfassender Lebensstilintervention in den letzten zwei Jahren eine Reduktion des Ausgangsgewichts von > 15 % bei einem BMI von 35–39,9 kg/m² und von > 20 % bei einem BMI > 40 kg/m² nicht erreicht wurde.
Erfolgt nach einer erfolgreichen Gewichtsreduktion wieder eine Gewichtszunahme von > 10 %, gilt die konservative Therapie nach einem Jahr ebenfalls als erschöpft.

14.3 Adipositaschirurgische Eingriffe

Indikationen

Gemäß den Empfehlungen der S3-Leitlinie „Chirurgie der Adipositas und metabolischer Erkrankungen" von 2018 besteht die Indikation zur operativen Therapie der Adipositas nur unter gewissen Voraussetzungen:

- „Bei Patienten mit einem BMI > 40 kg/m² ohne Begleiterkrankungen und ohne Kontraindikationen ist nach Erschöpfung der konservativen

Therapie nach umfassender Aufklärung eine adipositaschirurgische Operation indiziert.

- Patienten mit einem BMI > 35 kg/m^2 mit einer oder mehreren Adipositas-assoziierten Begleiterkrankungen […] sollte eine adipositaschirurgische Operation angeboten werden, wenn die konservative Therapie erschöpft ist-
- Unter bestimmten Umständen kann eine Primärindikation zu einem adipositaschirurgischen Eingriff gestellt werden, ohne dass vorher ein konservativer Therapieversuch erfolgte […]:
  - Bei Patienten mit einem BMI > 50 kg/m^2
  - Bei Patienten, bei denen ein konservativer Therapieversuch durch das multidisziplinäre Team als nicht erfolgversprechend bzw. als aussichtslos eingestuft wurde
  - Bei Patienten mit besonderer Schwere von Begleit- und Folgeerkrankungen, die keinen Aufschub eines operativen Eingriffs erlauben […]
- Ab einem BMI > 40 kg/m^2 und koexistierendem Typ-2-Diabetes soll dem Betroffenen eine metabolische Operation als mögliche Therapieoption empfohlen werden, unabhängig von der glykämischen Kontrolle oder der Komplexität der antidiabetischen Medikation. […]
- Betroffenen mit einem BMI ≥ 35 und < 40 kg/m^2 und koexistentem Typ-2-Diabetes soll eine metabolische Operation als mögliche Therapieoption empfohlen werden, wenn es nicht gelingt, die diabetesspezifischen individuellen Zielwerte gemäß der Nationalen Versorgungsleitlinie zur Therapie des Typ-2-Diabetes zu erreichen.
- Metabolische Chirurgie sollte als mögliche Therapieoption in Erwägung gezogen werden für Erwachsene mit einem BMI ≥ 30 kg/m^2 und < 35 kg/m^2 und koexistentem Typ-2-Diabetes, wenn es nicht gelingt, die diabetesspezifischen individuellen Zielwerte gemäß der Nationalen Versorgungsleitlinie zur Therapie des Typ-2-Diabetes zu erreichen. […]" (DAG 2018)

Kontraindikationen

- Instabile psychopathologische Zustände, unbehandelte Bulimia nervosa, aktive Substanzabhängigkeit
- Konsumierende Grunderkrankungen (z. B. maligne Neoplasien, unbehandelte endokrine Erkrankungen)
- Vorliegende oder unmittelbar geplante Schwangerschaft

Operationsverfahren

MERKE

Es existiert kein pauschal für alle Patient*innen zu empfehlendes Operationsverfahren. Die Verfahrenswahl wird individuell und interdisziplinär in Abhängigkeit von BMI, Alter, Geschlecht, Komorbiditäten und allgemeinen Lebensumständen getroffen. Dies erfordert eine ausführliche Anamnese und präoperative Diagnostik.

Schlauchmagenbildung/Sleeve-Gastrektomie

(➤ Abb. 14.1)

- Technisch einfache Operation mit geringer Komplikationsrate
- Keine klaren Kontraindikationen, jedoch kritische Indikationsstellung bei präoperativ nachgewiesenem gastroösophagealem Reflux
- Kann als Primäreingriff erfolgen und später in ein Bypassverfahren umgewandelt werden
- EWL (*„excess weight loss"*) nach fünf Jahren ca. 50 %
- Remissionsrate des Typ-2-Diabetes nach fünf Jahren ca. 58 %

Proximaler Roux-en-Y-Magenbypass (➤ Abb. 14.1)

- Technisch anspruchsvoll
- Höhere perioperative Morbidität
- Häufig postoperative Mangelerscheinungen (z. B. Eisen, Vitamin B_{12})
- EWL nach fünf Jahren ca. 60–65 %
- Remissionsrate des Typ-2-Diabetes bis zu 75 %
- Sollte bei vorbestehender GERD bevorzugt werden

Omega-Loop-Magenbypass/Ein-Anastomosen-Bypass (➤ Abb. 14.2)

- Technisch einfacher als Roux-Y-Magenbypass
- Etwas geringere perioperative Morbidität
- EWL nach fünf Jahren ca. 73–77 %
- Remissionsrate des Typ-2-Diabetes bis zu 75 %

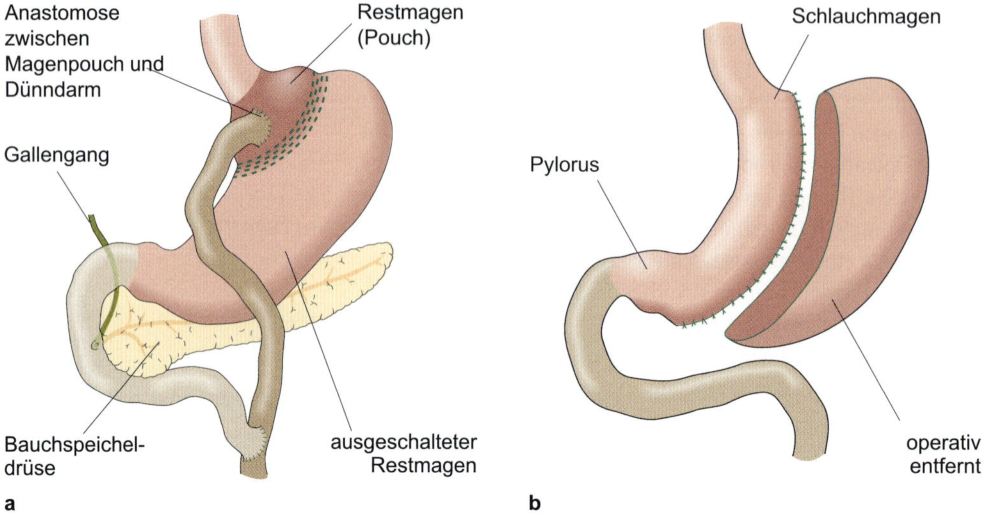

Abb. 14.1 Vergleich Roux-Y-Magenbypass und Sleeve-Gastrektomie [L190/L143]

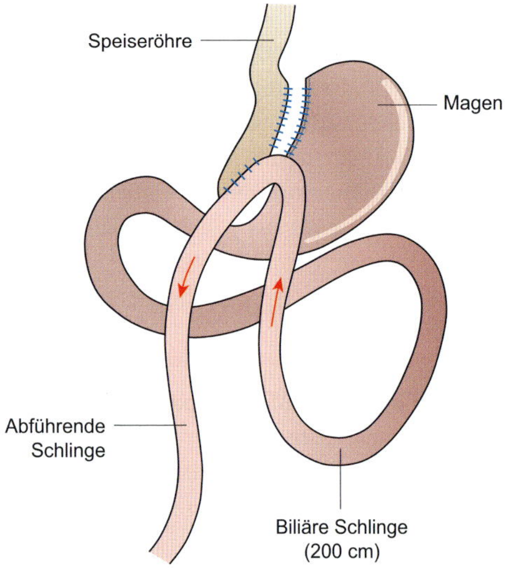

Abb. 14.2 Schematische Darstellung eines Omega-Loop-Magenbypasses [L143]

Biliopankreatische Diversion ohne/mit Duodenal Switch (➤ Abb. 14.3)

- International als Standardverfahren, in Deutschland kaum angewandt
- Technisch anspruchsvoll
- Gesamtkomplikationsrate ca. 25 %
- Ausgeprägter malabsorptiver Charakter → Mangelzustände (Vitamin D, verminderte Knochendichte mit Risiko von Spontanfrakturen)
- EWL nach fünf Jahren ca. 73 %
- Remissionsrate des Typ-2-Diabetes ca. 89 %

Magenband (➤ Abb. 14.4)

- EWL nach fünf Jahren ca. 35–57 %
- Remissionsrate des Typ-2-Diabetes nach fünf Jahren bei ca. 25 %
- Geringe perioperative Morbidität
- Aufgrund hoher Spätkomplikationsrate bei geringerer Gewichtsreduktion wird die Magenbandimplantation heute zunehmend weniger durchgeführt → speziellen Indikationen vorbehalten

MERKE

Die in Deutschland am häufigsten angewandten Operationsverfahren sind die Sleeve-Gastrektomie sowie der Roux-Y-Magenbypass.

Komplikationen

- Operationsspezifische Komplikationen:
  - Anastomoseninsuffizienz
  - Blutungen/Nachblutungen
  - Anastomosenstenosen/-strikturen
  - Dumping-Syndrom (Früh-/Spätdumping)

- Mangelerscheinungen (Vitamin B_{12}, Folsäure, Kalzium etc.)
- Cholezystolithiasis
- Sekundärer Hyperparathyreoidismus

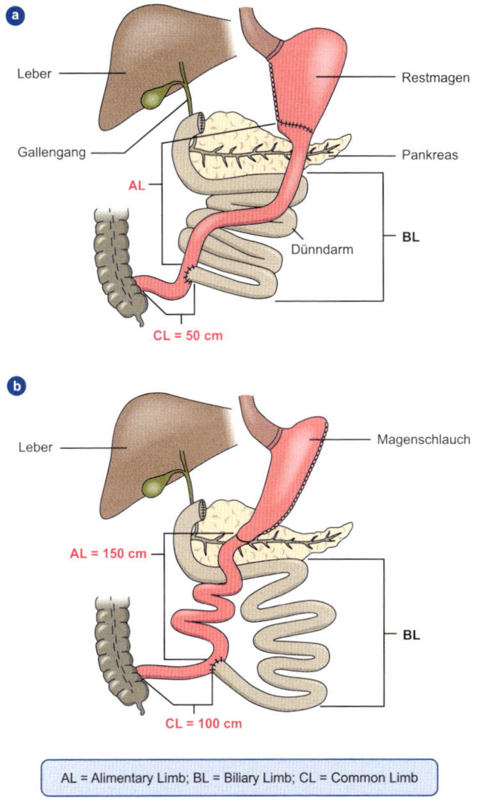

Abb. 14.3 Schematische Darstellung einer biliopankreatischen Diversion nach Scopinaro ohne Duodenal Switch (a) und mit Duodenal Switch (b): Verdauungssekrete in Galle und Pankreassaft werden dem Nahrungsbrei erst im distalen Teil des Dünndarms zugeleitet, indem ein alimentärer/nahrungsführender Schenkel (AL) und ein biliodigestiver Schenkel (BL) geschaffen werden, welche erst ca. 50–100 cm vor der Bauhin-Klappe als Anastomose aufeinandertreffen. Die Länge dieses „common limb" (CL) als resorbierender Darmabschnitt kann den jeweiligen Bedürfnissen angepasst werden, sollte aber nicht weniger als 50 cm betragen. [L157]

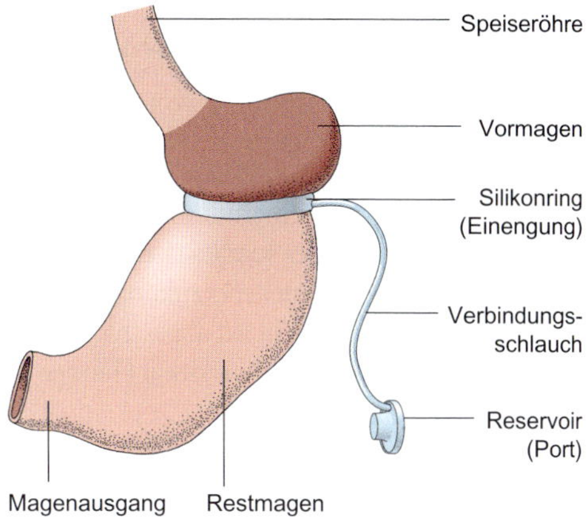

Abb. 14.4 Schematische Darstellung eines Magenbands („gastric banding") [L190]

Nachsorge

- Lebenslange Nachsorge muss gewährleistet sein
- Nachsorgeintervall postoperativ: nach einem, 3, 6, 12, 18 und 24 Monaten, anschließend jährlich
- Umfasst Laborkontrollen nach sechs und zwölf Monaten, anschließend jährlich, um Mangelerscheinungen frühzeitig zu erkennen und behandeln zu können (Elektrolyte, Leber- und Nierenwerte, Blutzucker und HbA1c, Vitamin B_1, B_{12}, Albumin, Kalzium, Folsäure, Ferritin; bei allen Bypassverfahren zudem 25(OH)D3, Parathormon, Vitamin A)
- Zusammenarbeit mit Selbsthilfegruppen
- Enge interdisziplinäre Zusammenarbeit mit Ernährungstherapeut*innen, Verhaltenstherapeut*innen, Endokrinolog*innen, plastischen Chirurg*innen und Adipositaschirurg*innen auch im Rahmen der Nachsorge notwendig

CAVE

Die postoperative Suizidrate nach bariatrischen Operationen ist 4-fach höher als in der Allgemeinbevölkerung. Eine psychologische Anamnese im Rahmen der Nachsorge bzw. eine psychologische Anbindung ist daher dringend zu empfehlen.

EXKURS

Bariatrische Chirurgie im Kindes- und Jugendalter

In Deutschland wird die metabolisch-bariatrische Chirurgie gemäß den aktuellen S3-Leitlinien bereits ab einem BMI von 35 kg/m^2 und mindestens einer somatischen und/oder psychosozialen Begleiterkrankung empfohlen. Es sollte eine möglichst abgeschlossene Knochen- und Pubertätsentwicklung (Tanner-Stadium IV) vorliegen.

Als Operationsverfahren kommen der Roux-Y-Magenbypass oder die Sleeve-Gastrektomie mit vergleichbaren Ergebnissen bezüglich EWL und Verbesserung der vorbestehenden kardiometabolischen Begleiterkrankungen zum Einsatz. Eine adäquate Interpretation der Ergebnisse ist jedoch bis dato aufgrund fehlender Langzeitstudien nicht möglich.

LITERATUR

Deutsche Adipositas-Gesellschaft e.V. (DAG) et al. S3-Leitlinie Chirurgie der Adipositas und metabolischer Erkrankungen. Version 2.3 vom 01.02.2018. AWMF-Registernummer 088-001.

KAPITEL

15 Leber

15.1 Anatomie und Physiologie

Anatomie

- Mit ca. 1.500 g das größte parenchymatöse Organ des menschlichen Körpers
- Füllt den rechten oberen Abdominalraum fast vollständig aus
- Durch Bandapparat mit der Umgebung fixiert: Lig. coronarium hepatis, Lig. triangulare dextrum et sinistrum, Lig. falciforme hepatis, Lig. teres hepatis (➤ Abb. 15.1)
- Anatomische Unterteilung in rechten und linken Leberlappen sowie zwei akzessorische Lappen: Lobus caudatus, Lobus quadratus
- Funktionelle Unterteilung nach Couinaud in 8 Lebersegmente, die hinsichtlich Blutversorgung und Galleabfluss voneinander unabhängig sind (➤ Abb. 15.1)
- Blutversorgung:
  - A. hepatica communis (stammt zu 95 % aus dem Truncus coeliacus, zu 5 % aus der A. mesenterica superior)
  - Wird nach Abgang der A. gastroduodenalis als A. hepatica propria bezeichnet, die sich an der Leberpforte in A. hepatica dextra und sinistra aufteilt
  - A. cystica entspringt meist aus der A. hepatica dextra

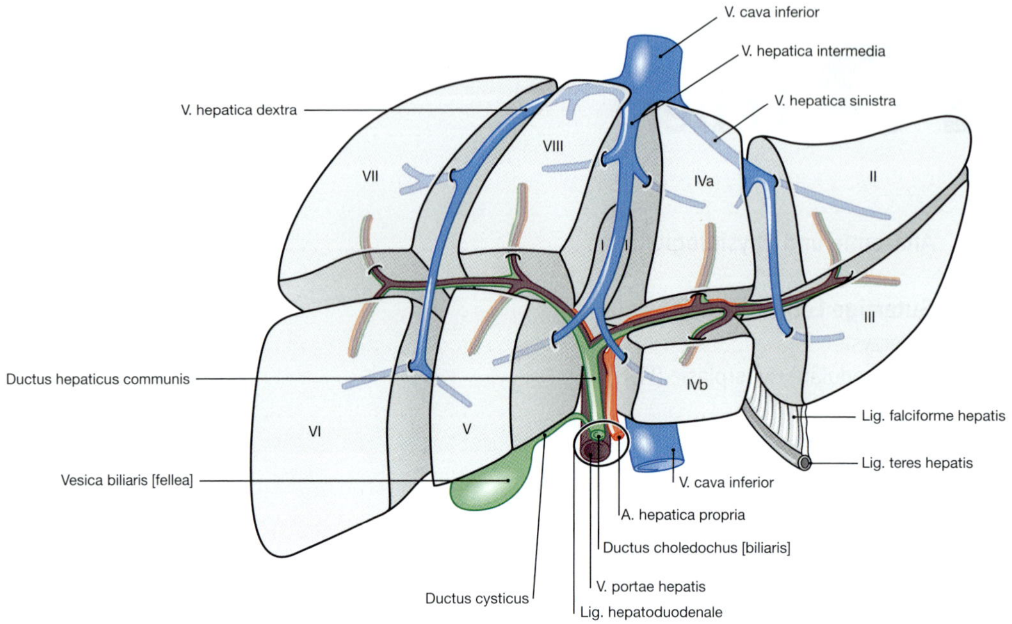

Abb. 15.1 Anatomie der Leber [S700-L126]/[B500~M282/L132]

- V. portae
  - Entsteht durch den Zusammenfluss aus V. mesenterica superior und V. lienalis
  - Sammelt das nährstoffreiche Blut aus dem Gastrointestinaltrakt, bevor es in den systemischen Blutkreislauf eintritt
  - Zufuhr des Gesamtleberblutflusses erfolgt zu 75 % über die Pfortader
- Venöser Abfluss erfolgt über drei Lebervenen (V. hepatica dextra, V. hepatica intermedia, V. hepatica sinistra) in die V. cava inferior
- Lymphabfluss geschieht über intrahepatische Lymphbahnen innerhalb der Glisson-Scheide mit einer täglichen Lymphproduktion von 1–3 l (bei Leberzirrhose bis zu 10 l/Tag)

Physiologie (➤ Abb. 15.2)

- Synthesefunktion: Gallensäure, Plasmaproteine (z. B. Albumin, Gerinnungsfaktoren), Fettsäuresynthese, Cholesterinsynthese
- Energiestoffwechsel: Abbau von Kohlenhydraten, Fettsäuren, Aminosäuren
- Abbau von Schadstoffen, Alkohol, Medikamenten
- Regulation des Blutzuckerspiegels durch Insulinabbau
- Eisenspeicher

MERKE

Die Leber produziert täglich ca. einen Liter Gallenflüssigkeit, welche über den Ductus choledochus in den Darm gelangt und der Fettverdauung dient.

15.2 Gutartige Lebertumoren

15.2.1 Leberzysten

Definition

- Flüssigkeitsgefüllte Hohlräume, die solitär oder multipel auftreten können, Maximalform: polyzystische Lebererkrankung
- Unterscheidung in angeborene und erworbene zystische Raumforderungen

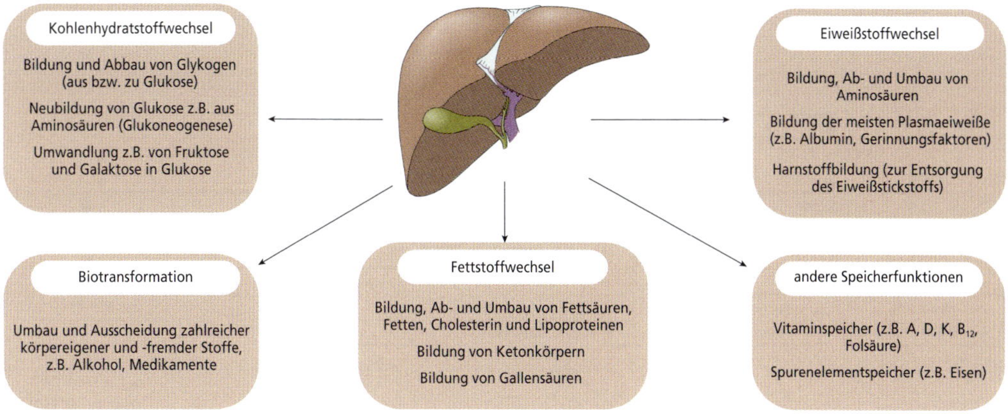

Abb. 15.2 Übersicht über die physiologischen Funktionen der Leber [L190]

Epidemiologie

- Häufigste benigne Leberraumforderung
- Prävalenz in der Bevölkerung ca. 2–10 %, mit dem Alter zunehmend

Ätiologie

- Meist kongenital
- Selten genetisch im Rahmen einer polyzystischen Lebererkrankung (meist zusammen mit polyzystischen Nieren: autosomal dominante polyzystische Nierenerkrankung)

CAVE

Hinter „komplizierten Zysten" können sich in seltenen Fällen parasitäre Erkrankungen oder seltene maligne Lebertumore verbergen.

Symptomatik

- Meist asymptomatischer Zufallsbefund im Rahmen einer Bildgebung
- Je nach Lage und Größe Druckgefühl und Schmerzen im rechten Oberbauch
- Ggf. akute Schmerzexazerbation bei Zystenruptur
- Ggf. Cholestase/Ikterus bei Kompression des Galleabflusses

Diagnostik (➤ Abb. 15.3)

- Anamnese, klinische Untersuchung
- Sonografie meist ausreichend (➤ Abb. 15.4)
- Bei V. a. malignes oder parasitäres Geschehen ggf. CT, MRT (➤ Abb. 15.4, ➤ Abb. 15.5)

Therapie

- Asymptomatische, gutartige Zysten erfordern keine Therapie
- Große symptomatische unkomplizierte Zysten: laparoskopische Entdeckelung, indem die dem freien Abdomen zugewandte Zystenwand in toto reseziert wird
- Alternativ: Interventionelle Punktion mit Alkoholinjektion oder Sklerosierung
- Komplizierte, malignomsuspekte zystische Raumforderungen: laparoskopische/offene Resektion
- Bei polyzystischen Lebererkrankungen mit zunehmendem Funktionsverlust und Kompressionsbeschwerden ggf. ausgedehnte Resektionen, evtl. sogar Lebertransplantation erforderlich (➤ Abb. 15.6)
- Therapie bei Echinokokkus-Zysten: ➤ Kap. 15.4

MERKE

Bei zystischen Raumforderungen der Leber handelt es sich zumeist um unkomplizierte angeborene Zysten, welche in Abhängigkeit von Größe und Lage im Laufe des Lebens symptomatisch werden können.
Komplizierte Zysten sind charakterisiert durch Wandunregelmäßigkeiten, Verkalkungen, Septierungen, soliden Inhalt oder vermehrte Durchblutung und erfordern eine weiterführende Abklärung mittels KM-Sonografie oder MRT zum Ausschluss einer parasitären oder malignen Grunderkrankung.
Eine parasitäre Erkrankung stellt eine absolute Kontraindikation für eine Zystenpunktion dar.

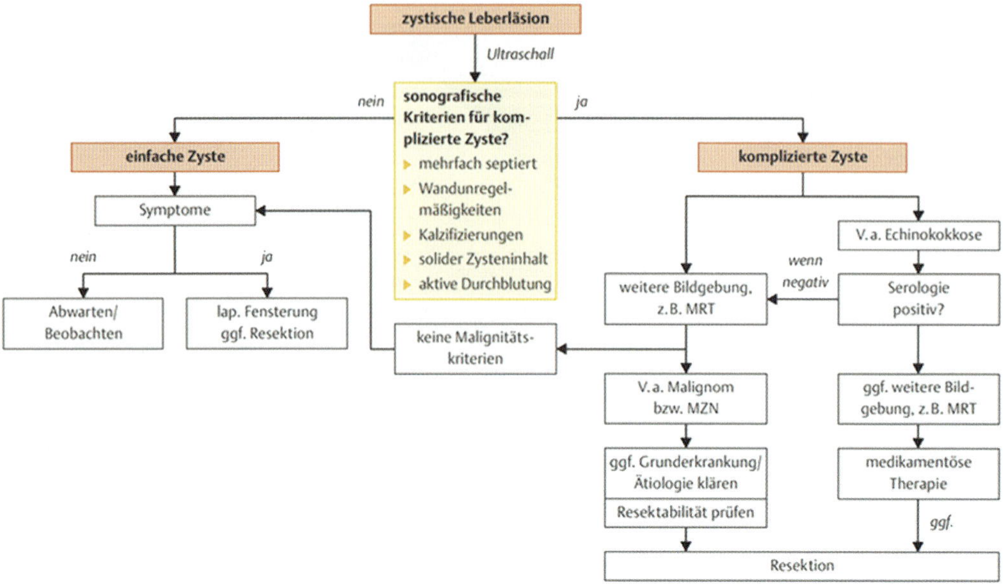

Abb. 15.3 Diagnose-/Therapiealgorithmus bei zystischen Leberraumforderungen nach Mavilla et al. 2018 (MZN: muzinös zystische Neoplasie) [F1189-001]

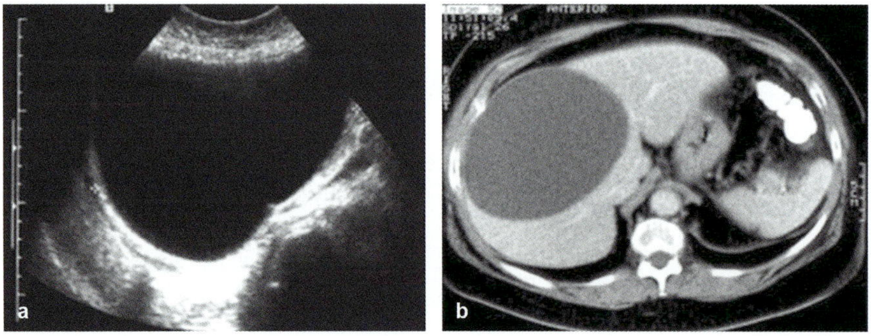

Abb. 15.4 Sonografische (a) und CT-radiologische (b) Darstellung einer großen unkomplizierten Leberzyste [M893]

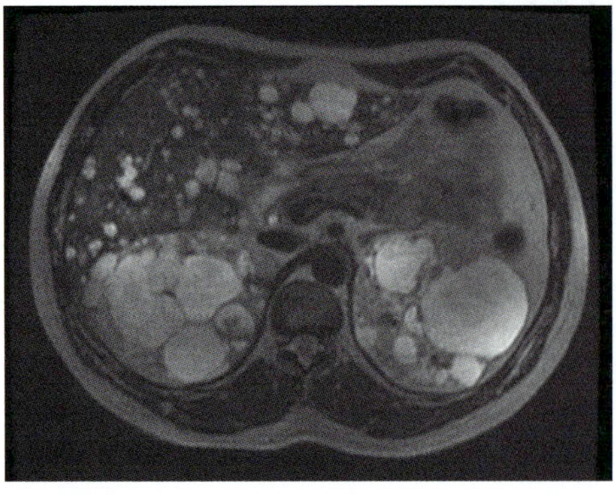

Abb. 15.5 MR-radiologische Darstellung einer polyzystischen Leber-/Nierenerkrankung [P1221/P1222]

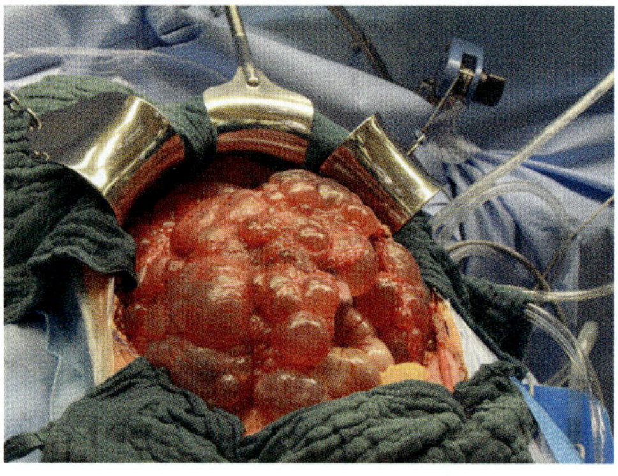

Abb. 15.6 OP-Situs im Rahmen einer Lebertransplantation bei polyzystischer Lebererkrankung [M893]

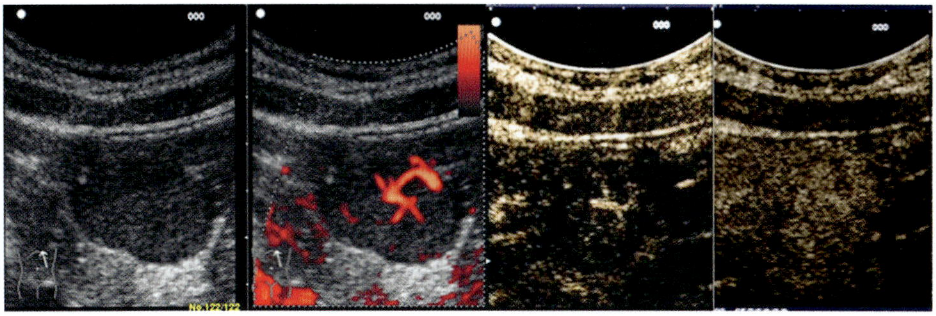

Abb. 15.7 Darstellung einer FNH in der Sonografie. Nach Gabe von KM (arteriell) ist die typische Radspeichenstruktur zu erkennen. In der portalvenösen Phase kommt es zu einer homogenen Kontrastierung. [M512]

15.2.2 Fokal noduläre Hyperplasie (FNH)

Definition

- Gutartige Veränderung des Lebergewebes mit charakteristischer „Radspeichenstruktur" ohne Entartungstendenz (➤ Abb. 15.7)
- Häufig im Zusammenhang mit oralen Kontrazeptiva

Epidemiologie

- Zweithäufigster solider benigner Lebertumor
- Inzidenz ca. 1–2 %
- Betrifft zu 85 % Frauen zwischen dem 30. Und 50. Lebensjahr
- In 10–20 % multifokales Auftreten

Symptomatik

- Meist asymptomatischer Zufallsbefund
- Je nach Größe und Lage Druckgefühl und Schmerzen im Oberbauch möglich

Diagnostik

- Anamnese, klinische Untersuchung
- Sonografie/KM-Sonografie (➤ Abb. 15.7), ggf. CT (➤ Abb. 15.8)
- MRT als Methode der Wahl

Therapie

- Bildgebende Kontrolle im Abstand von 6–12 Monaten
- Operative Resektion in toto (laparoskopisch oder offen) bei großen oder größenprogredienten symptomatischen Befunden mit verdrängendem Wachstum (insbesondere bei Frauen mit Kinderwunsch, da ein hormonabhängiges Wachstum während der Schwangerschaft möglich ist)

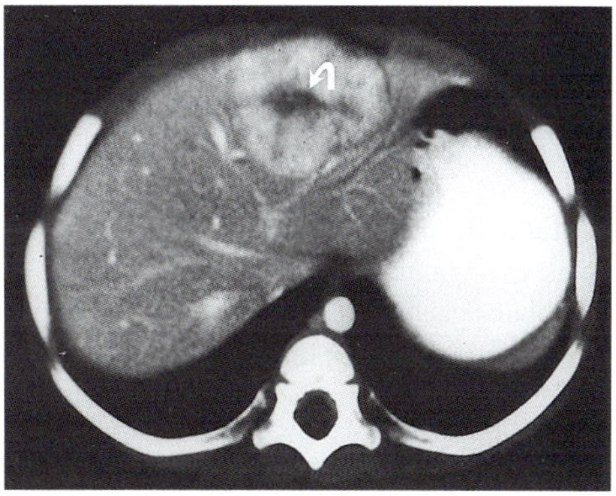

Abb. 15.8 Darstellung einer FNH im CT mit typischer zentraler KM-Aussparung [E572]

15.2.3 Hämangiom

Definition

- Benigne Raumforderung, welche durch Neubildung von Blutgefäßen entsteht („Blutschwämmchen")
- Keine Entartungstendenz
- Zusammenhang mit oralen Kontrazeptiva wird vermutet

Epidemiologie

- Häufigster solider benigner Lebertumor mit einer Prävalenz von ca. 7 %
- Frauen häufiger betroffen als Männer
- Ca. 20 % multifokale Verteilung

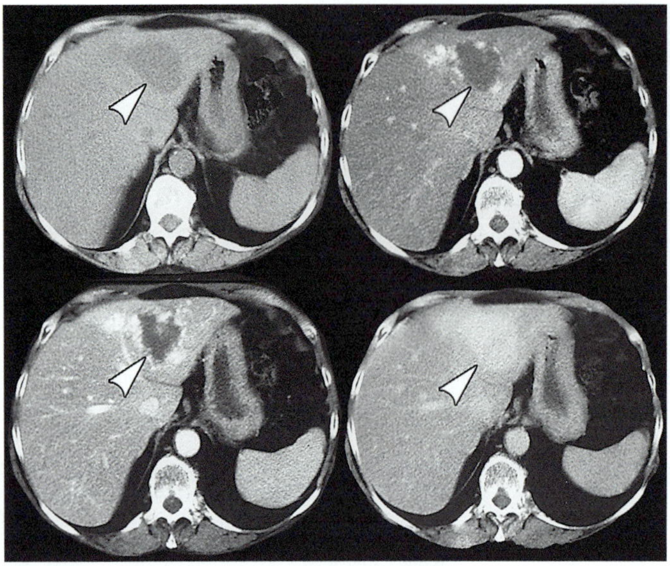

Abb. 15.9 CT-radiologische Darstellung eines Leberhämangioms, bestehend aus multiplen kavernösen Gefäßen. Im nativen CT-Bild (links oben) stellt sich eine große hypodense Raumforderung dar. Nach i. v.-KM-Gabe reichert der Tumor in der arteriellen und portalvenösen Phase von peripher nach zentral an (Irisblendenphänomen). In der Spätphase intensives Enhancement. [E393]

Symptomatik

- Meist asymptomatische Zufallsbefunde
- In Abhängigkeit von Größe und Lage ggf. Druckgefühl und Schmerzen im Oberbauch
- Ggf. Cholestase/Ikterus bei Kompression des Galleabflusses
- Ggf. akute Schmerzen und Kreislaufeinbruch bei Spontanblutung

Diagnostik

- Anamnese, klinische Untersuchung
- Sonografie/KM-Sonografie
- CT (➤ Abb. 15.9) oder MRT

Therapie

- Kleine asymptomatische Hämangiome erfordern keine Therapie.
- Vor einer geplanten Schwangerschaft sollten Hämangiome > 10 cm prophylaktisch reseziert werden (Rupturgefahr).
- Indikation zur Enukleation bei größenprogredienten, symptomatischen Hämangiomen mit Blutungsrisiko.
- Bei akuter Hämangiomblutung stellt die angiografische transarterielle Embolisation eine Alternative zur notfallmäßigen operativen Therapie dar.

EXKURS

Kasabach-Merritt-Syndrom

Vermehrtes Auftreten von Hämangiomen in Kombination mit einer ausgeprägten Thrombozytopenie unklarer Genese. Pathognomonisch sind über die gesamten Extremitäten verteilte Riesenhämangiome. Es besteht eine deutlich erhöhte Blutungsneigung.

15.2.4 Leberzelladenom

Definition

- Heterogene Gruppe aus zunächst benignen Tumoren mit Entartungstendenz
- Können vereinzelt oder diffus (Leberadenomatose) auftreten
- Zusammenhang mit oralen Kontrazeptiva wahrscheinlich
- Morphologische und molekularpathologische Unterteilung in verschiedene Subtypen mit unterschiedlichen Risikofaktoren und Entartungsrisiko (➤ Tab. 15.1).

Epidemiologie

- Inzidenz ca. 3/1.000.000 Einwohner pro Jahr
- Zu ca. 90 % Frauen zwischen dem 20. und 45. Lebensjahr betroffen

Tab. 15.1 Molekulare Klassifikation des Leberzelladenoms (nach Naut et al. 2017)

Subtyp	Häufigkeit	Risikofaktoren
HNF-1α-mutierter Typ	30–40 %	Orale Kontrazeptiva
β-Catenin-mutierter Typ (Exon 7/8)	3 %	Orale Kontrazeptiva, Alkoholabusus, Adipositas, männliches Geschlecht
β-Catenin-mutierter Typ (Exon 3)	7 %	Vaskuläre hepatische Pathologien (z. B. Pfortaderthrombose, Leberzirrhose), männliches Geschlecht
Inflammatorischer Typ	35–45 %	Orale Kontrazeptiva, Adipositas, Alkoholabusus
Unklassifizierter Typ	< 10 %	unbekannt

15

MERKE

Für sämtliche Subtypen an Leberzelladenomen besteht eine Entartungstendenz unterschiedlicher Häufigkeit. Die Indikation zur operativen Therapie wird in Zusammenschau von Größe des Tumors, Blutungswahrscheinlichkeit, Vorhandensein von Malignitätskriterien und Allgemeinzustand des Patienten/der Patientin gestellt. Aufgrund eines Entartungsrisikos von kumulativ ca. 5 % wird die Empfehlung zur Resektion jedoch eher großzügig ausgesprochen.

Symptomatik

- Meist asymptomatische Zufallsbefunde
- In Abhängigkeit von Größe und Lage ggf. unspezifische Oberbauchschmerzen
- Akutes Abdomen mit Schocksymptomatik bei Blutung möglich
- Diagnosestellung erfolgt bei ca. 30 % im Rahmen einer akuten Blutung bei Ruptur

Diagnostik

- Anamnese, klinische Untersuchung
- Sonografie/KM-Sonografie (➤ Abb. 15.10)
- CT, MRT (➤ Abb. 15.10, ➤ Abb. 15.11)
- Ggf. Punktion zur histologischen Sicherung/Subtyp-Klassifizierung

Therapie

- Konservative Therapie:
  - Verlaufskontrolle mittels MRT alle 3–6 Monate bei Adenomen < 5 cm ohne Malignitätskriterien möglich
  - Absetzen oraler Kontrazeptiva

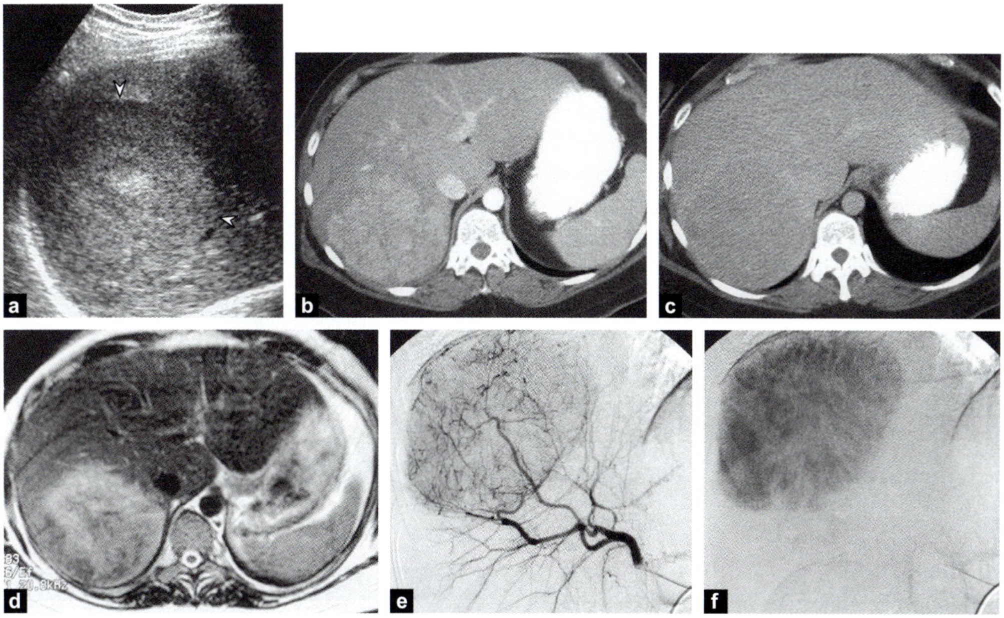

Abb. 15.10 Darstellung eines Leberzelladenoms im Ultraschall (a) als großer rundlicher Tumor, isoechogen zum restlichen Lebergewebe. Starke heterogene KM-Anreicherung in der arteriellen Phase im CT (b) ist in der Spätphase (c) ausgewaschen. In der T2-gewichteten Sequenz im MRT (d) erscheint der Tumor signalreich. Nach selektiver KM-Injektion in die Leberarterie zeigen sich in der DSA-Aufnahme (e und f) die Tumorgefäße (e) und ein dichter gefäßreicher Fokus (f). [E723]

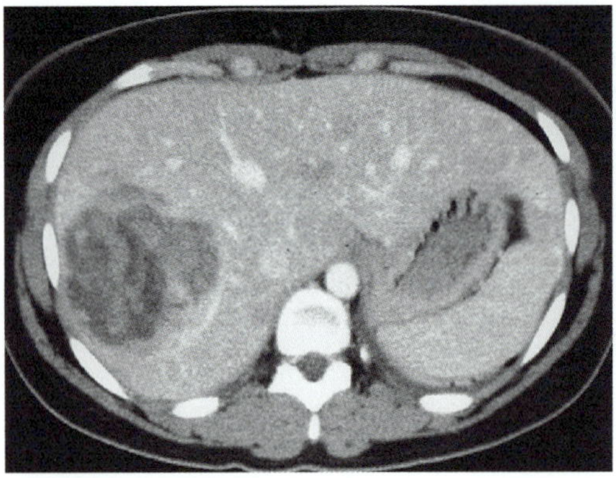

Abb. 15.11 CT-radiologische Darstellung eines spontan blutenden Leberzelladenoms. [E723]

- Interventionelle Therapie: Radiofrequenzablation, z. B. bei erhöhtem OP-Risiko
- Operative Therapie:
  - Relative OP-Indikation stets gegeben
  - Indikation zur operativen Resektion bei Adenomen > 5 cm (Blutungsgefahr)
  - OP-Indikation bei allen Adenomen vom β-Catenin-mutierten Subtyp unabhängig von der Größe gegeben (hohes Malignitätspotenzial)

EXKURS

Leberadenomatose

In ca. 10–24 % treten Leberzelladenome im Rahmen von Keimbahnmutationen multipel im Sinne einer Leberadenomatose mit mehr als 10 Adenomen auf. Bei Irresektabilität, progredientem Wachstum oder Malignitätsverdacht kann hier als Ultima Ratio eine Lebertransplantation notwendig werden.

15.3 Bösartige Lebertumoren

15.3.1 Hepatozelluläres Karzinom (HCC)

Definition

- Lebereigener Tumor, der von den Hepatozyten ausgeht
- Solitäres oder multilokuläres Auftreten möglich

Epidemiologie

- Fünfthäufigste maligne Tumorerkrankung weltweit
- Inzidenz ca. 5/100.000 Einwohner pro Jahr
- Häufigkeitsgipfel in Europa zwischen dem 50. und 60. Lebensjahr
- Höhere Inzidenz in Afrika und Asien mit früherem Erkrankungsalter (30.–40. Lebensjahr)
- Männer häufiger betroffen als Frauen

Risikofaktoren

- 80 % aller HCCs entstehen auf dem Boden einer Leberzirrhose
- Äthyltoxische Leberzirrhose
- Chronische Hepatitis B und C
- Nicht-alkoholische Fettleberhepatitis
- Autoimmunhepatitis
- Schadstoffexposition: z. B. Aflatoxine
- Seltene Stoffwechselerkrankungen: Morbus Wilson, Hämochromatose, Alpha-1-Antitrypsinmangel

Klassifikationen TNM-Klassifikation des hepatozellulären Karzinoms (➤ Tab. 15.2), BCLC-Klassifikation (➤ Tab. 15.3), Child-Pugh-Klassifikation der Leberzirrhose (➤ Tab. 15.4).

Tab. 15.2 TNM-Klassifikation des hepatozelluläres Karzinoms (8. Aufl., Wittekind 2017) [G924]

Primärtumor	
T1a	Solitärer Primärtumor ≤ 2 cm ohne oder mit Gefäßinvasion
T1b	Solitärer Primärtumor > 2 cm ohne Gefäßinvasion
T2	Solitärer Primärtumor > 2 cm mit Gefäßinvasion oder multiple Primärtumore (alle < 5 cm)
T3	Multiple Primärtumoren > 5 cm
T4	Tumor mit Beteiligung größerer Äste der Portalvene oder Lebervene, direkte Invasion Nachbarorgane (inkl. Zwerchfell, aber nicht Gallenblase), Serosaperforation
Lymphknoten	
N0	Kein Lymphknotenbefall
N1	Befall lokoregionärer Lymphknoten
Fernmetastasen	
M0	Keine Fernmetastasierung
M1	Fernmetastasierung

Tab. 15.3 Klassifikation der hepatozellulären Karzinome nach Barcelona Clinic Liver Cancer Group (BCLC) (Llovet et al. 1999) [F894-001]

Stadium	ECOG	Tumor	Leberfunktion
A1	0	Solitär < 5 cm	Keine portale Hypertension, normales Bilirubin
A2	0	Solitär < 5 cm	Portale Hypertension, normales Bilirubin
A3	0	Solitär < 5 cm	Portale Hypertension, erhöhtes Bilirubin
A4	0	Max. 3 Herde < 3 cm	Child-Pugh A–B
B	0	Mehr als 3 Herde > 3 cm	Child-Pugh A–B
C	1–2	Gefäßinfiltration oder extrahepatische Herde	Child-Pugh A–B
D	3–4	Jeder	Child-Pugh C

15

Tab. 15.4 Child-Pugh-Klassifikation der Leberzirrhose (Child & Turcotte 1964) [G350]

Parameter	1 Punkt	2 Punkte	3 Punkte
Serumalbumin in g/dl	> 3,5	2,8 bis 3,5	< 2,8
Bilirubin in mg/dl	< 2	2,0–3,0	> 3,0
Quick (%)	> 70	40–70	< 40
Aszites	Kein	Mittelgradig	massiv
Grad der Enzephalopathie	Keine	I bis II	III bis IV

Stadium	Punktezahl	1-Jahres-Überleben
Child A	5 bis 6	Ca. 100 %
Child B	7 bis 9	Ca. 85 %
Child C	10 bis 15	Ca. 35 %

Symptomatik

- Häufig asymptomatisch
- Unspezifische Oberbauchschmerzen
- Symptome der Grunderkrankung/Leberzirrhose mit Ikterus, Aszites, Hautveränderungen im Vordergrund

Diagnostik

Anamnese, klinische Untersuchung

- Labordiagnostik einschließlich Leberwerte, Nierenwerte, Albumin, Tumormarker (AFP) mit Erhebung des Child-Pugh-Scores
- Ultraschall/KM-Ultraschall
- KM-MRT als Goldstandard (➤ Abb. 15.12)
- CT und/oder CEUS bei unklaren MRT-Befunden oder Kontraindikationen für MRT (➤ Abb. 15.12)
- CT Thorax/Abdomen zum Staging bei gesichertem HCC

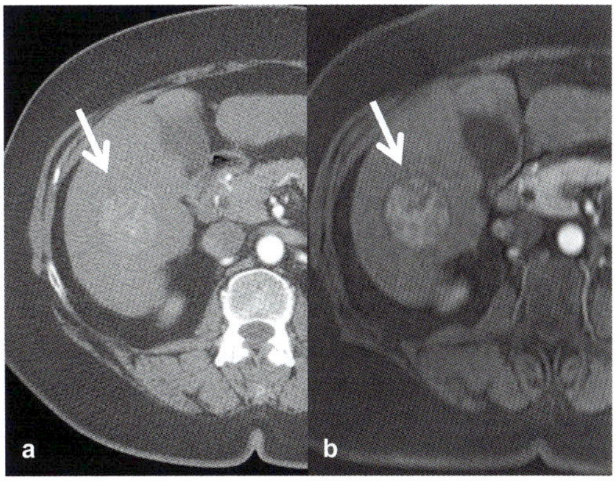

Abb. 15.12 CT-radiologische (a) und MR-radiologische (b) Darstellung eines großen hepatozellulären Karzinoms im rechten Leberlappen. In der arteriellen Phase im CT und im MRT zeigt sich ein vermehrtes Enhancement in dem vermehrt arteriell versorgen HCC-Knoten. [T571]

MERKE

Leitlinie Hepatozelluläres Karzinom von (DGVS 2023, S. 53, 57):

- „Bildgebend soll das HCC in der zirrhotischen Leber anhand seiner typischen Kontrastmitteldynamik mit arterieller Hypervaskularisation und Auswaschen in der portalvenösen und venösen Phase im kontrastmittelsverstärkten MRT oder der Kontrastmittelsonographie diagnostiziert werden."
- „Unklare Leberherde < 1 cm sollten im 3-Monats-Intervall mittels des bestgeeigneten kontrastmittelverstärkten Schnittbildverfahrens kontrolliert werden."
- „Bei Leberherden ≥ 1 cm und untypischem KM-Verhalten sollte bei kurativer Intention eine zweite kontrastmittelverstärkte Bildgebung mittels CT und/oder CEUS erfolgen."
- „Bei Leberherden ≥ 1 cm und untypischem KM-Verhalten, bei denen keine kurative Intention besteht, soll bei Indikation für eine tumorgerichtete Therapie eine Biopsie erfolgen."

Therapie Die Therapie hepatozellulärer Karzinome ist maßgeblich abhängig vom Ausmaß der Leberzellschädigung (➤ Abb. 15.13). Patienten mit einem kurativ behandelbaren hepatozellulären Karzinom sollten daher in einem Lebertransplantationszentrum vorgestellt werden.

- Operative Therapie
  - HCC ohne Leberzirrhose: Resektion, sofern R0-Resektion möglich
  - Singulärer HCC-Knoten und vorhandene Leberzirrhose mit funktioneller Resektabilität (Child A, B): Leberresektion
  - Bei multiplen HCC-Knoten und vorhandener Leberzirrhose innerhalb der Milan-Kriterien: Leberresektion möglich
- Interventionelle Therapie
  - Bei HCC < 3 cm: Resektion und interventionelle Ablation als äquivalente Verfahren
  - Bei HCC < 3 cm in für die Resektion ungünstiger Lokalisation oder mit eingeschränkter Leberfunktion: primär Thermoablation

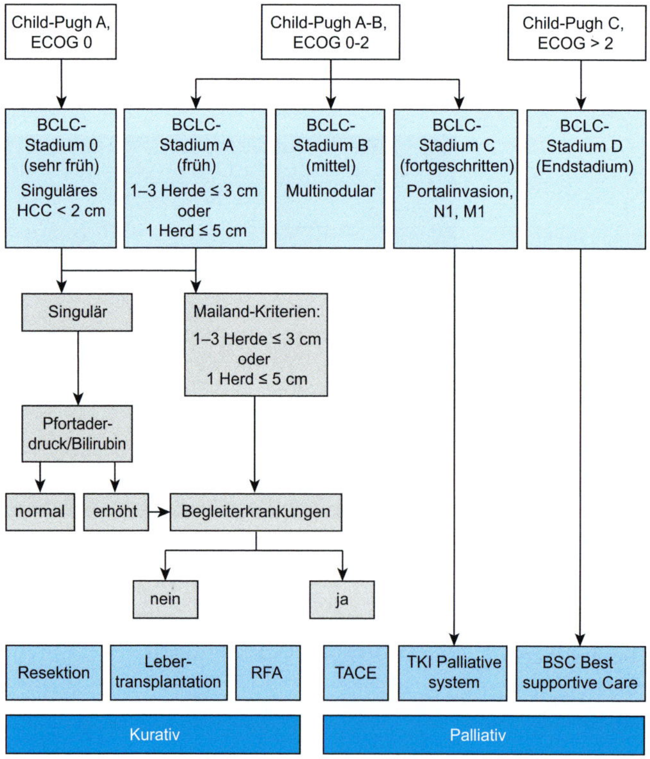

Abb. 15.13 Therapiealgorithmus bei Nachweis eines hepatozellulären Karzinoms. BCLC: Barcelona Clinic Liver Cancer Group; ECOG: Eastern Cooperative Oncology Group; RFA: Radiofrequenzablation; TACE: transarterielle Chemoembolisation; TKI: Tyrosinkinaseinhibitor [L143]

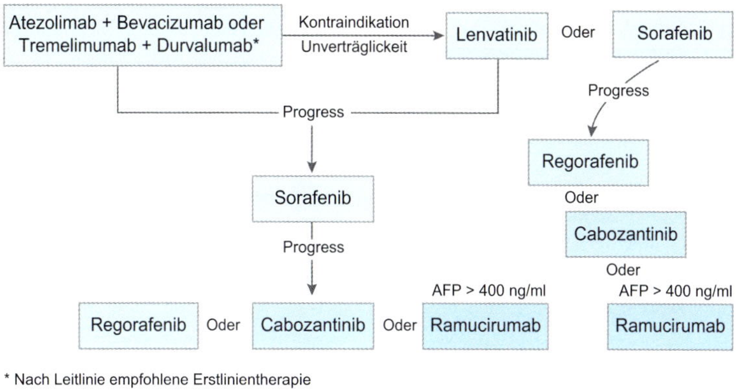

Abb. 15.14 Therapiealgorithmus bei palliativer Situation. AFP: Alpha-Fetoprotein [W881-009]

- Bei erhaltender Leberfunktion und gering- oder mäßiggradiger portaler Hypertension bei einem HCC-Herd > 3 cm und < 5 cm: Chemoembolisation vor Thermoablation.
- Bei HCC im intermediären Stadium: transarterielle Chemoembolisation (TACE) anbieten, wenn keine kurative Therapieoption vorliegt

- Lebertransplantation
  - Patient*innen mit Leberzirrhose und einem irresektablen HCC innerhalb der Milan-Kriterien (BCLCA): Evaluation für eine Transplantation
  - Formal resektable oder grenzwertig resektable HCC-Befunde in Zirrhose innnerhalb der Milan-Kriterien: ggf. Indikation zur Transplantation
  - Kontraindikationen: Extrahepatische Tumormanifestation
  - HCC (BCLC A) innerhalb der Milan-Kriterien: Bridging-Therapie bis zur Transplantation empfohlen, sofern die Leberfunktion es zulässt
  - Bridgingverfahren: Lokalablation, Resektion oder TACE

MERKE

Milan-Kriterien:
- Maximal ein Tumorherd kleiner als 5 cm oder
- Bis zu drei Tumorherde, davon jeder kleiner als 3 cm
- Keine extrahepatische Manifestation
- Keine vaskuläre Invasion des Tumors (z. B. Tumoreinbruch in die Pfortader oder die Lebervenen)

- Systemtherapie (➤ Abb. 15.14)
  - Bei HCC-Patient*innen mit erhaltender Leberfunktion (Child A) mit Fernmetastasen und/oder lokal nicht therapierbarer Tumorlokalisation
  - First-Line-Therapie: Atezolizumab + Bevacizumab (A+B)
  - Bei Kontraindikationen gegen A+B: Erstlinientherapie mit einem Tyrosinkinaseinhibitor (Lenvatinib oder Sorafenib) anbieten
  - Im Stadium Child B: Systemtherapie mit Sorafenib anbieten

15.3.2 Intrahepatisches cholangiozelluläres Karzinom (CCC)

Die folgenden Ausführungen beziehen sich auf intrahepatische und Klatskin-Tumoren, wohingegen extrahepatische Gallengangskarzinome gemeinsam mit den Gallenblasenkarzinomen in ➤ Kap. 16 behandelt werden.

Definition

- Maligne Erkrankung der Gallengangszellen
- Sowohl intra- als auch extrahepatische Lokalisation möglich
- Sonderfall: Klatskin-Tumor, an Aufzweigung des rechten und linken Gallengangs lokalisiert

Tab. 15.5 TNM- Klassifikation der intrahepatischen Gallengangskarzinome (8. Auflage, Wittekind 2017) [G924]

Primärtumor	
Tis	Carcinoma in situ
T1a	Solitärer Tumor ≤ 5 cm ohne Gefäßinvasion
T1b	Solitärer Tumor > 5 cm ohne Gefäßinvasion
T2	Solitärer Tumor mit intrahepatischer Gefäßinvasion oder multiple Tumoren mit oder ohne Gefäßinvasion
T3	Tumor(en) mit Perforation des viszeralen Peritoneums
T4	Tumor mit direkter Invasion extrahepatischer Strukturen
Lymphknoten	
N0	Keine regionären Lymphknotenmetastasen
N1	Regionäre Lymphknotenmetastasen
Fernmetastasen	
M0	Keine Fernmetastasen
M1	Fernmetastasen

Epidemiologie

- Seltene Erkrankung mit einer Inzidenz von ca. 2–3/100.000 Einwohner pro Jahr in den westlichen Ländern
- Tendenziell steigende Inzidenz in den letzten Jahren

Risikofaktoren

- Adipositas
- Alkohol- und Nikotinabusus
- Choledochuszysten
- Cholelithiasis
- Chronisch entzündliche Darmerkrankungen
- Chronische Hepatitis-B-/C-Infektionen
- Leberzirrhose
- Primär sklerosierende Cholangitis

Tab. 15.6 Bismuth-Corlette-Klassifikation für Perihiläre-/Klatskin-Tumoren (Bismuth & Corlette 1975)

I	Tumor betrifft den Ductus hepaticus communis, jedoch nicht die Hepatikusgabel
II	Tumor befällt zusätzlich die Hepatikusgabel
IIIa	Tumor befällt Hepatikusgabel und den rechten Hauptast
IIIb	Tumor befällt Hepatikusgabel und den linken Hauptast
IV	Tumor befällt Hepatikusgabel und beide Hauptäste

Klassifikationen TNM-Klassifikation der intrahepatischen Gallengangskarzinome (➤ Tab. 15.5), Bismuth-Corlette-Klassifikation der perihilären/Klatskin-Tumoren (➤ Tab. 15.6, ➤ Abb. 15.15).

Symptomatik

- Intrahepatische biliäre Karzinome lange asymptomatisch
- Symptome häufig erst bei lokal fortgeschrittenem Befund oder Metastasierung:
- Ikterus, Cholangitis
- Oberbauchschmerzen
- Tastbare Raumforderung
- B-Symptomatik
- Erbrechen, Übelkeit, Appetitlosigkeit
- Aszites

MERKE

Klatskin-Tumoren werden aufgrund ihrer Lokalisation und damit einhergehenden Galleabflussbehinderung meist früher als intrahepatische Gallengangskarzinome durch Cholestase und Ikterus symptomatisch.

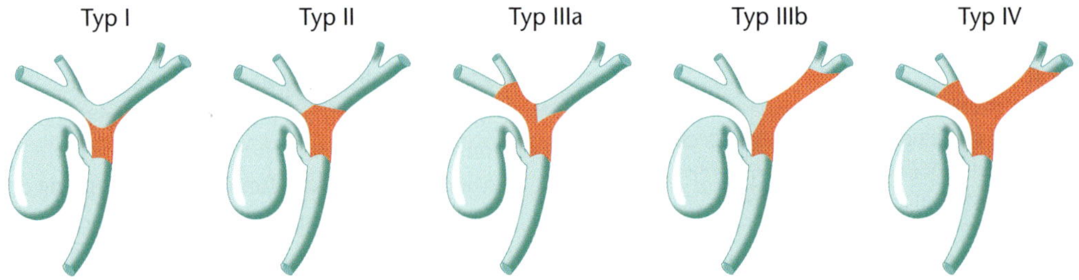

Abb. 15.15 Schematische Darstellung der Bismuth-Klassifikation von Klatskin-Tumoren [L141]

Diagnostik

- Anamnese, klinische Untersuchung
- Labordiagnostik incl. Leberwerte, Tumormarker: CEA, CA19-9
- Sonografie zur initialen Einschätzung
- Mehrphasiges, hepatisches MRT, ggf. mit MRCP
- CT Thorax/Abdomen zum Staging (➤ Abb. 15.16)
- Ggf. histologische Sicherung mittels endoskopischer retrograder Cholangiopankreatikografie (ERCP, ➤ Abb. 15.17) und Bürstenzytologie bei Klatskin-Tumoren
- Ggf. bioptische Sicherung bei unklaren Befunden/unklarer Leberraumforderung
- Staging-Laparoskopie bei Verdacht auf Peritonealkarzinose

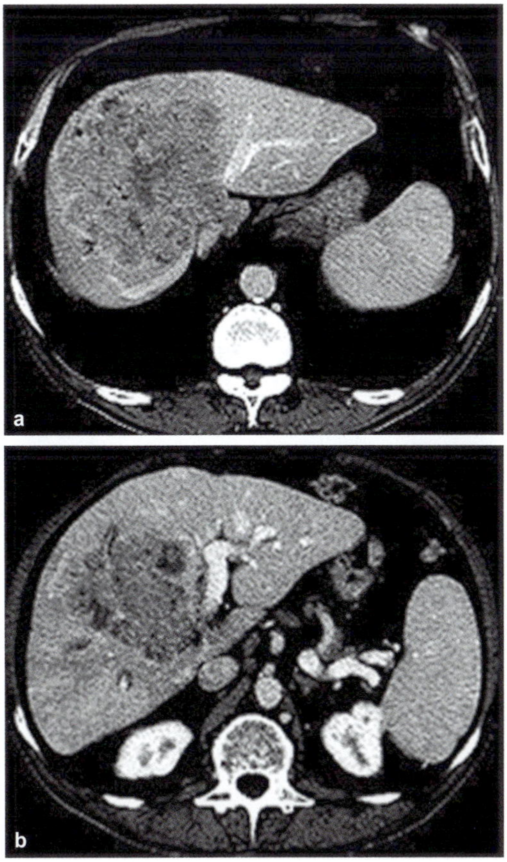

Abb. 15.16 CT-radiologische Darstellung eines großen intrahepatischen cholangiozellulären Karzinoms mit Verschluss des rechten Pfortaderhauptstamms und der Mittelvene [G1319]

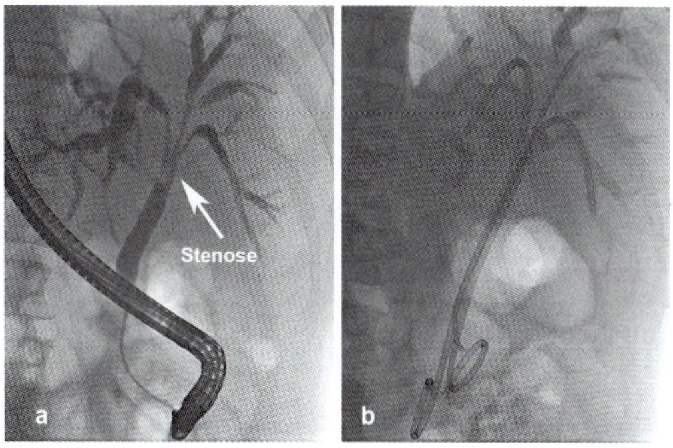

Abb. 15.17 Darstellung einer hochgradigen Gallengangsstenose durch einen Klatskin-Tumor in der ERCP (a) mit anschließender Einlage von Kunststoffstents zur Galleableitung (b) [T562]

Operative Therapie

- Resektion immer dann, wenn eine R0-Resektion möglich erscheint und die Leberfunktion dies zulässt
- In Abhängigkeit von Größe und Lokalisation operatives Spektrum von Hepatikusgabelresektionen bei Klatskin-Tumoren bis hin zur erweiterten Hemihepatektomie bei intrahepatischen cholangiozellulären Karzinomen
- Intrahepatisches CCC: ggf. ausgedehnte Hepatektomien mit Lymphadenektomie unter Einbeziehung der hilären, suprapankreatischen und retroperitonealen Kompartimente
- Klatskin-Tumoren: Resektionsausmaß gemäß der Bismuth-Klassifikation:
  - Bismuth I/II: extrahepatische Gallengangsresektion, ggf. mit Hepatikusgabelresektion
  - Bismuth IIIa: erweiterte Hemihepatektomie rechts
  - Bismuth IIIb: erweiterte Hemihepatektomie links
  - Bismuth IV: erweiterte Hemihepatektomie rechts oder teilweise erweiterte Hemihepatektomie links in Abhängigkeit von Gefäßbeteiligung, ggf. mit Pfortaderresektion/-rekonstruktion
  - Immer mit Lymphadenektomie im Bereich des Lig. hepatoduodenale und entlang der A. hepatica bis zum Truncus coeliacus

Interventionelle Therapie

- Lokale Verfahren – Radiofrequenzablation(RFA) oder Mikrowellenablation (MWA) –, wenn keine Resektion möglich ist

- Bei Vorliegen einer Cholangitis präoperative biliäre Drainage empfohlen
- Bei Gallengans- und Klatskin-Tumoren intraduktale, lokalablative Verfahren (photodynamische Therapie, intraduktale RFA) zur Erzielung einer effektiven Palliation

Adjuvante Therapie

- Nach chirurgischer Tumorentfernung besteht ein Rezidivrisiko von 40–80 % (v. a. bei N1-, R1-Situation und niedrigem Differenzierungsgrad).
- Eine adjuvante Therapie wird daher allen Patient*innen nach chirurgischer Tumorresektion empfohlen (unabhängig von TNM- und R-Status).
- Capecitabin gilt als Goldstandard der adjuvanten Therapie.

Palliative Therapie

- Für alle Patient*innen mit irresektablen oder metastasierten Tumoren empfohlen, sofern der Allgemeinzustand dies zulässt
- Vorstellung im molekularen Tumorboard empfohlen
- First-Line-Systemtherapie: Gemcitabin und Cisplatin
- Spätestens nach Versagen der First-Line-Therapie Test auf Vorliegen einer Fibroblasten-Wachstumsfaktor-Rezeptor-2-Fusion/-Rearrangements durchführen → bei FGFR2-Nachweis Therapie mit FGFR-Inhibitor Pemigatinib anbieten

MERKE
Unter Systemtherapie besteht die Empfehlung zur Nachsorge/Verlaufskontrolle alle 6–12 Wochen anhand der am besten geeignete Schnittbildgebung.

Nachsorge Nach Resektion/Ablation sollte nach 4–12 Monaten erstmals, im ersten Jahr alle 3 Monate und im zweiten Jahr alle 3–6 Monate ein CT oder MRT durchgeführt werden.

MERKE
Die Prognose cholangiozellulärer Karzinome ist schlecht. Bei 80–90 % der Betroffenen erfolgt eine palliative Therapie. Die 5-Jahres-Überlebensrate beträgt ca. 10–20 %. Die einzige kurative Therapie besteht in der radikalen operativen Therapie mit dem Ziel der R0-Resektion.

15.3.3 Lebermetastasen

Definition

- Absiedelungen von Tumoren anderer Lokalisation, am häufigsten von kolorektalen Karzinomen (➤ Abb. 15.18)
- Häufigste maligne Leberraumforderung

Epidemiologie

- > 90 % aller Lebertumoren sind Metastasen.
- Nach Befall der Lymphknoten stellt die Leber das Organ dar, welches am häufigsten von Metastasen befallen wird.
- Ca. 35 % aller Patient*innen mit kolorektalen Karzinomen entwickeln im Laufe der Erkrankung Lebermetastasen.

Symptomatik

- Meist unspezifisch
- Zufallsbefund im Rahmen der Stagingdiagnostik
- Symptomatik des Primärtumors im Vordergrund
- Je nach Größe und Lokalisation ggf. Oberbauchschmerzen, Verdauungsbeschwerden, Ikterus, Aszites

Diagnostik

- Anamnese, klinische Untersuchung
- Sonografie/KM-Sonografie

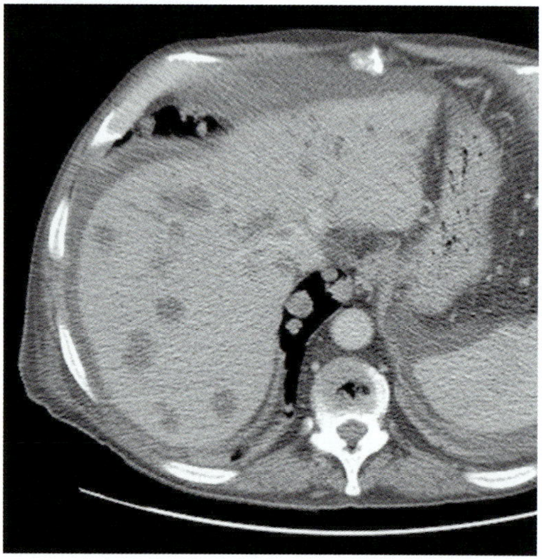

Abb. 15.18 CT-radiologische Diagnostik von zahlreichen Lebermetastasen mit umgebendem Aszites bei Vorhandensein eines Rektumkarzinoms. [T571]

- CT (> Abb. 15.18), MRT
- Ggf. Punktion zur histologischen Sicherung

Therapie Die Therapie von Lebermetastasen ist abhängig von der Art des Primärtumors und dem Ausmaß der Metastasierung. Die häufigste und evidenzbasierteste Indikation zur Metastasenchirurgie besteht für Lebermetastasen kolorektaler Karzinome.

Operative Therapie
- Prognoseentscheidend ist die R0-Resektion.
- Je nach Ausmaß der Metastasierung reicht das operative Spektrum von atypischen Keilresektionen bis hin zu ausgedehnten erweiterten Hemihepatektomien in Abhängigkeit von der Leberfunktion.
- Besteht primär nicht die Möglichkeit einer R0-Resektion, sollte bei jungen Patient*innen in gutem AZ folgende Optionen evaluiert werden:
  - Konditionierung der Leber durch Ligatur eines Pfortaderastes oder radiologisch interventionelle Embolisation zur Hypertrophieinduktion (kommt in Frage bei kleinem linken Leberlappen, wenn eine erweiterte Hemihepatektomie rechts zu einer R0-Situation führend würde)
  - Neoadjuvante Chemotherapie vor Metastasenresektion
  - Zweizeitiges Vorgehen: z. B. primäre Hemihepatektomie der mit größerer Tumorlast befallenen Seite, ggf. zusätzlich mit atypischer Resektion und/oder Ablation von Metastasen der Gegenseite unter Belassen schwer zugänglicher Befunde, dann Chemotherapie und erneute Beurteilung der Resektabilität

Interventionelle Therapie
- Lokal-ablative Verfahren: RFA, MWA, TACE
- Primär oder simultan intraoperativ

Adjuvante Therapie
- Nach R0-Resektion von Lebermetastasen in der Leitlinie (DGVS 2019) nicht empfohlen
- Erfordert interdisziplinäre Planung in einer Tumorkonferenz

15.4 Echinokokkose

Definition
- Parasitäre Erkrankung durch Fuchs- oder Hundebandwurm
- Befällt größtenteils die Leber, selten Lunge

Epidemiologie
- Echinococcus granulosus (Hundebandwurm): ca. 50–100 Fälle/Jahr in Deutschland
- Echionococcus alveolaris (Fuchsbandwurm): ca. 50 Fälle/Jahr in Deutschland

Ätiologie
- Zoonose durch Bandwürmer
- Mensch als Zwischenwirt → Erreger erreichen nur das Finnenstadium
- Echinococcus granulosus/cysticus:
  - Hund als Endwirt
  - Befällt in ca. 20–30 % neben der Leber auch die Lunge
  - Wächst verdrängend und entwickelt großzystische Hydatiden mit 3-schichtigem Aufbau
  - Abgrenzung zum Lebergewebe bildet die Perizyste (reaktive fibröse Membran)
- Echinococcus alveolaris/multilocularis
  - Fuchs als Endwirt
  - Übertragung auf den Menschen nicht vollständig geklärt
  - Erhöhte Inzidenz bei ländlicher Bevölkerung, Landwirten
  - Wächst infiltrativ unter Ausbildung zahlreicher kleiner Zysten, die sich vermehren
  - Tumorartiges Wachstum

Symptomatik
- Typische Frühsymptome fehlen, meist Zufallsbefund im Rahmen einer Bildgebung
- Symptome erst bei fortgeschrittener Erkrankung
- Abdominales Druckgefühl
- Übelkeit, Erbrechen
- Fieber
- Cholestase/Ikterus
- Pfortaderthrombose mit portaler Hypertension
- Verschlechterung der Leberfunktion bis hin zum Leberversagen

Diagnostik

- Anamnese und klinische Untersuchung
- Labordiagnostik: serologischer Nachweis spezifischer Antikörper
- Sonografie, KM-Sonografie
- CT, MRT (➤ Abb. 15.19, ➤ Abb. 15.20)
- Ggf. PET-CT (v. a. zur Verlaufskontrolle bei Rezidivverdacht)

MERKE

Gemäß der Definition nach WHO-Leitlinie liegt eine Echinokokkose dann vor, wenn mindestens zwei der folgenden Kriterien erfüllt sind (Brunetti et al. 2010):
- Bildgebend typische Organläsion
- Serologischer Nachweis von Antikörpern
- Kompatibler histopathologischer Befund
- Nachweis von Echinokokken-Nukleinsäure in klinischen Proben

Therapie

- Therapie in einem erfahrenen Zentrum in interdisziplinärer Abstimmung
- Antihelminthische Therapie: z. B. Albendazol 10–15 mg/kg/Tag oder Mebendazol 40–50 mg/kg/Tag

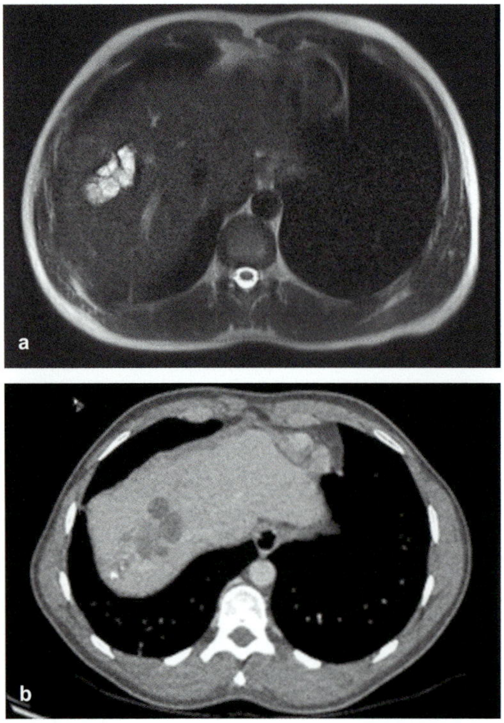

Abb. 15.19 Bild einer zystischen Echinokokkose im MRT (a) und CT (b) [P1174]

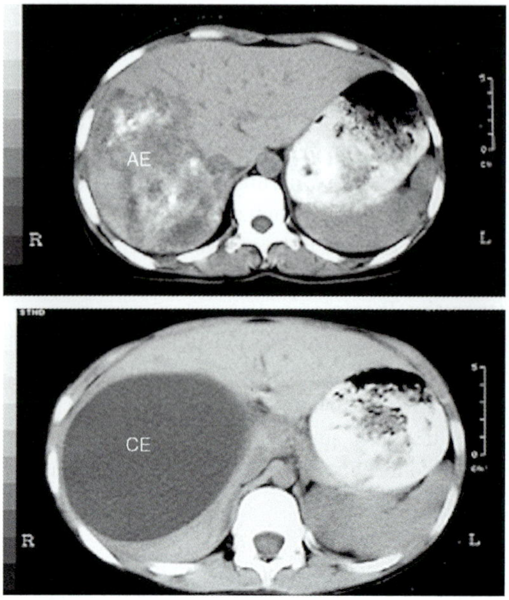

Abb. 15.20 Vergleichende CT-Diagnostik bei Echinococcus alveolaris (a) und Echinococcus cysticus (b) [E557]

- Operative Therapie:
  - E. granulosus: Zystektomie, Perizystektomie, Alkoholinjektion
  - E. alveolaris aufgrund seines tumorartigen Wachstums deutlich schwerer zu therapieren
  - Ziel: R0-Resektion: radikale Resektion des Herdes nach tumorchirurgischen Kriterien mit ausreichendem Sicherheitsabstand (➤ Abb. 15.21)

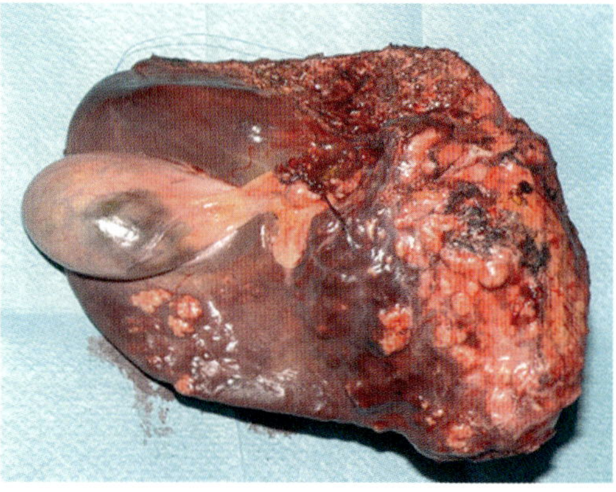

Abb. 15.21 OP-Präparat nach Leberresektion bei Echinokokkus alveolaris [M893]

- Nach R0-Resektion sollte eine adjuvante antihelminthische Therapie für mindestens 2 Jahre fortgesetzt werden
- Ultima Ratio: Lebertransplantation

MERKE
Nur ca. 30 % der Patient*innen mit einer alveolären Echinokokkose werden in einem primär lokal operablem Stadium diagnostiziert.

15.5 Traumatische Verletzungen der Leber

Definition
- Verletzung der Leber durch Bauchtrauma
- Meist in Folge von Verkehrsunfällen

Epidemiologie
- Mitbeteiligung der Leber bei ca. 5–30 % aller Patient*innen mit stumpfem Bauchtrauma
- Neben Milzruptur häufigste abdominale Verletzung bei polytraumatisierten Patient*innen

Ätiologie
- Stumpfes Bauchtrauma (Schlag, Stoß, Sturz aus großer Höhe, Reanimation)
- Penetrierendes Bauchtrauma (Schuss-, Stichverletzungen)
- Selten: idiopathische Spontanrupturen bei chronisch erkrankter Leber

Symptomatik
- Schmerzen im rechten Oberbauch mit Ausstrahlung in die rechte Schulter
- Druckschmerz, Abwehrspannung
- Hämorrhagischer Schock bei starker Blutung

Diagnostik
- Anamnese, klinische Untersuchung
- Sonografie/FAST-Sonografie bei Polytrauma
- CT (ggf. Polytrauma-Scan), ggf. MRT (➤ Abb. 15.22)

Klassifikation Klassifikation der American Association for Surgery of Trauma (AAST) nach Moore (➤ Tab. 15.7).

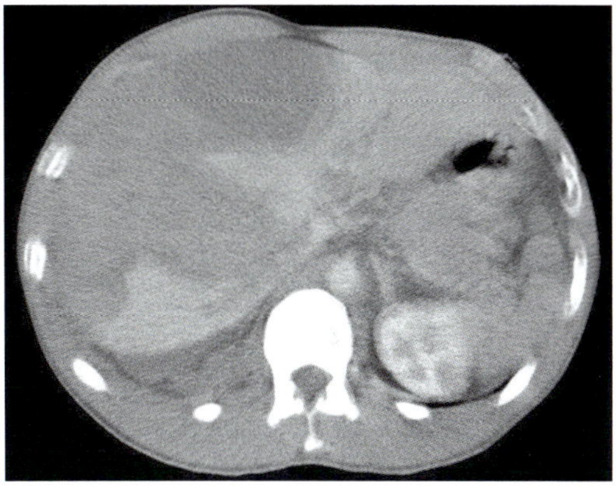

Abb. 15.22 CT-grafische Darstellung eines großen intrakapsulären Leberhämatoms, AAST III nach Verkehrsunfall [R461]

Tab. 15.7 AAST-Klassifikation nach Moore (1989)

Grad	Art der Verletzung	Beschreibung
I	Hämatom	Subkapsulär, weniger als 10 % der Oberfläche
	Lazeration	Kapseleinriss, weniger als 1 cm Parenchymtiefe
II	Hämatom	Subkapsulär, 10–50 % der Oberfläche Intraparechymatös, weniger als 10 cm Durchmesser
	Lazeration	Kapseleinriss 1–3 cm Parenchymtiefe, weniger als 10 cm Durchmesser
III	Hämatom	Subkapsulär, mehr als 50 % der Oberfläche oder rupturiertes subkapsuläres oder parenchymatöses Hämatom Intraparenchymatöses Hämatom von mehr als 10 cm Durchmesser oder expandierend
	Lazeration	Kapseleinriss mit mehr als 3 cm Parenchymtiefe
IV	Lazeration	Parenchymatöse Ruptur, die 25–75 % des Leberlappens involviert oder 1–3 Lebersegmente
V	Lazeration	Parenchymatöse Ruptur, die mehr als 75 % des Leberlappens involviert oder 1–3 Lebersegmente in einem Leberlappen
	Vaskulär	Juxtahepatische Venenverletzung (z. B. retrohepatische V. cava, zentrale hepatische Venen)
VI	Vaskulär	Leberabriss

Konservative Therapie
- Bei stumpfem Bauchtrauma und stabiler Kreislaufsituation möglich
- Engmaschige sonografische und klinische Kontrolle
- Bei sekundärem Kreislaufeinbruch oder anhaltender Transfusionspflichtigkeit ggf. OP im Verlauf

Interventionelle Therapie Bei stabilisierbaren Patient*innen ggf. Angiografie mit selektiver Embolisation/Stenting bei arterieller Blutung

Operative Therapie
- Bei penetrierendem Abdominaltrauma immer indiziert (ggf. primär diagnostische Laparoskopie)
- Bei instabilen/nicht stabilisierbaren Patient*innen in der Regel Indikation zur Notfalllaparotomie gegeben
- Intraoperatives Management in Abhängigkeit von Kreislaufsituation und intraoperativem Befund:
  - Initial Pringle-Manöver zur temporären Blutstillung sinnvoll
  - Umstechung/Naht bei gut lokalisierbaren Blutungen
  - Elektrokoagulatorische Blutstillung
  - Notwendigkeit zur Resektion in der Notfallsituation selten
  - Packing bei größeren, primär nicht stillbaren Blutungen mit geplanter Second-Look-Laparotomie (➤ Abb. 15.23)

EXKURS

Pringle-Manöver

Von James Hogarth Pringle entwickeltes Verfahren zur Unterbindung der Blutzufuhr zur Leber. Nach Durchtrennung des Omentum minus kann das Ligamentum hepatoduodenale unterfahren und anschließend mit einem Tourniquet oder einer Klemme komprimiert werden (➤ Abb. 15.24). Eine nicht vorgeschädigte Leber toleriert ein Pringle-Manöver von bis zu 60 Minuten.

Komplikationen
- Nachblutungen
- Galleleckage, Gallefisteln
- Sekundäre Infektionen
- Sekundär sklerosierende Cholangitis
- Leberversagen bei ausgedehntem Trauma

MERKE

Bei polytraumatisierten Patient*innen erfolgt ein interdisziplinäres Therapiemanagement. Bei Kreislaufinstabilität mit komplexen intraabdominalen Verletzungen wird dem Damage-Control-Prinzip (Blutstillung, Packing, temporärer Bauchdeckenverschluss) gegenüber dem Versuch einer primären Sanierung der Vorrang gegeben. Eine Second-look-Operation erfolgt in Abhängigkeit von Kreislaufsituation und Begleitverletzungen nach 24–72 h.

15.6 Leberzirrhose

Definition
- Umbau der normalen Leberarchitektur durch rezidivierende oder dauerhafte Schädigung als Spätstadium der Leberfibrose
- Gekennzeichnet durch knotigen Umbau und Funktionsverlust als Folge unterschiedlicher Noxen und Erkrankungen

Epidemiologie
- Inzidenz in Deutschland ca. 250/100.000 Einwohner pro Jahr
- Männer häufiger betroffen als Frauen

Ätiologie
- Alkoholische und nichtalkoholische Steatohepatitis (ASH/NASH)
- Hepatitis B und C
- Autoimmunhepatitis
- Medikamentös/toxische Leberschäden, z. B. Paracetamol
- Stoffwechselerkrankungen:
  - Morbus Wilson
  - Hämochromatose
  - Mukoviszidose
  - α1-Antitrypsinmangel
- Cirrhose cardiaque
- Primär sklerosierende Cholangitis (PSC)

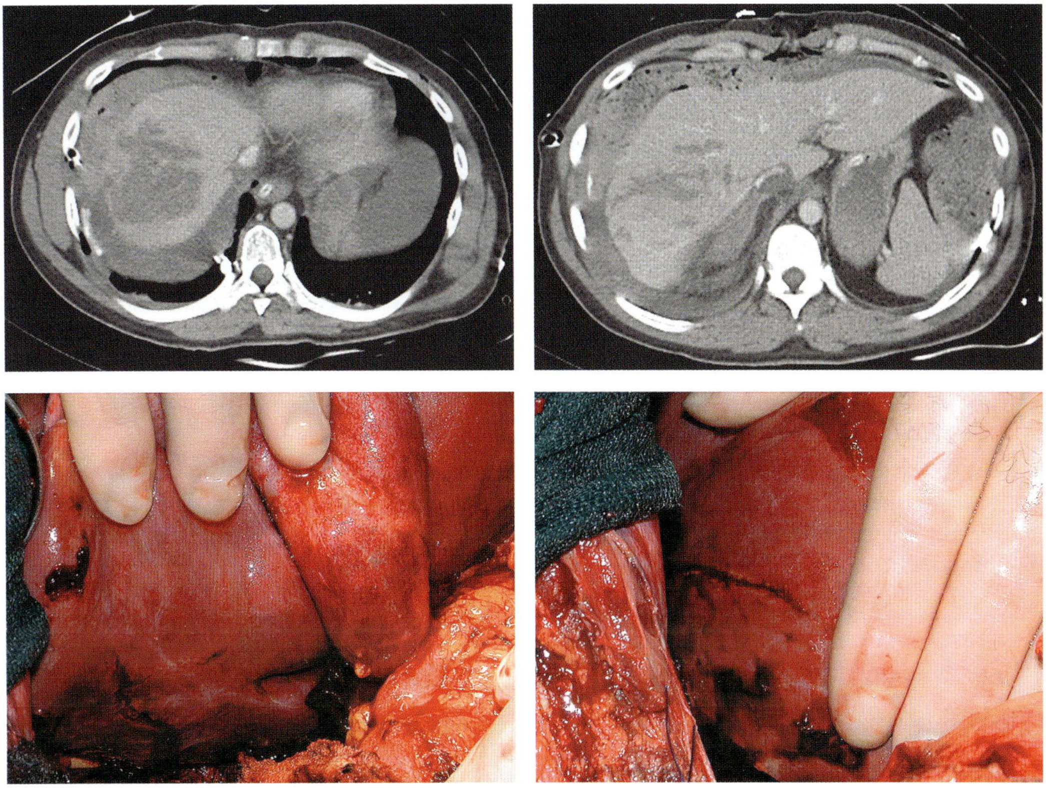

Abb. 15.23 CT-grafische Darstellung einer ausgedehnten Leberverletzung nach Verkehrsunfall. Oben: CT-Befund mit intraparenchymatöser Blutung, AAST IV, operative Versorgung durch Packing. Unten: intraoperativer Befund bei Entfernung der Bauchtücher nach 3 Tagen. [M905/P1455]

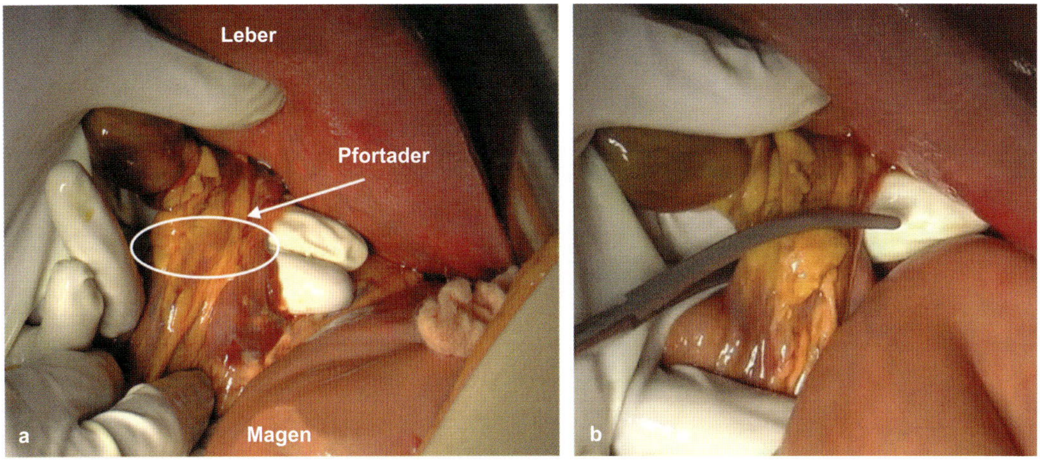

Abb. 15.24 intraoperative Durchführung eines Pringle-Manövers. Nach Durchtrennung des Omentum minus kann das Lig. hepatoduodenale komplett umfahren und mit einer Gefäßklemme oder einem Tourniquet komprimiert werden. [G054-004]

- Primär biliäre Zirrhose (PBC)
- Budd-Chiari-Syndrom

MERKE

Mit ca. 60 % stellt der chronische Alkoholabusus die häufigste Ursache der Leberzirrhose dar. Ca. 30 % sind durch chronische virale Hepatitiden (Hepatitis B und C) bedingt.

15

Symptomatik (➤ Abb. 15.25)
- Im Frühstadium meist asymptomatisch
- Allgemeinsymptome: Müdigkeit, gastrointestinale Beschwerden, Gewichtsverlust
- Hautveränderungen:
  - Spidernävi
  - Haut-/Sklerenikterus
  - Caput medusae
  - Palmar-/Plantarerythem (➤ Abb. 15.26)
  - „Bauchglatze“
- „Trommelschlägelfinger“
- Gynäkomastie
- Potenzstörungen
- Foetor hepaticus

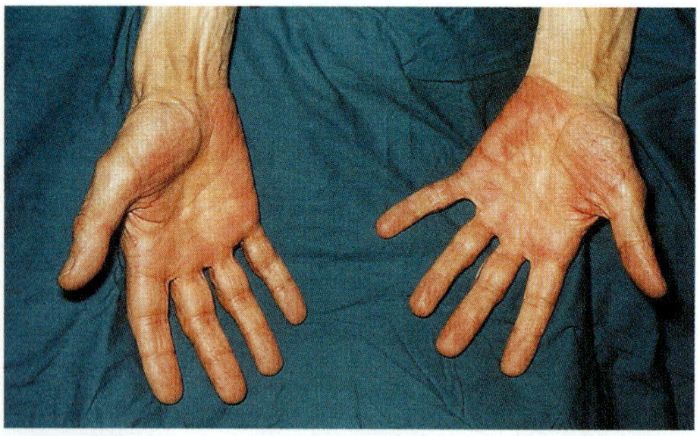

Abb. 15.26 Palmarerythem bei einem Patienten mit fortgeschrittener Leberzirrhose [R229]

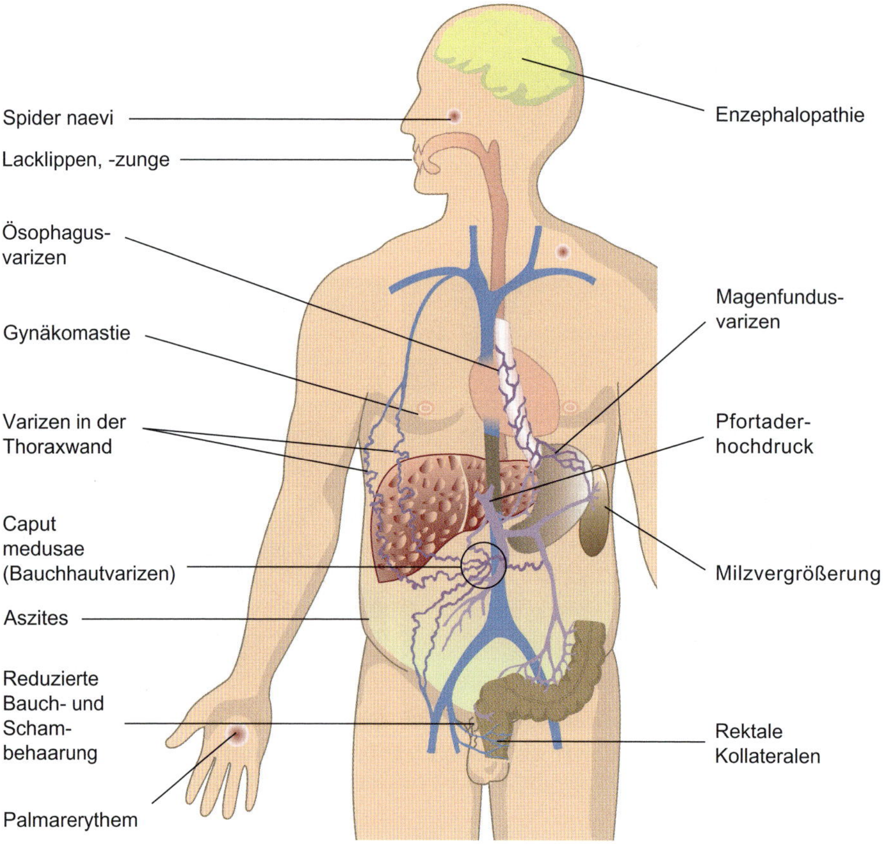

Abb. 15.25 Typische Symptome der Leberzirrhose [L138]

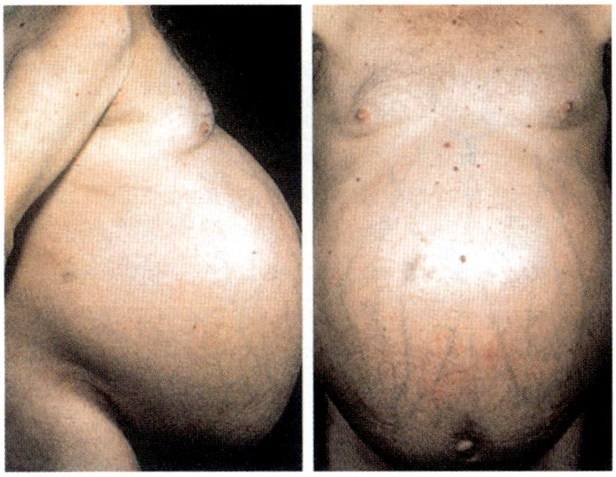

Abb. 15.27 „Trommelbauch" bei Aszites auf dem Boden einer Leberzirrhose mit deutlich vermehrter Gefäßzeichnung („Caput medusae") [E366]

Komplikationen

- Portale Hypertonie
- Aszites (➤ Abb. 15.27), spontan bakterielle Peritonitis (SPB)
- Ösophpagusvarizen mit Blutungen
- Peranale Blutungen
- Splenomegalie
- Gerinnungsstörungen mit erhöhtem Blutungsrisiko
- Hepatozelluläres Karzinom
- Hepatorenales Syndrom
- Hepatopulmonales Syndrom
- Hepatische Enzephalopathie: ausbleibende Entgiftungsfunktion der Leber führt zu erhöhten Ammoniakkonzentrationen in Blut und Gehirn

MERKE

Der normale Druck in der Pfortader beträgt ca. 5–10 mmHg. Eine portale Hypertension liegt bei Werten > 12 mmHg vor, bzw. bei einem Druckgradienten > 7 mmHg zwischen Pfortader und Vena cava.

EXKURS

Pathophysiologie der Leberzirrhose

Chronische Entzündungsreaktionen des Lebergewebes durch toxische Faktoren von außen oder auf dem Boden verschiedener Grunderkrankungen führen zu einem bindegewebigen und knotigen Umbau mit zunehmender Fibrosierung, was einen Rückstau des Bluts in die Pfortader bewirkt. Durch fortschreitende portale Hypertension kommt es zu Umgehungskreisläufen, was unter anderem die Entstehung von Ösophpagusvarizen verursacht, zudem kommt es zur Splenomegalie mit vermehrtem Thromozytenabbau und Thrombopenie. Ein fortschreitender hepatischer Funktionsverlust bewirkt zudem eine Hypoalbuminämie, welche gemeinsam mit dem Pfortaderhochdruck die Aszitesentstehung bewirkt. Die verminderte Vitamin-K-Produktion führt zu einer kompromittierten Blutgerinnung mit der Gefahr weiterer hämorrhagischer Komplikationen.

Diagnostik

- Anamnese, klinische Untersuchung
- Labordiagnostik mit großem Blutbild, Gerinnung, Leberwerten inkl. Cholinesterase (CHE), Carbohydrat-defizientes Transferrin (CDT, bei chronischem Alkoholabusus erhöht), Albumin, Hepatitis-Serologie, ggf. Kupfer-, Eisendiagnostik
- Leberfunktionstests: z. B. LIMAX (Liver Maximum Capacity Test) als nicht invasive Untersuchungsmethode zur Bestimmung der aktuellen Leberfunktion
- Bildgebende Verfahren: Sonografie, CT, ggf. MRT
- Leberbiopsie bei unklarer Genese

Klassifikation Child-Pugh-Klassifikation der Leberzirrhose (➤ Tab. 15.4)

MELD-Score bei möglicher Lebertransplantation (➤ Kap. 22)

Therapie

- Meiden von Noxen
- Therapie der Grunderkrankung, z. B. antivirale Medikation bei Hepatitis
- Ausreichende Eiweiß- und Vitaminzufuhr
- Behandlung von Komplikationen:
  - Medikamentöse Senkung des Pfortaderdrucks: z. B. Propranolol, Terlipressin
  - Medikamentöse Behandlung der hepatischen Enzephalopathie: z. B. Lactulose
  - Interventionelle/operative Therapie der portalen Hypertension: TIPS-Anlage, Shunt-Operationen (siehe unten)

- Interventionelle Therapie der Ösophagusvarizen: z. B. endoskopische Ligaturen, Clips
- Aszitespunktionen/-drainage
- Lebertransplantation als Ultima Ratio bei chronisch-progredienten Grunderkrankungen, Organversagen, HCC innerhalb der Milan-Kriterien

EXKURS

Interventionelle und chirurgische Therapie der portalen Hypertension

TIPS = transjugulärer intrahepatischer portosystemischer Shunt: minimalinvasiv, angiografisch geschaffene Verbindung zwischen Pfortader und Lebervene mittels Stent (➤ Abb. 15.28, ➤ Abb. 15.29e)
Kompletter portosystemischer Shunt: operativ angelegte portokavale End-zu-Seit-Anastomose (PCA, ➤ Abb. 15.29b).
Mesokavaler Interpositionsshunt nach Drapanas/H-Shunt: inkompletter portosystemischer Shunt mithilfe einer Prothese, welche die V. mesenterica mit der V. cava inferior verbindet (➤ Abb. 15.29c).
Portokavaler H-Shunt nach Sarfeh: Shuntverbindung zwischen Pfortader und V. cava inferior mittels Gefäßprothese (➤ Abb. 15.29d).
Distaler splenorenaler Shunt/Warren-Shunt: Anastomose zwischen V. splenica und V. renalis sinistra (➤ Abb. 15.29f) zur Dekompression und Dekonnektion der Pfortaderzuflüsse des linken Oberbauchs bei Aufrechterhaltung der Pfortaderperfusion (in der Variation nach Cooley (➤ Abb. 15.29g) auch als latero-lateraler spleorenaler Shunt möglich)

Hauptindikation für Shuntverfahren sind anhaltende oder rezidivierende Varizenblutungen trotz adäquater medikamentöser und endoskopischer Therapie. Interventionelle und chirurgische Interventionen zeigen ähnliche Ergebnisse im Hinblick auf die unmittelbare Blutungsprophylaxe, wobei im langfristigen Intervall chirurgische Shunts dem TIPS überlegen zu sein scheinen.

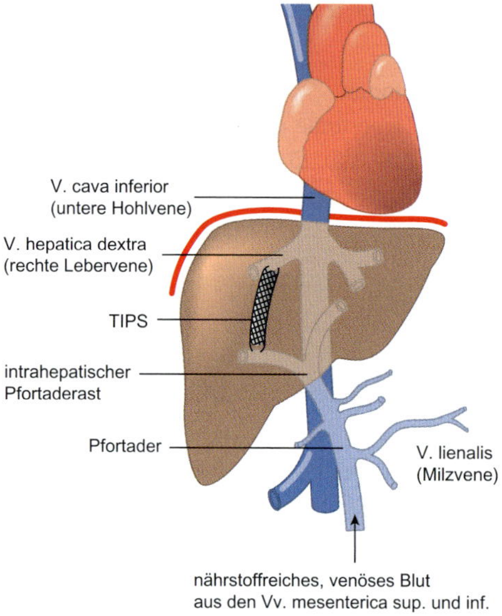

Abb. 15.28 Schematische Darstellung eines TIPS [L138]

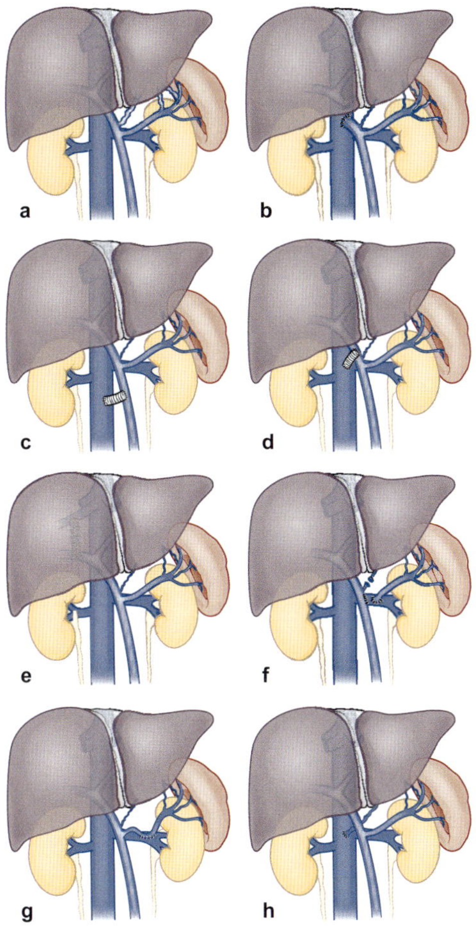

Abb. 15.29 Schematische Darstellung der verschiedenen portosystemischen Shuntformen. [L126]
a) Darstellung des Pfortader- und Cava-Systems
b) Portokavale End-zu-Seit-Anastomose (PCA)
c) Mesentericokavaler H-Shunt nach Drapanas
d) Portokavaler H-Shunt nach Sarfeh
e) Transjugulärer intrahepatischer portosystemischer Shunt (TIPS)
f) Distaler splenorenaler Warren-Shunt
g) Latero-lateraler splenorenaler Shunt nach Cooley
h) Koronariokavaler Shunt nach Gutgemann mit V.-saphena-Interponat (eher historischer Natur)
Die am häufigsten verwendeten Shunt-Verfahren sind – neben der interventionellen TIPS-Anlage – die PCA und der Warren-Shunt.

LITERATUR

Babel J, Rademacher S, Denecke T, Seehofer D. Zystische Leberläsionen – Diagnostik und Therapieoptionen. Allgemein- und Viszeralchirurgie up2date 2021; 15(05): 407–424.

Bioulac-Sage P et al: Pathological diagosis of liver cell adenoma and focal nodular hyperplasia: Bordeaux update. J Hepatol. 2007; 46(3): P521–527.

Bismuth H, Corlette MB. Intrahepatic cholangioenteric anastomosis in cacinoma of the hilus of the liver. Surg Gynecol Obstet. 1975; 140(2): 170–178.

Brunetti E, Kern P, Vuitton DA, Writing Panel f=r the WHO-IWGE. Expert consensus for the diagnosis and treatment of cystic and alveolar echinococcosis in humans. Acta Trop: 2010; 114: 1–16:

Child CG, Turcotte JG. Surgery and portal hypertension. In: Child CG (ed.). The liver and portal hypertension. Saunders, Philadelphia 1964, pp. 50–64.

Deplazes P, Hegglin ., Gloor S, Roming T. Wilderness in the city: the urbanization of Echinococcus multilocularis. Trends Parastiol. 2004; 20:77–84.

Deutsche Gesellschaft für Gastroenterologie, Verdauungs- und Stoffwechselkrankheiten e.V. (DGVS). S3-Leitlinie Diagnostik und Therapie des hepatozellulären Karzinoms und biliärer Karzinome. Version 4.0 vom 30.08.2023. AWMF-Registernummer: 032-053OL.

Deutsche Gesellschaft für Gastroenterologie, Verdauungs- und Stoffwechselkrankheiten (DGVS). S3-Leitlinie Kolorektales Karzinom. Langversion 2.1. vom Januar 2019. AWMF-Registernummer: 021/007OL.

Deutsche Gesellschaft für Unfallchirurgie e.V. (DGU) und Deutsche Gesellschaft für Orthopädie und Unfallchirurgie e.V. (DGOU). S3-Leitlinie Polytrauma/Schwerverletzten-Behandlung. Version 4.1 vom 31.12.2022. AWMF-Registernummer: 187-023.

Geier A et al.: Moderne Diagnostik benigner und maligner Raumforderungen der Leber. Dtsch Ärztebl. 2001; 98(47): A-3120/B-2647/C-2453.

Llovet JM, Bru C, Bruix J. Prognosis of hepatocellular carcinoma: the BCLC staging classification. Semin Liver Dis. 1999;19:329–338.

Mavilia MG, Pakala T, Molina M et al. Differentiating cystic liver lesions: a review of imaging modalities, diagnosis and management. J Clin Transl Hepatol. 2018; 6: 208–216.

Moore EE, Shackford SR, Pacher HL. Organ injury scaling: spleen, liver, kidney. J Trauma. 1989; 29:1664–1666.

Nault JC, Couchy G, Balabaud C. Molecular classification of hepatocellular adenoma associates with risk Factors, bleeding, and malignant transformation. Gastroenterology. 2017; 152(4): 880–894.

Robert Koch-Institut (RKI). RKI-Ratgeber Echinokokkose. www.rki.de/DE/Content/Infekt/EpidBull/Merkblaetter/Ratgeber_Echinokokkose.html (letzter Zugriff: 06.03.2023).

Wittekind C. TNM-Klassifikation maligner Tumoren. 8. Aufl. Weinheim: Wiley VCH, 2017.

KAPITEL

16 Gallenblase und Gallenwege

16.1 Anatomie und Physiologie

Anatomie

- Die Gallenblase liegt unter dem rechten Leberlappen in enger Nachbarschaft zu rechter Kolonflexur, Pars descendens duodeni und Pfortader.
- Parallel zu den Pfortaderästen vereinigen sich der Ductus hepaticus dexter et sinister zum Ductus hepaticus communis, welcher nach Einmündung des Ductus cysticus als Ductus choledochus (DHC) bezeichnet wird (➤ Abb. 16.1).
- Der DHC mündet gemeinsam mit dem Ductus pancreaticus in variabler Weise an der Papilla Vateri ins Duodenum:
  - Typ 1 (häufig, y-Typ): Vereinigung der beiden Gänge, gemeinsamer Ausführungsgang über der Ampulla hepatopancreatica in die Papilla Vateri
  - Typ 2 (selten, v-Typ): gemeinsame Mündung beider Gänge in die Papilla Vateri ohne vorherige Vereinigung
  - Typ 3 (selten, u-Typ): getrennte Mündung der beiden Gänge
- Blutversorgung:
  - Die Blutversorgung der Gallenblase weist eine hohe anatomische Varianz auf, so dass bei der Präparation besondere Vorsicht geboten ist.
  - Die Blutversorgung der Gallenblase erfolgt über die A. cystica, welche in variabler Weise überwiegend aus der A. hepatica dextra abgeht, selten auch aus der A. hepatica sinistra, propria oder der A. gastroduodenalis (➤ Abb. 16.2).
  - Der venöse Abstrom erfolgt über die Pfortader.

Physiologie

- Von der Leber produzierte Gallenflüssigkeit liefert Salze für die Fettverdauung.
- Rechter und linker Hauptgallengang vereinigen sich an der Leberpforte zum Ductus hepaticus communis, über den die Gallenflüssigkeit in den Darm transportiert wird.
- Die Gallenblase dient als als Speicherorgan, v. a. in Phasen der Nüchternheit.
- Das in der Gallenblase gespeicherte Sekret wird durch Kontraktion abgegeben.

16.2 Gutartige Erkrankungen der Gallenblase und Gallenwege – Cholelithiasis

Definition

- Vorhandensein von einem oder mehreren Konkrementen in der Gallenblase oder den Gallenwegen
- Ursache unterschiedlicher Krankheitsbilder

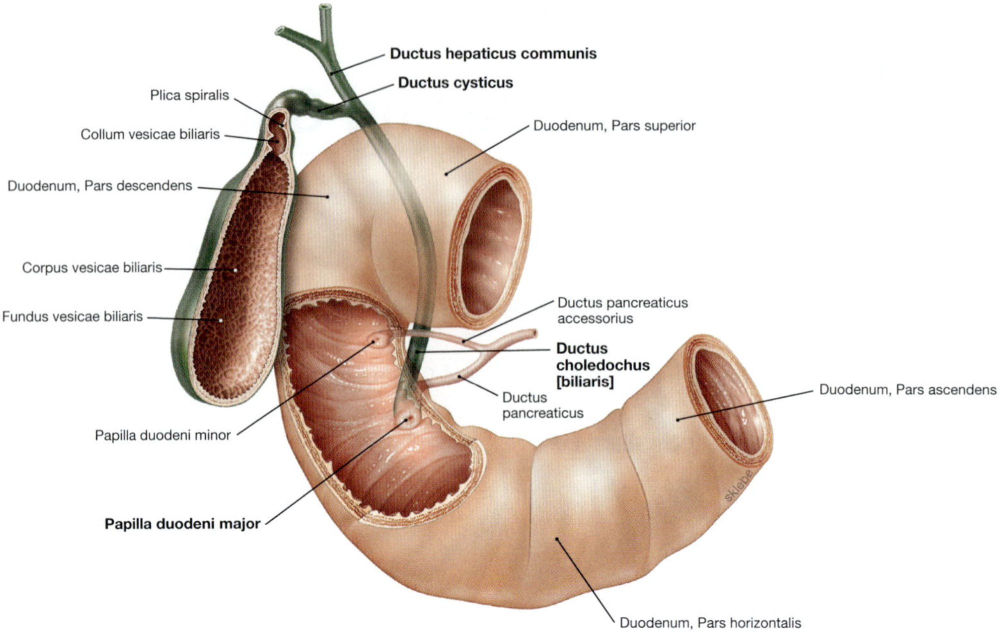

Abb. 16.1 Anatomie der Gallenblase und des Gallengangs [S700-L238][G1060-002]

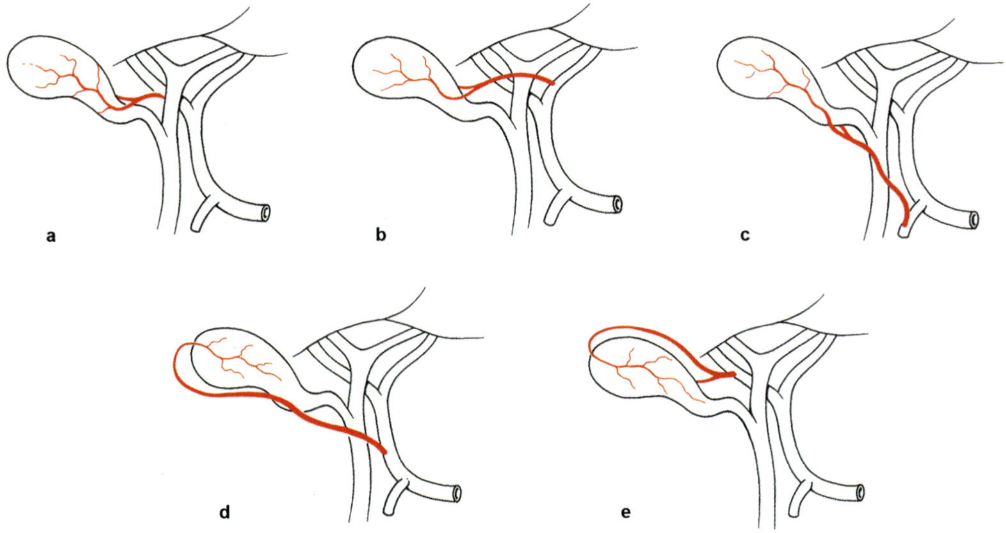

Abb. 16.2 Anatomische Varianten der A. cystica: [L107]
a) Häufigste Form: Ursprung aus der A. hepatica dextra
b) Ursprung aus der A. hepatica sinistra
c) Ursprung aus der A. gastroduodenalis
d) Ursprung aus der A. hepatica propria
e) Ursprung aus der A. hepatica dextra mit leberseitigem Verlauf

Epidemiologie

- Ca. 50 % aller Frauen, 15 % aller Männer sind Gallensteinträger.
- Bei ca. 25 % aller Gallensteinträger kommt es im Laufe ihres Lebens zu einer gallensteinassoziierten Erkrankung:
  - Symptomatische Cholezysto-/Choledocholithiasis
  - Akute/chronische Cholezystitis
  - Gallenblasenhydrops/-empyem/-perforation
  - Cholangitis
  - Mirizzi-Syndrom
  - Biliäre Pankreatitis

EXKURS

Mirizzi-Syndrom

Hierbei handelt es sich um eine Sonderform des Verschlussikterus, wobei der Ductus hepaticus communis durch ein im Ductus cysticus oder im Gallenblaseninfundibulum liegendes Konkrement von außen komprimiert wird.

Risikofaktoren

- Adipositas, Hyperlipidämie, Fehlernährung
- Weibliches Geschlecht
- Genetische Disposition

MERKE

Risikofaktoren für die Entwicklung eines Gallensteinleidens: „Die 6 F“:
- Fat (Adipositas)
- Female (weibliches Geschlecht)
- Fair (heller Hauttyp)
- Fourty (Alter > 40 Jahre)
- Fertile (Fruchtbarkeit, Schwangerschaft)
- Family (familiäre Disposition)

Symptomatik

- Symptomatische unkomplizierte Cholezystolithiasis (➤ Abb. 16.3):
  - Unspezifische Oberbauchschmerzen, evtl. Schmerzausstrahlung in den Rücken
  - Kolikartige rechtsseitige Oberbauchschmerzen
  - Galliges Erbrechen
  - Nahrungsmittelunverträglichkeit

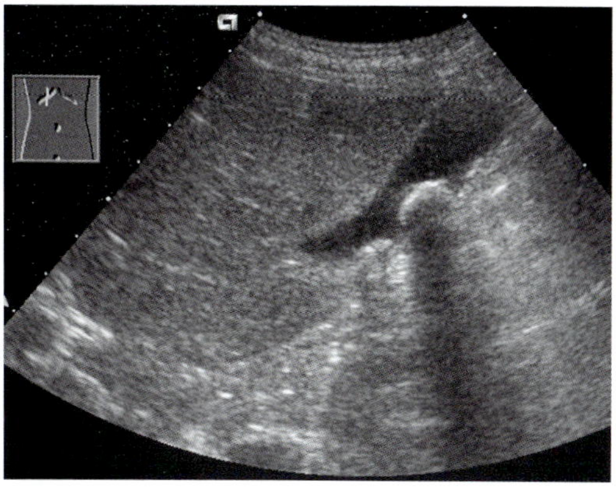

Abb. 16.3 Sonografische Darstellung eines Gallensteins bei symptomatischer Cholezystolithiasis ohne Entzündung der Gallenblase [R232]

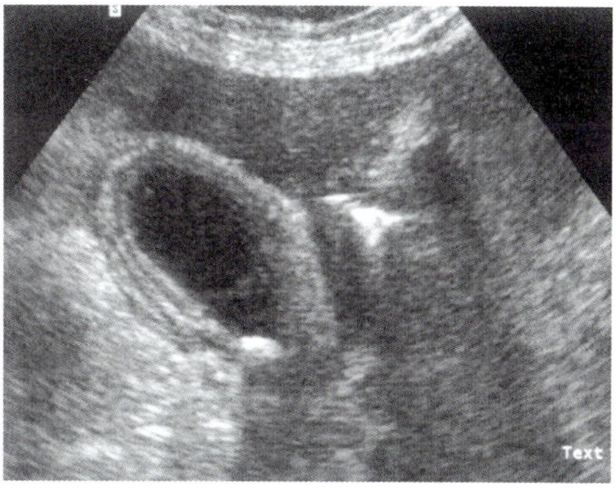

Abb. 16.4 Sonografische Darstellung einer akuten Cholezystitis mit charakteristischer Dreischichtung der Gallenblasenwand bei Cholezystolithiasis [R461]

- Komplizierte Cholezystolithiasis:
  - Akute Cholezystitis (➤ Abb. 16.4): rechtsseitiger Oberbauchschmerz, positives Murphy-Zeichen, Fieber, Schüttelfrost, Abwehrspannung
  - Choledocholithiasis/Cholangitis: akut auftretender schmerzhafter Ikterus, Oberbauchschmerzen, Abwehrspannung, Fieber, Schüttelfrost (Charcot-Trias: Fieber, Ikterus, rechtsseitige Oberbauchschmerzen)
  - Biliäre Pankreatitis: gürtelförmiger Oberbauchschmerz, starkes Krankheitsgefühl, Fieber, Schüttelfrost, Ikterus, septisches Krankheitsbild möglich

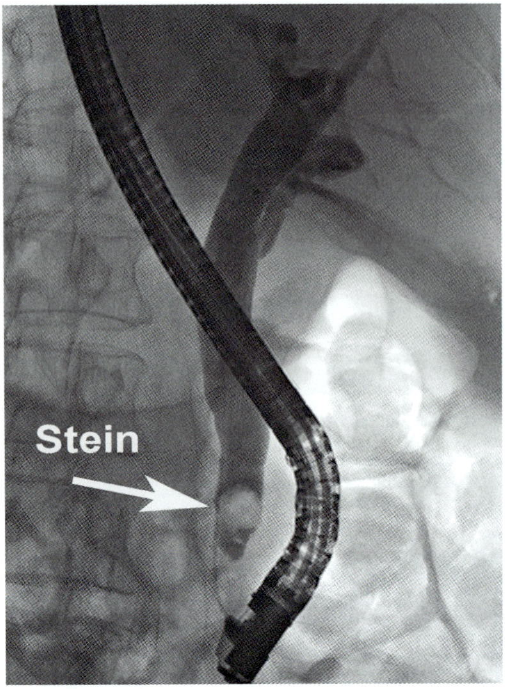

Abb. 16.5 Darstellung eines präpapillären Konkrements in der ERC bei Choledocholithiasis [T562]

Diagnostik

- Anamnese, klinische Untersuchung
- Labordiagnostik: Infekt-, Leber-, Nierenwerte, Lipase/Amylase
- Sonografie (Goldstandard!)
- Ggf. CT, MRT bei unklaren Befunden oder Tumorverdacht
- Endosonografie/ERCP (➤ Abb. 16.5), MRCP bei Cholestase, Choledocholithiasis, biliärer Pankreatitis

MERKE

Bei ungewöhnlicher klinischer Konstellation der Cholelithiais (familiäre Häufung, Auftreten im Kindes- und Jugendalter, intrahepatische Gallensteine, rezidivierende Choledocholithiasis trotz Cholezystektomie) sollten sich zur Abklärung einer sekundären Form der Cholelithiasis weitere diagnostische Maßnahmen anschließen. Zu den möglichen Ursachen einer sekundären Cholelithiasis gehören die hämolytische Anämie, Gallensäureverlustsyndrome, parasitäre oder bakterielle Erkrankungen und verschiedene genetisch bedingte Erkrankungen wie das Low-Phospholipid-associated-Cholelithiasis(LPAC)-Syndrom, Caroli-Syndrom, Gilbert-Meulengracht-Syndrom, die Mukoviszidose und myotone Dystrophien. (DGVS und DGAV 2017).

Therapie

- Symptomatische/unkomplizierte Cholezystolithiasis:
  - Symptomatische Therapie (Analgetika, Spasmolytika)
  - Elektive Cholezystektomie im Verlauf
- Akute Cholezystitis:
  - Symptomatische und antibiotische Therapie
  - Frühzeitige Cholezystektomie innerhalb von 24 h nach stationärer Aufnahme
- Symptomatische Choledocholithiasis/Cholangitis:
  - ERCP mit Papillotomie und Steinextraktion
  - Ggf. Stenteinlage
  - Ggf. Lithotripsie bei frustraner Steinbergung
  - Bei frustraner endoskopischer Therapie ggf. Notwendigkeit einer chirurgischen Gallengangsrevision
  - Bei gleichzeitiger Cholezystolithiasis zudem Cholezystektomie innerhalb von 72 h nach erfolgreicher endoskopischer Gallengangsanierung
- Biliäre Pankreatitis:
  - Bei unkomplizierter biliärer Pankreatitis und abklingender Cholestase/Pankreatitis unter konservativer Therapie: Keine ERCP, wenn Endosonografie oder MRCP keinen Steinnachweis ergeben haben
  - Elektive Cholezystektomie im Verlauf
  - Bei schwerer Pankreatitis mit Steinnachweis im Gallengang ohne Cholangitis: ERCP + Papillotomie < 72 h nach Symptombeginn
  - Bei schwerer Pankreatitis mit Cholestase/Ikterus und Zeichen einer Cholangitis: ERCP + Papillotomie so schnell wie möglich

MERKE

Bei obstruktiver steinbedingter akuter Cholangitis soll eine Antibiotikatherapie eingeleitet werden. Abhängig von der Dringlichkeit soll eine endoskopische Steinextraktion oder Drainage so rasch wie möglich, bei Zeichen der Sepsis unverzüglich, erfolgen. Bei frustraner endoskopischer Therapie kann alternativ ein interventionelles oder chirurgisches Vorgehen nötig werden (DGVS & DGAV 2017).

- Indikationen zur Cholezystektomie
  - Symptomatische Cholezystolithiasis
  - Akute/chronische Cholezystitis
  - Nach erfolgreicher Gallengangssanierung nach Choledocholithiasis, Cholangitis, biliärer Pankreatitis

- Porzellangallenblase, auch bei Symptomfreiheit
- Gallenblasenstein > 3 cm, auch bei Symptomfreiheit
- Gallenblasenpolyp > 1 cm oder bei Größenprogredienz, auch bei Symptomfreiheit
- Im Rahmen von onkologischen Eingriffen an Magen, Ösophagus, Pankreas mit simultaner Lymphadenektomie
- Im Rahmen der Adipositaschirurgie nur bei symptomatischen Steinträgern

MERKE

Die Cholezystektomie erfolgt in aller Regel laparoskopisch in 4-Trokar-Technik (➤ Abb. 16.6, ➤ Abb. 16.7). Die offene Cholezystektomie ist besonderen Indikationen vorbehalten und kann bei ausgedehnten Verwachsungen aufgrund von Voroperationen, bei massiven entzündlichen Veränderungen oder malignen Befunden notwendig werden.

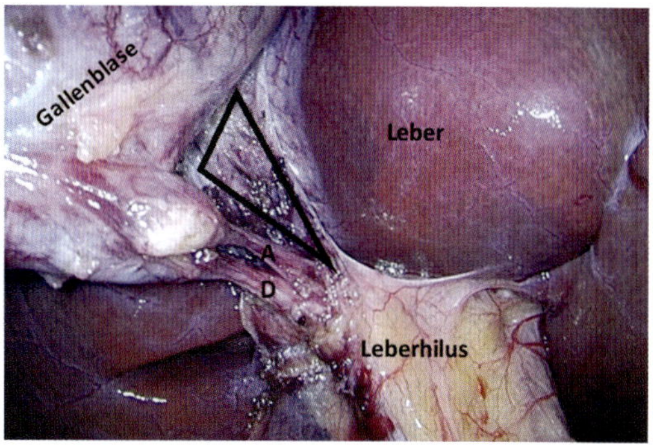

Abb. 16.7 Intraoperative Darstellung des Calot-Dreiecks, welches gebildet wird aus Ductus hepaticus communis, Ductus cysticus und unterem Leberrand. Dient als Orientierungshilfe bei der Cholezystektomie. [T1222]

16.3 Bösartige Erkrankungen der Gallenblase und Gallenwege

Die cholangiozellulären Karzinome (CCCs) werden nach ihrer Lokalisation in intrahepatische, perihiläre und extrahepatische CCCs eingeteilt (➤ Abb. 16.8).

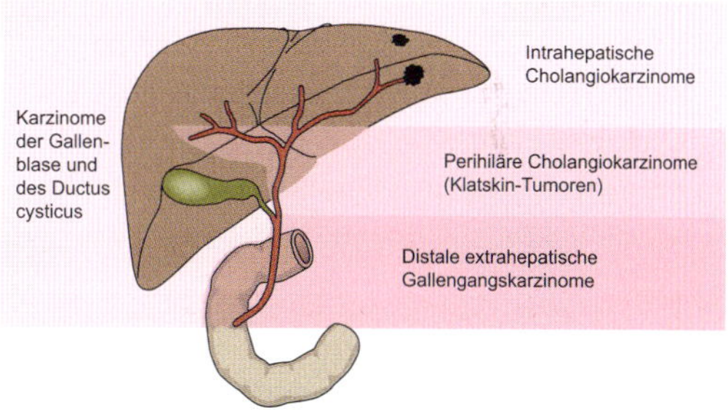

Abb. 16.8 Einteilung der cholangiozellulären Karzinome in intrahepatische CCCs, Hepatikusgabelkarzinome/Klatskin-Tumoren, extrahepatische CCCs (proximales, mittleres, distales Drittel, periampulläres CCC) und Gallenblasenkarzinome [L157]

16.3.1 Gallenblasenkarzinom

Definition

- Extrahepatisches cholangiozelluläres Karzinom unklarer Genese
- Zu 90 % Adenokarzinome

Epidemiologie

- Fünfthäufigster Tumor des Gastrointestinaltrakts (Inzidenz 5 pro 100.000 Einwohner/Jahr)
- Frauen etwa doppelt so häufig betroffen wie Männer
- Häufigkeitsgipfel zwischen dem 60. und 70. Lebensjahr

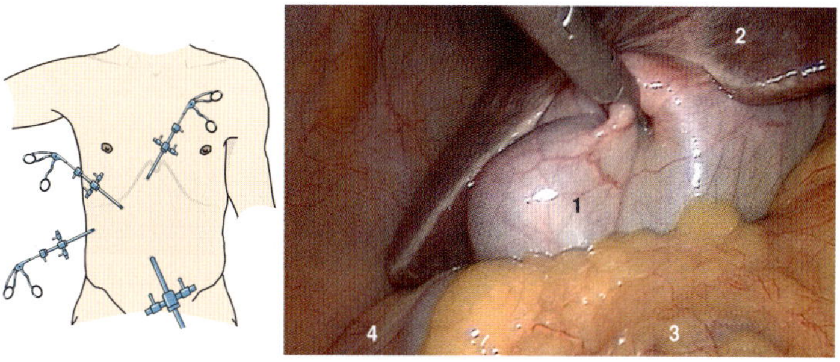

Abb. 16.6 Schematische Darstellung der Trokarposition bei 4-Trokar-Technik der laparoskpischen Cholezystektomie, intraoperative Darstellung der Gallenblase [L141, R234]

Risikofaktoren

- Cholelithiasis (Gallenstein > 3 cm verzehnfacht das Risiko der Karzinomentstehung)
- Gallenblasenpolypen (bei Polyp > 1 cm Risiko einer Neoplasie bei ca. 50 %)
- Chronische bakterielle und parasitäre Cholangitis (12-fach erhöhtes Risiko der Karzinomentstehung bei Besiedelung mit *Salmonella typhi*)
- Porzellangallenblase
- Primär sklerosierende Cholangitis
- Anatomische Anomalien der Gallenwege
- Diabetes mellitus

16

Klassifikation

➤ Tab. 16.1.

Symptomatik

- Häufig asymptomatischer Zufallsbefund im Rahmen einer elektiven oder notfallmäßigen Cholezystektomie
- Bei fortgeschrittenem Befund Zeichen der Cholestase mit schmerzlosem Ikterus, Oberbauchschmerzen, Aszites, positives Courvoisier-Zeichen (schmerzlose, prall elastisch tastbare Gallenblase mit Ikterus)
- Allgemeinsymptome: B-Symptomatik, Abgeschlagenheit, Appetitlosigkeit, Kachexie

Tab. 16.1 TNM-Klassifikation für Gallenblasenkarzinome (Wittekind 2017) [G924]

Primärtumor	
Tis	Carcinoma in situ
T1	Tumor infiltriert Lamina propria oder muscularis
T1a	Tumor infiltriert Lamina propria
T1b	Tumor infiltriert Lamina muscularis
T2	Tumor infiltriert perimuskuläres Bindegewebe, keine Infiltration von Serosa oder Leber
T3	Tumor infiltriert die Serosa (viszerales Peritoneum) und/oder infiltriert direkt die Leber und/oder eine andere angrenzende Struktur (Magen, Duodenum, Kolon, Pankreas, Omentum oder extrahepatische Gallengänge)
T4	Tumor infiltriert die Pfortader oder Leberarterie oder multiple extrahepatische Organe oder Strukturen
Lymphknoten	
N0	Keine LK-Metastasen
N1	LK-Metastasen in 1–3 regionären Lymphknoten
N2	LK-Metastasen in 4 oder mehr regionären Lymphknoten
Fernmetastasen	
M0	Keine Fernmetastasen
M1	Fernmetastasen

Diagnostik

- Anamnese, klinische Untersuchung
- Laborparameter, inkl. Tumormarker (CA 19-9, CEA)
- Häufig histopathologischer Zufallsbefund im Rahmen einer Cholezystektomie
- Staging: leberspezifisches MRT Oberbauch, CT Thorax/Abdomen (➤ Abb. 16.9)
- Endoskopischer Ultraschall zur Diagnose, zum lokalen Staging und zur Gewebegewinnung

Operative Therapie

- OP immer dann, wenn eine R0-Resektion möglich erscheint und Fernmetastasen fehlen
- Bei zufällig im Rahmen der Cholezystektomie diagnostizierten, in sano resezierten pTis oder T1a-Tumoren Cholezystektomie ausreichend (➤ Abb. 16.10)
- Ab T1b-Stadium ohne Hinweis auf Fernmetastasen: onkologische Nachresektion empfohlen:
  - T1b/T2: Nachresektion des Gallenblasenbetts mit einem ca. 3 cm breitem Saum oder anatomische Leberresektion der Segmente IVb + V (➤ Abb. 16.11)

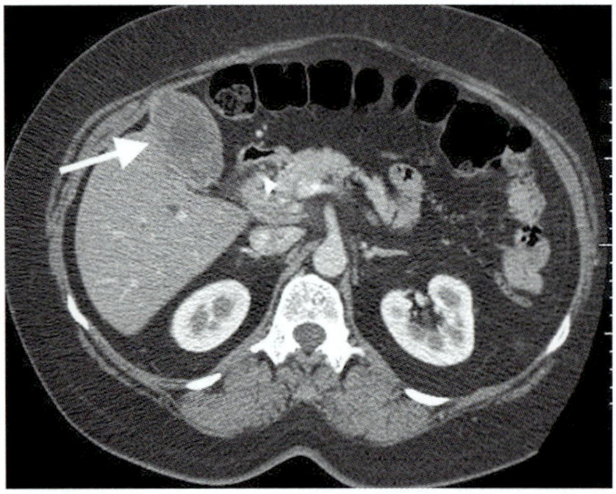

Abb. 16.9 CT-radiologische Darstellung eines Gallenblasenkarzinoms mit wandüberschreitendem Wachstum in die Leber [F248]

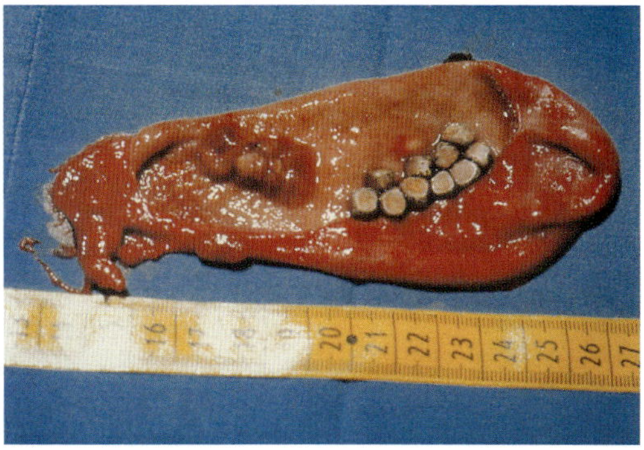

Abb. 16.10 OP-Präparat einer Gallenblase mit Nachweis eines Gallenblasenkarzinoms. Zudem zahlreiche Gallensteine. [R236]

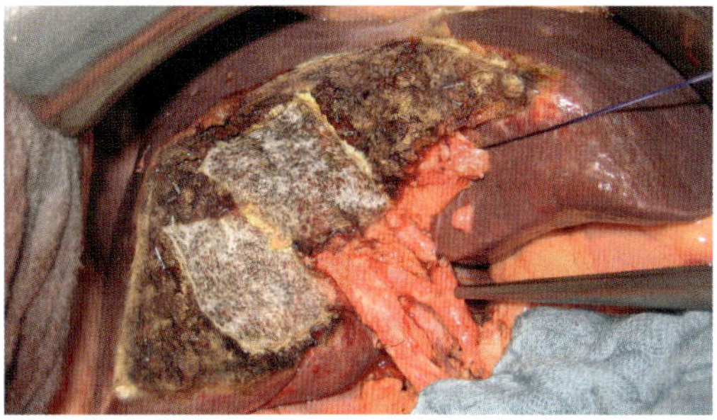

Abb. 16.11 intraoperativer Situs nach anatomischer Segmentresektion der Lebersegmente IVb und V bei pT2-Gallenblasenkarzinom. [M893]

  - Ab T3-T4: Notwendigkeit zur Leberresektion unterschiedlichen Ausmaßes (bis hin zur erweiterten Hemihepatektomie rechts, ggf. mit Gallengangsresektion)
  - Ab T1b: zudem regionale Lymphadenektomie im Bereich des Lig. hepatoduodenale

MERKE
Die kurative R0-Resektion stellt in Abhängigkeit vom Tumorstadium den besten prognostischen Faktor dar.

Adjuvante Therapie

- Hohes Rezidivrisiko von 40–80 % nach chirurgischer Tumorresektion
- Empfehlung zur adjuvanten Systemtherapie mit Capecitabin für alle Patient*innen unabhängig vom Tumorstadium (R0, R1)

Palliative Therapie

- Empfehlung für alle primär irresektablen oder fernmetastasierten Tumore bei Patient*innen in adäquatem Allgemeinzustand
- First-Line-Therapie: Gemcitabin + Cisplatin
- Bei Versagen der First-Line-Therapie Empfehlung zur FGFR2-Fusions- oder FGFR2-Rearrangement-Testung → bei positivem Nachweis: Pemigatinib-Therapie
- Vorstellung im molekularen Tumorboard
- Unter Systemtherapie Empfehlung zur Verlaufskontrolle mittels Schnittbildgebung alle 6–12 Wochen

16.3.2 Extrahepatisches Gallengangskarzinom

Definition

- Maligne Tumoren der ableitenden Gallenwege
- Größtenteils Adenokarzinome

Epidemiologie

- Seltene Erkrankung mit einer Inzidenz von ca. 2–3/100.000 Einwohner pro Jahr in den westlichen Ländern
- Tendenziell steigende Inzidenz in den letzten Jahren

Risikofaktoren

- Adipositas
- Alkohol- und Nikotinabusus
- Choledochuszysten
- Cholelithiasis
- Chronisch entzündliche Darmerkrankungen
- Chronische Hepatitis B/C-Infektionen
- Leberzirrhose
- Primär sklerosierende Cholangitis

Klassifikationen

➤ Tab. 16.2, ➤ Tab. 16.3.

Symptomatik

- Können längere Zeit asymptomatisch bleiben
- Cholestase, Ikterus, Pruritus bei Verlegung des Gallengangs
- Positives Courvoisier-Zeichen
- Allgemeinsymptome: B-Symptomatik, Abgeschlagenheit, Appetitlosigkeit, Kachexie

16

Tab. 16.2 TNM-Klassifikation der distalen extrahepatischen Gallengangskarzinome (Wittekind 2017) [G924]

Primärtumor	
Tis	Carcinoma in situ
T1	Tumor infiltriert die Wand des Gallengangs < 5 mm
T2	Tumor infiltriert die Wand des Gallengangs 6–12 mm
T3	Tumor infiltriert die Wand des Gallengangs > 12 mm
T4	Tumor infiltriert Truncus coeliacus, A. mesenterica superior und/oder A. hepatica communis
Lymphknoten	
N0	Keine regionären Lymphknotenmetastasen
N1	Metastasen in 1–3 regionären Lymphknoten
N2	Metastasen in mindestens 4 regionären Lymphknoten
Fernmetastasen	
M0	Keine Fernmetastasen
M1	Fernmetastasen

Diagnostik

- Anamnese, klinische Untersuchung
- Labordiagnostik incl. Tumormarker (CA 19-9, CEA)
- Sonografie zur initialen Ersteinschätzung (➤ Abb. 16.12a)
- Leberspezifisches Oberbauch- MRT, ggf. mit MRCP (➤ Abb. 16.12c)
- CT Thorax/Abdomen (➤ Abb. 16.12b)
- Endosonografie für Diagnose, lokales Staging und Gewebegewinnung
- ERCP mit Zangenbiopsie oder Bürstenzytologie (➤ Abb. 16.12d)

Operative Therapie

- Chirurgische R0-Resektion als einzig kurative Behandlungsoption, sollte bei lokal resektablen, nicht fernmetastasierten Befunden erfolgen
- Ausmaß der Resektion in Abhängigkeit von Tumorlokalisation und -infiltration in Kombination mit einer regionalen Lymphadenektomie
  - Periampulläre und distale Gallengangskarzinome: partielle Duodenopankreatektomie nach Kausch-Whipple/Traverso-Longmire
  - Gallengangskarzinome im mittleren und oberen Drittel des Gallengangs: extrahepatische Gallengangsresektion mit Cholezystektomie und Anlage einer biliodigestiven Anastomose

Tab. 16.3 TNM-Klassifikation der Karzinome der Ampulla Vateri (Wittekind 2017) [G924]

Primärtumor	
Tis	Carcinoma in situ
T1a	Tumor begrenzt auf die Ampulla Vateri oder Oddi-Sphinkter
T1b	Tumor infiltriert jenseits des Oddi-Sphinkters und/oder in die Submukosa des Duodenums
T2	Tumor infiltriert in die Muscularis propria des Duodenums
T3a	Tumor infiltriert ins Pankreas < 0,5 cm
T3b	Tumor infiltriert ins Pankreas > 0,5 cm oder infiltriert das peripankreatische Weichgewebe ohne Beteiligung des Truncus coeliacus oder der A. mesentercia superior
T4	Tumor mit Beteiligung der Gefäßwände des Truncos coeliacus oder der A. mesenterica superior oder der A. hepatica communis
Lymphknoten	
N0	Keine regionären Lymphknotenmetastasen
N1	Metastasen in 1–2 regionären Lymphknoten
N2	Metastasen in mindestens 3 regionären Lymphknoten
Fernmetastasen	
M0	Keine Fernmetastasen
M1	Fernmetastasen

Adjuvante Therapie Empfehlung zur adjuvanten Systemtherapie mit Capecitabin für alle Patient*innen unabhängig vom Tumorstadium (R0, R1).

Interventionelle Therapie

- Lokale Ablationsverfahren (RFA, MWA) als Option bei Irresektabilität in Kombination mit einer systemischen Chemotherapie
- Anlage einer biliären Drainage – perkutane transhepatische Cholangiodrainage (PTCD), Gallengangsstent) bei Verlegung des Gallengangs mit Cholestase

Palliative Therapie

- Empfehlung für alle primär irresektablen oder fernmetastasierten Patient*innen in adäquatem Allgemeinzustand

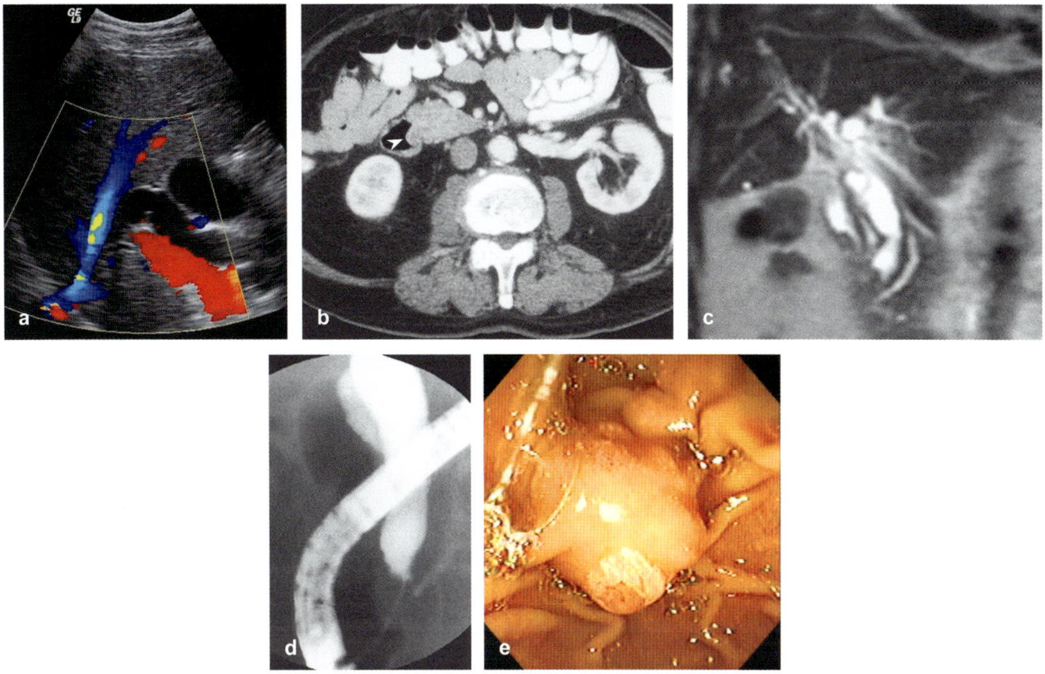

Abb. 16.12 Periampulläres Gallengangskarzinom bei einem Patienten mit schmerzlosem Ikterus [E723]
a) Farbdopplersonografische Darstellung eines deutlich erweiterten Gallengangs bis hinunter zum DHC
b) KM-gestützte CT mit erkennbarer Weichteilmehrung in der periampullären Region (Pfeilspitze)
c) MRCP
d) ERCP: abrupt endender distaler DHC mit prästenotischer Dilatation.
e) Endoskopische Darstellung einer Weichteilgeschwulst an der Papilla Vateri, histologisch einem cholangiozellulären Karzinom entsprechend

- First-Line-Therapie: Gemcitabin + Cisplatin
- Bei Versagen der First-Line-Therapie Empfehlung zur FGFR2-Fusions- oder FGFR2-Rearrangement-Testung → bei positivem Nachweis: Pemigatinib-Therapie
- Vorstellung im molekularen Tumorboard
- Unter Systemtherapie Empfehlung zur Verlaufskontrolle mittels Schnittbildgebung alle 6–12 Wochen

MERKE

Cholangiozelluläre Karzinome weisen ein hohes Rezidivrisiko auf. Neben einer adjuvanten Chemotherapie sollte daher zusätzlich eine engmaschige Nachsorge erfolgen. Nach Resektion/Ablation wird erstmals nach 4–12 Wochen, im ersten Jahr alle 3 Monate und ab dem zweiten Jahr alle 3–6 Monate eine Schnittbildgebung mittels CT oder MRT empfohlen.

LITERATUR

Deutsche Gesellschaft für Gastroenterologie, Verdauungs- und Stoffwechselkrankheiten (DGVS), Deutschen Gesellschaft für Allgemein- und Viszeralchirurgie (DGAV). S3-Leitlinie Prävention, Diagnostik und Behandlung von Gallensteinen. Version 3.0 vom 30.11.2017. AWMF-Registernummer: 021/008.

Deutsche Gesellschaft für Gastroenterologie, Verdauungs- und Stoffwechselkrankheiten (DGVS). S3-Leitlinie Diagnostik und Therapie des hepatozellulären Karzinoms und biliärer Karzinome. Version 4.0 vom 30.08.2023. AWMF-Registernummer: 032/053OL.

Wittekind C. TNM-Klassifikation maligner Tumoren. 8. Aufl. Weinheim: Wiley VCH, 2017.

KAPITEL

17 Pankreas

17.1 Anatomie und Physiologie

Anatomie (➤ Abb. 17.1)

- Sekundär retroperitoneal gelegenes Organ mit einer Länge von ca. 15–20 cm
- Bildet die dorsale Begrenzung der Bursa omentalis
- Erstreckt sich vom duodenalen C (Pankreaskopf) bis zum Milzhilus (Pankreasschwanz) auf Höhe LWK I/II
- Unterteilt in Pankreaskopf, Pankreashals, Pankreaskorpus und Pankreasschwanz
- Am unteren Rand des Pankreashalses verlaufen die Mesenterialgefäße, dorsal des Pankreaskopfs liegt im Confluens der Pfortaderursprungs
- Exkretorische Ausführungsgänge
  - Ductus Wirsungianus/Ductus pancreaticus als Hauptausführungsgang
  - Ductus Santorini drainiert den kranialen Anteil des Pankreaskopfs und verfügt oft über eine separate Einmündung in das Duodenum (Papilla duodeni minor)
- Operative Zugangsmöglichkeiten zum Pankreas:
  - Durch das Omentum minus
  - Durch das Lig. gastrocolicum
  - Durch die Durchtrennung des Treitz-Bands in Kombination mit dem Kocher-Manöver (Mobilisieren des Duodenums) → hiermit vollständige Mobilisation des Kopfbereichs
- Blutversorgung:
  - Arterielle Versorgung:
    - A. pancreaticoduodenalis superior aus der A. hepatica communis
    - A. pancreaticoduodenalis inferior aus der A. mesenterica superior
    - Pankreaskorpus und -schwanz weisen eine variable Blutversorgung auf, meist über kurze Äste aus der A. lienalis
  - Venöser Abstrom:
    - Venöser Abfluss über direkte Äste in die V. mesenterica superior
    - Pankreaskorpus und -schwanz drainieren in die V. lienalis
- Lymphabfluss: Erfolgt über peripankreatische Lymphknoten und Sammellymphknoten, wobei sich zwei Kompartimente und 10 Lymphknotenstationen unterscheiden lassen:
  - N1 bzw. peripankreatische Lymphknoten:
    - 1. Anteriore duodenopankreatische Lymphknoten
    - 2. Posteriore duodenopankreatische Lymphknoten
    - 3. Suprapankreatische Lymphknoten
    - 4. Infrapankreatische Lymphknoten

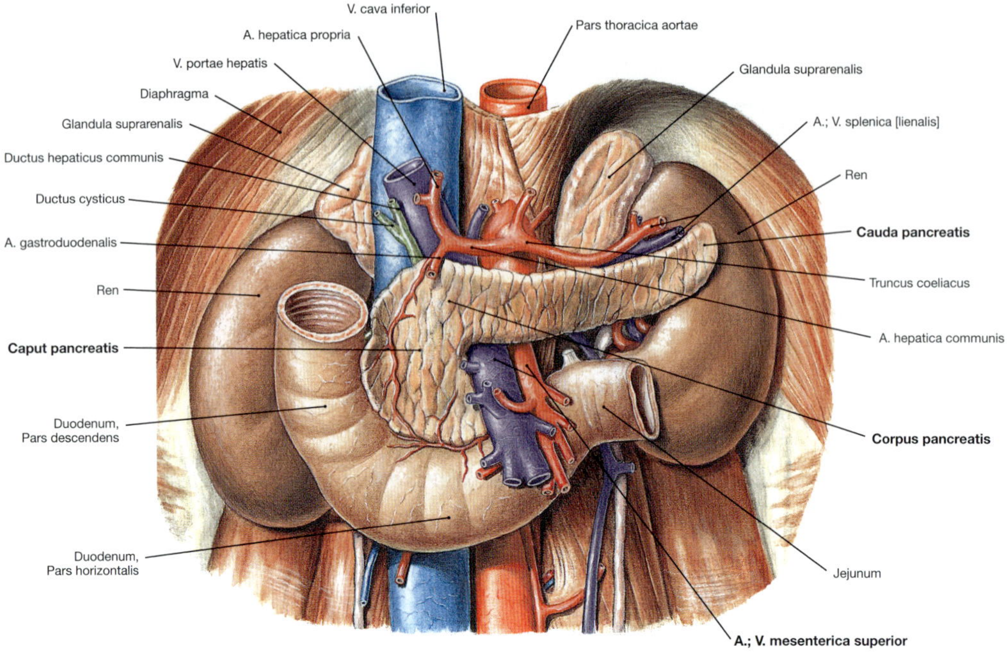

Abb. 17.1 Anatomie des Pankreas [S700]

  - 5. Lienale Lymphknoten
  - 6. Subpylorische Lymphknoten
- N2 bzw. Sammellymphknoten
  - 7. Lymphknoten an der Leberpforte
  - 8. Zöliakale Lymphknoten
  - 9. Lymphknoten am Stamm der A. mesenterica superior
  - 10. Paraaortale Lymphknoten

Physiologie

- Exokrines Pankreas:
  - Ca. 98 % der Organmasse
  - Tägliche Produktion von ca. 1–2 l enzymreichem Pankreassekret, welches über die Ausführungsgänge in das Duodenum gelangt
  - Enthält zahlreiche Verdauungsenzyme und Natriumhydrogencarbonat zur Neutralisierung des sauren Magensekrets
- Endokrines Pankreas:
  - Ca. 2 % der Organmasse
  - Langerhans-Inseln liegen vorwiegend in Pankreaskorpus und -schwanz
  - Hormonproduktion: Insulin, Glukagon, Somatostatin, pankreatisches Polypeptid

17.2 Gutartige Erkrankungen des Pankreas

17.2.1 Akute Pankreatitis

Definition

- Akute Entzündung der Bauchspeicheldrüse unterschiedlicher Genese (➤ Abb. 17.2) mit sehr variabler Krankheitsschwere
- Sowohl milder als auch lebensbedrohlicher Verlauf möglich

Epidemiologie

- Inzidenz in Deutschland bei ca. 13–43/100.000 Einwohner pro Jahr
- Krankheitsgipfel zwischen dem 40. und 60. Lebensjahr

Ätiologie

- Cholelithiasis (biliäre Pankreatitis)
- Chronischer Alkoholabusus
- Virusinfektionen (z. B. Mumps, Mononukleose, Virushepatitis)

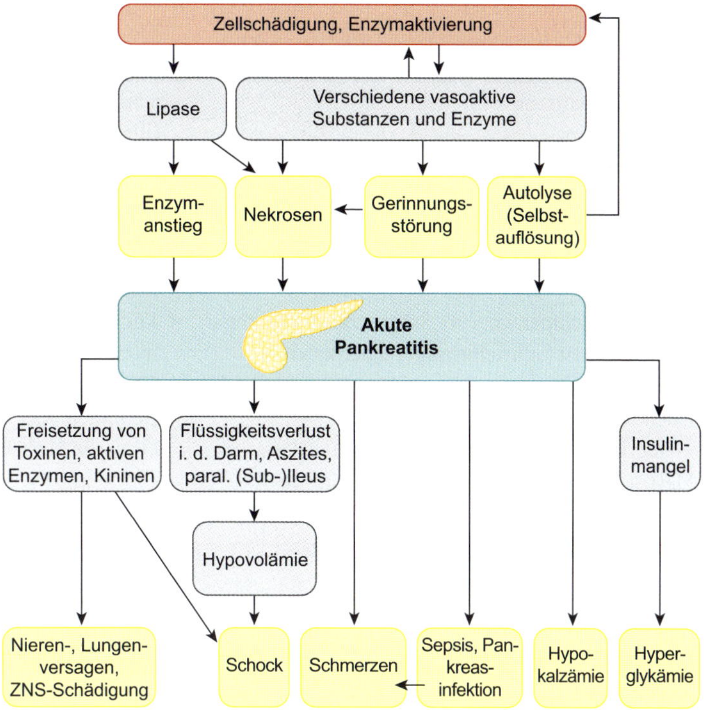

Abb. 17.2 Pathogenese der akuten Pankreatitis [L138]

- Periampulläre Duodenaldivertikel
- Primärer Hyperparathyreoidismus
- Hypertriglyzeridämie
- Iatrogen nach endoskopischen Eingriffen (Post-ERCP-Pankreatitis)
- Hereditäre und autoimmunologische Faktoren (Autoimmunpankreatitis)
- Medikamentös bedingt (z. B. Statine, Enalapril, Carbimazol)

MERKE

Mit ca. 50 % ist die biliäre Pankreatitis die häufigste Form der akuten Bauchspeicheldrüsenentzündung.

Klassifikation Die Einteilung der akuten Pankreatitis erfolgt gemäß der revidierten Atlanta- oder DBC-Klassifikation (➤ Tab. 17.1, ➤ Tab. 17.2). Die Schwere der Erkrankung und die damit einhergehende Letalität sind vor allem vom Vorhandensein eines begleitenden (Multi-)Organversagens abhängig.

CAVE

Die akute Pankreatitis stellt ein potenziell lebensbedrohliches Krankheitsbild dar und erfordert eine adäquate Diagnostik und stationäre Therapie, um schwere Verläufe frühzeitig zu erkennen und behandeln zu können.

Tab. 17.1 Definition des Schweregrads der akuten Pankreatitis gemäß der Atlanta-Klassifikation (DGVS 2021)

RAC/revidierte Atlanta Klassifikation	Mild	Moderat	Schwer
Organversagen (OV)	Nein	Transientes (< 48 h) OV	Persistierend (> 48 h) einzelnes oder multiples OV
Lokale oder systemische Komplikationen	Nein	Vorhanden	Vorhanden
Letalität (%)	0,1	2,1	52,2

Tab. 17.2 Definition des Schweregrades der akuten Pankreatitis gemäß der Determinanten-basierten Klassifikation (DBC) (DGVS 2021)

DBC	Mild	Moderat	Schwer	Kritisch
(Extra)pankreatische Nekrosen	Nein UND	Steril UND/ODER:	Infiziert ODER:	Infiziert UND:
Organversagen (OV)	Nein	Transientes (< 48 h) OV	Persistierendes (> 48 h) OV	Persistierendes (> 48 h) OV
Letalität (%)	0,1	4	39,2	54,1

Symptomatik

- Oberbauchschmerzen, evtl. Schmerzausstrahlung in den Rücken („gürtelförmiger Oberbauchschmerz")
- Übelkeit, Erbrechen
- Meteorismus, Darmatonie, paralytischer Ileus
- Elastische Bauchdeckenspannung („Gummibauch"), Abwehrspannung
- Ggf. Cholestase, Ikterus, Pruritus bei biliärer Pankreatitis
- Fieber, Schüttelfrost
- Hautveränderungen: Cullen-Zeichen (bräunliche Verfärbung im Nabelbereich, ➤ Abb. 17.3), Grey-Turner-Zeichen (bräunliche Verfärbung im Flankenbereich)
- Septisches Krankheitsbild möglich

Diagnostik

- Anamnese, klinische Untersuchung
- Labordiagnostik inkl. Leber-, Nieren-, Infektwerte, Elektrolyte, Amylase/Lipase

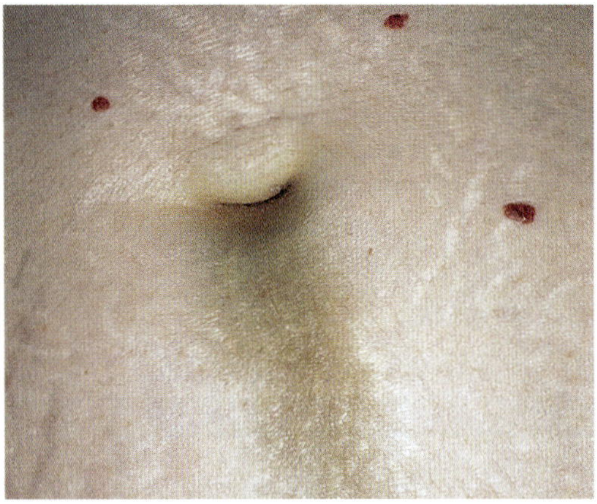

Abb. 17.3 Cullen-Zeichen bei schwerer akuter Pankreatitis: periumbilikale bräunlich-grünliche Verfärbung der Haut als Hinweis eines retroperitonealen Verhalts bei nekrotisierender Pankreatitis. [E273]

- Abdomensonografie (➤ Abb. 17.4)
- Endosonografie zum Nachweis/Ausschluss einer biliären Genese, ggf. mit ERCP
- CT-Abdomen (➤ Abb. 17.5) nur bei unklaren Befunden oder septischem Krankheitsbild ohne klinische Verbesserung im Verlauf

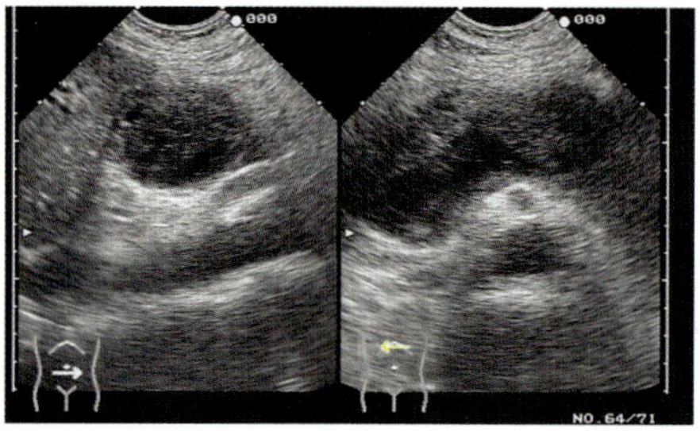

Abb. 17.4 Sonografische Darstellung einer ödematösen Pankreatitis. Vergrößertes, echoarmes, unregelmäßig und unscharf begrenztes Pankreas in Längs- und Querschnitt [M512]

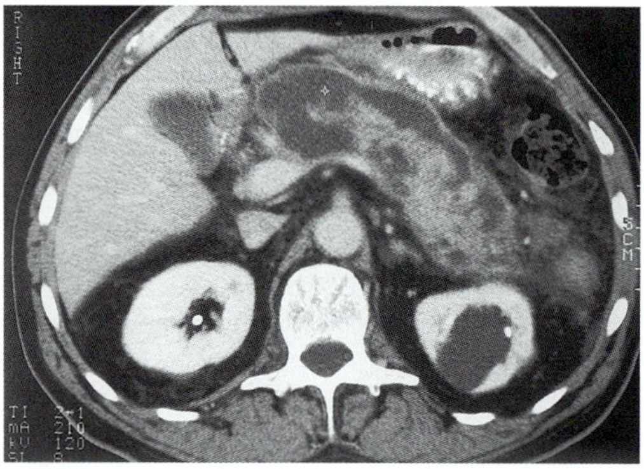

Abb. 17.5 CT-radiologische Darstellung einer akuten nekrotisierenden Pankreatitis. Im Caput pancreaticus partielle Nekrosen, in Corpus und Cauda noch normal durchblutete Parenchymanteile [M187]

MERKE

Diagnosekriterien gemäß S3-Leitlinie Pankreatitis (DGSV 2021, Empfehlung 1.6.1):
„Die Diagnose einer akuten Pankreatitis kann gestellt werden, wenn mindestens zwei der folgenden Kriterien vorliegen:
- Typische Abdominalschmerzen (akut beginnender, anhaltender Oberbauchschmerz, oft mit gürtelförmiger Ausstrahlung in den Rücken)
- Erhöhung der Serum-Lipase auf mindestens das dreifache der oberen Norm
- Charakteristische bildmorphologische Befunde"

Therapie

- Konservative Therapie
  - Kontrollierte Volumentherapie
  - Analgesie (bevorzugt mit Opioiden: Buprenorphin, Pethidin)
  - Intensivtherapie bei Vorliegen prognostisch ungünstiger Faktoren
  - Antibiotische Therapie nur bei septischem Krankheitsbild und infizierten Nekrosen (bevorzugt Carbapeneme)
- Interventionelle/endoskopische Therapie
  - ERCP bei biliärer Pankreatitis mit begleitender Cholangitis und/oder nachweisbarer Gallengangsobstruktion
  - Endoskopische transgastrale/transduodenale Drainageneinlage (LAMS = „Lumen-Apposing-Metall-Stents"), Spülung, Nekrosektomie bei nekrotisierender Pankreatitis mit septischem Verlauf (➤ Abb. 17.6)
  - Perkutane Drainage bei Versagen der endoskopischen Intervention
- Chirurgische Therapie
  - Offen chirurgisches Verfahren als Ultima Ratio nur in Ausnahmefällen (➤ Abb. 17.7)
  - Ggf. offene Nekrosektomie
  - Cholezystektomie im Verlauf bei biliärer Pankreatitis

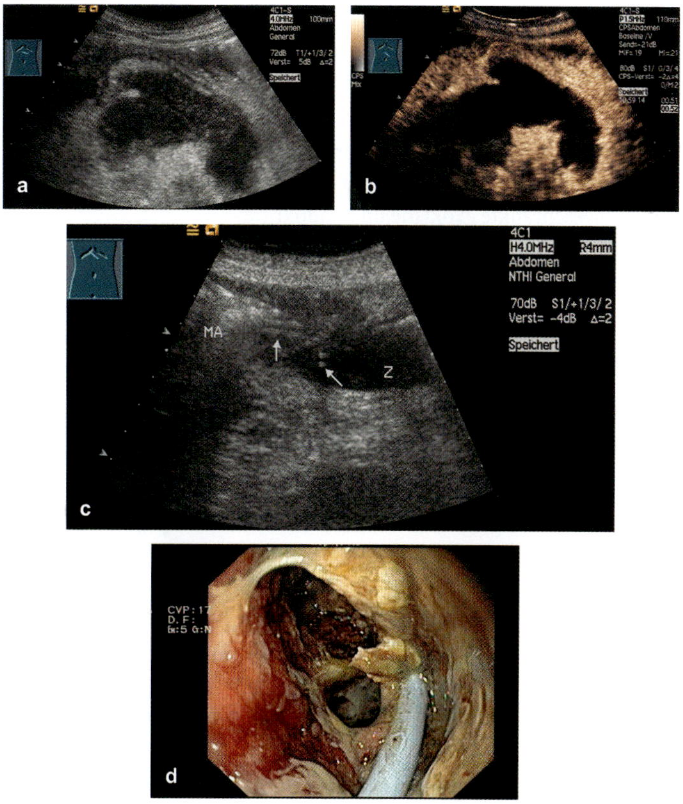

Abb. 17.6 Akute nekrotisierende Pankreatitis mit endoskopischer Drainagetherapie. [M386]
a) Echoinhomogene Nekrose
b) Nekrose im CEUS ohne Vaskularisationszeichen
c) Zystendrainage (Z) vom Magen aus
d) endoskopischer Blick in die Nekrosehöhle mit einliegender Drainage

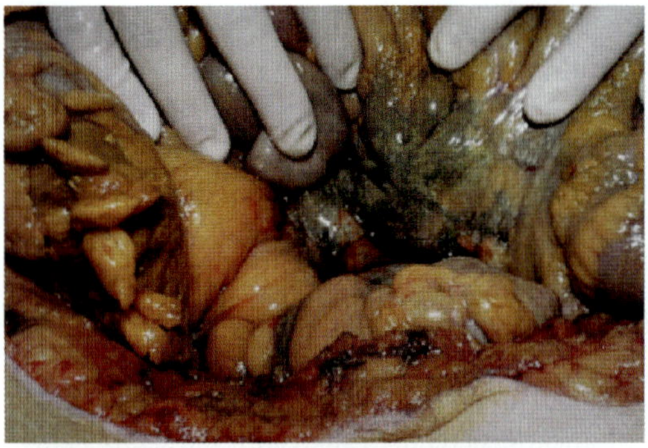

Abb. 17.7 Intraoperativer Befund bei ausgedehnter nekrotisierender Pankreatitis mit Nekrosearealen im gesamten Dünndarmmesenterium und retroperitoneal. Die Laparotomie erfolgte aufgrund eines abdominalen Kompartmentsyndroms als Folge der schweren Pankreatitis. [M1396]

MERKE

Die Therapie der akuten Pankreatitis erfolgt primär und nahezu ausschließlich konservativ oder endoskopisch-interventionell, sodass die Chirurgie schweren therapierefraktären Einzelfällen vorbehalten bleibt.

17.2.2 Chronische Pankreatitis

Definition

- Fibrotischer Umbau des Pankreasparenchyms durch rezidivierende Entzündungen
- Folge: eingeschränkte exokrine und endokrine Funktion (➤ Abb. 17.8)

Epidemiologie

- Inzidenz in Deutschland bei ca. 20/100.000 Einwohner/Jahr
- Gesamtletalität ca. 30 %, wobei fortgesetzter Alkoholkonsum die Lebenserwartung signifikant verkürzt
- Krankheitsgipfel zwischen dem 35. Und 55. Lebensjahr

Ätiologie

- Chronischer Alkoholabusus
- Nikotinabusus
- Autoimmunpankreatitis
- Genetische Veränderungen
- Primärer Hyperparathyreoidismus

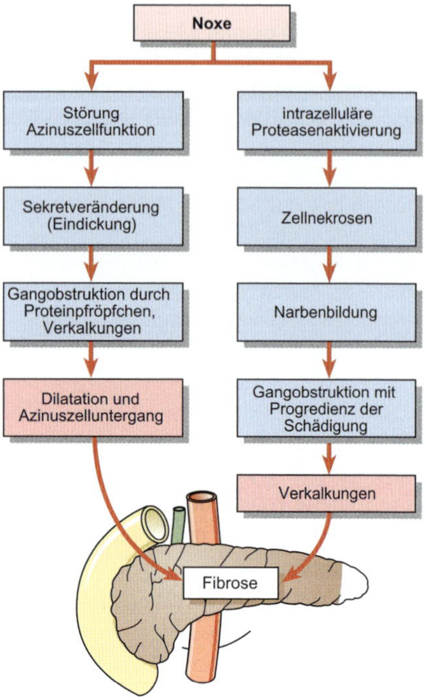

Abb. 17.8 Pathogenese der chronischen Pankreatitis [L106]

MERKE

Im Gegensatz zur akuten Pankreatitis spielt die Cholelithiasis bei der chronischen Pankreatitis nur eine untergeordnete Rolle. Mit ca. 70 % stellt der Alkoholabusus die häufigste Ursache dar.

Klassifikation Es existiert keine international einheitlich gültige Klassifikation, welche zuverlässig Prognose, Morbidität und Letalität abbilden könnte. Das am häufigsten verwendete und für alle bildgebenden Modalitäten einsetzbare Klassifikationssystem stellt die Cambridge-Klassifikation dar (➤ Tab. 17.3).

Symptomatik

- Rezidivierende Schmerzattacken, gürtelförmig im Oberbauch
- Im Verlauf chronisches Schmerzsyndrom
- Gewichtsverlust, Kachexie
- Im Verlauf exokrine und endokrine Pankreasinsuffizienz
- Exokrine Insuffizienz: Nahrungsintoleranz für Fette, Steatorrhoe, Gewichtsverlust
- Endokrine Insuffizienz: Diabetes mellitus

Tab. 17.3 Cambridge Klassifikation der chronischen Pankreatitis (DGVS 2021)

Bildgebung	ERCP	Sonografie	Endosonografie	CT/MRCP
Cambridge 0	Keine Pathologie bei kompletter Gangdarstellung	Normales Parenchym, glatte Organkontur, Gang < 2 mm	Keine morphologischen Veränderungen	Keine morphologischen Veränderungen
Cambridge 1	< 3 pathologische Seitenäste, Hauptgang normal	Echodichtes Parenchym, wabig-lobulierte Parenchymtextur, Organvergrößerung (bis 1,5-fach), Gang < 3 mm	Honigwabenartig lobuliertes Parenchym, Gang < 3 mm	In CT und MRT nicht detektierbar
Cambridge 2	> 3 pathologische Seitenäste, Hauptgang normal	Lobuliertes Parenchym mit echoreichen Septen, irreguläre Organkontur, irregulär konfigurierter Hauptgang > 3 mm	Echodichtes Parenchym, hyperechogene fokale Läsionen, hyperechogener Gang < 3 mm	Mindestens 2 der Kriterien: • Hauptgang 2–4 mm im Corpus pancreaticus • Leichte Organvergrößerung • Heterogenes Parenchym • Kleine (< 10 mm) zystische Veränderungen • Irregulärer Hauptgang • > 3 pathologische Nebengänge
Cambridge 3	> 3 pathologische Seitenäste plus pathologischer Hauptgang	Wie Cambridge 2 plus Zysten, fokale Verkalkungen	Honigwabenartig lobuliertes Parenchym, septiert, hyperechogene Foci, Gang > 3 mm, irregulärer Gang, keine Gangsteine	Alle bei 2 genannten Veränderungen plus pathologischer Hauptgang (> 4 mm)
Cambridge 4	Wie Cambridge 3 + Zysten, Gangsteine, Strikturen und/oder Einbezug von Nachbarorganen	Cambridge 3 + Gangsteine, Gangobstruktion, mind. 2-fache Organvergrößerung und/oder Milzvenenthrombose	Cambridge 3 + Verkalkung, Gangsteine und/oder Zysten	Mindestens 1 Kriterium von Cambridge 2 und/oder 3 + • Zystische Läsionen > 10 mm • Parenchymverkalkungen • Duktale Füllungsdefekte (Konkremente) • Duktale Obstruktion (Striktur) • Schwere Gangunregelmäßigkeiten

- Stenosenbildung im Bulbus duodeni und Ductus choledochus durch Vernarbungsprozesse mit Cholestase und Ikterus (➤ Abb. 17.9)

Diagnostik

- Anamnese, klinische Untersuchung
- Labordiagnostik inkl. Leber-, Infekt-, Nierenwerte, Elektrolyte, Amylase/Lipase
- BZ-Tagesprofil zum Ausschluss/Nachweis eines pankreatogenen Diabetes mellitus
- Exokrine Funktionsdiagnostik: Bestimmung der fäkalen Elastase 1
- Abdomensonografie (➤ Abb. 17.10)
- Endosonografie
- CT (➤ Abb. 17.11), MRT bei unklaren Befunden

MERKE

Diagnostik der chronischen Pankreatitis gemäß S-3-Leitlinie Pankreatitis (DGVS 2021a, Empfehlung 10.4.2):

„Die Endosonografie ist die Methode der Wahl, um bereits in frühen Erkrankungsstadien die chronische Pankreatitis mit hoher Sensitivität zu diagnostizieren. Die Endosonografie soll im Verlauf der Erkrankung bei der Detektion und Klassifikation von Komplikationen (Nekrosen, Pseudozysten) und insbesondere zur Therapie von signifikanten Pankreaspseudozysten oder -nekrosen eingesetzt werden."

17

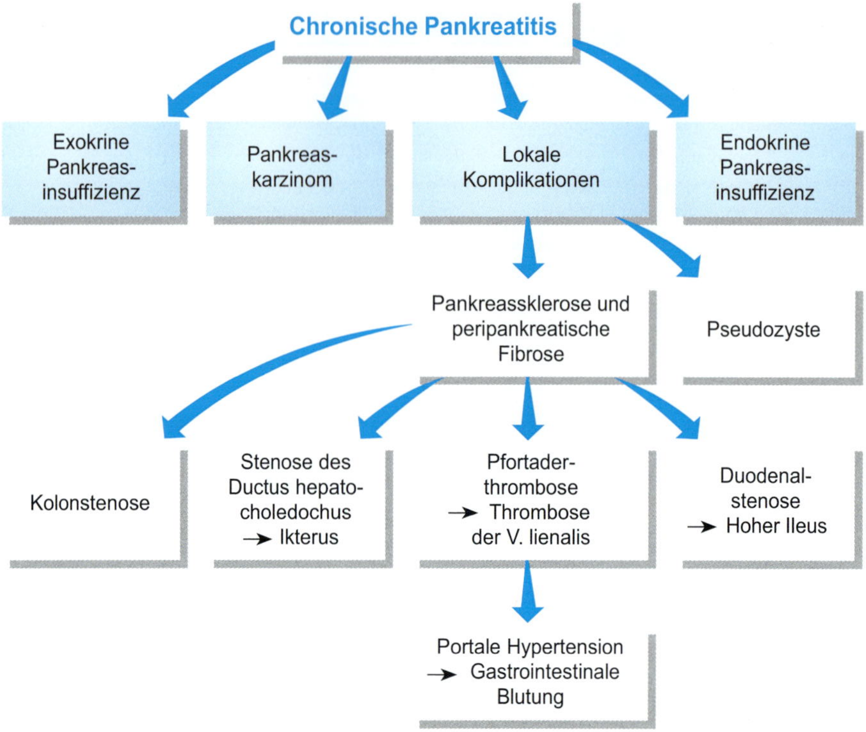

Abb. 17.9 Komplikationen als Folge einer chronischen Pankreatitis [L106]

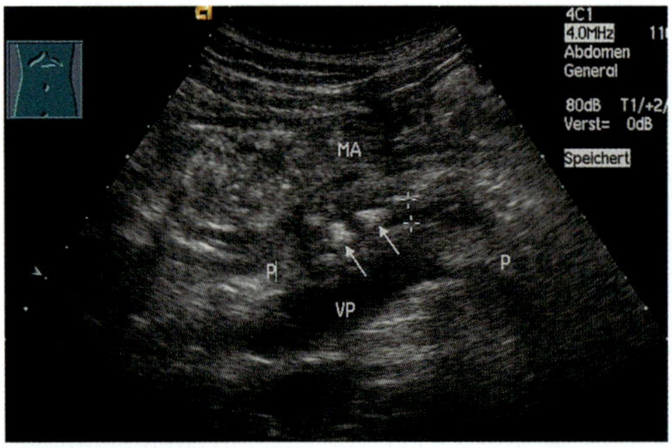

Abb. 17.10 Sonografische Darstellung einer chronischen Pankreatitis mit Verkalkungen und Konkrementen im Ductus pancreaticus [M386]

Konservative Therapie

- Kalkulierte Volumentherapie
- Analgetische Therapie gemäß WHO-Stufenschema
- Pankreasenzyme bei Hinweis auf Malabsorption
- Ernährungsmedizinische Betreuung bei Mangelernährung/Gewichtsverlust
- Alkohol-, Nikotinkarenz

Interventionelle/endoskopische Therapie

- Endoskopische Steinextraktion
- Dilatationstherapie mittels Stenting (DHC-Stent, Pankreasgangstent)
- Endoskopische transgastrale/transduodenale Drainage bei Pankreaspseudozysten
- Perkutane Drainage von Pseudozysten bei Versagen der endoskopischen Therapie

Operative Therapie Die Wahl des bestmöglichen Operationszeitpunkts stellt eine interdisziplinäre Herausforderung dar. Studien zeigen bessere Ergebnisse der Operation bezüglich Schmerzkontrolle, Lebensqualität und des endo- und exokrinen Funktionserhalts bei einem frühen OP-Zeitpunkt. Dies führte zur Leitlinienempfehlung, dass eine Operation bei Patient*innen mit chronischer Pankreatitis frühzeitig innerhalb weniger Monate (2–6 Monate) nach dem Beginn der Schmerztherapie mit Opiaten angeboten werden soll.

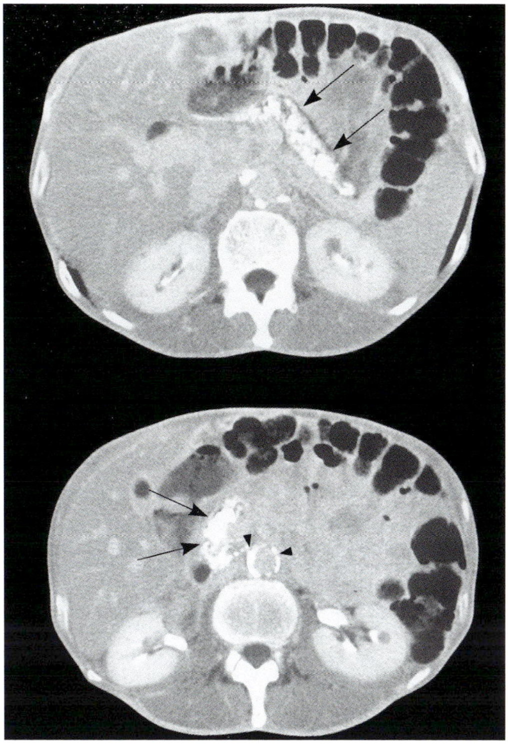

Abb. 17.11 Chronische Pankreatitis mit ausgedehnten Verkalkungen und Konkrementen in der CT-radiologischen Diagnostik [M1417]

MERKE

OP-Indikationen bei chronischer Pankreatitis:
- Konservativ nicht beherrschbare Schmerzsymptomatik
- Malignomverdacht
- Interventionell nicht beherrschbare/behandelbare, rezidivierende Komplikationen (z. B. Fisteln, Pseudozysten, Gangdestruktionen, Kompression von Nachbarorganen)
- Magenausgangs-, Duodenalstenose
- Persistierende Cholestase, rezidivierende Cholangitiden

- Drainageverfahren bei Pseudozysten: Zystojejunostomie, Zystogastrostomie, Zystoduodenostomie
- Organerhaltendes Operationsverfahren: Pankreatikojejunostomie nach Partington-Rochelle (Pankreasgang wird in ganzer Länge eröffnet und mit einer Jejunalschlinge als Roux-Y-Rekonstruktion anastomosiert, ➤ Abb. 17.12a)
- Resezierende Operationsverfahren
  - Partielle Duodenopankreatektomie nach Kausch-Whipple (➤ Abb. 17.12b) oder Traverso/Longmire
  - Komplette Pankreatektomie
  - Duodenumerhaltende Pankreaskopfresektion nach Beger (Pankreaskopfausschälung ohne Eröffnung des restlichen Pankreasgangs mit Pankreatikojejunostomie, ➤ Abb. 17.12c)
  - Duodenumerhaltende Pankreaskopfresektion nach Frey (Pankreaskopfausschälung mit drainierender lateraler Pankreatikojejunostomie, ➤ Abb. 17.12d)
  - OP nach Izbicki (kombinierte Pankreaskopfausschälung mit einer V-förmigen langstreckigen Exzision des ventralen Pankreas mit langstreckiger Pankreatikojejunostomie, ➤ Abb. 17.12f)

MERKE

Das bevorzugte Operationsverfahren richtet sich nach Lokalisation und Ausmaß der chronischen Pankreatitis. Bei organerhaltenden Operationsverfahren sollte stets ein intraoperativer Schnellschnitt durchgeführt werden. Bei hochgradigem Verdacht oder Nachweis eines Malignoms muss eine onkologische Pankreasresektion in Abhängigkeit der Tumorlokalisation durchgeführt werden. Insgesamt ist die operative Therapie hinsichtlich Schmerzkontrolle, Lebensqualität und Funktionserhalt der endoskopischen Therapie überlegen.

17.2.3 Zystische Pankreasraumforderungen

MERKE

Zystische Raumforderungen des Pankreas stellen eine morphologisch und biologisch heterogene Gruppe mit unterschiedlichem malignem Potenzial dar, welche somit eine zuverlässige Diagnostik und Therapie erfordern.

Pankreaspseudozysten

Definition Im Gegensatz zu echten Zysten nicht mit Epithel ausgekleidet.

Epidemiologie
- Im Zusammenhang mit akuter Pankreatitis ca. 6–18 %
- Als Folge chronischer Pankreatitis ca. 20–40 %
- Höchste Inzidenz bei alkoholinduzierter Pankreatitis

Ätiologie
- Akute/chronische Pankreatitis
- Posttraumatisch nach Pankreasverletzungen
- Postinterventionell

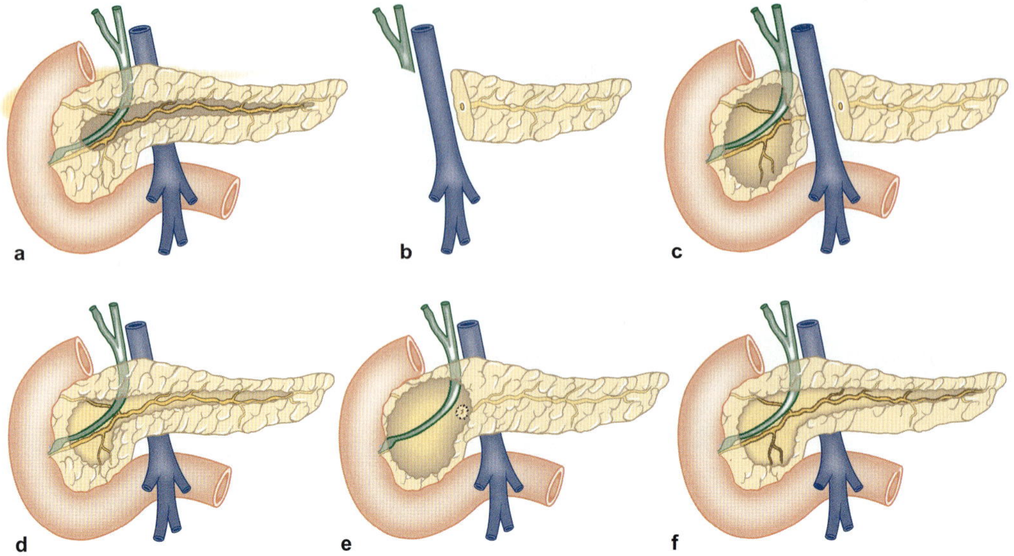

Abb. 17.12 Schematische Darstellung verschiedener operativer Möglichkeiten bei chronischer Pankreatitis: [L126]
a) Eröffnung des Ductus pancreaticus mit Pankreatikojejunostomie nach Partington-Rochelle
b) Partielle Duodenopankreatektomie nach Kausch-Whipple
c) Duodenumerhaltende Pankreaskopfresektion nach Beger
d) Duodenumerhaltende Pankreaskopfresektion mit Drainage des Pankreasgangs als Pankreatikojejunostomie nach Frey
e) Duodenumerhaltende Pankreaskopfresektion, Berner Modifikation
f) longitudinale V-förmige Pankreaskopfresektion mit Pankreatikojejunostomie nach Izbicki

Symptomatik

- Häufig asymptomatisch oder Symptome der Grunderkrankung
- Abdominale Schmerzen, Druckgefühl
- Fieber, Schüttelfrost bei Infektion
- Cholestase, Ikterus bei Kompression umgebender Strukturen

Diagnostik

- Anamnese, klinische Untersuchung
- Labordiagnostik
- Abdomensonografie
- CT (➤ Abb. 17.13), MRT, MRCP
- Endosonografie: Methode der Wahl (gleichzeitige Intervention möglich)

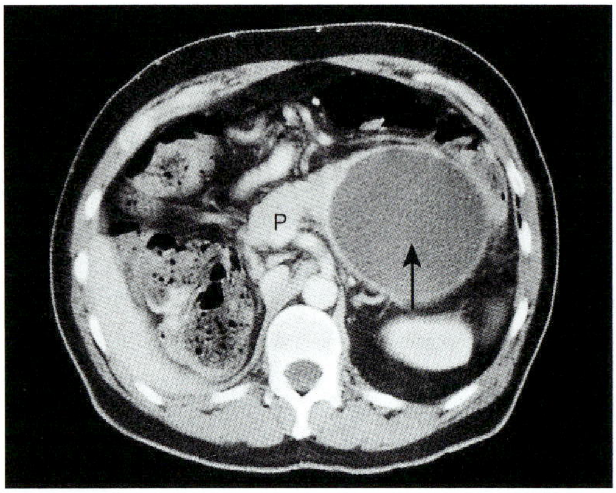

Abb. 17.13 Große Pankreaspseudozyste in der CT-radiologischen Diagnostik [E499]

Therapie

- Konservative Therapie: Verlaufskontrolle bei asymptomatischen Pseudozysten < 5 cm
- Interventionelle/endoskopische Therapie:
  - Endoskopische transgastrale/transduodenale Drainage
  - Transkutane Drainage bei Versagen der endoskopischen Therapie
- Operative Therapie
  - Zystenexstirpation/-resektion
  - Drainierende Verfahren: Zystogastrostomie, Zystojejunostomie, Zystoduodenostomie

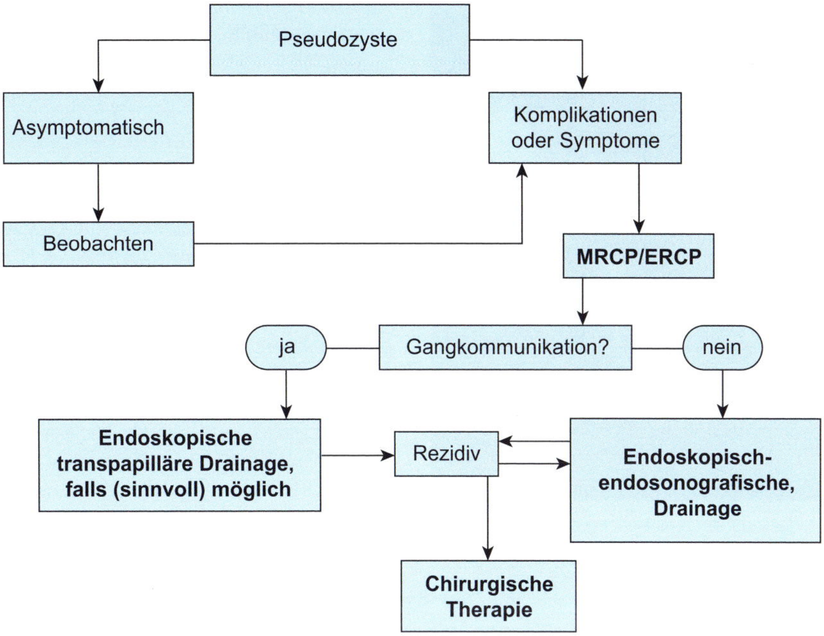

Abb. 17.14 Diagnose-/Therapiealgorithmus bei Pankreaspseudozysten. MRCP: Magnetresonanz-Cholangiopankreatikografie; ERCP: endoskopische retrograde Cholangiopankreatikografie [L143]

MERKE

Kleine Pankreaspseudozysten bilden sich häufig spontan zurück und bedürfen keiner Therapie. Eine Therapieindikation besteht in folgenden Fällen (➤ Abb. 17.14):

- Asymptomatische Pankreaspseudozysten > 5 cm
- Symptomatische Pankreaspseudozysten
- Komplikationen (Stenose von Gallengang/Pankreasgang, Kompression großer abdomineller Gefäße, Magenausgangs-/Duodenalstenose, Superinfektion, Einblutung)
- Malingomverdacht

Das bevorzugte Therapieverfahren ist die endoskopische Zystendrainage. Bei Malignomverdacht sollte eine endosonografische Zystenpunktion mit zytologischer/histologischer Sicherung erfolgen.

Intraduktale papilläre muzinöse Neoplasien (IPMN)

Definition

- Primär intraduktal wachsender, aus muzinösen Zellen bestehender Pankreastumor
- Unterscheidung zwischen Hauptgang- und Nebengang-IPMN
- Ca. 80 % aller IPMN im Pankreaskopf gelegen

Epidemiologie

- Mit ca. 20–30 % häufigster zystischer Pankreastumor
- Männer häufiger betroffen als Frauen (3 : 2)
- Mittleres Erkrankungsalter zwischen dem 60. und 70. Lebensjahr

Symptomatik

- Häufig asymptomatisch
- Abdominale Beschwerden, Druckgefühl
- Cholestase/Ikterus bei Kompression des Gallengangs
- Akute Pankreatitis bei Verlegung des Pankreasgangs
- Steatorrhö
- Diabetische Stoffwechsellage

Diagnostik

- Anamnese, klinische Untersuchung
- Labordiagnostik inkl. Leber-, Nieren-, Infektwerte, Elektrolyte, Lipase/Amylase
- Abdomensonografie

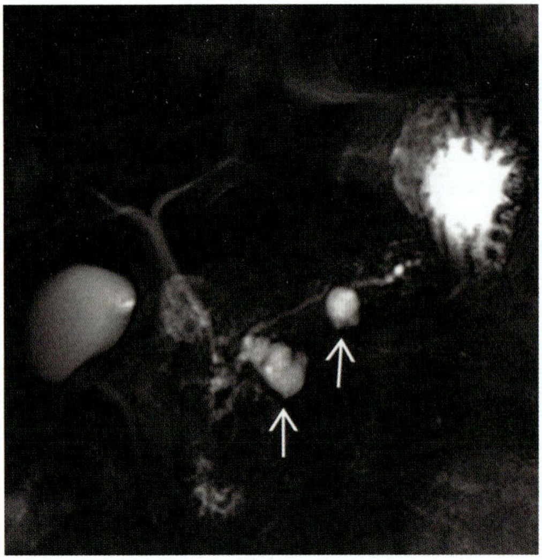

Abb. 17.15 Darstellung von zwei Nebengang-IPMNs (Pankreaskopf und Pankreasschwanz, Pfeil) in der MRCP [G1318]

- MRT mit MRCP (zur Gangbeurteilung, ➤ Abb. 17.15) der CT-Diagnostik überlegen
- Endosonografie, ggf. mit Feinnadelpunktion

MERKE

Zur Differenzialdiagnostik zystischer Pankreasraumforderungen sollte das MRT mit MRCP bevorzugt eingesetzt werden. Bei Läsionen > 1 cm oder bei diagnostischer Unsicherheit wird zur weiteren Abklärung eine Endosonografie empfohlen, bei unklarer Dignität mit simultaner Punktion zur histo-/zytopathologischen Untersuchung, Bestimmung von Lipase/Amylase und CEA.

Therapie (➤ Tab. 17.4)

- Die Therapie der IPMN besteht prinzipiell in einer chirurgischen Resektion nach onkologischen Kriterien.
- Dies umfasst je nach Lokalisation der Raumforderung eine partielle Duodenopankreatektomie nach Kausch-Whipple oder Traverso-Longmire, eine Pankreaslinksresektion oder eine komplette Pankreatektomie jeweils mit Lymphadenektomie.
- Kleinere Nebengang-IPMN können mittels Bildgebung verlaufskontrolliert werden.

Tab. 17.4 Empfohlenes Vorgehen bei Vorliegen einer Nebengang-IPMN

< 1 cm	MRT/CT/EUS nach 2 Jahren
1–2 cm ohne Malignitätskriterien	Bildgebung 6 Monate nach Erstdiagnose; wenn konstant, Kontrolle nach 2 Jahren
2–3 cm ohne Malignitätskriterien	Bildgebung 6 Monate nach Erstdiagnose; wenn konstant Kontrolle nach einem Jahr
1–3 cm mit Verdacht auf invasives Wachstum	Resektion

Malignitätskriterien: wandständige Knoten mit einer Größe > 10 mm und einer Gangweite von > 10 mm, zystische Seitenastdilatation > 30 mm, höhergradige Dysplasien in der Zytologie

MERKE

Aufgrund des hohen malignen Potenzials besteht eine primäre OP-Indikation für alle Hauptgang-IPMN, gemischte IPMN, symptomatische IPMN, Nebengang-IPMN > 3 cm sowie IPMN mit Malignitätsprädiktoren. Asymptomatische Nebengang-IPMN < 3 cm ohne Malignitätskriterien werden überwacht, sollten jedoch bei Größenprogredienz innerhalb des Überwachungszeitraums ebenfalls chirurgisch reseziert werden. Insgesamt wird die Indikation zur operativen Resektion bei unklaren Befunden großzügig gestellt, da die chirurgische Therapie die einzig kurative Behandlungsoption darstellt.

17.3 Bösartige Erkrankungen des Pankreas: Pankreaskarzinom

Definition

- Vom exokrinen Pankreasgewebe ausgehender maligner Tumor (neuroendokrine Tumoren des Pankreas werden in ➤ Kap. 4 separat behandelt)
- 60 % im Pankreaskopf lokalisiert
- Fast ausschließlich duktale Adenokarzinome

Epidemiologie

- Inzidenz in Deutschland ca. 10/100.000 Einwohner/Jahr
- Männer und Frauen etwa gleichermaßen betroffen
- Mittleres Erkrankungsalter zwischen dem 70. und 80. Lebensjahr
- Vierthäufigste Krebstodesursache

Tab. 17.5 TNM-Klassifikation des Pankreaskarzinoms (Wittekind 2017) [G924]

Primärtumor	
T1	Maximaler Tumordurchmesser ≤ 2 cm inkl. peripankreane Infiltration
T2	Maximaler Tumordurchmesser > 2 und < 4 cm inkl. peripankreane Infiltration
T3	Tumor > 4 cm inkl. peripankreane Infiltration
T4	Infiltration des Truncus coeliacus, der A. hepatica communis oder der A. mesenterica superior
Lymphknoten	
N0	Keine Lymphknotenmetastasen
N1	1–3 regionäre Lymphknotenmetastasen
N2	Mindestens 4 Lymphknotenmetastasen
Fernmetastasen	
M0	Keine Fernmetastasen
M1	Fernmetastasen

Risikofaktoren

- Alkohol-, Nikotinabusus
- Adipositas
- Chronische Pankreatitis
- Diabetes mellitus
- Hereditäre Pankreatitis
- Familiäre Disposition

Klassifikation

➤ Tab. 17.5.

Symptomatik

- Meist keine Frühsymptome
- Oberbauchschmerzen, Aszites
- Schmerzloser Ikterus, positives Courvoisier-Zeichen
- Übelkeit, Erbrechen
- Allgemeinsymptome: B-Symptomatik, Abgeschlagenheit, Appetitlosigkeit

Diagnostik

- Anamnese, klinische Untersuchung
- Labordiagnostik inkl. Tumormarker (CA 19-9, CEA)
- Abdomensonografie
- Endosonografie, ggf. mit Punktion
- MRT Oberbauch mit MRCP
- Staging: CT Thorax/Abdomen (➤ Abb. 17.16); alternativ PET-CT
- Fakultativ Staging-Laparoskopie zum Nachweis/Ausschluss einer Fernmetastasierung oder Peritonealkarzinose

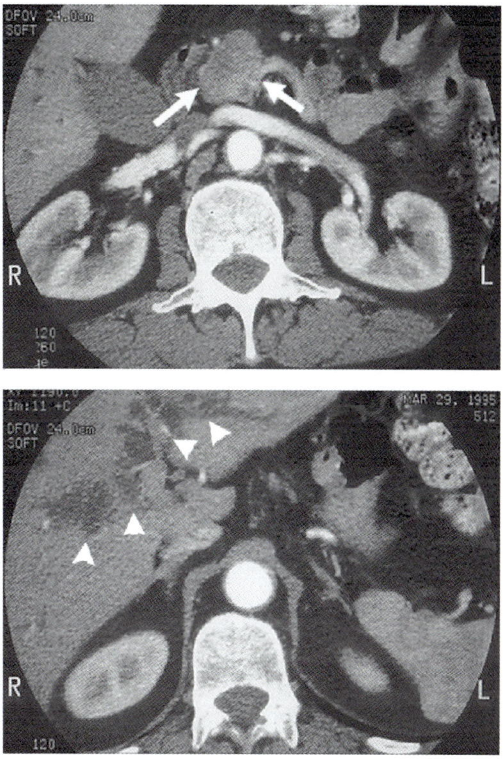

Abb. 17.16 CT-radiologische Darstellung eines Pankreaskopfkarzinoms (oben, Pfeile) mit konsekutivem Aufstau der intrahepatischen Gallengänge (unten, Pfeile). [E1365]

MERKE

Empfehlung zur diagnostischen Laparoskopie gemäß Konsultationsfassung der Leitlinie Exokrines Pankreaskarzinom (DGVS 2023, Empfehlung 6.6):
„Eine diagnostische Laparoskopie sollte bei in der Bildgebung resektabel erscheinenden Pankreaskarzinomen bei folgenden Konstellationen erfolgen:

1. Wenn in der Bildgebung ein Tumor > 3 cm vorliegt oder
2. Aszites besteht oder
3. Ein erhöhter Tumormarker-Wert (CA 19-9 > 500 U/ml) ohne Cholestase vorliegt

Bei diesen Situationen besteht der Verdacht auf das Vorliegen einer okkulten Organmetastasierung (Lebermetastasierung und/oder Peritonealkarzinose)."

Operative Therapie

- Chirurgische Therapie als einziges potenziell kuratives Therapieverfahren immer dann indiziert, wenn eine R0-Resektion möglich erscheint
- Onkologische Resektion (➤ Abb. 17.17, ➤ Abb. 17.18, ➤ Abb. 17.19) in Abhängigkeit von Lage des Pankreaskarzinoms in Kombination

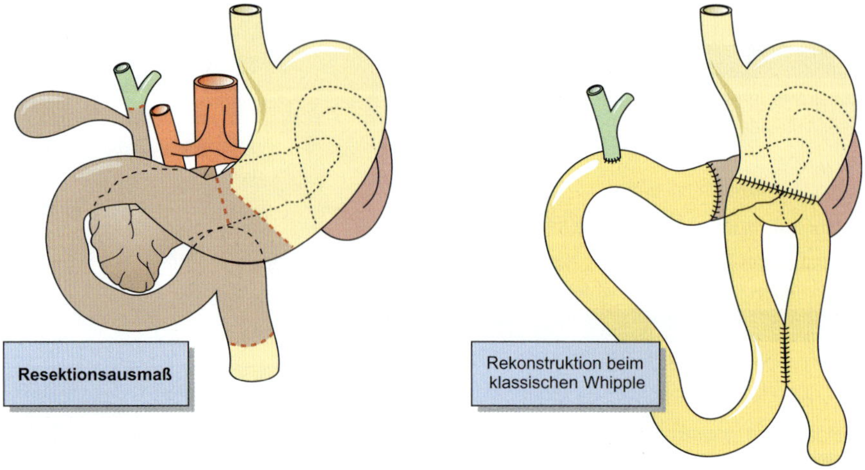

Abb. 17.17 Schematische Darstellung des Resektionsausmaßes und der Rekonstruktion bei klassischer „Whipple-OP" [L106]

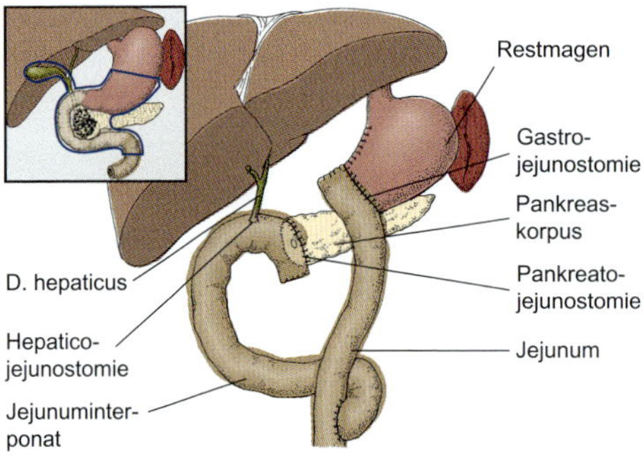

Abb. 17.18 Schematische Darstellung des Resektionsausmaßes bei Whipple-OP mit 2-Schlingen-Rekonstruktion in Y-Roux-Technik [L190]

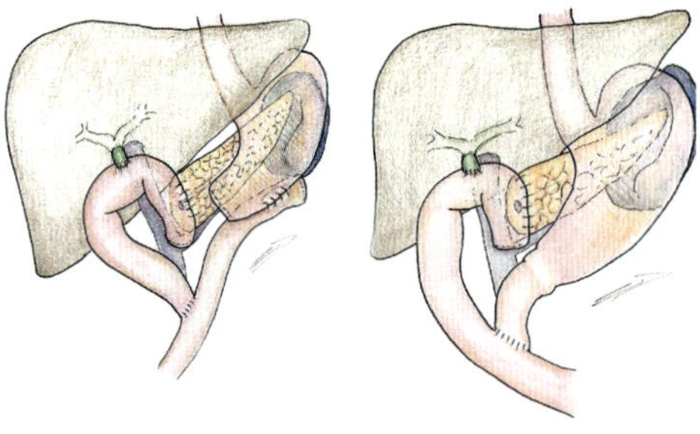

Abb. 17.19 Vergleich der Rekonstruktion nach Whipple und Traverso-Longmire: im Gegensatz zur partiellen Duodenopankreatektomie nach Kausch-Whipple (a) bleibt bei der Rekonstruktion nach Traverso-Longmire (b) der Pylorus erhalten. [E1364]

mit einer standardisierten Lymphadenektomie (mind. 12 Lymphknoten):
  - Pankreaskopfkarzinom: partielle Duodenopankreatektomie nach Kausch-Whipple oder Traverso-Longmire
  - Pankresschwanzkarzinom: Pankreaslinksresektion mit Splenektomie
  - Pankreaskorpuskarzinom: erweiterte/subtotale Pankreaslinksresektion oder totale Duodenopankreatektomie mit Splenektomie
- Keine Resektion des Tumors bei Nachweis von Fernmetastasen (auch wenn diese erst intraoperativ entdeckt wurden)

CAVE

Gemäß den ABC-Kriterien des International Association of Pancreatology (IAP) Konsensus (Isaji et al.) wird die Resektabilität von Pankreaskarzinomen neben der anatomischen Tumorausbreitung in Bezug auf eine lokoregionäre Gefäßbeteiligung auch von tumorbiologischen Faktoren (CA 19-9 > 500 U/ml, lokoregionären Lymphknotenmetastasen) sowie patientenspezifischen konditionellen Faktoren („Eastern Cooperative Oncology Group performance" ECOG 2 oder höher) bestimmt. Hieraus ergibt sich die Einteilung in resektable Tumoren, borderline-resektable Tumoren und lokal fortgeschrittene Tumoren, woraus sich das weitere Therapieregime ableitet (➤ Abb. 17.20).

Neoadjuvante Therapie

- Präoperative Chemotherapie oder Radiochemotherapie bei borderline-resektablen Tumoren (erhöht die R0-Rate durch Downsizing)

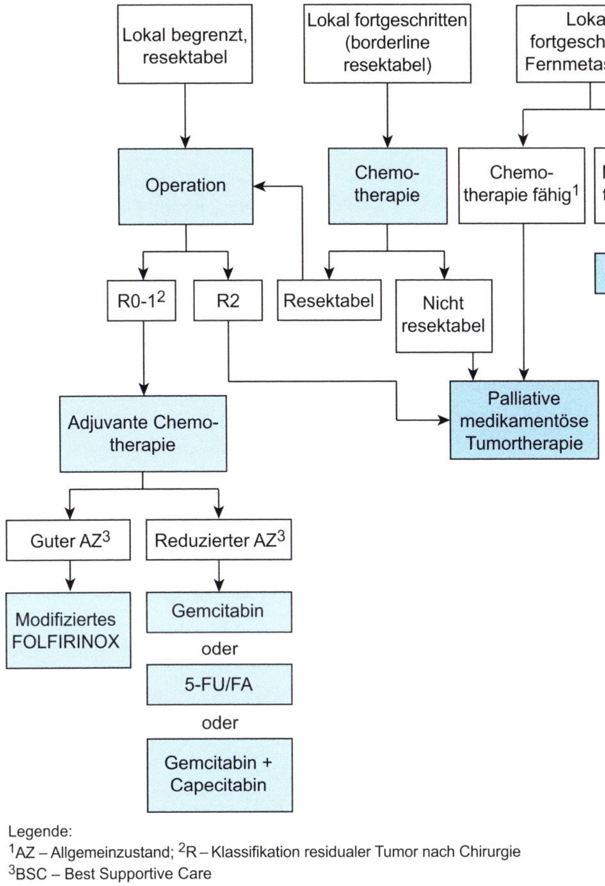

Abb. 17.20 Therapiealgorithmus bei duktalem Adenokarzinom des Pankreas [L143]

- Initiale Chemotherapie bei lokal-fortgeschrittenem Pankreaskarzinom
- Chemotherapieprotokolle der Neoadjuvanz:
  - FOLFIRINOX (Folinsäure, 5-Fluorouracil, Irinotecan, Oxaliplatin)
  - Gemcitabin + nab-Paclitaxel

Adjuvante Therapie

- Adjuvante Chemotherapie nach R0-Resektion eines Pankreaskarzinoms unabhängig vom Tumorstadium empfohlen (Voraussetzung ECOG 0–2)
- Additive Chemotherapie über 6 Monate bei R1-resezierten Pankreaskarzinomen
- ECOG 0–1: adjuvante Chemotherapie mit mFOLFIRINOX
- ECOG 1–2: adjuvante Chemotherapie mit Gemcitabin oder Gemcitabin + Capecitabin

Palliative Therapie

- Bei metastasierten bzw. lokal fortgeschrittenen Pankreaskarzinomen im ECOG-Stadium 0–2 empfohlen
- First-Line-Therapien:
  - FOLFIRINOX
  - Gemcitabin + nab-Paclitaxel
  - Gemcitabin + Erlotinib
- Bei ECOG-Status 2 oder mehr: Gemcitabin Monotherapie
- Ggf. palliative interventionelle oder operative Eingriffe bei tumorbedingter Cholestase (Stents, PTCD, biliodigestive Anastomose)

MERKE

Der Großteil der Patient*innen mit Pankreaskarzinom ist bereits zum Diagnosezeitpunkt nicht mehr kurativ behandelbar. Ursächlich sind das Fehlen von Frühsymptomen mit später Diagnosestellung sowie ein aggressives Tumorwachstum mit frühzeitiger Metastasierung. Hieraus resultiert eine 5-Jahres-Überlebensrate von ca. 9 %.

LITERATUR

Cassar N et al.: Surgery versus endoscopy for the management of painful chronic pancreatitis: A systematic review and meta-analysis of randomized trials. Dig Surg. 2024; 41(1): 1–11.

Deutsche Gesellschaft für Gastroenterologie, Verdauungs- und Stoffwechselkrankheiten (DGVS 2021a). S3-Leitlinie Pankreatitis. Version 3.1 vom 10.09.2021. AWMF-Registernummer: 021-003.

Deutsche Gesellschaft für Gastroenterologie, Verdauungs- und Stoffwechselkrankheiten (DGVS 2021b). S3-Leitlinie Exokrines Pankreaskarzinom. Version 2.0 vom 31.12.2021. AWMF-Registernummer: 032/010OL.

Deutsche Gesellschaft für Gastroenterologie, Verdauungs- und Stoffwechselkrankheiten (DGVS). Konsultationsfassung S3-Leitlinie Exokrines Pankreaskarzinom, Version 3.01 vom August 2023. AWMF-Registernummer: 032-010OL.

Ghaneh P et al. ESPAC-5F: Four-arm, prospective, multicenter, international randomized phase II trial of immediate surgery compared with neoadjuvant gemcitabine plus capecitabine (GEMCAP) or FOLFIRINOX or chemoradiotherapy (CRT) in patients with borderline resectable pancreatic cancer. J Clin Oncol. 2020;28(15): 4505.

Isaji S et al. International consensus on definition and criteria of borderline resectable pancreatic ductal adenocarcinoma 2017. Pancreatology. 2018; 18(1): 2–11.

McGuigan A et al.: Bauchspeicheldrüsenkrebs: eine Überprüfung der klinischen Diagnose, Epidemiologie, Behandlung und Ergebnisse. Welt J Gastroenterol. 2018;24(43): 4846–4861.

Newman KD et al. Pyloric and gastric preservation with pacreaticoduodenectomy. Am J Surg. 1983;145(1): 152–156.

Oba A et al. Neoadjuvant treatment in pancreatic cancer. Front Oncol. 2020; 10: 245.

Wittekind C. TNM-Klassifikation maligner Tumoren. 8. Aufl. Weinheim: Wiley VCH, 2017.

KAPITEL

18 Milz

18.1 Anatomie und Physiologie

Anatomie

- Intraperitoneal unter dem linken Rippenbogen liegend (9.–11. Rippe)
- Ca. 11 × 7 × 4 cm messendes, 100–200 g schweres parenchymatöses Organ
- Enge Lagebeziehung zu Zwerchfell, Magen, Pankreasschwanz, linker Kolonflexur und linker Niere (➤ Abb. 18.1)
- Über Lig. splenocolicum, Lig. phrenicosplenicum, Lig. splenorenale und Lig. gastrosplenicum mit der Umgebung verbunden
- Bei ca. 10–30 % der Bevölkerung findet sich eine Nebenmilz
- Blutversorgung:
  - A. lienalis/splenica aus dem Truncus coeliacus
  - Oberpol wird zudem über Aa. gastricae breves versorgt
  - Venöser Abstrom über die V. lienalis/splenica, welche sich mit der V. mesenterica superior zur Pfortader vereint

Physiologie

- Bis zum 6. Lebensjahr ist die Milz an der Hämatopoese beteiligt
- Histologie: retikuläres Netzwerkt aus Milztrabekel und Milzpulpa (= Parenchym)
  - Rote Pulpa: dient der Sequestration alter/defekter Erythrozyten, Granulozyten und Thrombozyten
  - Weiße Pulpa: dient der Immunabwehr, Lymphozytenproduktion

18.2 Pathologien der Milz

18.2.1 Raumforderungen

Benigne Raumforderungen

- Milzzysten (dysontogenetische Zysten, Pseudozysten, parasitäre Zysten)
- Milzhämangiome
- Milzabszesse

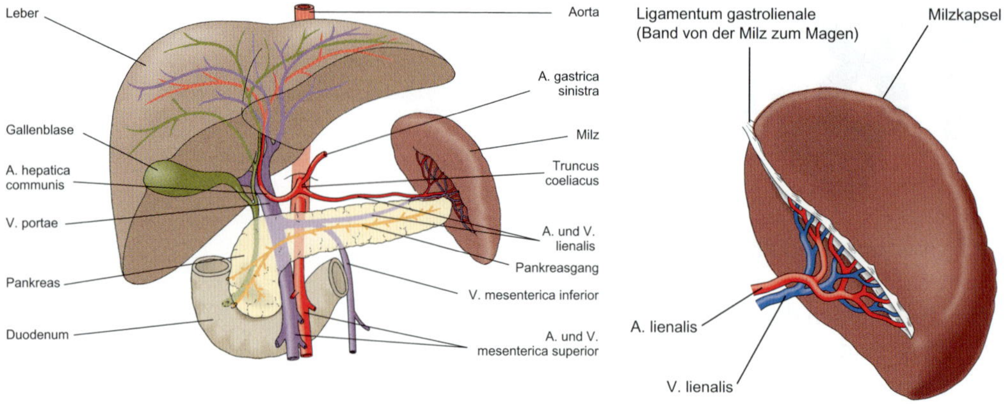

Abb. 18.1 Anatomie der Milz [L190]

Maligne Raumforderungen

- Metastasen (meist gastrointestinaler Tumoren oder von Mamma-CA)
- Sehr selten primäre Milztumoren, dann meist Lymphome oder Sarkome

18

18.2.2 Milzarterienaneurysma

Definition Umschriebene Gefäßerweiterung der A. lienalis unterschiedlicher Genese

Epidemiologie

- Mit einer Prävalenz von 0,1–2 % sehr seltene Erkrankung
- 60 % aller viszeralen Aneurysmen sind Milzarterienaneurysmen (gefolgt von Aneurysmen der A. hepatica und des Truncus coeliacus)

Ätiologie

- Arteriosklerose
- Mediale Dysplasie
- Abdominale Traumata
- Infektionen
- Seltene genetische Erkrankungen (z. B. Marfan-Syndrom, Ehlers-Danlos-Syndrom)

Symptomatik

- Häufig asymptomatisch
- Unspezifische abdominelle Beschwerden
- Rückenschmerzen
- Reduzierter Allgemeinzustand
- Fieber
- Akutes Abdomen und hämorrhagischer Schock bei Ruptur (hohe Rupturgefahr in der Schwangerschaft)

Diagnostik

- Meist Zufallsbefund
- Sonografie, Duplexsonografie
- MR-Angiografie
- CT-Angiografie

Therapie

- OP-Indiktion:
  - Aneurysma > 2 cm
  - Wachstum > 0,5 cm/Jahr
  - Konservativ nicht beherrschbare abdominale Symptomatik
  - Notfallindikation bei Ruptur
- Chirurgische Therapie
  - Ligatur des Aneurysmahalses
  - Aneurysmaresektion mit End-zu-End-Anastomose
  - Interponat
  - Splenektomie bei hilusnahen Aneurysmen
- Interventionelle Therapie
  - Coiling (➤ Abb. 18.2)
  - Stenting

MERKE

Der Großteil der viszeralen Aneurysmen wird mittlerweile endovaskulär versorgt, so dass die operative Therapie meist nur noch bei Kontraindikationen oder Versagen der interventionellen Therapie oder bei Notfallsituationen mit Ruptur zum Einsatz kommt.

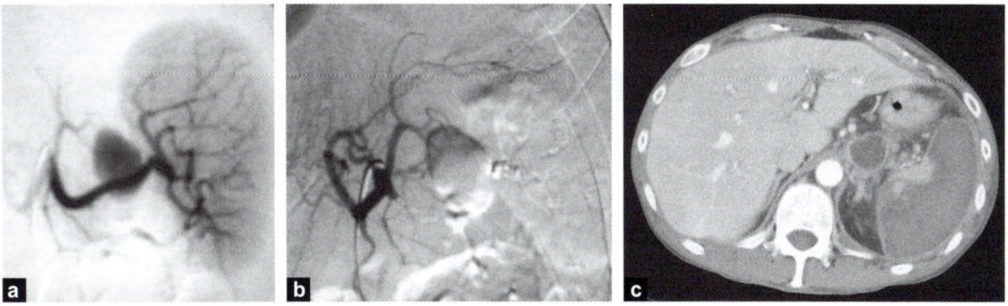

Abb. 18.2 Großes Milzarterienaneurysma in der Angiografie (a); Therapie mittels Embolisation (b). Im Kontroll-CT (c) zeigt sich das vollständig thrombosierte Aneurysma sowie ein subtotaler Milzinfarkt. [E723]

18.2.3 Milzruptur

Definition Einriss in Kapsel oder Parenchym der Milz, meist als Traumafolge.

Epidemiologie
- Mit bis zu 45 % das am häufigsten betroffene intraabdominale Organ bei stumpfem Bauchtrauma (gefolgt von Leber)
- Ca. 5–6 % in Form von zweizeitigen Milzrupturen

Ätiologie
- Stumpfes Bauchtrauma, linksseitiges Thoraxtrauma
- Penetrierendes Bauchtrauma (Stich-, Schussverletzung)
- Spontanruptur (z. B. bei hämatologischen Erkrankungen, Splenomegalie)
- Iatrogen im Rahmen von Oberbauchoperationen

CAVE

Bei Z. n. Abdominaltrauma kann es zu einer zweizeitigen Milzruptur mit einem symptomfreien Intervall von Stunden bis Wochen kommen, sodass bei akutem Abdomen immer auch eine Traumaanamnese erfolgen sollte.

Klinik
- Schmerzen im linken Oberbauch, evtl. mit Schmerzausstrahlung in die linke Schulter („Kehr-Zeichen“)
- Schmerzbedingte Schonatmung, Dyspnoe
- Lokale Abwehrspannung und Druckschmerz
- Hämorrhagischer Schock
- Plötzlich einsetzende Schocksymptomatik Tage/Wochen nach Trauma bei zweizeitiger Milzruptur

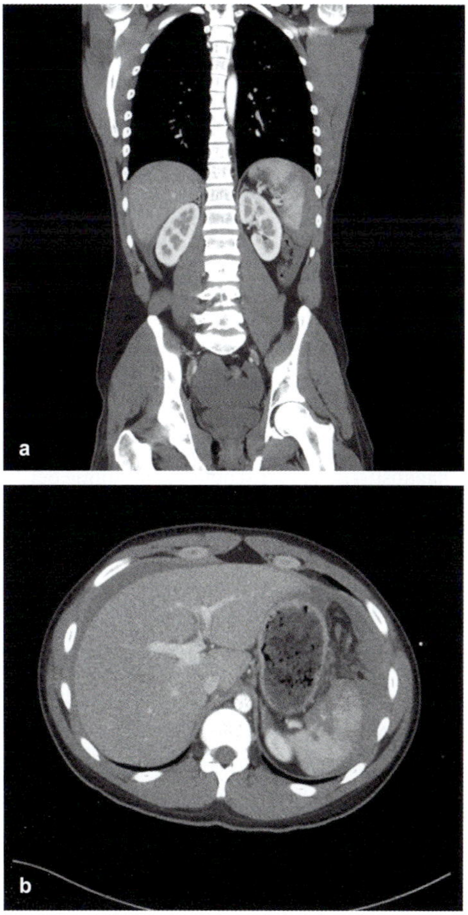

Abb. 18.3 CT-radiologische Darstellung einer Milzruptur AAST Grad 4 in der koronaren (a) und axialen (b) Darstellung bei einem Patienten nach Verkehrsunfall. [P1161]

Tab. 18.1 AAST(American Association for Surgery of Trauma)-Klassifikation nach Moore (1995)

Grad	Verletzung	Ausmaß
1	Hämatom Lazeration	Subkapsulär < 10 % Oberfläche Kapselriss, keine Blutung, < 1 cm Parenchymtiefe
2	Hämatom Lazeration	Subkapsulär, 10–50 % Oberfläche, < 2 cm intraparenchymal Kapselriss, Blutung, 1–3 cm Parenchymtiefe
3	Hämatom Lazeration	Subkapsulär, > 50 % Oberfläche, > 2 cm intraparenchymal > 3 cm Parenchymtiefe mit Trabekelgefäßverletzung
4	Hämatom Lazeration	Rupturiertes intraparenchymales Hämatom mit Blutung Abriss segmentaler oder hilärer Gefäße (> 25 % der Milz)
5	Lazeration Gefäße	Komplette Milzzerstörung Hiläre Gefäßverletzung mit Devakularisation der Milz

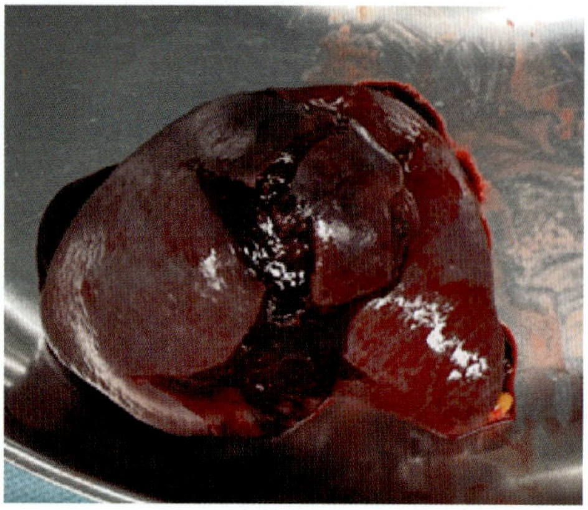

Abb. 18.4 Splenektomie-Präparat bei höhergradiger Milzruptur [T1419]

18

Diagnostik

- Anamnese, klinische Untersuchung
- Sonografie/FAST-Sonografie bei Polytrauma
- CT-Abdomen (➤ Abb. 18.3), ggf. Traumaspirale bei Polytrauma
- Diagnostische Laparoskopie/Laparotomie bei Kreislaufinstabilität und sonografisch nachgewiesener freier Flüssigkeit

Klassifikation ➤ Tab. 18.1

Therapie

- Konservative Therapie:
  - Hämodynamisch stabile oder stabilisierbare Patient*innen mit Grad 1–3 Verletzungen können mittels engmaschiger klinischer und sonografischer Kontrolle überwacht werden.
  - Bei sekundärer Instabilität sollte ein interventionelles oder operatives Verfahren gewählt werden.
- Interventionelle Therapie/Angioembolisation:
  - Bei kreislaufstabilisierbaren Patient*innen auch bei höhergradigen Milzrupturen möglich
  - Sekundär bei Kreislaufverschlechterung initial konservativ behandelter Patient*innen
- Operative Therapie:
  - Bei instabilem Kreislaufzustand
  - Bei Milzverletzungen Grad 4/5 oder polytraumatisierten Patient*innen mit Begleitverletzungen
  - Bei Zeichen einer Peritonitis, Verdacht auf Hohlorganverletzungen
  - Bei penetrierendem Abdominaltrauma
  - Bei Verletzungen Grad 1–3 möglichst milzerhaltendes Verfahren
  - Bei Verletzungen Grad 4–5 Indikation zur Splenektomie (➤ Abb. 18.4)

MERKE
Beim Polytrauma stellt die Milzruptur die häufigste intraabdominale Verletzung dar. Die OP-Indikation wird in Abhängigkeit der Kreislaufstabilität und der Begleitverletzungen interdisziplinär gestellt.
Ca. 80 % der Milzrupturen können erfolgreich konservativ behandelt werden.

18.3 Splenektomie

Indikationen

- Höhergradige traumatische Milzverletzungen mit Kreislaufinstabilität
- Radikale tumorchirurgische Operationen (z. B. im Rahmen von Pankreas- oder Magenkarzinomen)
- Primäre oder sekundäre Neoplasien der Milz
- Hilusnahes rupturiertes Milzarterienaneurysma

- Konservativ nicht beherrschbare hämatologische Erkrankungen: z. B. Morbus Werlhof (idiopathische thrombozytopenische Purpura), Thalassämie, Kugelzellanämie

Operation
- Offene Splenektomie
  - Linksseitiger Rippenbogenrandschnitt oder Medianlaparotomie
  - Eröffnung der Bursa omentalis
  - Aufsuchen und primäre Ligatur der A. lienalis am Pankreasoberrand
  - Durchtrennung der Aufhängebänder (Ligatur der Vasa gastricae breves im Lig. Gastrosplenicum)
  - Schrittweise Durchtrennung der Milzhilusgefäße

MERKE

Beim polytraumatisierten Patient*innen sollte die Medianlaparotomie als Zugang bevorzugt werden, um einen besseren Überblick bezüglich möglicher Begleitverletzungen zu bekommen.

- Laparoskopische Splenektomie (➤ Abb. 18.5)
  - Bei elektiven Eingriffen mittlerweile das bevorzugte Verfahren
  - Hinsichtlich Morbidität und Mortalität dem offenen Verfahren ebenbürtig
- Milzerhaltenden Operationen
  - Segment-/Polresektionen
  - Direkte Kapselnaht
  - Infrarotkoagulation, Laser, Argonbeamer
  - Umlegen der Milz mit einem resorbierbaren Netz, welches zusammengezogen wird, um eine Hämostase zu erreichen (Splenorafe)

Komplikationen
- Pankreasschwanzverletzungenmit postoperativen Pankreasfisteln
- Subphrenische Abszesse
- Lungenatelektasen, Pleuraergüsse
- Infektanfälligkeit, OPSI
- Passagere Thrombozytose mit Thromboseneigung

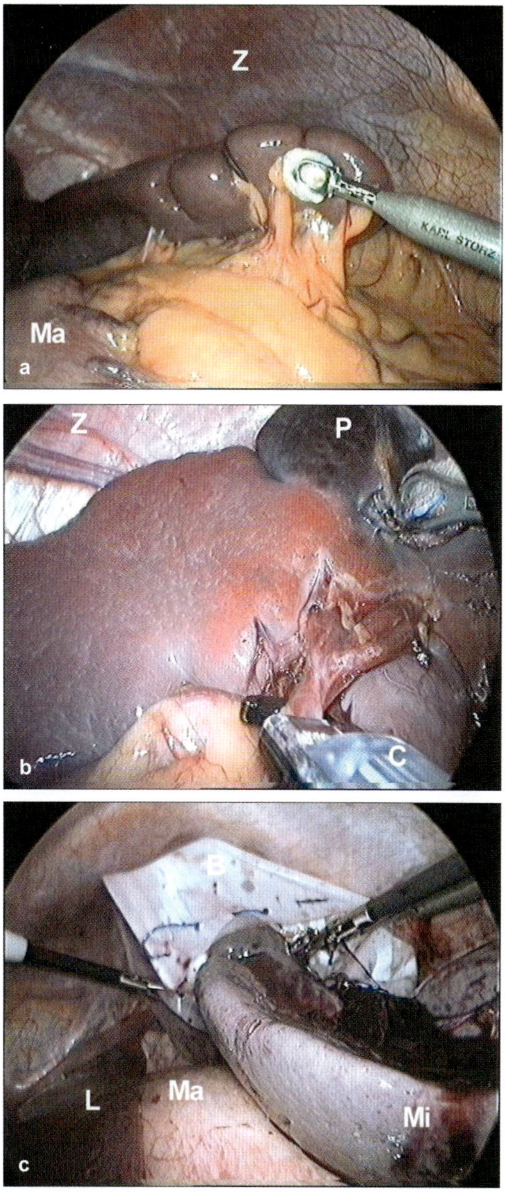

Abb. 18.5 Laparoskopische Splenektomie bei Splenomegalie im Rahmen eines Morbus Werlhof. [R234]
a) Laparoskopischer Blick auf den Milzunterpol (Z = Zwerchfell, Ma = Magen);
b) Schrittweiser Verschluss der Milzgefäße mittels Clips und anschließender Durchtrennung. Bereits Ischämie des Unterpols (P) (C = Clip-Applikator);
c) Einbringen der Milz in einen Bergebeutel (L = Leber, B = Bergebeutel, Mi = Milz)

18

EXKURS

OPSI: Overwhelming Postsplenektomy Infection

Nach Splenektomie besteht ein erhöhtes Risiko für schwere Verläufe bei Infektionen mit bekapselten Bakterien. Dies kann bis zu 30 Jahre nach einer Splenektomie auftreten, meist jedoch innerhalb der ersten 3 Jahre mit einer Inzidenz von 1–5 % und einer Mortalität von 30–60 %. Etwa in der Hälfte der Fälle handelt es sich um Pneumokokken-Infektionen.

Zur Prävention sollte allen Patient*innen nach Splenektomie ein „Post-Splenektomie-Impfprogramm" (Pneumokokken, Haemophilus influenzae Typ B, Meningokokken) empfohlen und ein Notfall-Pass ausgestellt werden (➤ Abb. 18.6).

LITERATUR

Asplenie-Net. Impfempfehlungen – Impfschemata, Stand 06/2022. https://asplenie.wordpress.com/leitlinie_splenektomie_2009/impfempfehlungen/ (letzter Zugriff: 26.03.2024).

Croner RS et al. Aneurysma viszeraler Arterien, Dtsch Ärztebl. 2006; 103(20): A-1367/B-1161/C-1117.

Deutsche Gesellschaft für Kinderchirurgie e.V. (DGKCH). S1-Leitlinie Traumatische Milzruptur im Kindesalter. Version 3.1 vom 30.04.2020. AWMF-Register-Nr. 006-112.

Deutsche Gesellschaft für Unfallchirurgie e.V. und Deutsche Gesellschaft für Orthopädie und Unfallchirurgie e.V. S3-Leitlinie Polytrauma/Schwerverletzten-Behandlung. Version 4.1 vom 31.12.2022. AWMF-Registernrummer: 187-023.

Laws H.J. et al.: Impfen bei Immundefizienz: Anwendungshinweis zu den von der Ständigen Impfkommission empfohlene Impfungen. (III) Impfen bei hämatologischen und onkologischen Erkrankungen (antineoplastische Therapie, Stammzelltransplantation), Organtransplantation und Asplenie. Bundesgesundheitsbl. 2020; 63: 588–644.

Moore EE, Cogbill TH, Jurkovich GJ et al. Organ injury scaling: spleen and liver (1994 revision). J Trauma. 1995; 38(3): 323–324.

IMPFPLAN BEI ASPLENIE / SPLENEKTOMIE

	Alter	Grundimmunisierung	1. Auffrischungsimpfung	Weitere Auffrischungsimpfungen
Pneumokokken – sequentielle Impfung	2 Mo.–5 J.	gemäß Impfkalender STIKO (3 x PCV-13)	PSV-23 (nach 6–12 Mo., frühestens ab Alter von 2 J.)	PSV-23 (alle 6 J.), ab 18 J. einmalig PCV-20*
	≥ 6 – 17 J.	1 x PCV-13	PSV-23 (nach 2–6 Mo.)	PSV-23 (alle 6 J.), ab 18 J. einmalig PCV-20*
	Erw.	1 x PCV-20*	PSV-23 (nach 2–6 Mo.) erwägen	PSV-23 (alle 6 J.) erwägen
	Generell gilt, dass Patienten, die mit PSV-23 vorgeimpft sind, PCV-13 oder PCV-20 erst in einem Abstand von 12 Mo. erhalten sollen; * Zulassung beachten: Apexxnar® derzeit (06/2022) ab 18 J. einsetzbar; bis zum Vorliegen eines GBA-Beschlusses Kostenübernahme durch Krankenkasse vorab klären			
Meningokokken-Serotypen ACWY	2–11 Mo.	2 x MCV-ACWY+ (Abstand 2 Mo.)	MCV-ACWY+ (im Alter von 12 Mo.)	MCV-ACWY (alle 5 J.)
	≥1 J. u. Erw.	1 x MCV-ACWY+	MCV-ACWY+ (nach 2 Mo.)	MCV-ACWY (alle 5 J.)
	+ Zulassung beachten: Nimenrix® ab vollendeter 6. Lebenswoche; MenQuadfi® ab vollendetem 12. Lebensmonat; Menveo® ab vollendetem 24. Lebensmonat			
Meningokokken-Serotyp B	2–5 Mo.	3 x Men-B‡ (Abstand 1 Mo.)	Men-B‡ (nach 12 Mo.)	Men-B alle 5 J. erwägen
	6 Mo.–10 J.	2 x Men-B‡ (Abstand 2 Mo.)	Men-B‡ (Abstand 12 Mo.)	Men-B alle 5 J. erwägen
	≥ 10 J. u. Erw.	2 x Men-B (Abstand 2 Mo.)	Men-B (Abstand 4 Mo.)‡‡	Men-B alle 5 J. erwägen
	‡ Zulassung beachten: Bexsero® ab Alter von 2 Mo., Trumenba® ab 10 J. einsetzbar ‡‡ erforderlich nur für Trumenba® zu Komplettierung Grundimmunisierung			
Haemophilus influenzae -Typ B	2 Mo.–5 J.	Grundimmunisierung laut Empfehlungen/Impfkalender der STIKO		
	≥ 6 J.	Einmalige Impfung mit HiB-Konjugatimpfstoff (HiB-Mono)		
SARS-CoV-2 – regelmäßige Anpassung erforderlich, aktuelle COVID-19-STIKO-Impfempfehlungen siehe www.rki.de/covid-19-impfen	5 – 11 J.	2 x SARS-CoV-2-mRNA (Comirnaty® 10µg im Abstand von 6 Wo.)	SARS-CoV-2-mRNA (Comirnaty® 10µg) (nach ≥ 6 Mo.) insbesondere bei Vorliegen weiterer Vorerkrankungen	siehe Aktualisierungen der COVID-19-STIKO-Impfempfehlungen
	≥ 12 J. u. Erw.	2 x SARS-CoV-2-mRNA (Abstand 6 Wo.)#	1 x SARS-CoV-2-mRNA (nach ≥ 3 Mo.)#	siehe Aktualisierungen der COVID-19-STIKO-Impfempfehlungen
	Nach durchgemachter COVID-19-Erkrankung: 5 - 11 J.: einmalig SARS-CoV-2-mRNA (Comirnaty® 10µg) nach ≥ 6 Mo.; ≥ 12 J. und Erwachsene: 2 x SARS-CoV-2-mRNA (Abstand jeweils mind. 3 Mo. zur Infektion bzw. zur letzten Impfung)# # Zulassung beachten: Spikevax® ab 30 J. einsetzbar			
Influenza (Grippe)	≥ 2 J.	Saisonale Influenza-Impfung mit tetravalentem Influenza-Totimpfstoff (bzw. von WHO/STIKO empfohlener Antigenkombination)		

Abb. 18.6 Impfempfehlung bei Asplenie/Splenektomie (Asplenie-Net 2022) [R234]

KAPITEL

19 Hernien

19.1 Anatomie und Physiologie

Anatomie

- Verlagerung von Strukturen/Organen des Bauchraums durch angeborene oder erworbene Lücke oder Schwachstelle
- Aufbau einer Hernie (➤ Abb. 19.1):
  - Bruchpforte
  - Bruchsack: innere Auskleidung der Hernie, in der Regel Peritoneum
  - Bruchinhalt
- Unterscheidung äußere vs. innere Hernien
- Äußere Hernien:
  - Leisten-/Schenkelhernie
  - Narben-/Nabelhernie
  - Epigastrische Hernie
  - Spieghel-Hernie
  - Parastomale Hernie
- Innere Hernien:
  - Zwerchfellhernie
  - Transmesenterische Hernie (postoperative bei offenem „Mesoschlitz")
  - Paraduodenale Hernie („Treitz-Hernie")
  - Parazökale Hernie

MERKE

Innere Hernien sind selten und machen nur ca. 1–5 % aller Hernien aus. In über 50 % handelt es sich um paraduodenale Hernien. Klinisch präsentieren sich diese in Form einer Ileussymptomatik und erfordern in aller Regel eine operative Therapie.

Physiologie

- Auftreten überwiegen an angeborenen oder erworbenen Schwachstellen oder anatomischen Lücken
- Äußere Hernie: Peritoneum stülpt sich (ggf. mit Bestandteilen des Bauchraums) an einer Schwachstelle der Bauchwand nach außen, meist durch intraabdominale Druckerhöhung bedingt
- Innere Hernien: Verlagerung/Inkarzeration von Bauchraumbestandteilen durch angeborene oder erworbene Öffnung innerhalb der Peritonealhöhle

MERKE

Je nach klinischem Erscheinungsbild unterscheidet man:
- Reponible Hernien (spontan oder manuell)
- Irreponible Hernien (ohne akute Durchblutungsgefährdung des Bruchinhalts)
- Inkarzerierte Hernien (Bruchinhalt von der Durchblutung abgeschnitten)

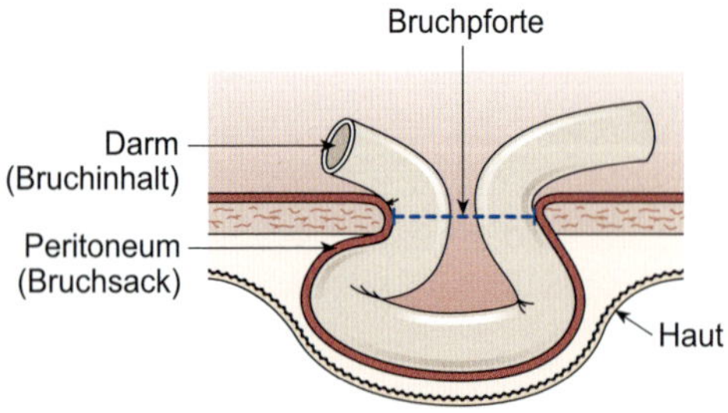

Abb. 19.1 Aufbau einer Hernie [L141]

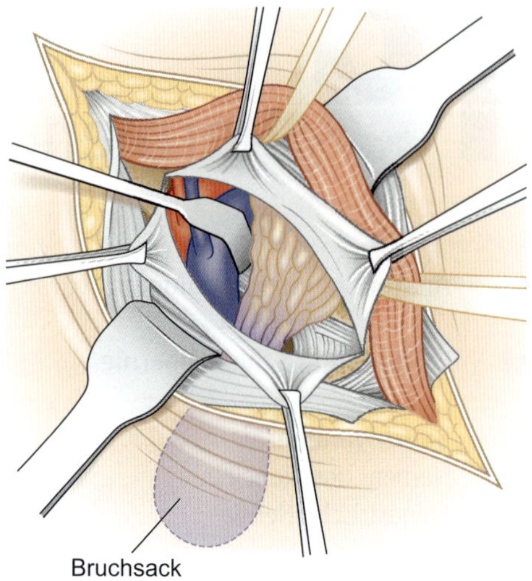

Abb. 19.3 Schematische Darstellung einer Schenkelhernie. Die Bruchpforte ist die Lacuna vasorum mit Durchtritt der V. femoralis. [L126]

19.2 Leisten- und Schenkelhernie

Definition

- Leistenhernie (➤ Abb. 19.2): Bruchlücke im Bereich einer Schwachstelle des Leistenkanals
  - Direkte Leistenhernie: direkter Durchtritt des Bruchsacks/intraabdominaler Strukturen medial der epigastrischen Gefäße („Trigonum Hesselbach")
  - Indirekte Leistenhernie: Durchtritt durch die Bauchwand erfolgt indirekt über den Leistenkanal lateral der epigastrischen Gefäße
- Schenkelhernie (➤ Abb. 19.3): Bruchpforte unterhalb des Leistenbands, in der Lacuna vasorum (sehr selten auch Lacuna musculorum) gelegen

Epidemiologie

- Leistenhernie:
  - Mit ca. 75 % aller Hernien die häufigste Form von Bauchwandbrüchen
  - Ca. 10–15 % bilateral, ca. 70 % indirekte Hernien
  - Ca. 20 % aller Operationen deutschlandweit sind Leistenhernienoperationen (ca. 250.000/Jahr)
  - Altersverteilung:
    - Kindesalter (häufigste Manifestation)

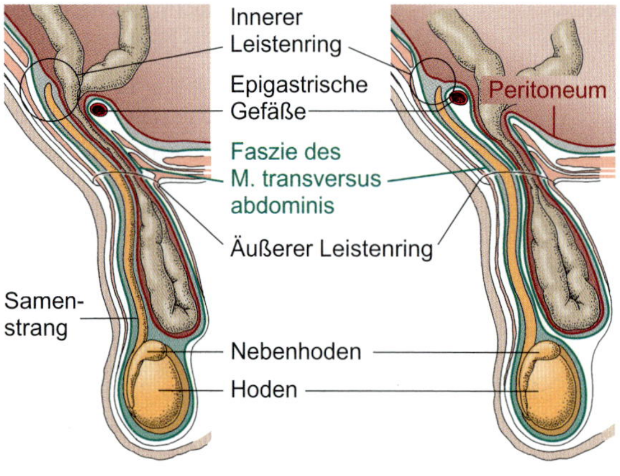

Abb. 19.2 Schematische Darstellung bei indirekter Leistenhernie (links), wobei die Bruchpforte lateral der epigastrischen Gefäße liegt, und direkter Leistenhernie (rechts) mit Bruchpforte medial der epigastrischen Gefäße [L190]

  - Junges Erwachsenenalter
  - > 65 Jahre
- Inzidenz bei Männern ca. 2–4 %, bei Frauen ca. 0,3 %
- Schenkelhernie:
  - Mit ca. 5 % aller Hernien eine eher seltene Hernienform
  - Frauen deutlich häufiger betroffen als Männer (ca. 80 % weibliche Patientinnen)

Risikofaktoren

- Angeborene Hernie im Kindesalter bei offenem Processus vaginalis testis
- Genetische Disposition
- Alter, männliches Geschlecht
- Adipositas
- Voroperationen
- Schwangerschaft
- Aszites
- Chronischer Husten
- Obstipationsneigung
- Schwere körperliche Belastung

Klassifikation

➢ Tab. 19.1

Symptomatik

- Asymptomatisch bei kleinen Brüchen ohne Vorwölbung
- Sicht-/tastbare Vorwölbung in der Leiste/unterhalb des Leistenbands
- Ziehen in der Leistengegend, ggf. mit Ausstrahlung Richtung Hoden/Schamregion
- Beschwerdezunahme bei körperlicher Belastung
- Akutes Abdomen, Ileussymptomatik bei Inkarzeration

Tab. 19.1 EHS-Klassifikation der Inguinal-/Femoralhernien (Miserez et al. 2007)

Kriterium	Typ	Beschreibung
Primär/rezidiv	P R	Primärhernie Rezidivhernie
Lokalisation der Bruchpforte	L M F ML	Laterale/indirekte Hernie Mediale/direkte Hernie Femoralhernie Kombinierte Hernie
Größe der Bruchpforte	I II III	< 1,5 cm 1,5–3 cm > 3 cm

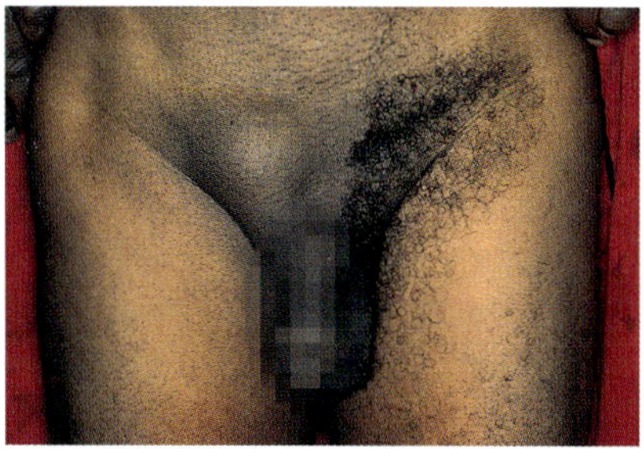

Abb. 19.4 Deutlich sichtbare Leistenhernie rechts [E397]

Diagnostik

- Anamnese
- Klinische Untersuchung im Stehen, im Liegen, unter Valsalva-Manöver (+ Untersuchung der Gegenseite!)
- Sonografie
- Erweiterte Bildgebung (CT/MRT) speziellen Fragestellungen vorbehalten, z. B. riesige Skrotalhernien zur OP-Planung

MERKE

Die Diagnose einer Leistenhernie ergibt sich aus Anamnese und klinischer Untersuchung. Eine Bildgebung ist nur selten erforderlich (➢ Abb. 19.4).

Konservative Therapie

- Asymptomatische Leisten-/Schenkelbrüche können verlaufskontrolliert werden
- Bei sehr hohem OP-Risiko und fehlender Inkarzeration möglichst zurückhaltende OP-Indikation (z. B. bei Leberzirrhose mit ausgedehnten Umgehungskreisläufen)

CAVE

Aufgrund der sehr kleinen Bruchpforte in der Lacuna vasorum kommt es bei Femoralhernien häufig zu Inkarzerationen, sodass die OP-Indikation hier großzügiger zu stellen ist.

Operative Therapie

- Notfall-Indikation bei Inkarzeration
- Relative OP-Indikation für alle Leisten-/Schenkelhernien in Abhängigkeit von klinischem Befund, Symptomatik und Komorbiditäten gegeben
- Offene OP-Verfahren bei Leistenhernien:

- OP nach Bassini (Fixierung der Fascia transversalis, des Musculus transversus und des Musculus obliquus internus am Leistenband
- OP nach Lichtenstein (Verschluss der Bruchlücke durch epifaszial gelegtes Netz, ➤ Abb. 19.5)
- OP nach Shouldice (Doppelung der Fascia transversalis + zweireihige Naht des M. obliquuis internus an das Leistenband, ➤ Abb. 19.6)

• Offene OP-Verfahren bei Schenkelhernien
  - OP nach Fabricius: Darstellung der Bruchpforte über einen kruralen Zugang, Reposition des Bruchinhalts, Naht des Leistenbands an das Lig. Cooperi (➤ Abb. 19.7)
  - OP nach Lotheissen/McVay: Inguinaler Zugang, Spaltung der Fascia transversalis, inguinale Luxation und Eröffnung des Bruchsacks, Naht des Lig. Cooperi an Leistenband, die Fascia transversalis, den M. transversus und den M. obliquus internus (➤ Abb. 19.8)

• Minimalinvasive Verfahren (für Leisten- und Schenkelhernie):
  - TAPP (transabdominale präperitoneale Hernioplastik) (➤ Abb. 19.9)
  - TEP (total extraperitoneale Hernioplastik) (➤ Abb. 19.10)

19

MERKE

Netzbasierte Verfahren sind aufgrund der geringeren Rezidivrate Standard in der Hernienchirurgie erwachsener Patient*innen. Operationen ohne Netz erfolgen bei Kindern oder immer dann, wenn keine Netze verfügbar sind oder Patient*innen dies ablehnen. Eine OP nach Shouldice stellt dann die rezidivärmste Alternative dar.
Bei einseitigen Leistenhernien kann sowohl ein offenes netzbasiertes als auch ein endoskopisches Verfahren gewählt werden. Bei bilateralen Leistenhernien wird bei entsprechender chirurgischer Expertise und fehlenden Kontraindikationen (z. B. Verwachsungen nach zahlreichen Voroperationen, Bestrahlung im Beckenbereich, Peritonealdialyse) ein endoskopisches Verfahren bevorzugt.
Bei Leistenhernienrezidiv besteht die Indikation zum Verfahrenswechsel.

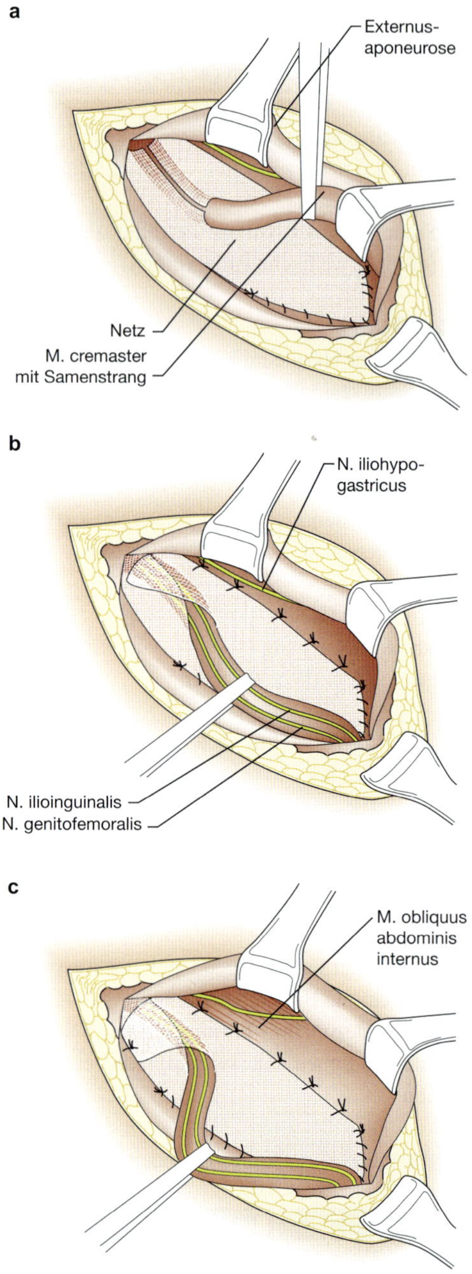

Abb. 19.5 Leistenhernienversorgung nach Lichtenstein: [E1205-003]
a) Nach Anschlingen des Samenstranggebildes Einbringen eines Netzes mittels fortlaufender Naht am Leistenband
b) Rekonstruktion des Leistenrings mit ausreichender Durchtrittsstelle für den Ductus deferens
c) Kraniale Naht an den M. obliquus internus

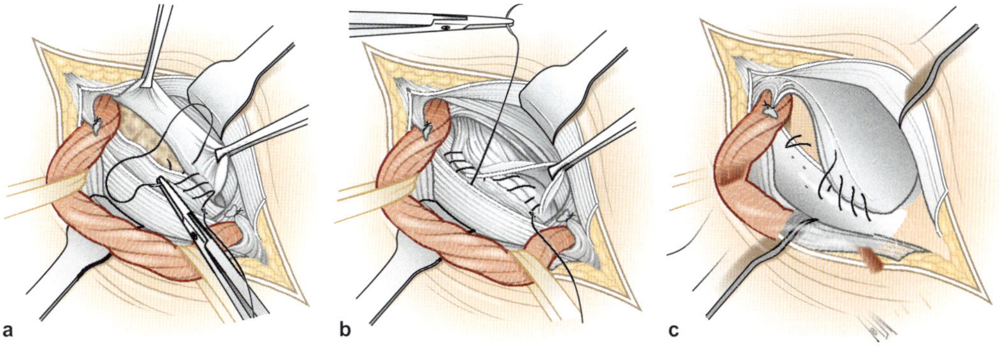

Abb. 19.6 Leistenhernienversorgung nach Shouldice: Doppelung der Fascia transveralis [L126]

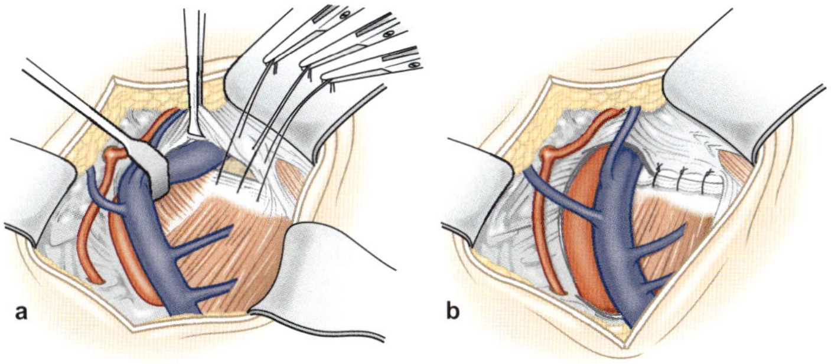

Abb. 19.7 Offene Versorgung einer Schenkelhernie nach Fabricius: [L126]
a) Einzelknopfnähte zwischen dem Lig. Cooperi und dem Leistenband unter Schonung der V. femoralis
b) Fertiggestellte Reparation nach Fabricius.

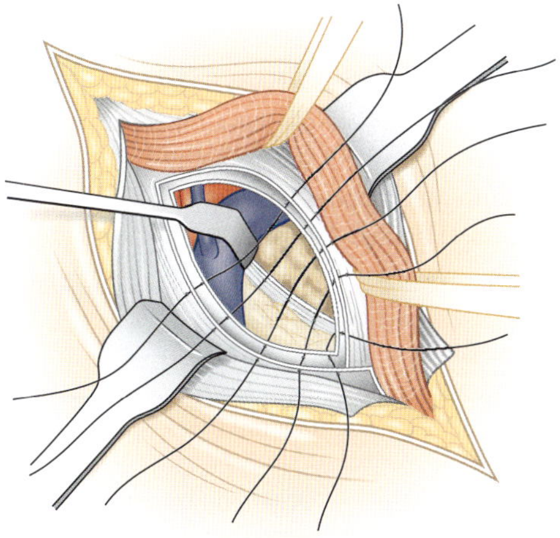

Abb. 19.8 Offene Versorgung einer Schenkelhernie nach Lotheisen/McVay: Vorlegen von Einzelknopfnähten im Abstand von ca. 5 mm. Fascia transversalis, M. transversus abdominis und Unterrand des M. obliquus internus werden nach kaudal zusammen mit dem Lig. Cooperi und der Fascia transversalis gefasst. Hier kann auch der dorsale Anteil des Leistenbandes mitgestochen werden. [L126]

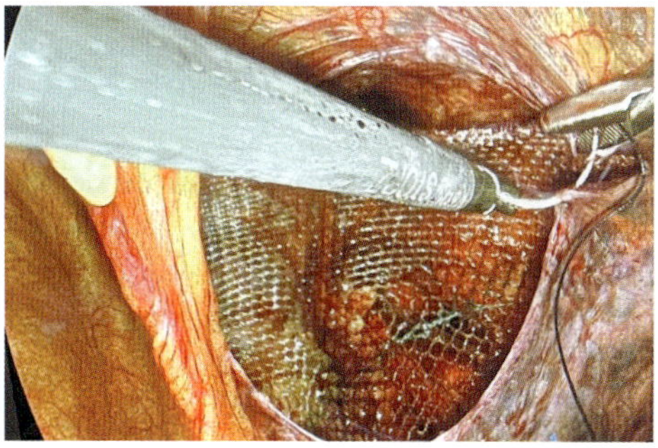

Abb. 19.9 Intraoperative Darstellung einer laparoskopischen Leistenhernienversorgung mittels TAPP: Laparoskopie in 3-Trokar-Technik, bogenförmige Inzision des Peritoneums auf Höhe der Spina iliaca anterior superior Richtung Symphyse. Freipräparation des Leistenkanals mit Darstellung der Bruchpforte, Reposition von Bruchinhalt und Bruchsack mit Abpräparation des Samenstrangs vom Bruchsack. Einlegen eines Netzes mit ausreichender medialer Überlappung der Bruchpforte und faltenfreier Lage. Abschließend fortlaufende Naht des Peritoneums. [M1396]

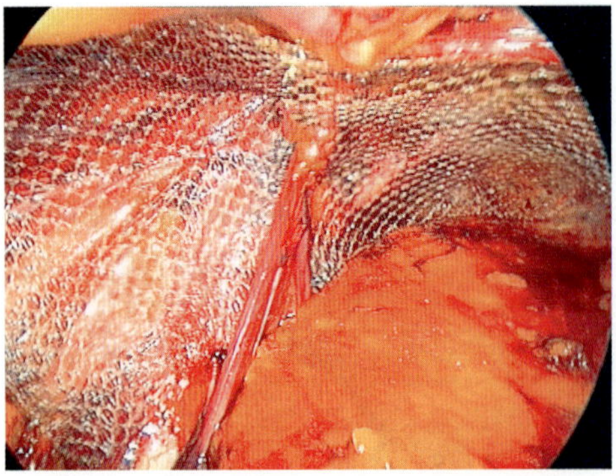

Abb. 19.10 Minimalinvasiver Bruchlückenverschluss mit Netzeinlage präperitoneal (TEP): Einbringen eines luftgefüllten Ballons zwischen Bauchdecke und Peritoneum über einen infraumbilikalen Hautschnitt mit anschließender CO_2-Insufflation zur Schaffung eines präperitonealen Raums. Einbringen von weiteren Arbeitsinstrumenten zur Freilegung des Bruchsacks und Reposition des Bruchinhalts. Abschließend Einbringen eines Netzes in präperitonealer Lage. [T581]

19.3 Bauchwandhernien

Bauchwandhernien können an unterschiedlichen Lokalisationen auftreten (➤ Abb. 19.11). Zu den häufigsten Formen zählen die Narben- und Nabelhernien sowie die epigastrischen Hernien, die im Folgenden beschrieben werden.

19.3.1 Narben- und Nabelhernie

Definition
- Narbenhernie: erworbener Bauchdeckendefekt durch sekundäre Fasziendehiszenz im Bereich einer Narbe (erworbene Schwachstelle durch gestörte Integrität der Bauchdecke)
- Nabelhernie: Anulus umbilicalis als angeborene oder erworbene Bruchpforte

Epidemiologie
- Narbenhernie (➤ Abb. 19.12):
  - Tritt bei ca. 10–20 % nach Laparotomie auf
  - Ca. 100.000 Narbenhernienoperationen/Jahr in Deutschland
- Nabelhernie (➤ Abb. 19.13):
  - Machen ca. 5 % aller äußeren Hernien aus
  - Inzidenz in Deutschland ca. 9 %
  - Bei Kindern bis 2 Jahren meist Spontanverschluss

Risikofaktoren
- Narbenhernie:
  - Alter
  - Adipositas
  - Aszites
  - Chronischer Husten, COPD
  - Nikotinabusus
  - Z. n. Chemotherapie, Immunsuppression
  - Diabetes mellitus
  - Wundinfekt
- Nabelhernie
  - Adipositas
  - Aszites
  - Schwangerschaft
  - Obstipationsneigung
  - Chronischer Husten
  - Schwere körperliche Belastung

Klassifikation Narbenhernie ➤ Tab. 19.2, primäre Bauchwandhernien (Nabel- und epigastrische Hernien) ➤ Tab. 19.3.

Symptomatik
- Asymptomatisch bei kleinen Brüchen
- Sicht-/tastbare Vorwölbung, Größenprogredienz
- Schmerzen, ggf. mit Ausstrahlung
- Beschwerdezunahme bei Belastung
- Akutes Abdomen, Ileussymptomatik bei Inkarzeration

Diagnostik
- Anamnese
- Klinische Untersuchung mit Press-Manöver
- Sonografie
- CT/MRT speziellen Fragestellungen vorbehalten (z. B. große, komplexe Narbenhernien nach zahlreichen Voroperationen zur OP-Planung, ➤ Abb. 19.14)

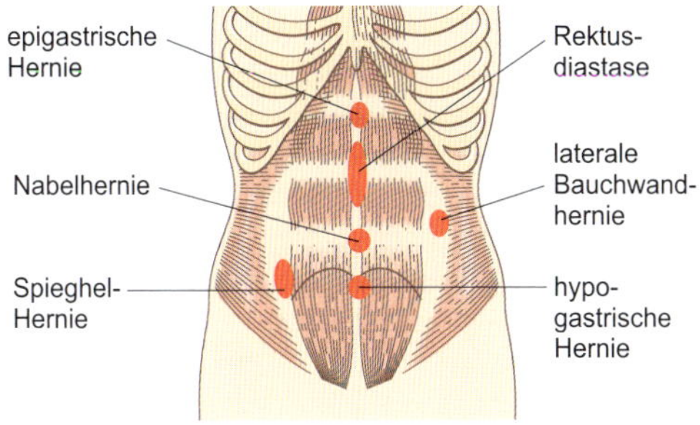

Abb. 19.11 Verschiedene Lokalisationen von Bauchwandbrüchen [R144]

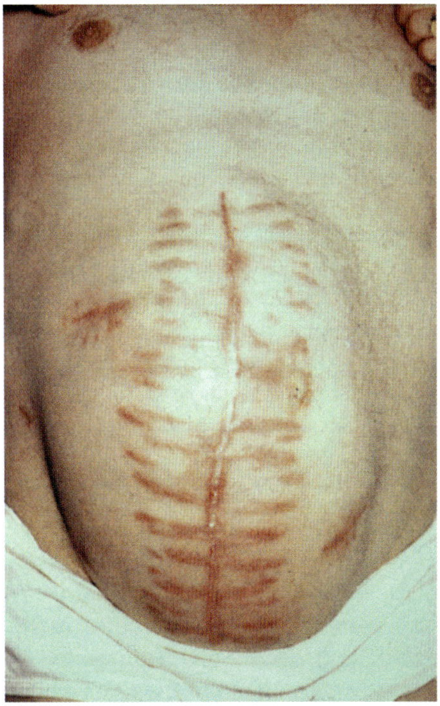

Abb. 19.12 Narbenhernie nach medianer Laparotomie [O550]

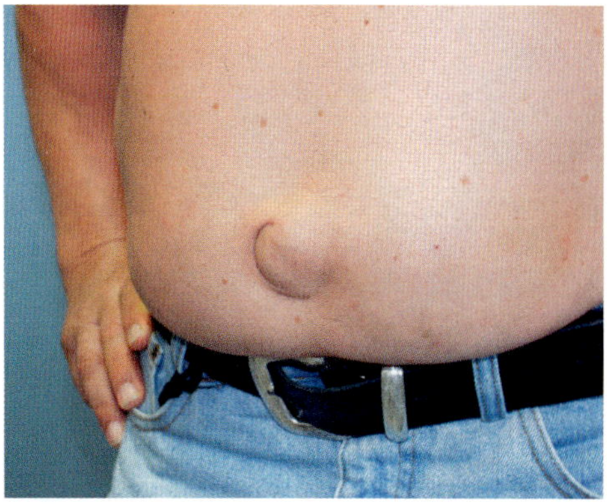

Abb. 19.13 Nabelhernie [O550]

Tab. 19.2 EHS-Klassifikation der Narbenhernien (European Hernia Society, Muysoms et al. 2009)

Mittellinie	Subxyphoidal	M1
	Epigastrisch	M2
	Umbilikal	M3
	Infraumbilikal	M4
	Suprapubisch	M5
Lateral	Subkostal	L1
	Flanke	L2
	Iliakal	L3
	Lumbal	L4
Größe der Bruchlücke (cm)		
W1 < 4 cm	W2 4–10 cm	W3 > 10 cm

Tab. 19.3 EHS-Klassifikation der primären Bauchwandhernien (European Hernia Society, Muysoms et al. 2009)

Mittellinie	Epigastrisch	
	Umbilikal	
Lateral	Spieghel-Hernie	
	Lumbal	
Größe der Bruchlücke (cm)		
Klein: < 2 cm	Mittel: ≥ 2–4 cm	Groß: ≥ 4 cm

Konservative Therapie Verlaufskontrolle, körperliche Schonung, Bauchbinde/Bruchband, nur bei zu hohem OP-Risiko indiziert

Operative Therapie

- Notfallindikation bei Inkarzeration
- Relative OP-Indikation für sämtliche Narben- und Nabelhernien bei Erwachsenen gegeben
- Offene OP-Verfahren bei Narbenhernie:
  - Ausschneiden der bestehenden Narbe, Reposition des Bruchinhalts, ggf. Resektion des Bruchsacks, Adhäsiolyse zur Darstellung der Faszienblätter
  - Bei kleinen Brüchen Versorgung mittels Direktnaht
  - Meist Netzimplantation notwendig, da Narbenhernien meist deutlicher größer als 3 cm sind oder Gitterbrüche bestehen können

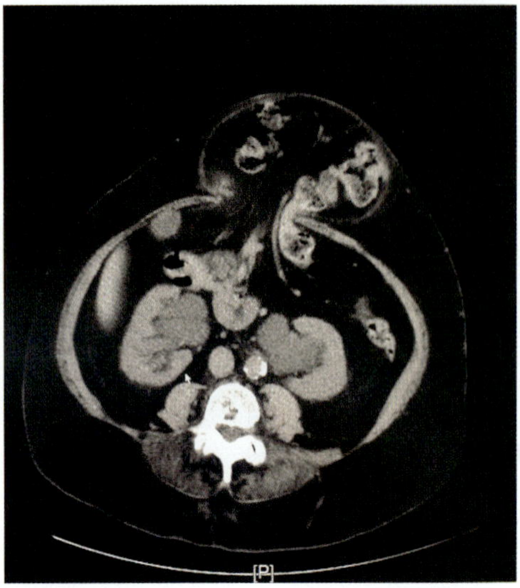

Abb. 19.14 CT-radiologische Darrstellung eines adipösen Patienten mit nicht reponibler Narbenhernie mit Darminhalt [P943]

MERKE

Netzbasierte Verfahren sind in der Versorgung größerer Narbenhernien Standard. In Abhängigkeit von der Größe, Lokalisation und den anatomischen Gegebenheiten können Netze an unterschiedlicher Stelle platziert werden. Hierbei gilt zu unterscheiden (➤ Abb. 19.15):

- Sublaytechnik: Implantation des Netzes unter den Muskel auf das hintere Rektusscheidenblatt
- Onlaytechnik: subkutane Netzlage auf der Muskelfaszie
- IPOM (intraperitoneales Onlay-Mesh): intraperitoneale Netzposition
- Bridging-Verfahren: Netz wirkt als Bauchwandersatz, wenn Faszie aufgrund der Größe des Defektes nicht verschlossen werden kann

Bei allen Verfahren sollte das Netz die Bruchlücke zu allen Seiten mindestens 5 cm überlappen, um einem Rezidiv vorzubeugen. In der offenen Hernienchirurgie ist der Sublay- und IPOM-Technik aufgrund der geringeren Rezidivrate der Vorzug zu geben.

- Offene OP-Verfahren bei Nabelhernien
  - Hernienverschluss nach Spitzy: halbmondförmige, infraumbilikale Nabelumschneidung
  - Hernienverschluss nach Drachter: linkslaterale Nabelumschneidung
  - In beiden Fällen Ablösung des Nabels von der Faszie, um die Bruchlücke darzustellen und den Inhalt zu reponieren

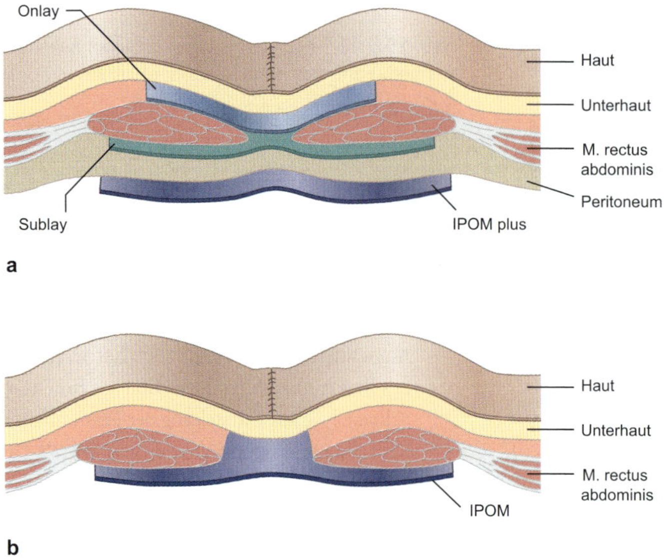

Abb. 19.15 Verschiedene Formen der Netzplatzierung in der Hernienchirurgie. Darstellung der Bauchwand transversal mit den drei wesentlichen Narbenhernienstandardverfahren
a) Verfahren der Bauchwandrekonstruktion in Onlay-, Sublay- und IPOM-Technik
b) Bauchwandersatz mit Netzplatzierung in IPOM-Position [L157]

- Querer Bruchlückenverschluss mittels Direktnaht bei kleinen Brüchen
- Nabelbrüche > 3 cm: Netzimplantation in Sublaytechnik (Ventralpatch)
- Refixation des Nabels an der Faszie

CAVE

Sehr große oder infizierte Umbilikalhernien erfordern unter Umständen eine Omphalektomie. Hierüber müssen die Patient*innen im Vorfeld aufgeklärt werden.

- Laparoskopische OP-Verfahren bei Narben-/Nabelhernien (➤ Abb. 19.16):
  - Laparoskopische IPOM-Versorgung (Fixierung des Netzes von intraperitoneal mithilfe spezieller laparoskopischer Klammerinstrumente)
  - Endoskopische total extraperitoneale Hernienversorgung (eTEP) in MILOS-Technik („mini or less open sublay operation")

EXKURS

Seltene Formen der Bauchwandhernien

- **Spieghel-Hernie:** Die Bruchpforte findet sich zwischen dem lateralen Rand der Rektusscheide und der Linea semilunaris (➤ Abb. 19.17). Aufgrund der Seltenheit dieser Hernienform wird diese – vor allem bei begleitender Adipositas – nicht selten verkannt. Aufgrund der meist kleinen Bruchlücke besteht jedoch ein hohes Risiko für Inkarzerationen, sodass die OP-Indikation großzügig zu stellen ist. Die Versorgung kann sowohl offen als auch laparoskopisch erfolgen.
- **Littré-Richter-Hernie:** Als Bruchinhalt findet sich eine divertikelartige Ausstülpung der Darmwand oder ein Meckel-Divertikel.
- **Amyand-Hernie:** Leistenhernie, welche als Bruchinhalt die Appendix vermiformis beinhaltet. Begleitend kann hier eine akute Appendizitis vorliegen.

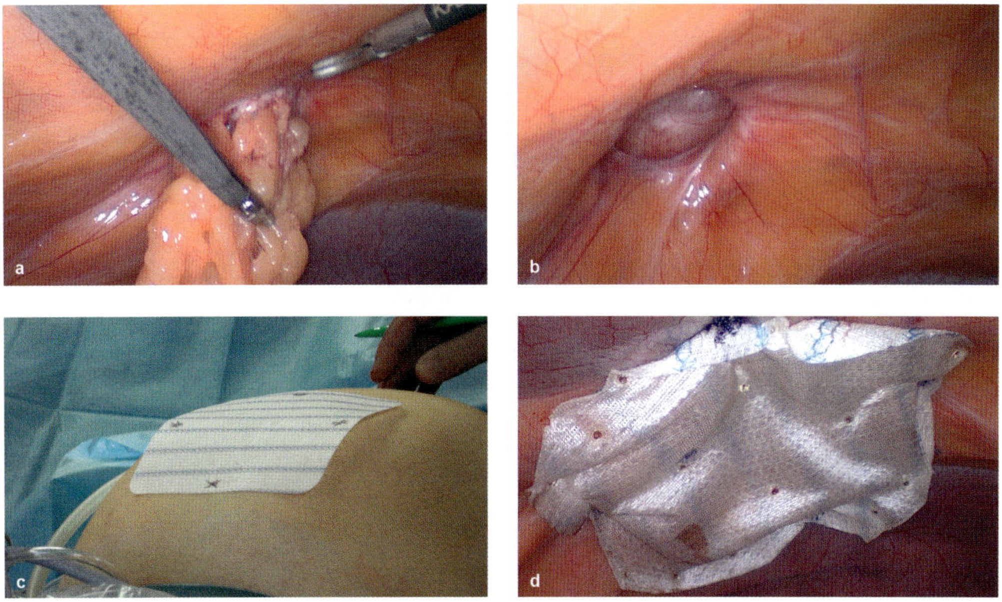

Abb. 19.16 Laparoskopische Versorgung einer Nabelhernie mit Reposition des Bruchinhalts und Netzversorgung. Das Netz sollte die Bruchlücke zu allen Seiten um mindestens 5 cm überragen. [M734]

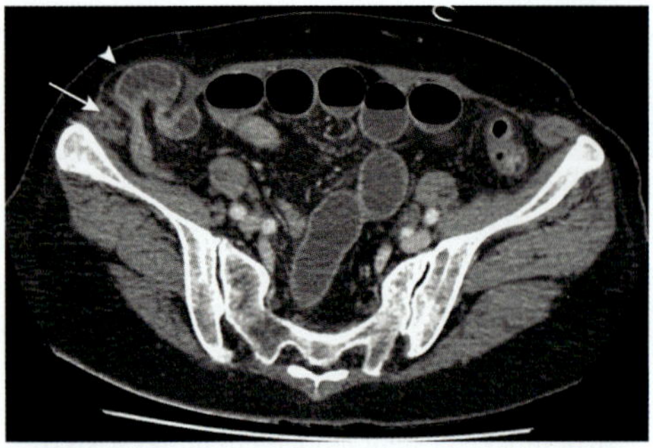

Abb. 19.17 CT-radiologische Darstellung einer Spieghel-Hernie im rechten Unterbauch [E1366]

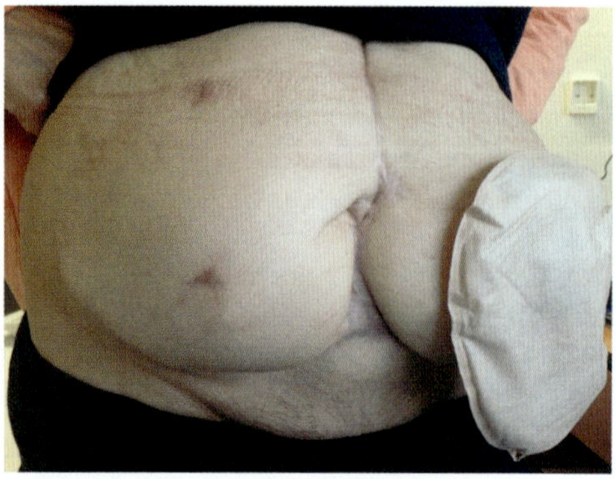

Abb. 19.18 Parastomale Hernie [P943]

19.3.2 Epigastrische Hernie

Definition Bruchpforte entlang der Linea alba zwischen Nabel und Brustbein

Epidemiologie
- Inzidenz ca. 3 %
- Männer häufiger betroffen als Frauen
- Altersgipfel im mittleren Lebensalter (> 50. Lebensjahr)

Symptomatik
- Asymptomatisch bei kleinen Brüchen
- Sicht-/tastbare Vorwölbung zwischen Nabel und Xyphoid
- Schmerzen, ggf. mit Ausstrahlung
- Beschwerdezunahme bei Belastung
- Akutes Abdomen, Ileussymptomatik bei Inkarzeration

Diagnostik
- Anamnese
- Klinische Untersuchung mit Press-Manöver
- Sonografie
- CT/MRT bei unklaren Befunden

Therapie
- Konservative Therapie: Verlaufskontrolle bei kleinen asymptomatischen Befunden ohne Inkarzeration oder bei erhöhtem OP-Risiko möglich
- Operative Therapie:
  - Notfallindikation bei Inkarzeration
  - Elektiv bei symptomatischen Hernien, Größenprogredienz
  - Offene OP-Verfahren: Reposition des Bruchinhalts, ggf. Resektion des Bruchsacks, Direktverschluss bei kleinen Hernien, Netzimplantation bei Bruchlücke > 3 cm (Sublay-Technik)
  - Laparoskopische/endoskopische OP-Verfahren bei elektiven Eingriffen als laparoskopische IPOM-Versorgung oder extraperitoneale Operation (MILOS)

19.4 Parastomale Hernie

Definition Bauchwandbruch im Bereich eines künstlichen Darmausgangs (➤ Abb. 19.18)

Epidemiologie Tritt bei bis zu 70 % aller Stomaträger (meist innerhalb des ersten Jahres nach Anlage) auf

Risikofaktoren
- Adipositas
- Starke körperliche Belastung
- Immunsuppression
- Nikotinabusus
- Erhöhter intraabdominaler Druck (Schwangerschaft, Aszites)

Symptomatik
- Ggf. asymptomatisch
- Sicht-/tastbare Vorwölbung um das Stoma
- Parastomale Schmerzen
- Versorgungsschwierigkeiten des Stomas

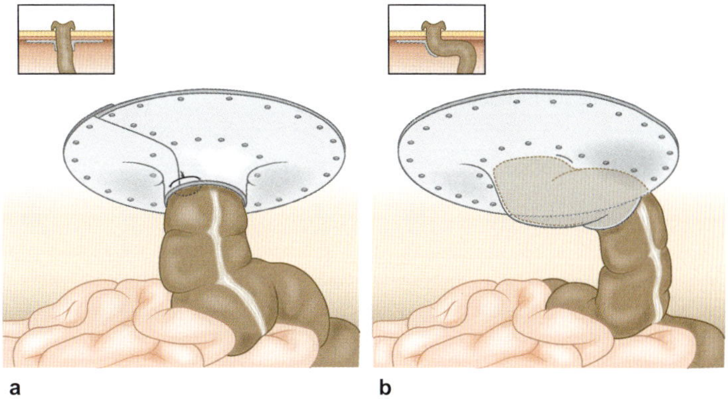

Abb. 19.19 Schematische Darstellung einer parastomalen Hernienversorgung in intraperitonealer Keyhole-Technik (a) und einer intraperitonealen Netzplatzierung mit Lateralisation des Darms nach Sugarbaker (b) [L126]

- Stuhlentleerungsstörungen
- Akutes Abdomen, Ileussymptomatik bei Inkarzeration

Diagnostik

- Anamnese
- Klinische Untersuchung mit Austastung des Stomas
- Sonografie
- Ggf. CT/MRT zum Ausschluss einer intraabdominalen Pathologie oder zur Beurteilung des Bruchinhalts zur OP-Planung

Konservative Therapie

- Bei gering- oder asymptomatischen Befunden
- Stuhlregulierende Maßnahmen (medikamentös, Klysma)
- Maßgeschneiderte Bauchbinde

Operative Therapie

- Notfallindikation bei Inkarzeration
- Elektive Indikation bei symptomatischen Hernien oder Versorgungsproblemen des Stomas (z. B. häufige Undichtigkeit)
- Parastomale Hernien können in gleicher Technik sowohl offen als auch laparoskopisch versorgt werden:
  - Keyhole-Technik: Einbringen eines runden Netzes, welches mittig kreisförmig ausgeschnitten ist (Durchtritt des ausgeleiteten Darms, ➤ Abb. 19.19a)
  - OP nach Sugarbaker: Laparotomie/-skopie, Adhäsiolyse, Reposition des Bruchinhalts, Resektion des Bruchsacks, Einengen der Bruchlücke mit Einzelknopfnähten, Netzplatzierung in IPOM-Position, wobei dies über eine Strecke von ca. 10 cm den ausgeleiteten Darmabschnitt beinhaltet (➤ Abb. 19.19b)
  - Sandwich-Technik: Netzapplikation in Keyhole-Technik, zudem Verwendung eines zweiten Netzes in Sugarbaker-Technik zur Lateralisierung des Darms
  - 3D-Tunnelnetz-Technik: Verwendung eines speziellen Netzes, welches den Darm tunnelförmig umfasst

CAVE

Parastomale Hernien weisen ein sehr hohes Rezidivrisiko (> 50 %) auf, sodass bei Anlage eines permanenten Stomas bereits bei der Primär-OP eine Netzanlage zur Hernienprophylaxe evaluiert werden sollte, sofern keine kontaminierten intraabdominalen Verhältnisse (z. B. Notfall-OP bei Perforation) vorherrschen.

LITERATUR

Berger D. Evidenzbasierte Behandlung der Leistenhernie des Erwachsenen. Dtsch Ärztebl Int. 2016; 113: 150–158.

Bittner R et al. Update of guidelines on laparoscopic (TAPP) and endoscopic (TEP) treatment of inguinal hernia (International Endohernia Society). Surg Endosc. 2015; 29: 289–321.

Deutsche Gesellschaft für Kinderchirurgie e.V. (DGKCH). S1-Leitlinie Leistenhernie, Hydrozele. Version 6.1 vom 30.10.2020. AWMF-Registernummer: 006-030.

HerniaSurge Group. International Guidelines for groin hernia management. Hernia. 2018; 1: 1–65.

Miserez M et al. The European Hernia Surgery groin hernia classification: simple and easy to remember. Hernia. 2007; 11: 113–116.

Muysoms FE et al. Classification of primary and incisional abdominal wall hernias. Hernia. 2009; 13(4): 407–414.
Weyhe D, Conze J, Reinpold W et al. HerniaSurge: Internationale Leitlinie zur Therapie der Leistenhernie des Erwachsenen: Kommentar der Chirurgischen Arbeitsgemeinschaft Hernie (CAH/DGAV) und der Deutschen Herniengesellschaft (DHG) zu den wichtigsten Empfehlungen. Chirurg. 2018; 89: 631–638.

KAPITEL

20 Viszeralchirurgische Notfälle

20.1 Abdominaltrauma

Definition Jegliche stumpfe oder penetrierende Verletzung, welche die Organe das Abdominalraums mit einbezieht.

Epidemiologie

- Prävalenz intraabdominaler Verletzungen bei Patient*innen mit stumpfem Bauchtrauma bei ca. 13 %, meist Verkehrsunfälle
- Penetrierende Verletzungen (Schuss-, Stich-, Pfählungsverletzungen) in Deutschland sehr selten

Symptomatik

- Abhängig vom Verletzungsmuster
- Abdominale Schmerzen, Druckschmerz, Abwehrspannung
- Prellmarken, Hämatome
- Kreislaufinstabilität

Diagnostik

- Anamnese inkl. Fremdanamnese, Unfallhergang (Geschwindigkeit, Art der Kollision, Zustand der Mitfahrenden)
- Klinische Untersuchung, Schockraummanagement
- FAST-Sonografie
- Labordiagnostik inkl. Kreuzblut, BGA, Laktatbestimmung
- CT/MRT, ggf. Polytraumascan
- Diagnostische Laparoskopie/-tomie

MERKE

Bei polytraumatisierten Patient*innen geschieht die Ersteinschätzung und -therapie gemäß dem ABCDE-Schema nach ATLS (Advanced Trauma Life Support, ➤ Abb. 20.1):

- Airway: Atemwege freihalten, Atemwegssicherung, ggf. Intubation, HWS-Immobilisierung
- Breathing: Gasaustausch gewährleisten, Sauerstoffgabe
- Circulation: Gewebeperfusion sicherstellen, Blutstillung
- Disability: neurologische Statuserhebung, Glasgow Coma Scale (GCS), Blutzuckerbestimmung
- Environment: Bodycheck, Wärmeerhalt

Bei Ankunft im Schockraum erfolgt nach einer Übergabe durch den Notarzt eine strukturierte Diagnostik mittels klinischer Untersuchung, Labordiagnostik und FAST-Sonografie. Bei Kreislaufinstabilität und freier Flüssigkeit im Ultraschall kann im Bedarfsfall die Indikation zur Laparoskopie/-tomie ohne weiterführende Diagnostik gestellt werden.

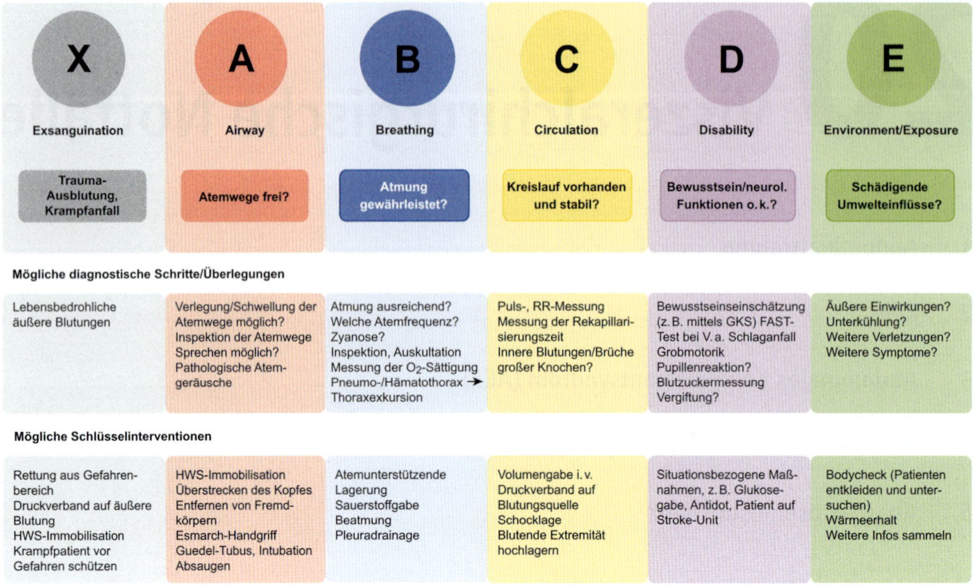

Abb. 20.1 ABCDE-Schema Polytrauma. GKS: Glasgow Coma Scale [L143]

Therapie

Nichtoperatives Management:

- Kreislaufstabilisierung mittels Volumen-, Katecholamintherapie, ggf. Fremdbluttransfusion
- Intensivmedizinische Überwachung, bildgebende Verlaufskontrollen bei kreislaufstabilen/-stabilisierbaren Patient*innen ohne Indikation zur Notfalllaparotomie
- Auch bei höhergradigen Leber- oder Milzverletzungen konservativer Therapieversuch in Abhängigkeit von der Kreislaufsituation möglich
- Pankreasverletzungen ohne Gangbeteiligung: konservativ mittels Drainage und/oder Stenting

Operatives Management:

- Indikationen zur Notfalllaparoskopie/-tomie:
  - Kreislaufinstabilität ohne Ansprechen auf Volumentherapie
  - Schock- und Peritonitiszeichen bei penetrierenden abdominalen Verletzungen
  - V. a. Hohlorganperforationen
  - Traumatische Zwerchfellruptur
- Unmittelbare Versorgung der Verletzung mit primärem Bauchdeckenverschluss bei stabilen/stabilisierbaren Patient*innen möglich:
  - Verletzungen des Magendarmtrakts: primäre Naht, Segmentresektion mit Anastomose und/oder Stomaanlage
  - Primärer Verschluss von Zwerchfellrupturen mittels Naht
  - Primäre Blutstillung mit gezielter Umstechung/Ligatur, ggf. Gefäßrekonstruktion
  - Primäre Splenektomie bei isolierter höhergradiger Milzverletzung
- Damage-Control-Surgery (DCS):
  - Ziel: Erreichen eines kreislaufstabilen Zustands unter minimalem operativem Trauma
  - Rasche Blutstillung, z. B. durch Packing, Naht
  - Kontaminationskontrolle, z. B. durch Naht, Darmresektion mit Blindverschluss
  - Temporärer Bauchdeckenverschluss/Open-Abdomen-Therapie
  - Nach intensivmedizinischer Stabilisierung geplante Re-Laparotomie mit definitiver Versorgung der Organverletzungen, Gefäßrekonstruktion, Anastomose, Stomaanlage
  - Definitiver Bauchdeckenverschluss im Verlauf

20

MERKE

Die Indikation zur operativen oder nicht-operativen Therapie wird interdisziplinär in Abhängigkeit von der Kreislaufsituation und dem Verletzungsmuster gestellt (➤ Abb. 20.2). Bei polytraumatisierte Patient*innen in kritischem und kreislaufinstabilem Zustand aufgrund abdominaler Verletzungen muss ggf. zur Durchbrechung der tödlichen Triade aus Hypothermie, Azidose und Koagulopathie die Indikation zur DCS gestellt werden. Dies beinhaltet eine Notfalllaparotomie mit möglichst schneller Kontrolle von Blutung und/oder Kontamination und temporärem Bauchdeckenverschluss. Nach Stabilisierung sollte nach spätestens 72 h eine Re-Laparotomie zur definitiven Versorgung der Verletzungen und nach Möglichkeit zum sekundären Faszienverschluss erfolgen.

EXKURS

DCS-Techniken unterschiedlicher Organsysteme

Leber:
- Manuelle Kompression bei Parenchymeinriss (Hepatorrhaphie), ggf. mit primärer Naht
- Pringle-Manöver: Kompression des Lig. hepatoduodenale als vorübergehendes Tourniquet
- Einsatz von Hämostyptika
- Packing: dreidimensionale Kompression mit Hilfe von Bauchtüchern

Milz: Splenektomie, ggf. mit Packing der Milzloge

Pankreas:
- Drainage, ggf. Packing
- Pankreaslinksresektion mit Splenektomie bei lateralen Organdestruktionen

Niere/ableitende Harnwege:
- Nierenverletzungen werden nur bei vollständiger Zerreißung exploriert und ggf. gepackt
- Harnblasenrupturen: primäre Naht
- Ureterverletzung: Doppel-J-Katheter-Einlage

Ösophagus:
- Nach Möglichkeit primäre Naht
- Sparsame Resektion mit Stapler und Blindverschluss zur Kontaminationskontrolle
- Kontinuitätswiederherstellung im Verlauf

Magen:
- Primäre Naht
- Primäre sparsame Resektion mit Blindverschluss, Kontinuitätswiederherstellung im Verlauf

Duodenum:
- Primäre Naht
- Drainageneinlage

Dünn-/Dickdarm:
- Primäre Naht
- Sparsame Resektion und Blindverschluss zu beiden Seiten („clip and drop")
- Kontinuitätswiederherstellung im Verlauf oder Stomaanlage

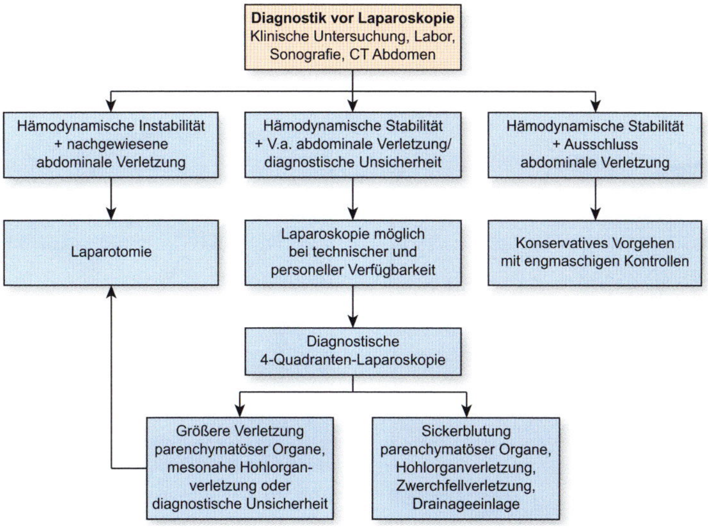

Abb. 20.2 Algorithmus bei Abdominaltrauma [P462]

20.2 Ileus

Definition

- Verschluss des Darms mit Aufhebung der Darmpassage
- Paralytischer Ileus: Stillstand der Darmperistaltik ohne mechanisches Hindernis
- Mechanischer Ileus: mechanisches Passagehindernis durch Kompression von außen oder innen

Epidemiologie

- Einer der häufigsten chirurgischen Notfälle
- Inzidenz ca. 100/100.000 Einwohner/Jahr

Ätiologie

Paralytischer Ileus:

- Aganglionosen (z. B. Morbus Hirschsprung, Ogilvie-Syndrom)
- Medikamentös bedingt (Opiate, Antidepressiva)
- Entzündlich bedingt (intraabdominale Entzündungen, Peritonitis, Pankreatitis)
- Metabolisch bedingt (Elektrolytstörungen, Diabetes mellitus)
- Vaskulär bedingt (mesenteriale Ischämie)
- Reflektorisch bedingt (postoperativ)

Mechanischer Ileus:

- Extraluminale Ursachen:
  - Hernien
  - Briden/Adhäsionen (➤ Abb. 20.3)
  - Volvolus
- Intraluminale Ursachen:
  - Fremdkörper (Bezoar, Kotstein, Gallenstein)
  - Mekonium (bei Neugeborenen)
  - Invagination (➤ Abb. 20.4)
- Intramurale Ursachen:
  - Stenosen, Strikturen
  - Tumoren
  - Chronisch entzündliche Darmerkrankungen

MERKE

Im Erwachsenenalter stellen inkarzerierte Hernien sowie Briden/Adhäsionen die häufigsten Ursachen eines mechanischen Ileus dar, während im Kindesalter neben Hernierungen vor allem Invaginationen ursächlich sind.

Symptomatik

- Abdominale Schmerzen, Distension des Abdomens
- Übelkeit, Erbrechen, ggf. Miserere
- Stuhl- und Windverhalt
- Je nach Ursache zudem Infektzeichen: Fieber, Schüttelfrost

MERKE

Je nach Lokalisation des Passagehindernisses kann die Symptomatik akut oder langsam progredient sein. Während ein Dünndarmileus eher mit einer Akutsymptomatik mit starker Übelkeit und schwallartigem, möglicherweise stuhligem Erbrechen einhergeht, kann beim Dickdarmileus ein schleichender Prozess vorliegen, bei dem Stuhlverhalt im Vordergrund steht.

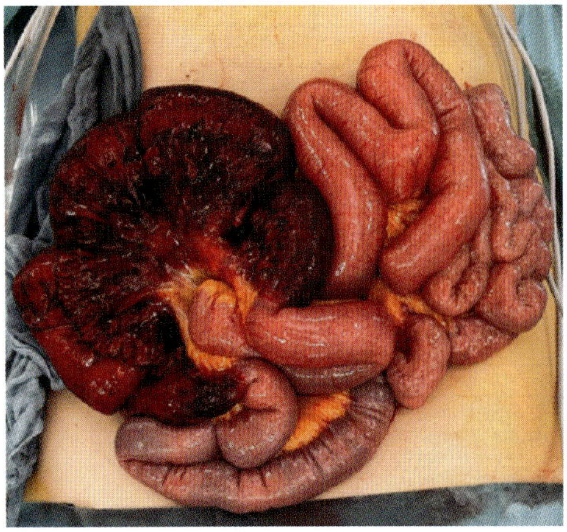

Abb. 20.3 Bridenileus mit Darmischämie [M1396]

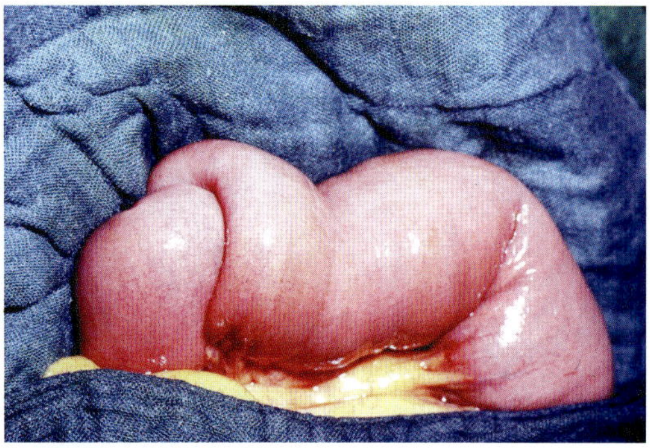

Abb. 20.4 Invagination: Eine proximale Dünndarmschlinge stülpt sich teleskopartig in die distal davon gelegene Schlinge. [R234]

Diagnostik

- Anamnese inkl. Voroperationen, Vorerkrankungen, Medikamenteneinnahme
- Klinische Untersuchung inkl. Auskultation des Abdomens (hoch gestellte Darmgeräusche beim mechanischen vs. „Totenstille“ beim paralytischen Ileus)
- Labordiagnostik inkl. Infekt-, Nieren-, Elektrolytwerte, Lipase, BGA
- Röntgen Abdomen in Linksseitenlage („stehende Darmschlingen“, Ausschluss freier Luft)
- Abdomen-Sonografie
- CT-Abdomen
- MRT nur in speziellen Situationen, z. B. Kinder, Schwangere

Therapie

CAVE

Der altbekannte Leitspruch „Über einem Ileus darf die Sonne weder auf- noch untergehen" ist im klinischen Alltag nicht ganz korrekt. Bei Patient*innen mit Adhäsionsileus nach zahlreichen Voroperationen und hohem OP-Risiko kann durchaus ein konservativer Therapieversuch erfolgen. Dies setzt eine engmaschige klinische und laborchemische Überwachung voraus, um bei Verschlechterung des Zustands die Indikation zur operativen Therapie stellen zu können. Der Großteil der Dünndarmileusursachen (inkarzerierte Hernie, Invagination, Volvolus, Gallensteinileus, etc.) stellt dagegen eine absolute OP-Indikation dar. Der Dickdarmileus ist im Erwachsenenalter zu 80 % tumorbedingt und erfordert ggf. ein zweizeitiges Vorgehen mit primärer Stomaanlage zur Ileusentlastung mit anschließender Tumordiagnostik und -therapie.

- Paralytischer Ileus:
  - Meist konservative Therapie ausreichend
  - Aspirationsprophylaxe, Magensonde
  - Antiemetische, stuhlregulierende Therapie
  - Analgesie
  - Elektrolyt-/Volumentherapie
  - Parenterale Ernährung
  - Ggf. endoskopische Einlage einer Dekompressionssonde
- Mechanischer Ileus:
  - Konservativer Therapieversuch vertretbar, sofern der klinische Zustand dies zulässt
  - Indikation zur operativen Therapie bei mechanischem Ileus in Abhängigkeit von Lokalisation des Passagehindernisses, klinischem Zustand und allgemeinen Risikofaktoren prinzipiell gegeben
  - Bei Verdacht auf Perfusionsbeeinträchtigung des Darms absolute und umgehende OP-Indikation

MERKE

Die chirurgische Therapie des Ileus umfasst nahezu das gesamte Spektrum der Viszeralchirurgie. Je nach Ileusursache und Lokalisation des Passagehindernisses kann die Therapie sowohl laparoskopisch als auch mittels Laparotomie erfolgen. Die lokalen und patientenspezifischen Gegebenheiten entscheiden über das therapeutische Vorgehen und reichen von einfacher Bridenlösung über Segmentresektionen bis hin zu onkologischen Resektionen mit Anastomose und/oder Stomaanlage.

EXKURS

Sonderformen des Ileus

Gallensteinileus

Beim Gallensteinileus kommt es zu einem Verschluss der Darmpassage durch einen in den Darm gewanderten Gallenstein, zumeist über eine biliodigestive Fistel. Der Stein kann prinzipiell überall im Darm zu liegen kommen, findet sich zum Großteil jedoch im terminalen Ileum. Die kritische Steingröße liegt bei ca. 2,5 cm.

Kommt der Gallenstein im Duodenum zu liegen, so spricht man von einem Bouveret-Syndrom (➤ Abb. 20.5).

Die Therapie besteht in einer notfallmäßigen Stenosebeseitigung mittels Enterotomie und Steinbergung, ggf. auch endoskopische Steinbergung, falls möglich. Die Gallenblase wird zumeist belassen und erst nach Abklingen der Akutsymptomatik und -infektion in einem zweiten Elektiveingriff entfernt.

Volvolus

Hierbei kommt es zur Drehung eines Darmabschnitts um seine mesenteriale Achse, was zu einer Perfusionsstörung des betroffenen Darmabschnitts führt. Zumeist findet sich ein Volvolus im Bereich des elongierten Sigmas (➤ Abb. 20.6) oder des Dünndarms. Es handelt sich um ein hoch akutes Krankheitsbild mit Indikation zur sofortigen operativen Therapie,

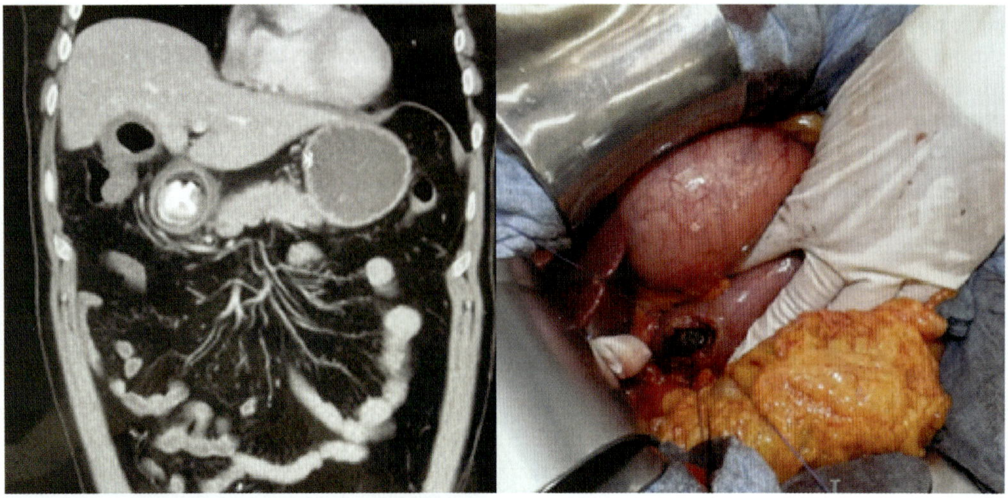

Abb. 20.5 CT-Bild und intraoperativer Situs bei Bouveret-Syndrom [M1396]

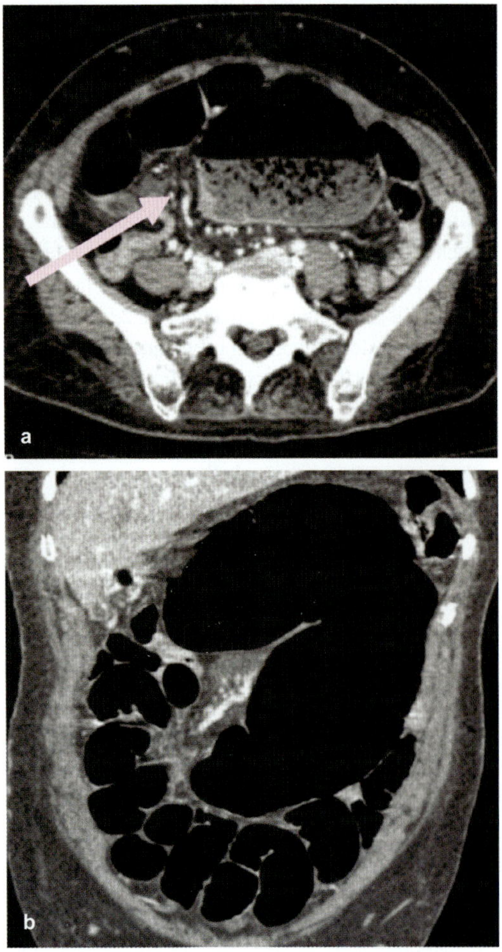

Abb. 20.6 Volvolus eines Sigma elongatum mit massiv dilatiertem Colon sigmoideum [F228-007]

wobei in der Regel die Resektion des betroffenen Darmabschnitts, ggf. mit Stomaanlage, notwendig ist.

Invagination

Dies beschreibt das teleskopartige Einstülpen eines Darmabschnitts in den aboral folgenden Darmanteil. Dieses Krankheitsbild tritt überwiegend im Säuglings- und Kindesalter auf und findet sich in 90 % der Fälle im Ileozökalbereich. Durch gezielte Einläufe mit Kochsalzlösung und Lagerungsmanöver oder mittels endoskopisch-pneumatischer Therapie kann in bis zu 90 % der Fälle eine Desinvagination erreicht werden. Bei Scheitern der konservativen Maßnahmen besteht die Indikation zur operativen Therapie. Im Erwachsenenalter sind Invaginationen selten und fast immer durch eine tumoröse Raumforderung – meist im Dünndarm – bedingt, sodass hier die Indikation zur operativen Therapie prinzipiell gegeben ist.

Ogilvie-Syndrom

Es handelt sich um eine intestinale Motilitätsstörung des Kolons mit massiver Überblähung ohne mechanische Blockade (ACPO/akute Kolon-Pseudoobstruktion), deren Ursache weitgehend unklar ist. Klinisch präsentiert sich das Krankheitsbild mit massiver Distension des Abdomens

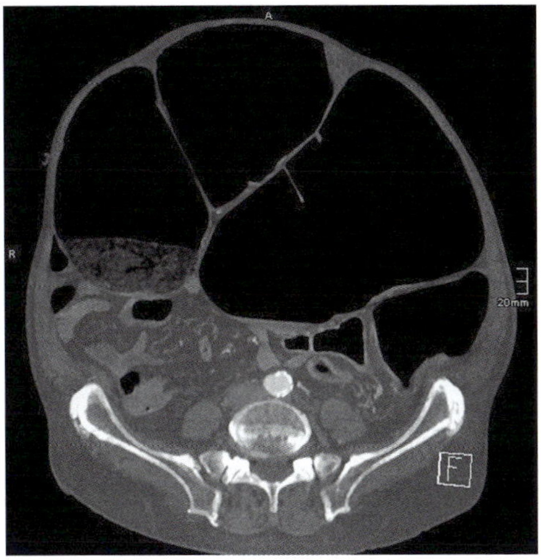

Abb. 20.7 Massiv dilatiertes Kolon bei Ogilvie-Syndrom [T1219]

mit Stuhlverhalt oder paradoxer Diarrhö. In der Bildgebung zeigt sich das Kolon meist auf > 10 cm dilatiert (➤ Abb. 20.7). Die Therapie ist primär konservativ in Form supportiver und abführender Maßnahmen, alternativ kann eine Rektalsonde oder endoskopische Dekompression Entlastung schaffen. Eine OP-Indikation besteht bei Verdacht auf Ischämie oder Perforation sowie bei Scheitern der konservativen Therapiemaßnahmen mit drohender Perforation und besteht in der Anlage eines Enterostomas.

Morbus Hirschsprung

Eine angeborene Aganglionose des Plexus myentericus und submucosus führt zu einer übermäßigen Kontraktion des betroffenen Darmabschnitts mit vorgeschalteter Dilatation bis hin zum Megakolon (➤ Abb. 20.8). Die Erkrankung manifestiert sich in der Regel bereits im Neugeborenen- und Säuglingsalter in Form eines aufgetriebenen Abdomens und Stuhlverhalt, bis hin zum Vollbild eines akuten Abdomens. Bei klinischem Verdacht erfolgt zur Bestätigung der Diagnose eine Etagenbiopsie im Rektum und Kolon. Die Therapie besteht primär in der Anlage eines Enterostomas zur Darmentlastung mit sekundärer Resektion des betroffenen Darmabschnitts und Wiederherstellung der Kontinuität. Sehr selten manifestiert sich ein Morbus Hirschsprung erst im Erwachsenenalter.

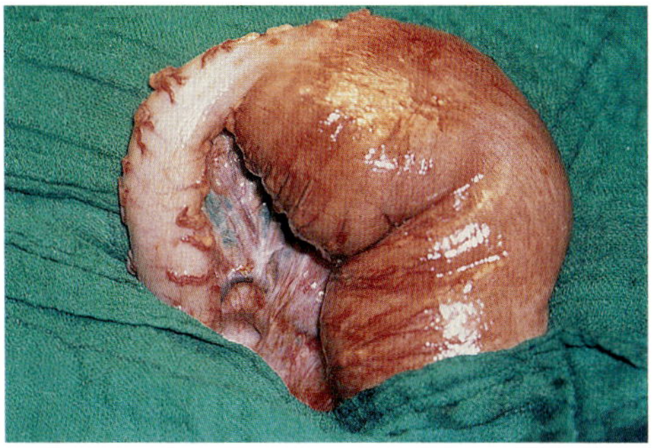

Abb. 20.8 Übergangssegment bei Morbus Hirschsprung [R234]

20.3 Abdominales Kompartmentsyndrom (ACS)

Definition Konstante intraabdominale Druckerhöhung > 20 mmHg mit neu aufgetretenem Organversagen.

MERKE

Der intraabdominale Druck (IAP) liegt bei Erwachsenen zwischen 5 und 7 mmHg. Eine konstante Druckerhöhung über 12 mmHg entspricht einem intraabdominalem Hochdruck, welcher sich in verschiedene Schweregrade einteilen lässt:

- Grad I: 12–15 mmHg
- Grad II: 16–20 mmHg
- Grad III: 21–25 mmHg
- Grad IV: > 25 mmHg

Epidemiologie

- Inzidenz auf einer gemischten Intensivstation bei ca. 1–8 %, bei traumatologischen Patient*innen bis zu 30 %
- Betrifft nahezu ausschließlich kritisch Kranke/Verletzte
- Letalität unbehandelt nahezu 100 %, auch nach erfolgter Dekompression bis zu 70 %

Ätiologie

- Primäres ACS:
  - Trauma, intraabdominale Blutungen/Hämatome
  - Intraabdominale Infektionen (z. B. Pankreatitis)
- Sekundäres ACS: Flüssigkeitsverschiebungen (z. B. bei Verbrennungsopfern)

MERKE

Entscheidend für die Durchblutung intraabdominaler Organe ist der abdominale Perfusionsdruck, welcher sich aus der Differenz zwischen systemischem Mitteldruck und dem intraabdominalen Druck errechnet. Eine intraabdominale Druckerhöhung führt demnach zu einer Abnahme des abdominalen Perfusionsdrucks, was eine Schädigung sämtlicher Organsysteme zur Folge hat:

- Niere: Verringerung der renalen Durchblutung → Oligurie, Anurie, akutes Nierenversagen
- Magen/Darm: verringerte mesenteriale Durchblutung → Darmischämie → Ödembildung/Flüssigkeitsverlagerung → weiterer Druckanstieg
- Lunge: IAP → Zwerchfellhochstand → reduziertes Residualvolumen → Kompressionsatelektasen → Ventilations-Perfusions-Missverhältnis → respiratorische Insuffizienz
- Gehirn: IAP → erhöhter intrathorakaler Druck → Anstieg intrazerebraler Druck, venöse Stauung, Hirnödem

Symptomatik

- Kritisch kranke/polytraumatisierte Patient*innen
- Distension des Abdomens, „bretthartes" Abdomen
- Massive abdominale Schmerzen (falls nicht intubiert/beatmet)
- Oligurie, Anurie
- Ggf. Fieber, Schüttelfrost
- Erhöhte Beatmungsdrücke

MERKE

Bei folgender klinischer Konstellation sollte ein abdominales Kompartmentsyndrom in Betracht gezogen werden:

- Gespanntes Abdomen
- Rückläufige Diurese
- Anstieg des Beatmungsdrucks
- Zunehmende hämodynamische Instabilität

20

Diagnostik

- Anamnese, ggf. Fremdanamnese
- Klinische Untersuchung
- Labordiagnostik inkl. Leber-, Nieren-, Elektrolyt-, Infektwerte, BGA
- Abdominale Druckmessung (indirekt via Blasendruckmessung)

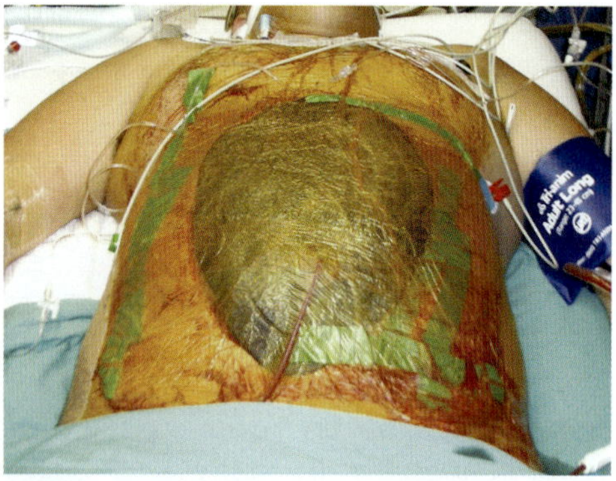

Abb. 20.9 Open-abdomen-Therapie mittels VAC bei abdominalem Kompartmentsyndrom [E858-002]

- Abdomensonografie
- Ggf. CT bezüglich Ursachendiagnostik

Therapie

- Konservative Therapie des intraabdominalen Hochdrucks
  - Balancierte Volumen-/Elektrolyttherapie
  - Normothermie anstreben
  - Anlage einer Magensonde
  - Ggf. Drainagenanlage bei Aszites oder raumfordernden Hämatomen/Flüssigkeitsansammlungen
- Operative Therapie
  - Dekompressionslaparotomie mit Open-Abdomen-Therapie (➤ Abb. 20.9)
  - Second-Look-OP mit Bauchdeckenverschluss im Verlauf anstreben

MERKE

Das abdominale Kompartmentsyndrom stellt ein lebensbedrohliches Krankheitsbild dar, welches eine interdisziplinäre Zusammenarbeit erfordert. Vor einer chirurgischen Intervention sollten sämtliche konservativen Therapiemaßnahmen ausgeschöpft sein, dennoch sollten diese eine möglicherweise lebensrettende Medianlaparotomie nicht verzögern. Auch bei frühzeitiger Diagnose und Therapie besteht eine hohe Letalität von ca. 50–70 %.

20.4 Akute Mesenterialischämie (AMI)

Definition Arterielle oder venöse Durchblutungsstörung des Darms mit passagerer oder permanenter Schädigung des betroffenen Darmabschnitts

Epidemiologie
- Inzidenz ca. 15/100.000 Einwohner/Jahr
- Inzidenz steigt mit zunehmendem Lebensalter
- Bei > 70-Jährigen in ca. 10 % der Fälle Ursache eines akuten Abdomens
- Letalität unabhängig von der Ursache ca. 50 %

Ätiologie
- Embolische akute mesenteriale Ischämie
  - Betrifft meist die A. mesenterica superior und deren Äste
  - Zu 90 % kardiovaskulär bedingt (kardiale Thromben, arteriosklerotische Plaques, Vorhofflimmern)
- Thrombotische akute mesenteriale Ischämie
  - Thrombus entsteht an präexistenter, arterieller Stenose
  - Meist durch Arteriosklerose bedingt
- Mesenterialvenenthrombose
  - Ca. 5 % aller AMIs
  - Risikofaktoren: angeborene/erworbene Gerinnungsstörungen, Schwangerschaft, orale Kontrazeptiva, Malignome, vereinzelte Fälle nach COVID-19-Impfung
- Nicht-okklusive Mesenterialischämie (NOMI)
  - Vasospasmus im Splanchikusgebiet
  - Betrifft fast ausschließlich intensivpflichtige Patient*innen unter Katecholamintherapie mit eingeschränkter Pumpfunktion („Zentralisierung")

Symptomatik Sehr variabel in Abhängigkeit von der Lokalisation des Gefäßverschlusses und dem Vorhandensein von Kollateralen. Typischer mehrphasiger Verlauf:
- Initialstadium:
  - Starke, schlagartig beginnenden Bauchschmerzen
  - Begleitet von Übelkeit, Erbrechen, Durchfällen
- Intermediärstadium:
  - „Fauler Friede"
  - Symptomarmes Intervall, Besserung der Schmerzsituation
  - Stuhlverhalt, paralytischer Ileus
- Finalstadium:
  - Wieder zunehmende Schmerzen, zunehmende AZ-Verschlechterung
  - Ileus
  - Peritonismus
  - Zunehmende Kreislaufinstabilität

CAVE
Prinzipiell ähneln sich die klinischen Verläufe der unterschiedlichen AMI-Formen. Da ein NOMI jedoch zumeist bei intubierten und sedierten Intensivpatienten auftritt, fehlt die typische Initialsymptomatik, sodass die Diagnose häufig verzögert gestellt wird.

Diagnostik
- Anamnese, ggf. Fremdanamnese, kardiovaskuläres Risikoprofil, Gefäßerkrankungen
- Klinische Untersuchung
- Labordiagnostik inkl. Laktatbestimmung
- Abdomensonografie
- CT (➤ Abb. 20.10), CT-Angiografie
- Ggf. explorative Laparoskopie/-tomie

MERKE
Goldstandard bei Verdacht auf eine mesenteriale Ischämie ist die kontrastmittelgestützte CT-Angiografie mit arterieller und portalvenöser Kontrastierung.
Besteht trotz unauffälligem CT-Befund weiterhin ein akutes Abdomen mit hochgradigem Ischämieverdacht, so ist eine explorative Laparoskopie/-tomie gerechtfertigt.

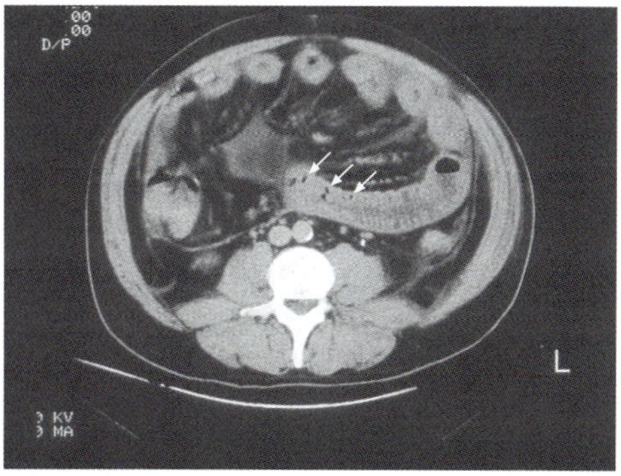

Abb. 20.10 Pneumatosis intestinalis als Zeichen einer Darmischämie bei Mesenterialvenenverschluss [R217]

20

Therapie

Basismaßnahmen:

- Intensivmedizinische Überwachung/Therapie
- Kalkulierte Volumen-/Elektrolytsubstitution
- Kalkulierte antibiotische Therapie

Embolische und thrombotische Mesenterialischämie:

- Primär interventioneller Therapieansatz bei klinisch stabilen Patient*innen (Embolektomie, lokale Thrombolyse, Stentimplantation)
- Bei V. a. Darmnekrosen oder instabilem Kreislaufzustand Indikation zur sofortigen Notfall-Laparotomie:
  - Rekanalisation, offene Thrombembolektomie, arterioarterielle Bypassverfahren bei ausgedehnten Befunden und zentralen Gefäßverschlüssen (➤ Abb. 20.11)
  - Resektion des infarzierten Darmabschnitts mit Anlage eines Stomas
  - Geplante Second-Look-Laparotomie zur Beurteilung der Durchblutungssituation

Mesenterialvenenthrombose:

- Systemische Antikoagulation in therapeutischer Dosierung mit Oralisierung nach Rekonvaleszenz
- Lokale Thrombolyse, Thrombektomie bei akuten Verschlüssen von V. mesenterica superior
- Ggf. TIPPS-Anlage oder portokavaler Shunt bei Beteiligung der Pfortader zur Verbesserung der antegraden Perfusion der rekanalisierten Gefäße
- Bei ausbleibender klinischer Besserung, Zeichen der Peritonitis und V. a. Darmischämie Indikation zur explorativen Laparotomie

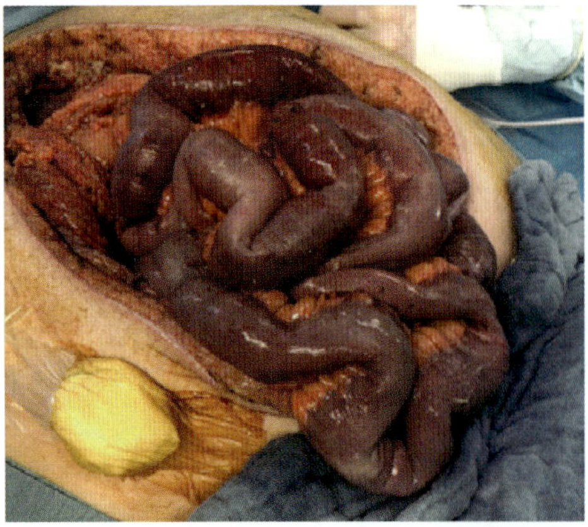

Abb. 20.11 Komplette Dünndarmischämie bei zentralem Gefäßverschluss [M1396]

NOMI:

- Lokale Vasodilatation mittels intraarterieller Prostaglandinsubstitution
- Ggf. Stentimplantation bei vaskulären Engstellen zur Verbesserung der Perfusion
- Bei V. a. Infarzierung des Darms Indikation zur explorativen Laparoskopie/-tomie

MERKE

Die Letalität steigt mit der Dauer des Gefäßverschlusses. Besteht der Verdacht auf eine mesenteriale Ischämie, so ist eine umgehende zielführende Diagnostik und Therapie anzustreben, im Zweifelsfall auch eine explorative Laparotomie. Die angiografisch-interventionelle Therapie stellt eine Alternative zur operativen Therapie dar, sofern noch keine transmurale Darmschädigung vorliegt und eine Rekanalisation der betroffenen Gefäße eine Regeneration des Darms in Aussicht stellt. Sofern der Verdacht auf eine Darmnekrose besteht, endovaskuläre Verfahren nicht möglich sind oder eine zunehmende Kreislaufinsuffizienz auftritt, besteht die Indikation zur notfallmäßigen operativen Therapie. Ziel der Operation ist die Wiederherstellung der Perfusion und die Resektion nekrotischer Darmabschnitte. Aufgrund eines hohen Risikos einer Anastomoseninsuffizienz sollte bei Darmischämie die Anlage eines Enterostomas bevorzugt werden.

20.5 Anastomoseninsuffizienz

Definition Undichtigkeit einer chirurgisch hergestellten Anastomose.

Epidemiologie

- Häufigkeit von Anastomoseninsuffizienzen je nach Zentrum sehr variabel
- Bei ca. 1–12 % aller Anastomosen am unteren Gastrointestinaltrakt
- Bei ca. 10–15 % aller Anastomosen am oberen Gastrointestinaltrakt

Risikofaktoren

- Hohes Alter
- Adipositas
- Mangelernährung
- Alkohol-, Nikotinabusus
- KHK, Gefäßerkrankungen

- Steroideinnahme
- Diabetes mellitus
- Notfalleingriffe
- Ischämie
- Z. n. Radiatio

Symptomatik

- Fieber, Schüttelfrost
- Geblähtes Abdomen, abdominale Schmerzen
- Atemnot, Begleitpneumonie, Pleuraerguss nach Eingriffen am Ösophagus
- Trübes, stuhliges Drainagesekret

Diagnostik

- Anamnese
- Klinische Untersuchung
- Labordiagnostik, insb. Infektparameter
- Sonografie
- CT Abdomen/Thorax mit oraler + rektaler Füllung
- Endoskopie

Therapie

Anastomoseninsuffizienz nach Ösophagusresektion:

- Endoskopische Therapie:
  - Clipping kleinerer Leckagen
  - Endovac™-Therapie
  - Stent (➤ Abb. 20.12)
- Interventionelle Therapie: Anlage CT-gesteuerter Drainagen
- Operative Therapie:
  - Revision mit primärer Übernähung
  - Diskontinuitätsresektion mit Anlage einer Speichelfistel als Ultima Ratio mit Rekonstruktion nach frühestens 6 Monaten

Anastomoseninsuffizienz nach Gastrektomie:

- Allgemeinmaßnahmen: Nahrungskarenz, nasojejunale Sondenanlage
- Endoskopische Therapie:
  - Clipping kleinerer Leckagen
  - Endovac™-Therapie
- Operative Revision mit primärer Übernähung, ggf. Anastomosenneuanlage

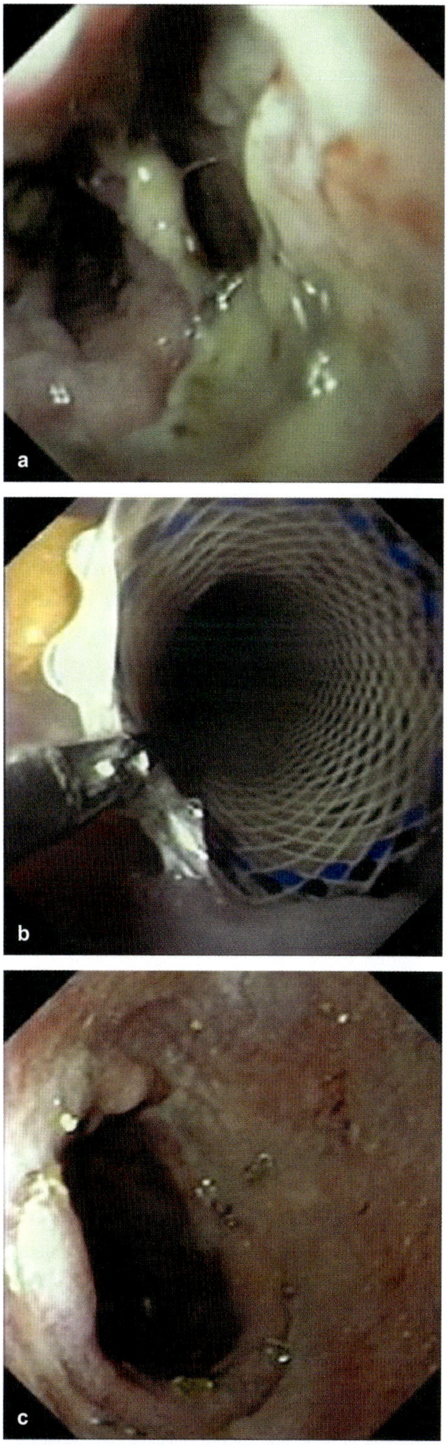

Abb. 20.12 Intraluminale Stenttherapie am Ösophagus bei Anastomoseninsuffizienz [R211]

MERKE

Die Behandlung von Anastomoseninsuffizienzen nach Eingriffen am oberen Gastrointestinaltrakt stellt eine interdisziplinäre Herausforderung dar. Meist werden drainierende mit intraluminalen Verfahren (VAC, Stent) kombiniert, um einen sekundären Verschluss der Leckage zu erreichen.

Anastomoseninsuffizienz nach Dünndarmresektionen:

- Konservative Therapie in Form von Drainagenanlage und antibiotischer Therapie nur in Ausnahmefällen ausreichend
- Operative Therapie:
  - Anastomosenresektion mit primärer Re-Anastomosierung
  - Anastomosenresektion mit vorgeschalteter Stomaanlage

Anastomoseninsuffizienz nach Kolonresektionen:

- Konservative Therapie: antibiotische Therapie + gezielte Drainagenanlage bei kleinen Insuffizienzen und stabilem AZ möglich
- Operative Therapie:
  - Anastomosenrevision/-neuanlage
  - Diskontinuitätsresektion nach Hartmann mit endständiger Stomaanlage

Anastomoseninsuffizienz nach Rektumresektionen

- Endoskopische Therapie bei kleinen Leckagen
  - Endovac™-Therapie (+ Drainagenanlage) (➤ Abb. 20.13)
  - Clipping bei sehr kleinen Defekten
- Operative Therapie:
  - Anlage eines protektiven doppelläufigen Ileostomas
  - Diskontinuitätsresektion nach Hartmann

MERKE

Die Indikation zur operativen Revision bei Insuffizienzen von Darmanastomosen wird in Abhängigkeit vom klinischen Zustand und dem Ausmaß der Insuffizienz gestellt. Bei Zeichen der Peritonitis, Sepsis oder Stuhlaustritt über die Drainagen besteht die Indikation zur operativen Therapie, häufig einhergehend mit der Anlage eines Enterostomas. Bei tiefen Anastomoseninsuffizienzen im Bereich des Rektums stellt die Endovac™-Therapie eine adäquate Alternative dar.
Häufig werden die unterschiedlichen Therapiemodalitäten auch miteinander kombiniert (z. B. Diskontinuitätsresektion nach Hartmann + transanale Endovac™-Therapie).

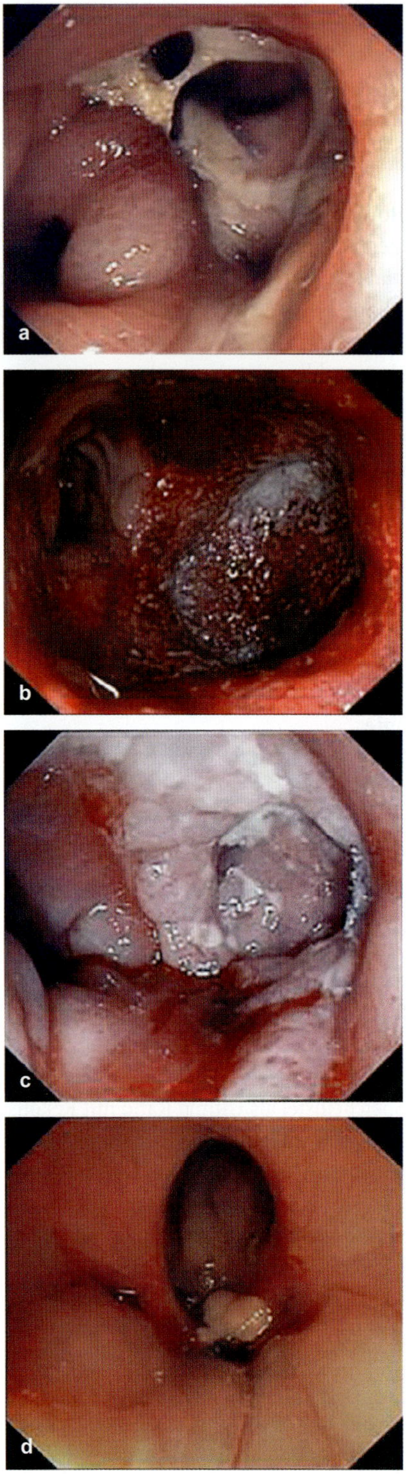

Abb. 20.13 Transanale Endovac™-Therapie bei Anastomoseninsuffizienz im Rektum [R211]

20

LITERATUR

Deutsche Gesellschaft für Gastroenterologie, Verdauungs- und Stoffwechselkrankheiten (DGVS), Deutsche Gesellschaft für Neurogastroenterologie und Motilität (DGNM). S3-Leitlinie Intestinale Motilitätsstörungen: Definition, Pathophysiologie, Diagnostik und Therapie. Version 2.1 vom 31.03. 2021. AWMF-Registernummer: 021-018.

Deutsche Gesellschaft für Unfallchirurgie e.V., Deutsche Gesellschaft für Orthopädie und Unfallchirurgie e.V. S3-Leitlinie Polytrauma/Schwerverletzten-Behandlung. Version 4.1 vom 31.12.2022. AWMF-Registernummer: 187-023.

Holcomg J B. Damage control resuscitation. J Trauma. 2007; 62(6 Suppl): S36–S37.

Klar E et al. Akute mesenteriale Ischämie – ein vaskulärer Notfall. Dtsch Ärztebl Int. 2012; 109(14): 249–56.

Kogel H. Akute Verschlüsse der Viszeralgefäße. DoctorConsult. 2011; 2(1): 49–56.

Loske G et al. Postoperative Leckagen im Gastrointestinaltrakt – Diagnostik und Therapie. Gastroenterologe. 2022; 17(1): 47–56.

Matthes G et al. „damage control surgery" bei schweren abdominellen Verletzungen. Trauma Berufskrank. 2006; 8: 13–16.

Reichert M et al: Die akute Mesenterialischämie – eine Übersicht und Empfehlungen (S2k-analog) der World Society of Emergency Surgery, Chirurgie. 2023; 94(7): 608–615.

Vilz T et al. Ileus beim Erwachsenen – Genese, Diagnostik und Therapie. Dtsch Ärztebl Int. 2017; 114: 508–518.

Willms A et al. Offene Abdominalbehandlung – Open Abdomen Treatment – aktuelle Konzepte zum temporären Bauchdeckenverschluss und zur Bauchdeckenrekonstruktion nach offener Abdominalbehandlung, Allgemein- und Viszeralchirurgie up2date. 2020; 14(03): 311–326.

Wolf A, Henne-Bruns D. Anastomoseninsuffizienz im Gastrointestinaltrakt: Diagnostik und Therapie. Chirurg. 2002; 73: 394–405; quiz 406–407.

20

KAPITEL

21 Weichteiltumoren

Definition

- Weichteiltumoren sind benigne oder maligne Raumforderungen, welche von mesenchymalen Geweben des Körpers ausgehen.
- Die Einteilung erfolgt in Abhängigkeit vom Ursprungsgewebe gemäß der WHO-Klassifikation (➤ Tab. 21.1).

Tab. 21.1 WHO-Klassifikation von Weichteiltumoren (Auszug, nach Fletcher et al. 2013)

Ursprungsgewebe	Benigne	Maligne
Fibroblastische Tumoren	Fibrom	Fibrosarkom
Adipozytäre Tumoren	Lipom	Hoch differenziertes Liposarkom, Liposarkom
Glattmuskuläre Tumoren	Leiomyom	Leiomyosarkom
Skelettmuskuläre Tumoren	Rhabdomyom	Rhabdomyosarkom
Vaskuläre Tumoren	Hämangiom	Hämangiosarkom
Lymphgefäßtumoren	Lymphangiom	Lymphangiosarkom
Nervenscheidentumoren	Schwannom Neurofibrom	Maligner peripherer Nervenscheidentumor
Chondroossäre Tumoren	Chondrom	Chondrosarkom, Osteosarkom

21.1 Gutartige Weichteiltumoren

Epidemiologie

- Inzidenz in Deutschland ca. 300/100.000 Einwohner/Jahr
- 90 % aller Weichteiltumoren sind benigne
- Können nahezu jede Körperregion betreffen
- Extremitäten als häufigste Lokalisation

Symptomatik

- Sicht-/tastbare schmerzhafte oder schmerzlose Raumforderung an der Körperoberfläche
- Tiefsitzende Weichteiltumoren häufig lange Zeit asymptomatisch
- Symptomatik in Abhängigkeit von Größe und Lokalisation: Muskel-/Gelenk-/Knochenschmerzen, Funktionseinschränkung, abdominale Schmerzen ggf. mit Kompressionssymptomatik bei abdominalen Tumoren

Diagnostik
- Anamnese, klinische Untersuchung
- Sonografie
- Röntgen bei Knochen-/Gelenkaffektion
- MRT
- Bei Malignomverdacht oder -nachweis: Staging mittels CT Thorax/Abdomen/Becken
- Fakultativ PET-CT
- Biopsie (Inzisionsbiopsie, Exzisionsbiopsie)

Therapie
- Konservative Therapie: Kleine asymptomatische Befunde ohne Größenprogredienz können beobachtet werden.
- Operative Therapie: Resektion in toto bei symptomatischen, größenprogredienten oder primär > 5 cm großen Befunden (➤ Abb. 21.1).

MERKE
Jeder Weichgewebstumor, der größer ist als 5 cm, im Verlauf an Größe zunimmt oder unterhalb der Faszie lokalisiert ist, ist bis zum Beweis des Gegenteils als potenziell maligne zu betrachten und erfordert eine histologische Abklärung mittels Biopsie oder Resektion.

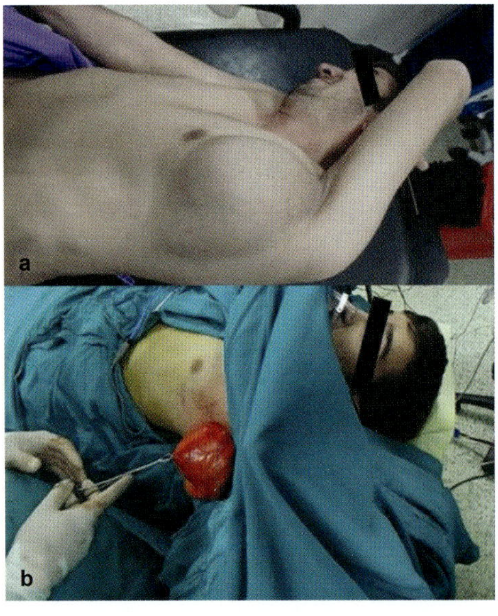

Abb. 21.1 Großes Lipom in der linken Axilla eines Patienten vor und während der Resektion [F1192-001]

21.2 Bösartige Weichteiltumoren

Epidemiologie
- Mit einer Inzidenz von ca. 1,4/100.000 Einwohner/Jahr seltene Tumorentität
- Machen im Erwachsenenalter ca. 1 % aller Tumoren aus (im Kindesalter ca. 15 %)
- Können jede Körperregion betreffen, am häufigsten an den Extremitäten lokalisiert
- Männer häufiger betroffen als Frauen
- Altersgipfel im Jugendalter sowie zwischen dem 50. und 60. Lebensjahr
- Ca. 50 % weisen Fernmetastasen auf (meist pulmonal), Lymphknotenmetastasen mit ca. 3 % sehr selten

Symptomatik
- Entspricht der Symptomatik benigner Befunde in Abhängigkeit von Größe und Lokalisation
- Allgemeinsymptome: B-Symptomatik, Abgeschlagenheit, Appetitlosigkeit

Diagnostik
- Anamnese, klinische Untersuchung
- Sonografie (➤ Abb. 21.2a und b)
- MRT (➤ Abb. 21.2c, ➤ Abb. 21.3) (Goldstandard!)
- Staging: CT Thorax/Abdomen/Becken (➤ Abb. 21.3), ggf. PET-CT
- Biopsie zur histopathologischen Sicherung

Therapie Die Therapie von Sarkomen stellt eine interdisziplinäre Herausforderung dar und sollte daher primär in einem Sarkomzentrum erfolgen.
- Operative Therapie:
  - Ziel der operativen Therapie ist die R0-Resektion des Tumors.
  - Da Sarkome zum Großteil an den Extremitäten lokalisiert sind, finden sich Sarkom-Eingriffe zum überwiegenden Teil in der Orthopädie/Unfallchirurgie.
  - Das Spektrum reicht von kleineren Resektionen bis hin zu Amputationen oder Exartikulationen je nach Größe und Lage des Tumors.

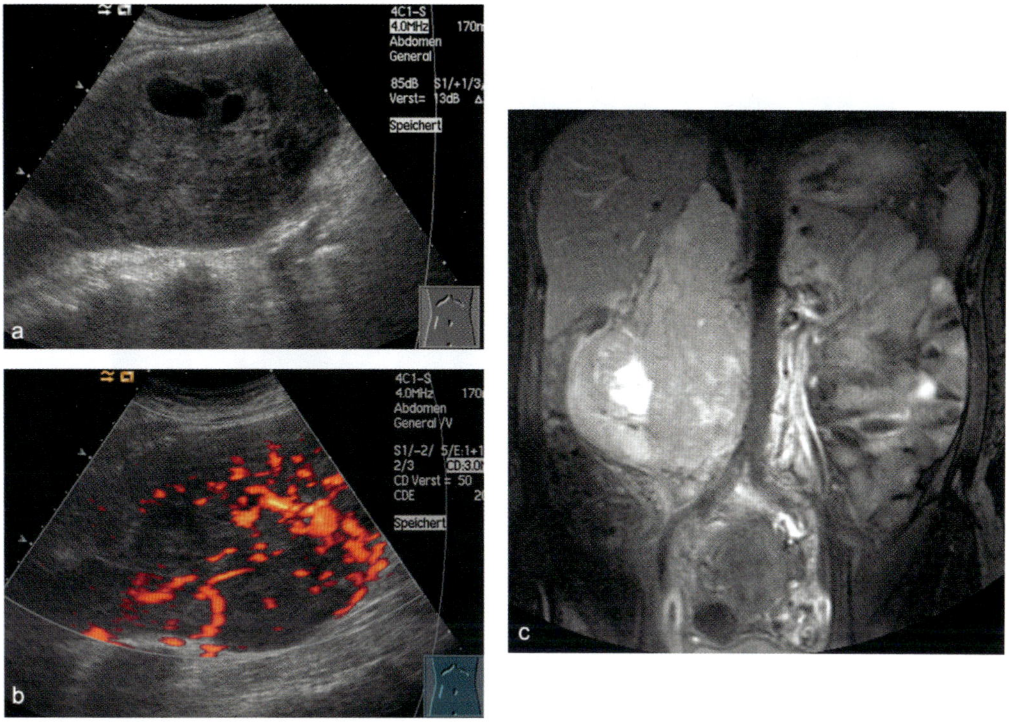

Abb. 21.2 Großes Leiomyosarkom [M389]
a) Sonografische Darstellung eines echoarmen, zentral inhomogenen Tumors im rechten Mittelbauch
b) Deutliche Hypervaskularisation der Raumforderung im Farb-Doppler
c) Koronoares MRT-Bild des zentral nekrotischen Tumors

  - Abdominale und retroperitoneale Sarkome werden mit dem Ziel der R0-Resektion en bloc reseziert (dies kann eine Kompartment- und somit eine Multiviszeralresektion bedeuten).
- Neoadjuvante Therapie:
  - Bei primär inoperablen, lokal fortgeschrittenen Befunden oder Befunden, bei denen eine radikale Resektion einen verstümmelnden Eingriff bedeuten würde, kann eine neoadjuvante Strahlentherapie oder Radiochemotherapie erfolgen.
  - Ziel ist das Downsizing, um sekundäre Operabilität zu erreichen.
- Adjuvante Therapie:
  - Bei nicht retroperitonealen Sarkomen mit hohem Rezidivrisiko (G2/G3, > 5 cm) wird eine prä- und postoperative Radiochemotherapie empfohlen.
  - Adjuvante Radiatio ist bei retroperitonealen Tumoren schwierig, daher wird Neoadjuvanz bevorzugt.
- Palliative Therapie: Systemtherapie bei lokal nicht therapierbarer oder metastasierter Erkrankung.

MERKE

Retroperitoneale Sarkome werden meist erst bei einem Tumordurchmesser > 15 cm diagnostiziert. Im Großteil der Fälle handelt es sich um Liposarkome. Da eine operative Therapie in aller Regel eine Kompartmentresektion mit postoperativ deutlich veränderten anatomischen Verhältnissen bedeutet, ergibt sich hieraus ein für die postoperative Strahlentherapie schlecht definierbares Bestrahlungsgebiet mit der Gefahr der radiogenen Dünndarmschädigung. Eine präoperative Strahlentherapie lässt sich dagegen aufgrund des verdrängenden Wachstums retroperitonealer Sarkome deutlich besser planen und wird daher in der Therapie großer, lokal fortgeschrittener Tumore bevorzugt.

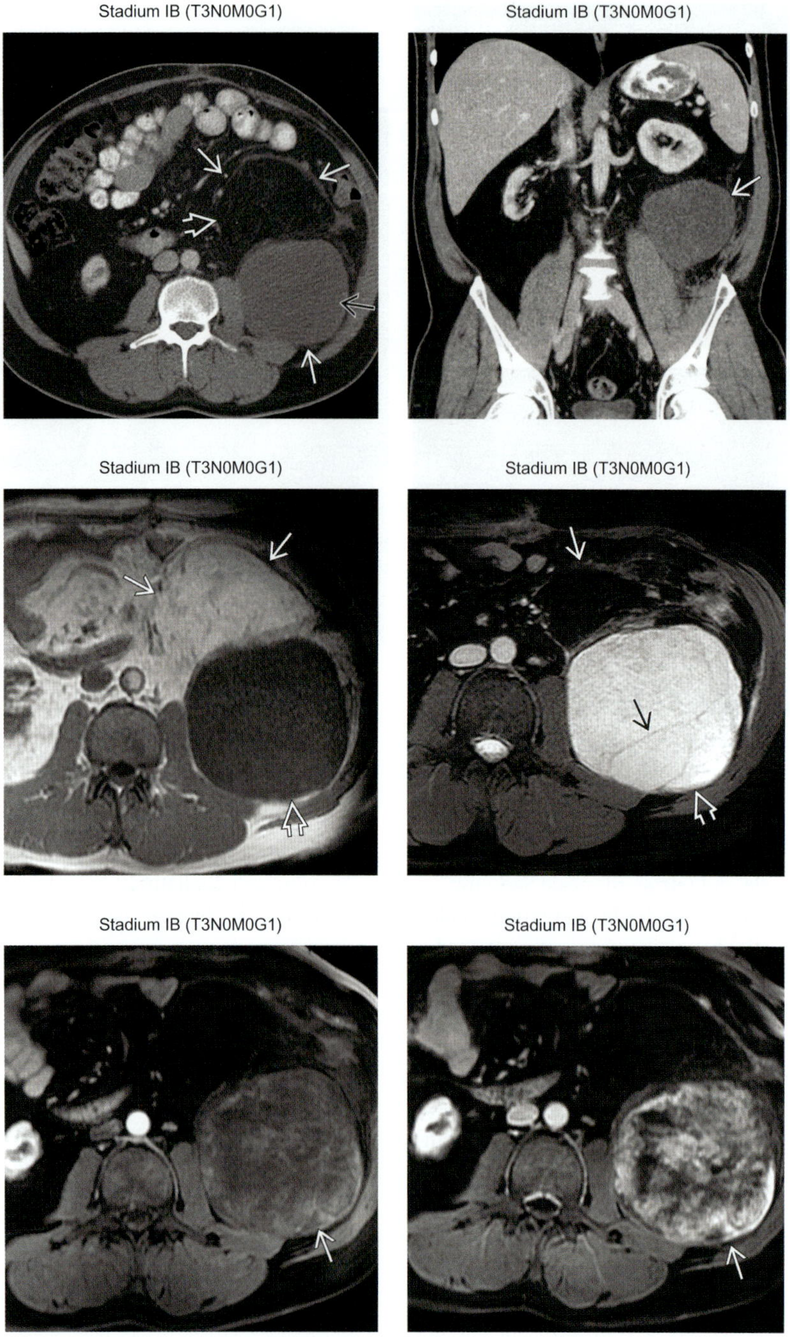

Abb. 21.3 Großes Liposarkom [G1041]
Oben links: axiale CT mit Darstellung eines links retroperitoneal gelegenen, 12 cm messenden Tumors; oben rechts: koronare CT-grafische Darstellung des Tumors
Mitte links: axiale Darstellung, T1-Sequenz; Mitte rechts: axiale MRT, T2-Sequenz mit Fettsättigung
Unten links: Axiale MRT, T1-Sqeuenz in der frühen KM-Phase zeigt das heterogene Enhancement der Raumforderung. Unten rechts: In der späten KM-Phase zeigt die axiale MRT in der T1-Sequenz ein heterogenes, im Vergleich zur frühen Phase stärkeres Enhancement der Raumforderung, passend zu einem myxoiden Liposarkom.

21.3 Gastrointestinaler Stromatumor (GIST)

Definition

- Mesenchymaler Tumor des Gastrointestinaltrakts
- Ausgehend von den Cajal-Zellen (in Magen-/ Darmwand lokalisierte „Schrittmacherzellen")
- Meist sporadische Mutationen des c-KIT- oder PDGFR-Gens, sehr selten familiärer GIST (Keimbahnmutation des c-KIT-Gens)

Epidemiologie

- Inzidenz ca. 15/1.000.000 Einwohner/Jahr → in Deutschland ca. 1.200 Neuerkrankungen/Jahr
- Häufigstes Sarkom des Gastrointestinaltrakts
- Mittleres Erkrankungsalter zwischen dem 55. und 65. Lebensjahr
- Ausgeglichene Geschlechterverteilung
- Lokalisation im gesamten Magen-Darm-Trakt möglich, Magen häufigste Lokalisation (50–60 %), gefolgt von Dünndarm (20–30 %)

Klassifikation

MERKE

Zwar lassen sich auch GIST gemäß der TNM-Klassifikation einteilen, prognose- und damit therapieentscheidend sind jedoch neben der Größe des Primärtumors dessen Lokalisation sowie die Mitosezahl. Zur Einschätzung dient die Klassifikation des Armed Forces Institute of Pathology (AFIP, ➤ Tab. 21.2).

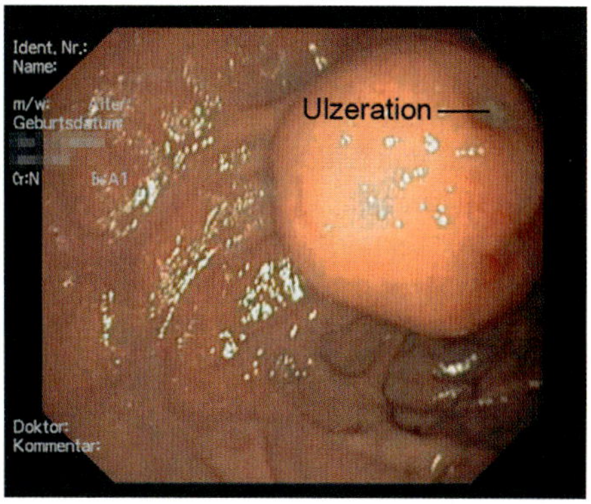

Abb. 21.4 Endoskopische Darstellung eines GIST: typischer kugeliger Tumor der Magenwand mit zentraler Ulzeration [T824]

Symptomatik

- Häufig lange Zeit asymptomatisch
- Gastrointestinale Blutungen
- Unspezifische abdominale Beschwerden
- Zunahme des Bauchumfangs
- Allgemeinsymptome: B-Symptomatik, AZ-Verschlechterung, Appetitlosigkeit

Diagnostik

- Anamnese, klinische Untersuchung
- Sonografie
- Endoskopie (➤ Abb. 21.4), Endosonografie mit Biopsie
- Staging: CT oder MRT Abdomen, Röntgen-Thorax

Tab. 21.2 AFIP-Klassifikation nach Miettinen und Lasota (2006)

Tumor Parameter			Risikoeinschätzung			
Gruppe	**Größe**	**Mitoseindex**	**Magen**	**Dünndarm**	**Duodenum**	**Rektum**
1	≤ 2 cm	≤ 5/5mm² (50 HPF)	keine			
2	2–5 cm		Sehr niedrig	Niedrig	Niedrig	Niedrig
3a	5–10 cm		Niedrig	Mäßig	Hoch	Hoch
3b	> 10 cm		Mäßig	Hoch	Hoch	Hoch
4	≤ 2 cm	> 5/5mm² (50 HPF)	Kein Risiko	Hoch	unbekannt	Hoch
5	2–5 cm		Mäßig	Hoch	Hoch	Hoch
6a	5–10 cm		Hoch	Hoch	Hoch	Hoch
6b	> 10 cm		Hoch	Hoch	Hoch	hoch

HPF = High Power Field (Gesichtsfeld bei 400-facher Vergrößerung)

Therapie (➤ Abb. 21.5)

- Konservative Therapie bei Magen-GIST < 2 cm: „Watch-and-Wait"-Strategie mit regelmäßiger Gastroskopie und Endosonografie möglich
- Operative Therapie:
  - Primäre Resektion bei lokal operablen, nicht metastasierten Befunden (➤ Abb. 21.6)
  - Wedge-Resektion des Magens mit 1–2 cm Sicherheitsabstand, bzw. Dünndarmsegmentresektion
  - Lymphadenektomie aufgrund der Seltenheit von Lymphknotenmetastasen nicht erforderlich

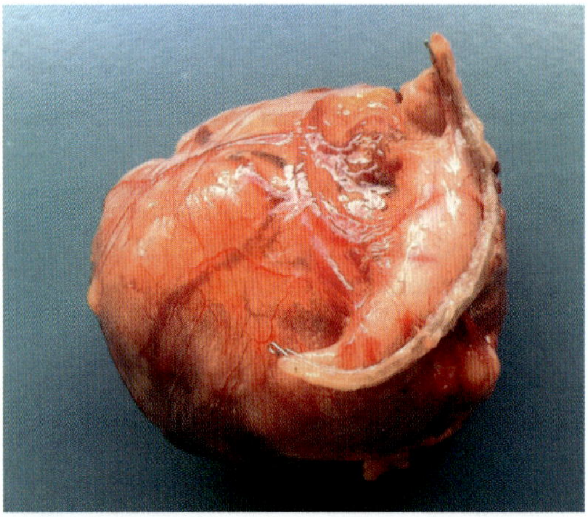

Abb. 21.6 OP-Präparat nach laparoskopischer Entfernung eines gastrointestinalen Stromatumors des Magens [P286]

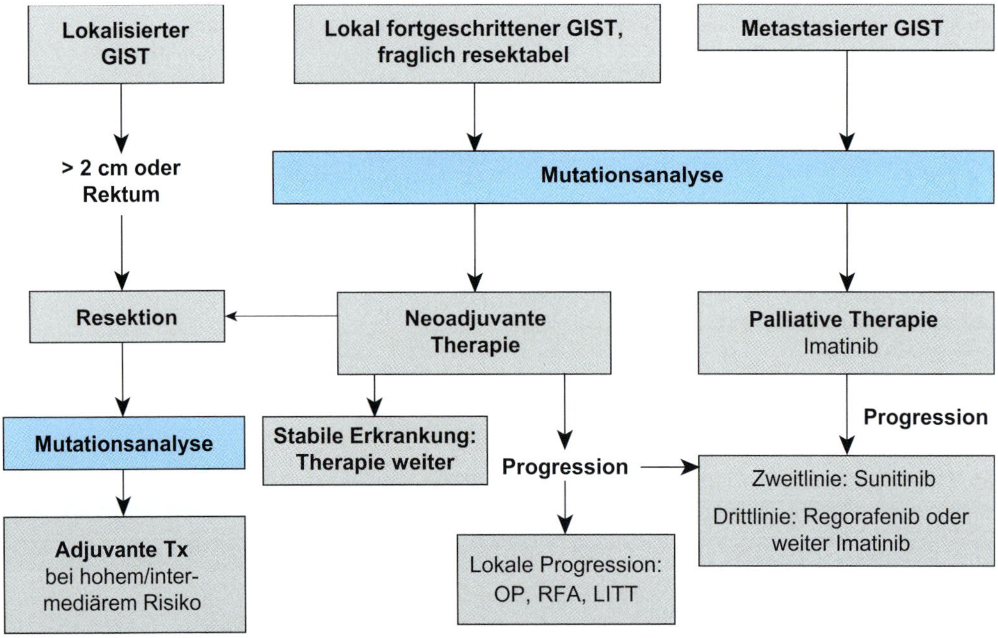

Abb. 21.5 Therapiealgorithmus bei gastrointestinalem Stromatumor (GIST). RFA: Radiofrequenzablation; LITT: Laser-induzierte Tumortherapie [L143]

21

- Neoadjuvante Therapie:
  - Bei primär nicht R0-resektablen Befunden indiziert
  - Medikamentöse Therapie in Abhängigkeit von der Mutationsanalyse

MERKE

Ein Mutationsanalyse bezüglich des KIT-/PDGFRA-Genotyps ist bei jedem Tumor notwendig, da eine Imatinib-Therapie nur bei KIT-Mutation wirksam und sinnvoll ist. Im Falle einer seltenen PDGFRA-D842V-Mutation, die mit einer Imatinib-Resistenz einhergeht, steht alternativ eine Therapieoption mit Avapritinib zur Verfügung.
Der Großteil aller GIST weist eine KIT-Mutation und damit ein gutes Ansprechen auf Imatinib auf, sodass bei einer neoadjuvanten Therapie in > 75 % der Fälle ein Ansprechen zu erwarten ist.

- Adjuvante Therapie: 3-jährige Imatinib-Therapie für alle Patient*innen mit signifikantem Rezidivrisiko (initial 400 mg/Tag) und Imatinib-sensiblem Tumor
- Palliative Therapie: Medikamentöse Therapie bei metastasiertem/irresektablem GIST in Abhängigkeit von der Mutationsanalyse:
  - cKIT-/PDGFRA-Mutation: Imatinib 400 mg
  - PDGFRA-D842V-Mutation: Avapritinib 300 mg
  - KIT-/PDGFRA-Wildtyp: Sunitinib oder Regorafenib

LITERATUR

Agaimy A. Gastrointestinal stromal tumors (GIST) from risk stratification systems to the new TNM proposal: more questions than answers? A review emphasizing the need for a standardized GIST reporting. Int J Clin Exp Pathol. 2010; 3(5): 461–471.

Arbeitsgemeinschaft Internistische Onkologie (AIO) und German Interdisciplinary Sarcoma Group e.V. (GISG). S3-Leitlinie Adulte Weichgewebssarkome. Version 1.1 vom 13.06.2022. AWMF-Registernummer: 032/044OL.

Fletcher CDM, Bridge JA, Hogendoorn PCW, Mertens F (Hrsg.). WHO classification of tumours of soft tissue and bone. Pathology and genetics of tumours of soft tissue and bone, 4. Aufl. Lyon: IARC Press, 2013.

Miettinen M, Lasota J. Gastrointestinal stromal tumors: pathology and prognosis at different sites. Semin Diagn Pathol. 2006; 23:70–83.

KAPITEL

22 Transplantationschirurgie

22.1 Rechtliche Grundlagen

- Regelung von Spende, Entnahme, Vermittlung und Übertragung von Organen durch das deutsche Transplantationsgesetz von 1997.
- Seit 2012 Entscheidungslösung: Bereitschaft zur Organ- und Gewebespende kann durch jeden Staatsbürger schriftlich festgehalten werden (Organspendeausweis).
- Ist der Wille des Verstorbenen nicht festgehalten oder nicht bekannt, entscheiden die nächsten Angehörigen auf der Grundlage des mutmaßlichen Patientenwillens.
- Im Falle einer Transplantationsbereitschaft wird dies an die DSO (Deutsche Stiftung für Organspende) übermittelt.
- Die DSO veranlasst notwendige Untersuchungen und die Erhebung medizinischer Daten und leitet diese an Eurotransplant weiter.
- Aufgabe von Eurotransplant ist der Abgleich der Daten der Spenderorgane mit denen der Wartelistenpatienten, um einen geeigneten Empfänger zu ermitteln.
- Die Vergabe richtet sich nach medizinischen Kriterien (Dinglichkeit und Erfolgsaussicht).
- Organentnahme, -transport und -transplantation wird durch die DSO organisiert.
- Mit Übergabe der Organe im Transplantationszentrum endet die Aufgabe der DSO.

MERKE

Die in Deutschland zuständige Vermittlungsstelle für Spenderorgane ist **Eurotransplant,** welche als Service-Organisation für die Zuteilung von Spenderorganen in acht europäischen Ländern verantwortlich ist. Hierzu gehören Belgien, Deutschland, Kroatien, Luxemburg, Niederlande, Österreich, Ungarn und Slowenien.

Zahlen und Fakten

- Im Zuständigkeitsbereich von Eurotransplant ca. 14.000 Patient*innen auf der gegenwärtigen Warteliste, in Deutschland ca. 8.500 Patient*innen (Eurotransplant 2023)
- Vermittlung von ca. 7.000 Spenderorganen pro Jahr

Für die Zuteilung bedeutsame Prinzipien

- Erwarteter Erfolg nach Transplantation
- Festgelegte Dringlichkeit (anhand standardisierter Score-Systeme)

- Wartezeit
- Nationale Organaustauschbilanz

MERKE

Meldestatus: In Abhängigkeit von der klinischen Situation und Krankheitsstabilität werden Patient*innen auf Wartelisten als T, NT oder HU gelistet.
- **T = Transplantabel:** Stabile Krankheitsverhältnisse, die keine unmittelbare Operation erfordern. Kontrollen im Transplantationszentrum zur Überprüfung des Krankheitsverlaufs sind notwendig.
- **NT = nicht transplantabel:** Eine akut auftretende Verschlechterung des klinischen Zustands, z. B. eine schwerwiegende Infektion, welche einer Transplantation im Wege stehen würde, kann eine Änderung des Meldestatus in „NT" erfordern. Nach Besserung der Akutsymptomatik und erneuter klinischer Stabilisierung kann der Status wieder in „T" geändert werden.
- **HU = high urgent:** Bei akuter Verschlechterung im Rahmen der Grunderkrankung oder neu aufgetretenem akutem Organversagen, welches ohne Transplantation letal verlaufen würde, kann eine „HU-Listung" erfolgen, wodurch Betroffene die höchste Dringlichkeit und somit in der Regel innerhalb von 1–3 Tagen ein Organ erhalten.

22.2 Organtransplantation in der Viszeralchirurgie

22.2.1 Lebertransplantation

Indikation

- Häufigste Indikationen ➤ Abb. 22.1
- HCC bei Leberzirrhose innerhalb der **Milan-Kriterien.** Diese dienen der Abschätzung der Erfolgsaussichten einer Lebertransplantation bei Patient*innen mit HCC:
  - Ein Tumorherd < 5 cm oder
  - Bis zu drei Tumorherde, davon jeder < 3 cm
  - Keine extrahepatische Manifestation des Tumors
  - Keine vaskuläre Invasion des Tumors
- Irresektable Lebertumoren (intrahepatisches cholangiozelluläres Karzinom, neuroendokrine Tumoren der Leber, epitheloides Hämangioepitheliom, Lebermetastasen eines kolorektalen Karzinoms im Rahmen von Studien)

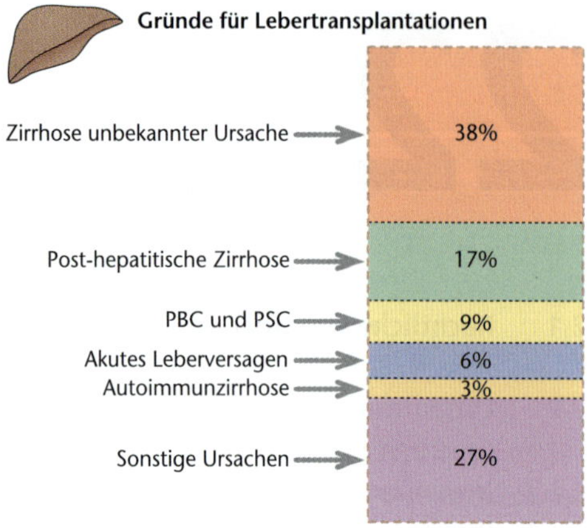

Abb. 22.1 Häufigste Indikationen für eine Lebertransplantation in Deutschland. PBC: primär biliäre Cholangitis; PSC: primär sklerosierende Cholangitis [L157]

MERKE

Der **MELD-Score** wird zur Einstufung der Schwere einer Lebererkrankung herangezogen und errechnet sich aus drei laborchemischen Parametern:
- **Gesamtbilirubin (in mg/dl)**
- **INR**
- **Serumkreatinin (Kreatinin in mg/dl)**

Wenn innerhalb der letzten Wochen vor Erhebung des MELD-Scores eine Dialyse stattgefunden hat, so wird der Kreatininwert mit 4,0 mg/dl festgelegt.
Der MELD-Score reicht von 6 bis maximal 40 Punkten. Bei einem MELD-Score von 40 Punkten liegt die 3-Monats-Überlebenswahrscheinlichkeit ohne Transplantation bei annähernd 0 %.

- Dekompensierte Leberzirrhose (53 %, häufigste Indikation) unterschiedlicher Ätiologie (chronische Hepatitis B/C, Autoimmunhepatitis, Stoffwechselerkrankungen, sekundär sklerosierende Cholangitis, äthyltoxische Leberzirrhose)
- Akutes Leberversagen (z. B. durch fulminante Hepatitis B-/C-Infektion, Paracetamolintoxikation, Amantadinintoxikation, Morbus Wilson), ggf. mit HU-Listung in Abhängigkeit von den Kings-College-Kriterien

MERKE

Die **Kings-College-Kriterien** (➤ Tab. 22.1) dienen der Abschätzung der Prognose eines akuten Leberversagens, wobei zwischen einem Paracetamol-bedingten Leberversagen und einem Leberversagen anderer Ursachen differenziert wird. Bei Vorliegen der darin festgelegten Punkte besteht eine schlechte Prognose und somit eine mögliche Indikation zur Lebertransplantation.

Tab. 22.1 Kings College Kriterien zur HU-Listung bei Patienten mit akutem Leberversagen (nach DGVS/DGAV 2023)

Akutes Leberversagen durch Paracetamol	Akutes Leberversagen ohne Paracetamol
pH < 7,25 (unabhängig vom Grad der Enzephalopathie)	INR > 6,5 bzw. Quick < 8 % (unabhängig vom Grad der Enzephalopathie)
Oder:	**Oder mindestens 3 der folgenden 5 Kriterien:**
INR > 6,5 bzw. Quick < 8 %	Alter < 10 Jahre oder > 40 Jahre
Serumkreatinin > 3,4 mg/dl	Bilirubin > 17,5 mg/dl
Enzephalopathie Grad III oder IV	Zeitraum von der Entstehung eines Ikterus bis zum hepatischen Koma > 7 Tage
	INR > 3,5 bzw. Quick < 15 %
	Ursache unklar oder medikamentös/toxisch

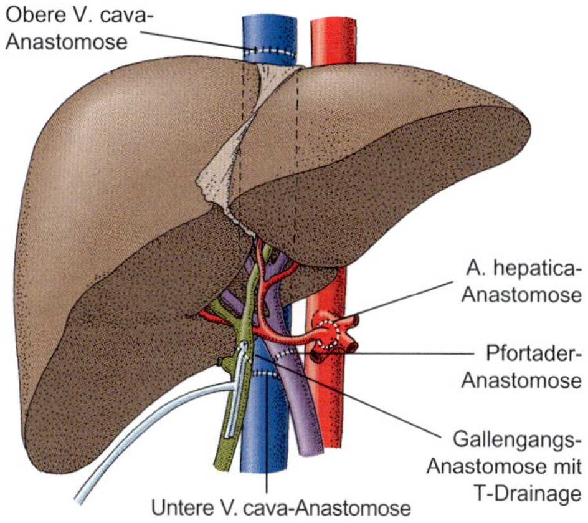

Abb. 22.2 Schematische Darstellung eines Situs nach Lebertransplantation. Jeweils End-zu-End-Anastomose von Spender- und Empfänger V. cava, A. hepatica communis, Pfortader und Gallengang. Der Gallengang kann zusätzlich mit einer T-Drainage versorgt werden. [L190]

Vorgehen

- > 90 % postmortale Spende, < 10 % Leberlebendspende
- Orthotope Transplantation: Hepatektomie beim Empfänger, Transplantation des Spenderorgans an den Ort der ursprünglichen Leber mittels Anastomosierung der V. cava, der A. hepatica, der Pfortader und des Gallengangs (➤ Abb. 22.2)

Prognose 5-Jahres-Transplantatüberlebenszeit in Abhängigkeit von der Grunderkrankung bei 60–90 %.

22.2.2 Nierentransplantation

Indikationen Chronische, dialysepflichtige terminale Niereninsuffizienz mit GFR < 15 als Folge unterschiedlicher Krankheitsbilder (z. B. Glomerulonephritis, diabetische Nephropathie, interstitielle Nephritis.

Vorgehen

- Ca. 30 % Nierenlebendspende, Großteil postmortale Spende
- Zuteilung erfolgt nach dem Meldestatus (T, NT, HU) mit einem AB0-kompatiblen Organ mit HLA-Übereinstimmung
- Transplantation erfolgt heterotop extraperitoneal in die Fossa iliaca: Anastomosierung der Nierengefäße des Spenderorgans an die Ilikalgefäße des Empfängers, Spenderharnleiter wird mit der Harnblase des Empfängers anastomosiert (➤ Abb. 22.3)

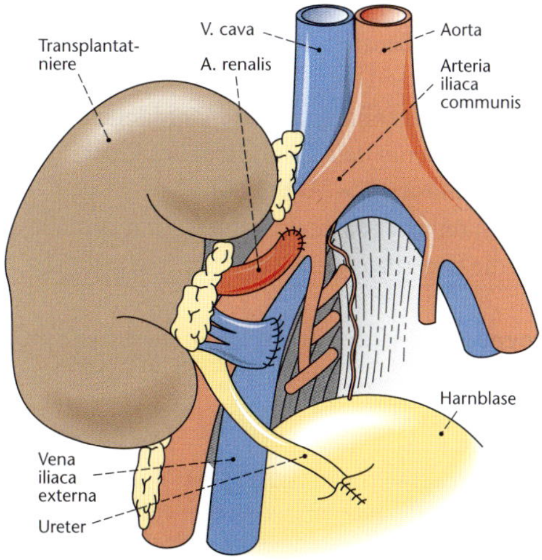

Abb. 22.3 Schematische Darstellung einer in die Fossa iliaca transplantierten Niere [L106]

22

Prognose 5-Jahres-Transplantatüberleben nach Lebendspende ca. 80 %, nach postmortaler Spende ca. 60–70 %.

MERKE
Voraussetzung für eine Nierentransplantation ist eine Kompatibilität zwischen Spenderorgan und Empfänger. Dies umfasst:
- AB0-Blutgruppenkompatibilität
- HLA-Typisierung
- PRA (panel reactive antibodies): Immunreaktion eines Patienten auf Spendergewebe zur Risikoabschätzung einer Abstoßungsreaktion
- Kreuzprobe (CDC-Test: immunologischer Test zum Ausschluss von spenderspezifischen Antikörpern im Serum des Transplantatempfängers)

22.2.3 Pankreastransplantation

Indikationen
- Diabetes mellitus Typ 1 mit (prä-)terminaler Niereninsuffizienz → in der Regel simultane Pankreas-/Nierentransplantation
- Bei normaler Nierenfunktion: isolierte Pankreastransplantation bei instabilem Diabetes mellitus Typ 1 mit rezidivierenden metabolischen Entgleisungen

Vorgehen
- Heterotope Transplantation des Pankreas in die (zumeist rechte) Fossa iliaca, wobei die Blutgefäße der Bauchspeicheldrüse an die A. iliaca communis und die V. cava inferior anastomosiert werden; das anhängende Spenderduodenalsegment wird mit dem Dünndarm des Empfängers anastomosiert (➤ Abb. 22.4).
- Bei simultaner Nierentransplantation wird diese in die kontralaterale Fossa iliaca transplantiert.

Prognose 5-Jahres-Transplantatüberleben von ca. 70 %.

MERKE
Im Jahr 2022 wurden in Deutschland 44 Pankreastransplantationen durchgeführt, wobei über 300 Patient*innen auf der Warteliste für ein Spenderorgan stehen.

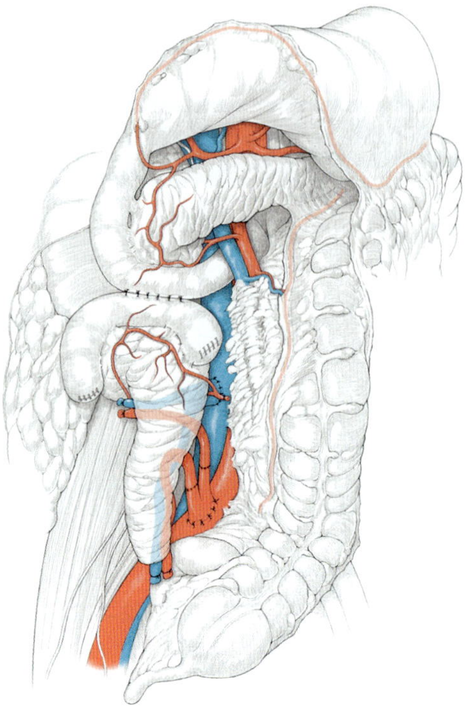

Abb. 22.4 Schematische Darstellung eines Situs nach heterotoper Pankreastransplantation. Anastomose des Spenderduodenums an das Empfänger-Jejunum [H179-001]

22.2.4 Dünndarmtransplantation

Indikationen Notwendigkeit einer parenteralen Ernährung in Folge eines Kurzdarmsyndroms (häufigste Indikation) oder funktioneller Störungen des Dünndarms mit Malabsorptionssyndrom.

Vorgehen
- Orthotope Transplantation
- Anlage eines endständigen Ileostomas am aboralen Transplantatende (➤ Abb. 22.5)
- Arterielle Anastomose der spenderseitigen A. mesenterica superior an die Aorta abdominalis des Empfängers, venöse Anastomose des spenderseitigen V. mesenterica superior an die empfängerseitige Pfortader

Prognose 5-Jahres-Transplantatüberleben ca. 50 %.

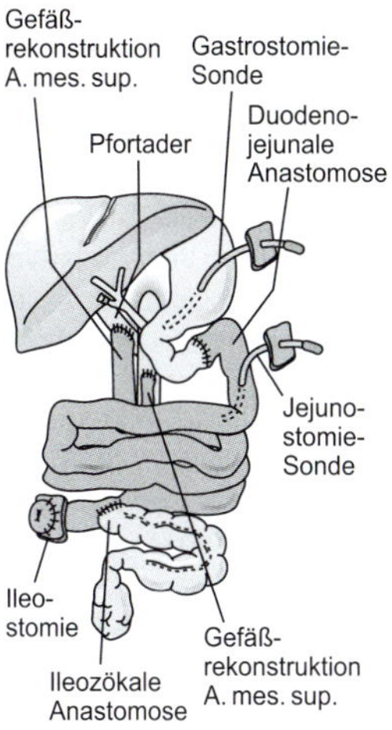

Abb. 22.5 Schematische Darstellung eines Situs nach Dünndarmtransplantation mit Anlage eines endständigen Ileostomas [L143]

MERKE
Dünndarmtransplantationen sind im Vergleich zu anderen Transplantationen sehr selten. Im Jahr 2022 wurden in Deutschland zwei Dünndarmtransplantationen durchgeführt.

22.2.5 Immunsuppression

MERKE
Eine Organtransplantation erfordert eine lebenslange immunsuppressive Therapie. Um das Nebenwirkungsspektrum der einzelnen Medikamente zu reduzieren, werden in Abhängigkeit vom transplantierten Organ verschiedene immunsuppressive Medikamente in geringer Dosierung miteinander kombiniert. Um eine Über- oder Unterdosierung zu vermeiden, ist ein regelmäßiges Drug-Monitoring erforderlich.

Medikamentenspektrum

- Unspezifische immunsuppressive Medikamente, z. B. Glukokortikoide
- Kalzineurininhibitoren, z. B. Ciclosporin, Tacrolimus, Sirolimus
- mTOR(mammalian-target-of-rapaydin)-Inhibitoren, z. B. Everolimus
- Inosin-Monophosphat-Dehydrogenase-Inhibitoren, z. B. Mycophenolat-Mofetil (MMF)
- Monoklonale Interleukin-2-Rezeptor-Antikörper (z. B. Basiliximab)
- Mono- und polyklonale T-Zell-Antikörper, z. B. Antilymphozytenglobulin (ALG), Antithymozytenglobulin (ATG)
- Zytostatika, z. B. Azathioprin

22.2.6 Komplikationen im Rahmen der Transplantation

Operationsspezifische Komplikationen

- Blutungen/Nachblutungen
- Anastomosenkomplikationen (Insuffizienz, Stenose, Thrombose)
- Dysfunktion des transplantierten Organs
- Abstoßungsreaktionen (hyerpakut, akut, chronisch)

Allgemeine Komplikationen

- Neurologische und psychische Auffälligkeiten
- Rezidiv der Grunderkrankung

Medikamentenassoziierte Komplikationen

- Bakterielle und mykotische Infektionen
- Virusinfektionen (V. a. CMV-Infektionen bei CMV-negativen Empfängern)
- Diabetes mellitus (Cortison-induziert)
- Osteopenie (Cortison-induziert)
- Hautmalignome und lymphoproliferative Erkrankungen
- Erhöhtes Malignomrisiko

CAVE
Unter Immunsuppression spiegelt das klinische und laborchemische Erscheinungsbild eines Patienten/einer Patientin NICHT das tatsächliche Ausmaß einer Infektion (z. B. Appendizitis, Divertikulitis, etc.) wider, sodass bei immunsupprimierten Patient*innen die Schwere einer Infektion häufig unterschätzt wird.

EXKURS

Nach einer Organtransplantation besteht das Risiko einer Abstoßung des Spenderorgans, was zu unterschiedlichen Zeitpunkten und in unterschiedlicher Krankheitsschwere auftreten kann.

- **Hyperakute Abstoßung:** kann durch präformierte Antikörper im Organismus bereits während der Transplantation oder wenige Minuten/Stunden danach auftreten und erfordert die umgehende Entfernung des transplantierten Organs
- **Akute Abstoßung:** zeitnahe Abstoßungsreaktion innerhalb der ersten Monate nach einer Transplantation; kann in aller Regel medikamentös durch hochdosierte Cortisontherapie und/oder Erhöhung der immunsuppressiven Therapie behandelt werden, um einen Organverlust oder eine Organdysfunktion zu vermeiden
- **Chronische Abstoßung:** kann auch Jahre nach einer Transplantation eintreten, wird ebenfalls primär medikamentös behandelt (Cortison, Erhöhung/Erweiterung der immunsuppressiven Medikation)

LITERATUR:

Bundeszentrale für gesundheitliche Aufklärung (BZgA). Organspende. www.organspende-info.de (letzter Zugriff: 25.03.2024).

Deutsche Gesellschaft für Gastroenterologie, Verdauungs- und Stoffwechselkrankheiten (DGVS), Deutsche Gesellschaft für Allgemein- und Viszeralchirurgie (DGAV). S2k-Leitlinie Lebertransplantation. Version 1.0 vom 19.12.2023 – AWMF-Registernummer: 021–029.

Eurotransplant. Annual Report 2022. www.eurotransplant.org/wp-content/uploads/2023/09/Annual-Report-ET-2022.pdf (letzter Zugriff: 25.03.2024).

Horslen S. P. et al. OPTN/SRTR 2022 Annual Data Report: Intestine. Am J Transplant. 2024; 24(2S1): S266–S304.

International Intestinal Rehabilitation & Transplant Association (IRTA). International Intestinal Transplant Registry Report 2023 Update. https://intestinalregistry.org/images/registries/IITR Final Slides 07-3-2023.pdf (letzter Zugriff: 25.03.2024).

KAPITEL

23 Perioperatives Management

23.1 ERAS und Fast-Track

MERKE

ERAS und Fast-Track sind synonyme Begriffe, welche evidenzbasierte Therapie- und Behandlungsstrategien umfassen, um die Stressantwort des Körpers auf einen operativen Eingriff zu minimieren und somit die Erholungszeit zu verkürzen.

Definition

- ERAS:
  - „Enhanced Recovery after Surgery"
  - 2022 von internationaler Arbeitsgruppe etabliertes Konzept
  - „ERAS" durch ERAS-Society geschützter Begriff
  - Synonym: ESTREP (Enhanced Surgical Treatment and Recovery Program), ERP (Enhanced Recovery Protocol)
- Fast-Track-Surgery:
  - Genau definiertes perioperatives Therapiekonzept
  - Ursprünglich für Patient*innen mit elektiven Kolonresektionen entwickelt

Zielsetzung

- Reduktion der Stressantwort des Organismus auf einen operativen Eingriff
- Beschleunigung der postoperativen Genesung
- Vermeidung von Organdysfunktionen
- Verminderung postoperativer Komplikationen
- Aufrechterhaltung der Patientenautonomie
- Wiederherstellung der Homöostase

Prinzipien des perioperativen Managements

- Prästationäre Maßnahmen
  - Patientenschulung zur aktiven Mitarbeit am Genesungsprozess
  - Ernährungsberatung/-therapie
  - Meidung von Noxen (Nikotin, Alkohol)
  - Anämiediagnostik und -therapie (siehe „Patient Blood Management")
  - Risikoevaluation bezüglich chronischer Erkrankungen
  - Strukturierte Darmvorbereitung
  - Antibiotikaprophylaxe
- Präoperative Maßnahmen
  - Kurze Nüchternheitsphasen
  - Meiden sedierender Medikation
  - PONV-Prophylaxe (postoperative Übelkeit und Erbrechen)
- Intraoperative Maßnahmen
  - Intravenöse Antibiotikaprophylaxe
  - Nach Möglichkeit minimalinvasive Operationstechniken
  - Vermeidung von Fremdkörpern oder möglichst rasche postoperative Entfernung (Magensonde, Dauerkatheter, Drainagen)
  - Standardisierte Anästhesie (kalkulierte Volumentherapie, Wärmemanagement, Vermeidung langwirksamer Opioide)
- Postoperative Maßnahmen
  - Rascher, standardisierter Kostaufbau
  - Entfernung von Fremdkörpern
  - Darmstimulation
  - Forcierte Mobilisation

MERKE
Sämtliche perioperativen Behandlungskonzepte verfolgen das Ziel, die Patientenautonomie aufrechtzuerhalten oder möglichst rasch wieder herzustellen.

Umsetzung der Fast-Track-Elemente

- Variation einzelner Fast-Track-Elemente je nach Art der Operation und des postoperativen Behandlungskonzepts, Unterscheidung zwischen aktiven und passiven Elementen:
- Aktive Elemente: erfordern die aktive Mitarbeit der Patient*innen
  - Mobilisation
  - Ernährung/Kostaufbau
- Passive Elemente: erfordern strukturierte Behandlungskonzepte (SOPs)
  - Standardisierte OP-Vorbereitung
  - Standardisierte Anästhesietechnik
  - Standardisiertes postoperatives Behandlungskonzept
- „Adhärenz" = tatsächliche Umsetzung der Fast-Track-Elemente im Behandlungskonzept

MERKE
Je höher die Adhärenz zu den einzelnen Fast-Track-Elementen ist, umso besser sind die klinischen Ergebnisse mit geringerer postoperativer Komplikationsrate und Krankenhausverweildauer.

23.2 Patient Blood Management (PBM)

Definition Interdisziplinäres perioperatives Therapiekonzept bezüglich Anämiediagnostik und -therapie, um das Ausmaß von Fremdbluttransfusionen zu verringern.

Zielsetzung ➢ Abb. 23.1

- Stärkung patienteneigener Blutressourcen
- Verringerung des Blutverlustes
- „optimal blood use" - Verbessertes Management von Bluttransfusionen

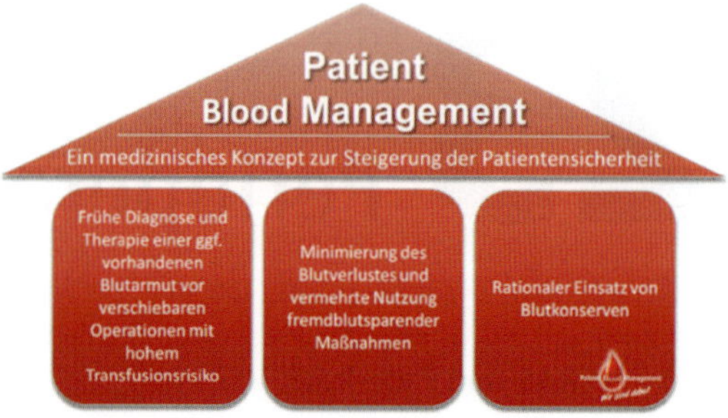

Abb. 23.1 Die drei Pfeiler des PBM [W1309]

Prinzipien des Patient Blood Management

Anämiemanagement – Optimierung des Erythrozytenvolumens

- Rechtzeitige OP-Planung
- Anämiediagnostik (Hb, MCH, MCV, Eisenstatus, Folsäure, Vitamin B_{12})
- Interdisziplinäre Anämiebehandlung (Eisenpräparate, EPO)
  - Verschieben elektiver Operationen um 4–6 Wochen, um eine adäquate Eisentherapie durchführen zu können
  - Hohe gastrointestinale Nebenwirkungsrate oraler Eisenpräparate, daher bevorzugter Einsatz von i. v.-Eisentherapie

Operations- und Gerinnungsmanagement – Optimierung des Blutverlustes

- Konsequente Blutstillung
- Vorzug minimalinvasiver Operationsverfahren
- Fremdblutsparende Maßnahmen
  - Kalkulierte Blutentnahmen
  - Intraoperative fremdblutsparende Autotransfusionsverfahren (z. B. Cellsaver)
- Frühzeitiges Gerinnungsmanagement
  - Ausgewogene Volumentherapie
  - Aufrechterhaltung von Normothermie und Normokalzämie

Transfusionsmanagement – Optimierung der Anämietoleranz

- Abschätzung des zu erwartenden Blutverlustes
- Abschätzung der Anämietoleranz in Abhängigkeit von Alter, Komorbiditäten, kardialer Kompensationsreserven, akuter klinischer Situation
- Restriktive Transfusionsstrategie mit individueller, patientenspezifischer Indikationsstellung

Tab. 23.1 Empfehlung zur Transfusion von EKs bei akuter Anämie gemäß der Querschnitts-Leitlinie der Bundesärztekammer zur Therapie mit Blutkomponenten und Plasmaderivaten (BÄK 2020)

Hb-Wert	Transfusion	Bemerkung
< 7 g/dl	Ja	Im Einzelfall können bei adäquater Kompensation und ohne Risikofaktoren auch niedrigere Hb-Werte toleriert werden.
≥ 7 und < 8 g/dl	Ja	• Bei eingeschränkter Kompensation und vorhandenen Risikofaktoren (KHK, Herzinsuffizienz, zerebrovaskuläre Erkrankungen) • Hinweis auf anämische Hypoxie (z. B. Tachykardie, Hypotension, ischämietypische EKG-Veränderungen, Laktatazidose)
≥ 7 und < 8 g/dl	Nein	Bei adäquater Kompensation und Fehlen von Risikofaktoren
≥ 8 und < 10 g/dl	Ja	• ABER: sehr schwache Empfehlung mit unklarem Nutzen-Risiko-Verhältnis • Hinweis auf anämische Hypoxie („physiologische Transfusionstrigger)
≥ 10 g/dl	Nein	

Umsetzung der PBM-Elemente

- Über 100 empfohlene Einzelmaßnahmen, welche individuell an die lokal verfügbaren Ressourcen und die Patientensituation angepasst werden können
- Korrekte, restriktive Indikationsstellung zur Transfusion von Erythrozytenkonzentraten (EKs) (➤ Tab. 23.1)

MERKE

Durch ein strukturiertes und individuell angepasstes PBM und den damit einhergehenden geringeren Einsatz allogener Blutprodukte kann das Outcome des Patienten verbessert und Kosten reduziert werden.

LITERATUR:

Bundesärztekammer (BÄK). Querschnitts-Leitlinien zur Therapie mit Blutkomponenten und Plasmaderivaten, Gesamtnovelle 2020 in der vom Vorstand der Bundesärztekammer auf Empfehlung des Wissenschaftlichen Beirats am 21.08.2020 beschlossenen Fassung. Berlin: Bundesärztekammer 2020.

Deutsche Gesellschaft für Anästhesiologie und Intensivmedizin (DGAI). S3-Leitlinie Präoperative Anämie. Version 1.0 vom 11.04.2018. AWMF-Registernummer 001-0024.

PBM Network Coordination Centre. Patient Blood Management. www.patientbloodmanagement.de (letzter Zugriff: 26.03.2024).

Schulz T. Neue Behandlungsmodelle: Patient Blood Management, Dtsch Ärztebl. 2021; 118(17): A-898/B-746.

KAPITEL

24 Stomatherapie

Definition

- Wörtlich übersetzt aus dem griechischen στόμα = „Mund"
- Enterostoma/Anus praeter: chirurgisch hergestellter Darmausgang, welcher durch die Bauchdecke nach außen ausgeleitet wird

Epidemiologie Ca. 100.000 Stomaträger in Deutschland.

Indikationen

- Therapie kolorektaler Karzinome (ca. 75 % aller Stomaanlagen), z. B. protektive Ileostomaanlage im Rahmen einer Rektumresektion, endständiges Descendostoma nach Rektumamputation
- Notfallindikationen, z. B. Perforation, Ischämie: Anlage einer „Hartmann-Situation" mit endständiger Stomaanlage
- Entzündliche Erkrankungen, z. B. Morbus Crohn, Colitis ulcerosa
- Stomaanlage zur „Trockenlegung" der Perianalregion, z. B. bei ausgeprägtem perianalem Fistelleiden, Dekubitus, exulzeriertem Analkanalkarzinom
- Palliative Stomaanlage, z. B. bei chronischem Ileus bei Peritonealkarzinose zur Symptomkontrolle
- Stomaanlage bei akutem Dickdarmileus als Primäreingriff vor weiterführender Diagnostik/ Therapie, z. B. Anlage einer Zökalfistel oder eines doppelläufigen Transversostomas bei stenosierendem Tumor im Colon sigmoideum

MERKE

Die mit Abstand häufigste Indikation zur Stomaanlage findet sich im Zusammenhang mit der Therapie kolorektaler Karzinome. In Notfallsituationen, bei denen eine Darmresektion notwendig ist und eine Anastomose mit einem hohen Risiko einer Insuffizienz einhergehen würde (z. B. Perforationen mit Peritonitis) ist zumeist die Anlage eines endständigen Enterostomas notwendig, um eine Infektkontrolle zu erreichen. Bei abdominalen Notfalleingriffen sollte daher immer über die mögliche Notwendigkeit eines Enterostomas aufgeklärt werden.
In bis zu 19 % der Fälle kann ein primär temporär angelegtes Stoma nicht mehr zurückverlegt werden.

Einteilung intestinaler Stomata

- Temporäres vs. permanentes Stoma
- Dünndarmstoma:
  - Doppelläufig (> Abb. 24.1)
  - Endständig
- Dickdarmstoma:
  - Doppelläufig
  - Endständig (> Abb. 24.2)
- Sonderform: kontinentes Ileostoma nach Kock (> Abb. 24.3)
  - Aus einem Dünndarmreservoir gebildeter Kock-Pouch mit Verschlussventil
  - Entleerung des Pouches erfolgt via Katheterisierung, kein Stomabeutel notwendig

Stomakomplikationen

- Stomaassoziierte Frühkomplikationen:
  - Nachblutungen, Hämatome, Ödem
  - Hautirritationen
- Stomaassoziierte Spätkomplikationen:
  - Retraktion
  - Stenose/Ileus
  - Stomaprolaps
  - Parastomale Hernie
- Dehydratation, Nierenversagen durch Flüssigkeits-/ Elektrolytverlust bei (hohem) Dünndarmstoma
- Versorgungsprobleme

MERKE

Die Inzidenz stomaassoziierter Komplikationen liegt bei ca. 50 %. Bei geplanter Stomaanlage sollte bereits präoperativ durch geschultes Personal die optimale Stomaaustrittsstelle angezeichnet werden, um postoperativ eine bessere Versorgung zu gewährleisten.

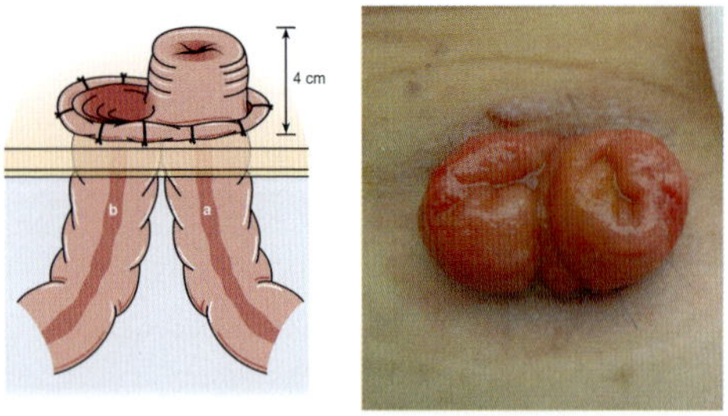

Abb. 24.1 Links: schematische Darstellung eines doppelläufigen Ileostomas. a: zuführender Schenkel, welcher mehrere cm über Hautniveau liegen sollte. b: abführender Schenkel auf Hautniveau. Rechts: klinisches Bild eines Patienten mit doppelläufigem Ileostoma. [L141]/[O680]

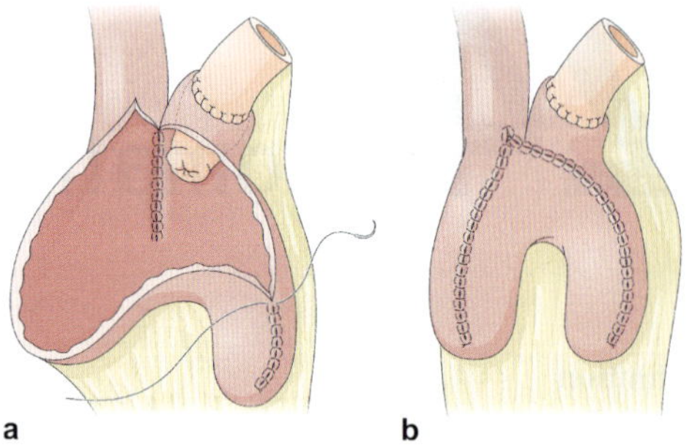

Abb. 24.3 Schematische Darstellung eines „Kock-Pouchs" bestehend aus einem Reservoir (Pouch) und einem Verschlussventil, welches durch eine eingestülpte Dünndarmschlinge gebildet wird. Dieser Ventilmechanismus gewährleistet eine komplette Gas- und Stuhlkontinenz. Die Entleerung erfolgt durch Eigenkatheterisierung durch den Patienten/die Patientin selbst, was eine Beutelversorgung überflüssig macht und eine Verbesserung der Lebensqualität bedeuten kann. [G296]

Therapie stomaassoziierter Komplikationen

- Konservative Therapie:
  - Allgemeinmaßnahmen: ausreichend Flüssigkeits- und Elektrolytzufuhr
  - Schulung von Patienten und Angehörigen
  - Haut- und Stomapflege bei parastomalen Ulzerationen, Erosionen
- Operative Therapie:
  - Stomarevision bei Funktionsstörungen durch Nekrose, Retraktion, Prolaps, Stenose
  - Bei parastomaler Hernie ➤ Kap. 19.4

MERKE

Eine operative Therapie in Form einer Stomaneuanlage oder -revision ist immer dann notwendig, wenn eine Funktionsstörung des Stomas oder eine Versorgungsproblematik vorliegt, welche sich durch konservative Maßnahmen nicht beheben lässt.

Stomarückverlagerung Die Rückverlagerung eines temporär angelegten Stomas kann je nach Grunderkrankung und Indikation nach ca. 3–6 Monaten erfolgen. Wurde ein protektives Stoma im Rahmen einer kolorektalen Tumorerkrankung angelegt, so sollte eine Rückverlagerung erst nach abgeschlossener Therapie (z. B. adjuvante Chemotherapie) erfolgen. Erfolgte die Stomaanlage während eines Notfalleingriffs mit begleitender Peritonitis, so sollte frühestens nach 6 Monaten eine Rückverlagerung geplant werden.

Vor eine Stomarückverlagerung sollte mittels Bildgebung und/oder Endoskopie sichergestellt sein, dass der aborale Darmabschnitt frei von Entzündungen und/oder Engstellen ist.

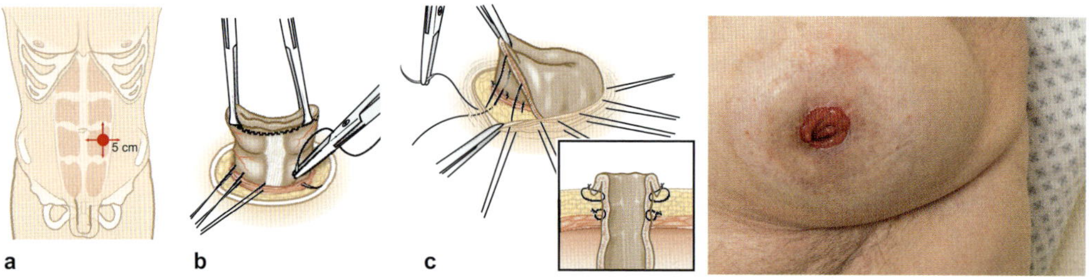

Abb. 24.2 Schematische Darstellung einer endständigen Descendostomaanlage. Das Stoma sollte evertierend eingenäht werden, um die Haut und das Unterhautgewebe vor Kontamination zu schützen. Rechts: klinisches Bild einer Patientin mit endständigem Descendostoma. [L126]/[K115]

LITERATUR:

Ambe P et al. Intestinale Stomata – Einteilung, Indikationen, Versorgung und Komplikationsmanagement. Dtsch Ärztebl. 2018; 115: 182–187.

Fachgesellschaft Stoma, Kontinenz und Wunde e.V. (FgSKW). Leitlinie der Fachgesellschaft Stoma, Kontinenz und Wunde e.V. zur Stomaversorgung, Stand August 2011. www.fgskw.org/wp-content/uploads/FgSKW_LeitlinienStand2011.pdf (letzter Zugriff: 26.03.2024).

Haß M., Renner A.: Stomaversorgung – eine unterschätzte Herausforderung. Coloproctology. 2020; 42: 277–283.

KAPITEL

25 Palliativmedizin in der Chirurgie

Definition Palliativmedizin: Nicht die Heilung der Erkrankung, sondern die Symptomtherapie steht im Vordergrund.

Epidemiologie

- In Deutschland ca. 500.000 neudiagnostizierte Krebserkrankungen pro Jahr
- Ca. 280.000 Patient*innen pro Jahr beginnen eine palliativmedizinische Therapie
- Durchschnittsalter zu Beginn palliativmedizinischer Behandlung ca. 77 Jahre

Grundsätze der Palliativversorgung

- Lebensqualität im Vordergrund
- Einbeziehung physischer, psychischer, sozialer und spiritueller Aspekte
- Wille des Patienten/der Patientin als oberste Priorität
- Einbeziehung der Angehörigen, Abschieds- und Trauerbegleitung
- Ambulante oder stationäre palliative Betreuung

MERKE

In jeder Fachdisziplin – insbesondere auch in der Viszeralchirurgie – spielen palliative Behandlungsansätze eine zunehmende Rolle. Nicht kurativ behandelbare Tumorerkrankungen bedürfen eines interdisziplinären therapeutischen Ansatzes und einer offenen Kommunikation mit Betroffenen und Angehörigen. Ziel einer jeglichen palliativen Therapie ist die möglichst gute Symptomkontrolle und Aufrechterhaltung der Lebensqualität. Dies umfasst sowohl konservative als auch interventionelle und operative Therapiestrategien.

Therapeutische Ansätze

- Medikamentöse/interdisziplinäre Maßnahmen:
  - Adäquate Schmerztherapie
  - Therapie tumor- oder opioidassoziierter Übelkeit/Erbrechen und Obstipation
  - Antidepressive, sedierende Medikation
  - Palliative Chemotherapie
  - Palliative Radiatio, z. B. bei rezidivierenden Blutungen eines Anal-/Rektumkarzinoms
- Interventionelle Maßnahmen:
  - Magensondenanlage bei Obstruktionsbeschwerden
  - Punktionen, Drainagen, z. B. bei malignem, symptomatischem Aszites oder malignem rezidivierendem Pleuraerguss
  - Endoskopische Stent-/Drainagetherapie bei Tumorstenosen, z. B. Gallengangsstent/perkutane transhepatische Cholangiodrainage (PTCD) bei cholangiozellulären Karzinomen, PEG-Anlage (perkutane endoskopische Gastrostomie) als Entlastungssonde bei intestinalen tumorbedingten Stenosen (➤ Abb. 25.1)
- Operative Maßnahmen:
  - Stomaanlage bei tumorassoziierten intestinalen Obstruktionen
  - Palliative segmentale Tumorresektionen bei hochgradigen Stenosen mit Ileussymptomatik oder rezidivierenden Tumorblutungen
  - Bypass-Anastomosen, z. B. Gastroenterostomie bei inoperablen Pankreas- oder Duodenalkarzinomen (➤ Abb. 25.2)

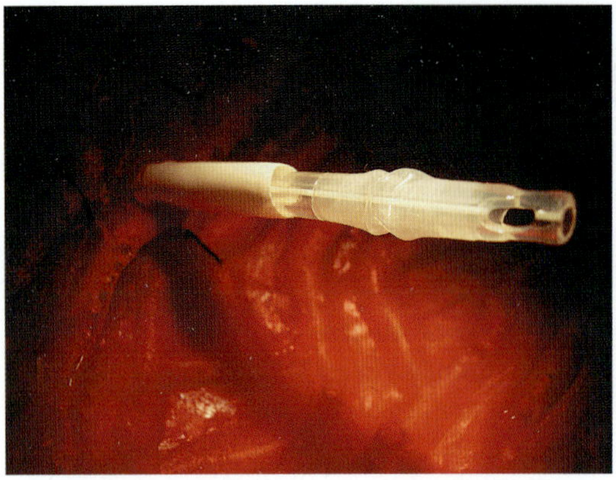

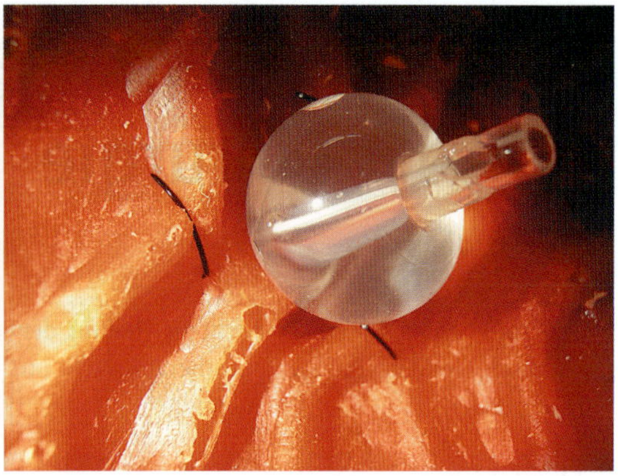

Abb. 25.1 Endoskopische Darstellung einer PEG-Anlage. a: Direktpunktion unter endoskopischer Kontrolle mittels Diaphanoskopie. b: Blocken des Ballons mit 3 ml sterilem Wasser. Anschließend wird der Ballonkatheter moderat angezogen, fixiert und das Endoskop entfernt. [R211]

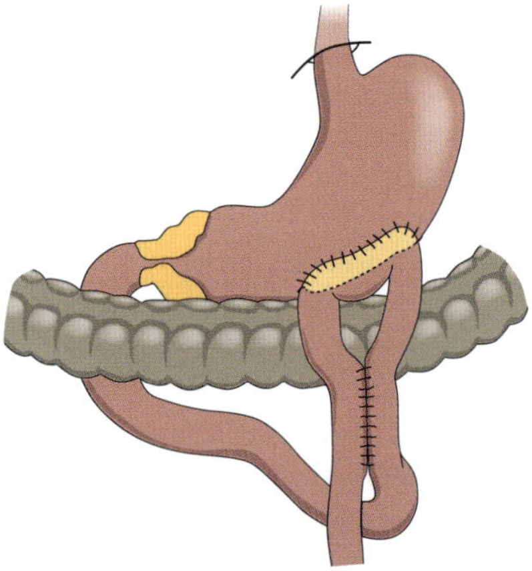

Abb. 25.2 Schematische Darstellung einer antikolischen Gastrojejunostomie als Bypass-Anastomose, hier mit Braun-Fußpunktanastomose bei maligner Magenausgangsstenose [L157]

LITERATUR:

Deutsche Gesellschaft für Palliativmedizin e.V. (DGP S3-Leitlinie Palliativmedizin für Patienten mit einer nicht heilbaren Krebserkrankung. Version 2.2 vom 23.09.2020. AWMF-Registernummer: 128/001OL.

Ohlmeier C. et al. PMU9 –Palliative Care in Germany: An epidemiological study based on real world data. Value in Health. 2018; 21 (Suppl. 3): S309–S310).

Prütz F, Saß A C. Daten zur Palliativversorgung in Deutschland – welche Datenquellen gibt es und was sagen sie aus? Bundesgesundheitsbl. 2017; 60: 26–36.

Register